기초부터 배우는
Scaling & Root Planing

기초부터 배우는

Scaling & Root Planing

치아별로 알아보는 완벽한 SRP & Maintenance

가네코 마유미 · 사노 아케미 저
시게노 게이지 편저
Basic Dental Practice Group 역

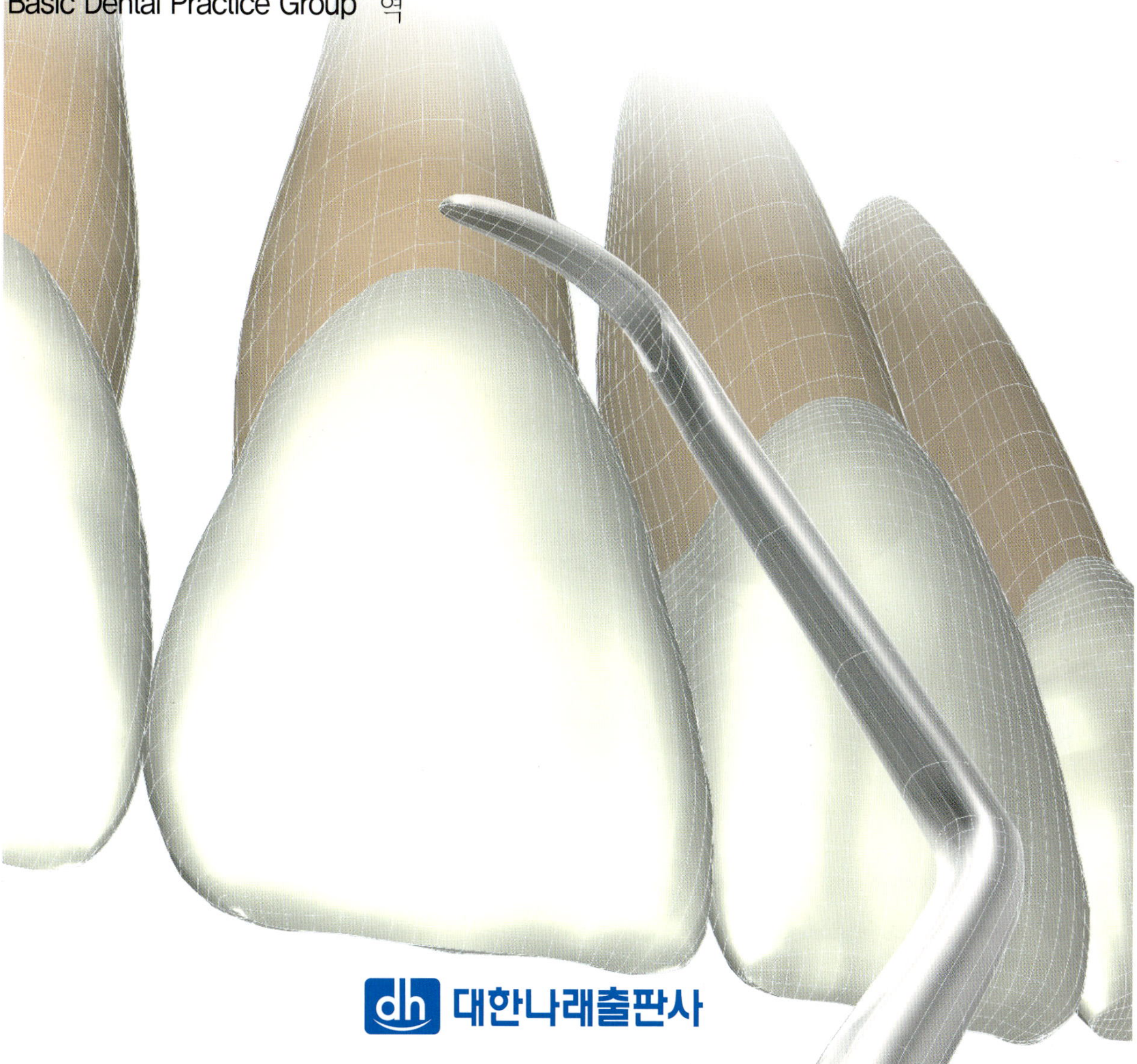

대한나래출판사

DaehanNarae Publishing, Inc.

#1507 SK V1 Tower
Younmujang 5 gagil 25, Sungdong-gu,
Seoul 04782, Korea
TEL: +82-2-922-7080
FAX: +82-2-922-0841
E-mail: nrpub@naver.com
Website: www.dhpub.com

一から学ぶ スケーリング・ルートプレーニング
金子真弓・佐野明美 著, 茂野啓示 編著
医歯薬出版株式会社(東京), 2016

This book was originally published in Japanese under the title of:
Complete Illustrated Scaling and Root-Planing
for Perfect Professional Long-Term Periodontal Maintenance.
By Mayumi Kaneko, Akemi Sano and Keiji Shigeno

Printed in Korea

기초부터 배우는 Scaling & Root Planing

발행일 2019년 10월 10일
저자 가네코 마유미 외
역자 Basic Dental Practice Group
발행인 최용원
편집디자인 김지현 · 유문형
표지디자인 김지현 · 유문형
교정 · 교열 황자애
발행처 **대한나래출판사** (등록 제2012-000051호/1994.6.10)
주소 서울시 성동구 연무장 5가길 25, SK V1 Tower 1507호 (성수동 2가 315-61)
전화 (02) 922-7080
팩스 (02) 922-0841
이메일 nrpub@naver.com
홈페이지 www.dhpub.com

ISBN 978-89-5741-681-5

정가 60,000원

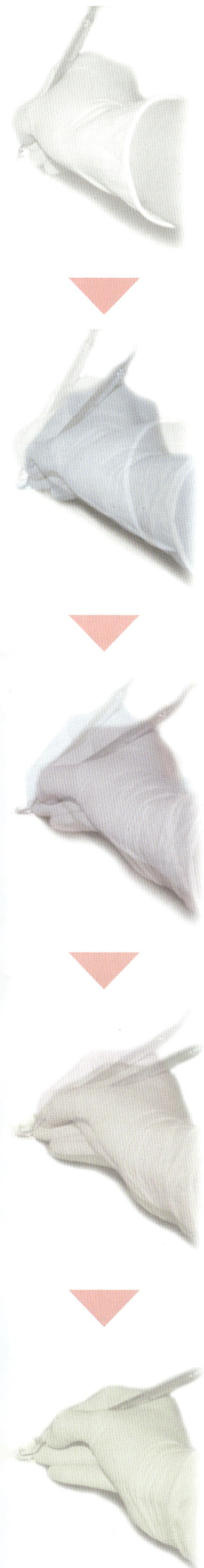

기초부터 배우는 Scaling & Root Planing

치아별로 알아보는 완벽한 SRP & Maintenance

Preface

기본의 반복 = 확실한 skill up = Professional routine

최근 치주질환 치료나 치과 치료 후 maintenance를 목적으로 치과의원에 내원하는 환자가 많아지고 있습니다. 그와 더불어 임상 현장에서 필요한 치과위생사의 역할과 의의도 좀 더 커지고 있다고 할 수 있습니다. 왜냐하면 담당하는 치과위생사의 생각이나 기술에 따라 환자의 구강 내 상태가 좌우된다고 해도 과언이 아니기 때문입니다.

그러면 어떻게 해야 치주질환 치료의 기술을 향상해 나갈 수 있을까요?

오랜 세월 임상에 종사하고 있으니 치과위생사 여러분에게 다양한 질문을 받는 입장이 되었습니다. 가장 많은 것이 "어떤 기구를 사용하면 좋을까요?"라는 질문입니다. 다시 말해서 기구가 먼저이고, 치료의 개념이나 기술, 방법은 그 다음이라는 것입니다.

치주 치료나 치과질환의 예방을 위해 많은 기구와 기자재가 개발되고 있는 것은 분명하지만, 우선 치료에 대한 개념을 확실히 한 후에 '그러한 기구와 기자재를 어떻게 잘 다루고, 어떻게 환자에게 제공하면 좋을까?', '적절한 기구의 선택과 그 기술은?'이라고 생각해야 하지 않을까요? 제일 중요한 것은 'Back to the basics' 즉, '기본으로 돌아가는 것'이라고 생각합니다.

근본을 되돌아보고 기초를 튼튼히 다져야만, 새로운 지식이나 기술이 몸에 익습니다. 기초가 잘 다져지면 skill up의 속도는 현격하게 올라갑니다. 자신이 시행한 시술의 결과라고 할 수 있는 환자의 생체 변화를 검증하면 한층 더 자신의 관찰력이 좋아지고, 나아가서는 skill이 향상됩니다.

치과위생사의 일은 매우 보람이 있고 즐겁습니다. 기초를 확실히 다지면 오랜 기간에 걸친 치과위생사의 인생이 좀 더 풍부하고 즐거워지겠지요. 기초가 튼튼하면 조작을 하는 술자가 받는 신체적, 정신적 부담도 줄어듭니다.

이 책에는 실제 임상현장에서 사용할 수 있도록 사진을 많이 싣고, 해설을 되도록이면 알기 쉽게 쓰려고 노력했습니다. 또 기술만이 아니라 오랜 기간에 걸쳐 환자와 어떻게 친분을 유지하면 좋을지에 대한 핵심도 조금이나마 해설하고 있습니다. 이 책이 치주질환 환자의 감소에 공헌하고, 임상현장에서 고민하는 여러분에게 조금이라도 도움이 된다면 저자에게 더 이상의 행복은 없습니다.

2016년 9월

Authors:

저자: 가네코 마유미·사노 아케미

편저자: 시게노 게이지

(도쿄도 기타구, 기타야마시게노 치과의원)

저자 약력

가네코 마유미

1997년 오쿠다대학 치학부 졸업
1999년 도쿄의과치과대학 치학부 보존수복학강좌 치과임상연구과정 수료
2005년 기타야마시게노 치과의원 근무
2011년 교토대학 재생의과학연구소 장기재건응용분야 연구생(현재에 이름)

사노 아케미

1988년 오사카치과학원 전문학교 졸업
1889년 기타야마시게노 치과의원 근무

시게노 게이지

1981년 기후치과대학 졸업
1989년 기타야마시게노 치과의원 개설
1998년 교토대학 재생의과학연구소 장기재건응용분야 연구원
2003년 의학박사 학위 취득(교토대학)
2005년 교토대학 재생의과학연구소 장기재건응용분야 강사(현재에 이름)

<소속 학회>

1995년 미국 치주학회 회원
1996년 일본 치주병학회 회원
일본 보철치과학회 회원
일본 인공장기학회 회원
2000년 일본 염증재생학회 회원
일본 microsurgery학회 회원
2010년 일본 말초신경학회 회원

역자 서문

먼저, SRP에 관해 이렇게 상세한 내용의 기본서를 한국에 소개하게 되어 매우 기쁩니다.

디지털이 발달함에 따라 치과계에도 첨단 시스템이 도입되었지만, 기본 치료는 여전히 중요합니다. 비외과적 치주 치료만으로 치료가 종료되거나, 치주수술을 하더라도 비외과 치료가 기초가 되어야 성공률이 높아지고, 유지관리가 잘 되는 경우가 많습니다.

즉, 비외과적인 치주 치료는 여전히 많은 환자에게 최소비용과 최소부담으로 최대효과를 낼 수 있는 치료이자 예방이라고 할 수 있습니다. 이 책은 개원의가 날마다 실천하는 비외과적인 치주 치료, 즉 기초적인 치주 치료 술식인 SRP(Scaling & Root Planing)에 관해 매우 구체적이고 상세하게 서술하고 있습니다.

제Ⅰ편에서는 부위별, 난이도별 SRP 술식에 관한 상세서술을 초급편, 중급편(하악 구치부), 상급편(상악 구치부)으로 나누어 설명하고 있습니다. 디테일에 놀라서 미리 포기하지 말고 몇 쪽만 인내심을 가지고 숙지한다면 일관성 있게 반복되는 설명에 익숙해져서 끝까지 마스터할 수 있을 것입니다. 그리고 초보자는 실제로 SRP를 실천해보고 나서 본문을 다시 보면 구체적인 내용들이 잘 표현되어 있다는 것을 이해할 수 있을 것입니다.

제Ⅱ편에서는 SRP의 기본 테크닉(Curette sharpening 포함)과 SRP의 목적을 잘 이해할 수 있도록 치주 치료에 대한 기본적인 지식을 서술하고 있습니다.

제Ⅲ편에서는 진단부터 maintenance까지 치주 치료의 각 과정들을 짚어주고, 치료 후 15년이 넘는 maintenance 증례를 통해 치주치료를 할 때 팀 의료와 커뮤니케이션의 중요성을 보여주고 있습니다.

본문에 있는 내용을 인용해보자면,

"치은의 염증은 모든 치과 치료의 방해가 된다.

수복 치료를 할 때 치아 주위에 염증이 존재하면 치은이 쉽게 출혈을 일으키므로 크라운의 margin 설정이 어려워진다. 즉 치관 수복물을 제작할 수 없게 된다. 또한 치은 변연 부근에 콤포지트 레진을 충전할 때에도 정확한 충전 조작이 불가능하다. 다시 말해서 치은에 염증이 존재하면 대부분 치과 치료의 걸림돌이 된다."

즉, 건강한 치은 상태에서 치과 치료 성공률이 높아지고, 또 치료 결과가 오래 지속될 수 있다는 이야기라고 생각합니다. 일상의 치과임상에서 이를 위해 날마다 기본적인 치주 치료에 많은 시간을 할애하는데, 정확한 술식으로 숙련된다면 점점 시간이 줄어들면서도 확실한 치주 치료를 할 수 있을 것입니다. 그러기 위해서 이 책에서 소개한 기본기를 숙지하는 것은 초보 술자뿐만 아니라 숙련자에게도 다시 한 번 기본기를 되새기는 좋은 계기가 될 것으로 생각됩니다. 아무쪼록 많은 도움이 되길 바랍니다.

마지막으로, 번역의 단초를 처음 마련해주신 나주 수성치과 정승준 원장님께 감사드리며, 번역에 애써 주신 BDPG 강형태 사무국장님, 광주 한결치과 서지현 선생님, 광주 일곡열린치과 한금동 원장님과 서울미르치과 최진 원장님과 힘을 보태준 BDPG 치주팀원들에게 매우 감사드립니다.

그리고 이 책을 출판할 수 있도록 큰 힘을 써주신 대한나래출판사에도 깊은 감사를 드립니다.

2019년 9월

역자 대표 이현정

(광주 인치과, BDPG 치주팀장)

기초부터 배우는

Scaling & Root Planing

치아별로 알아보는 완벽한 SRP & Maintenance

CONTENTS

I편 SRP Complete Graph
눈으로 보면서 이해하고! 할 수 있는! SRP 철저 분석

Ⅱ편 SRP Basics

복습! 정확한 SRP 실천을 위한 기본 노하우

Part 1 SRP 기본 테크닉 - 항상 되짚어 보고 싶은 5대 포인트

Part 2 SRP 실천을 위한 기본 지식

Ⅲ편 Keys for Professional Maintenance

장기 maintenance를 실현하는 전문 치과위생사 업무 & 철학

Part 1 증례로 배운다! 장기 maintenance 환자 관리를 위한 7가지 단계

I편

SRP Complete Graph

눈으로 보면서 이해하고 ! 할 수 있는 ! SRP 철저 분석

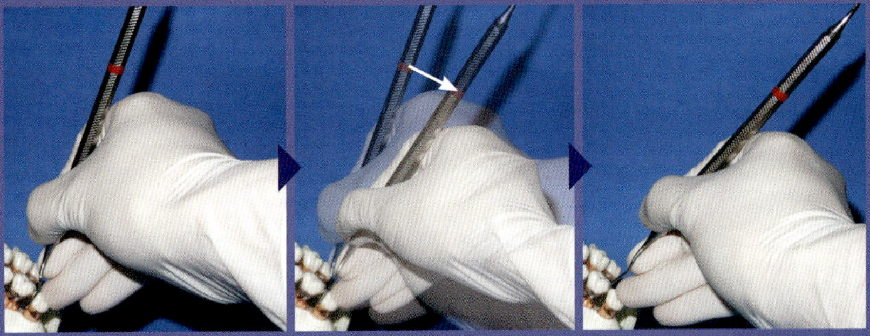

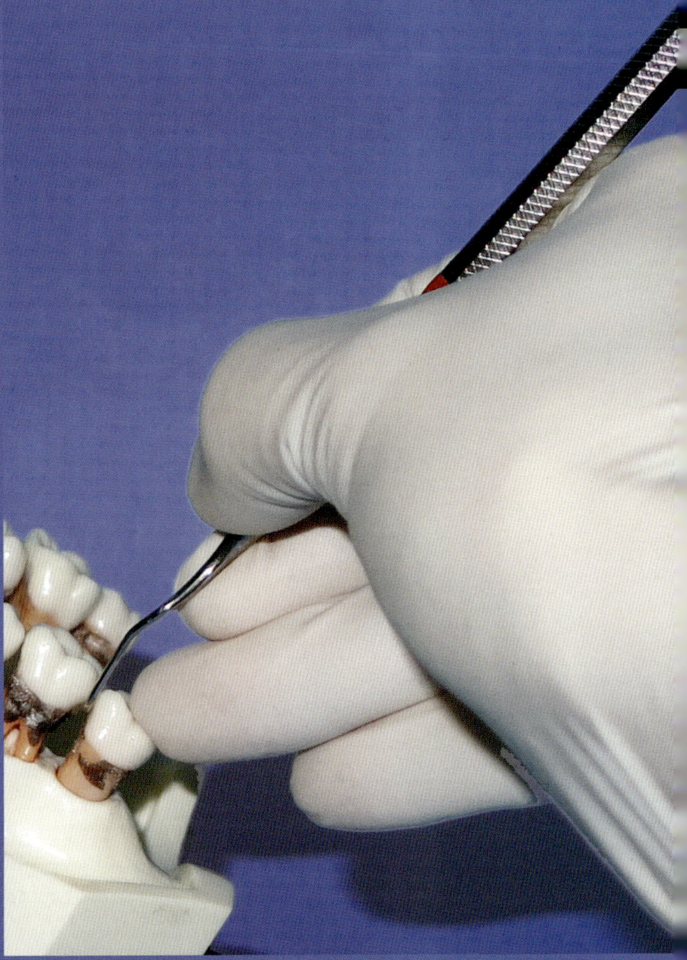

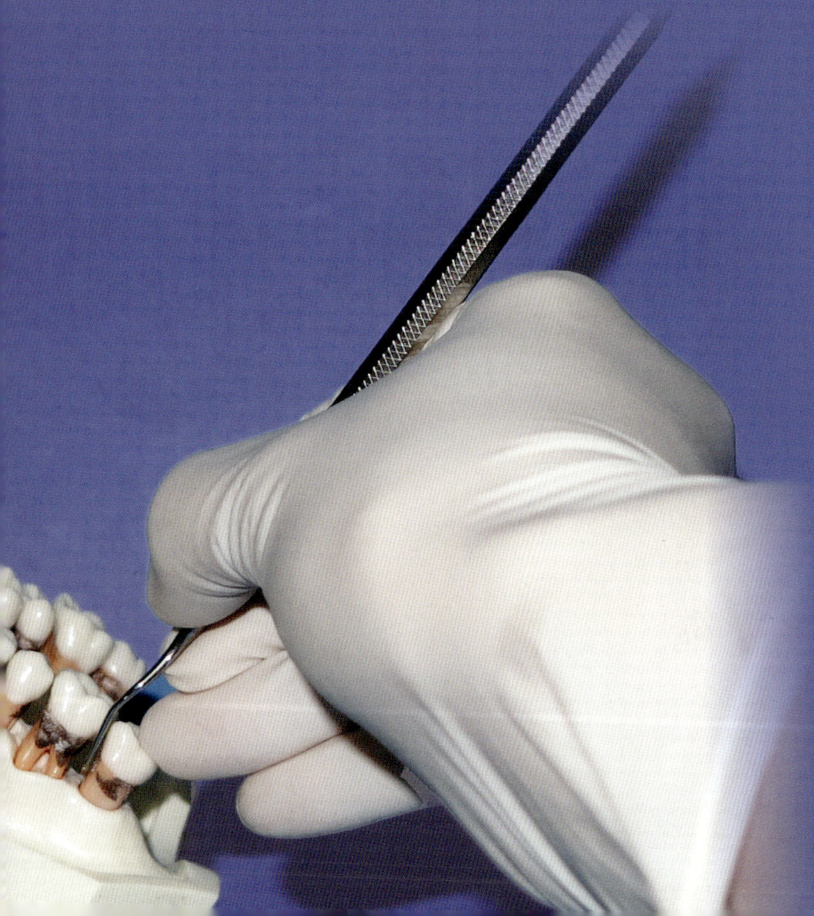

Part 1 총론 ! 연속 사진으로 보는 SRP 처치

Part 2 그것이 알고 싶다 ! 난이도별 SRP 실전 테크닉

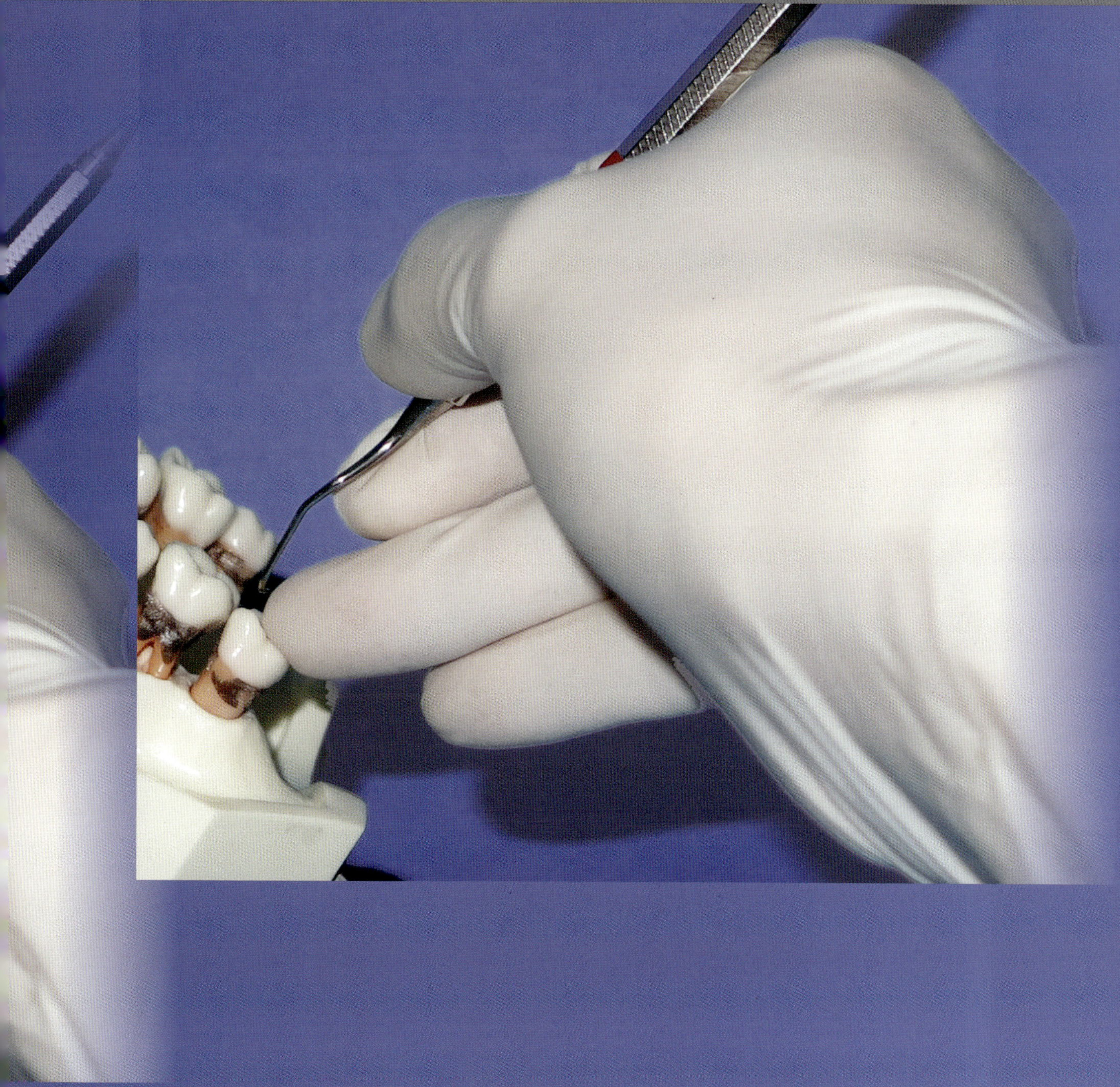

Part 1

총론! 연속 사진으로 보는 SRP 처치

Part 1 총론 ! 연속 사진으로 보는 SRP 처치

Part 2 그것이 알고 싶다 ! 난이도별 SRP 실전 테크닉

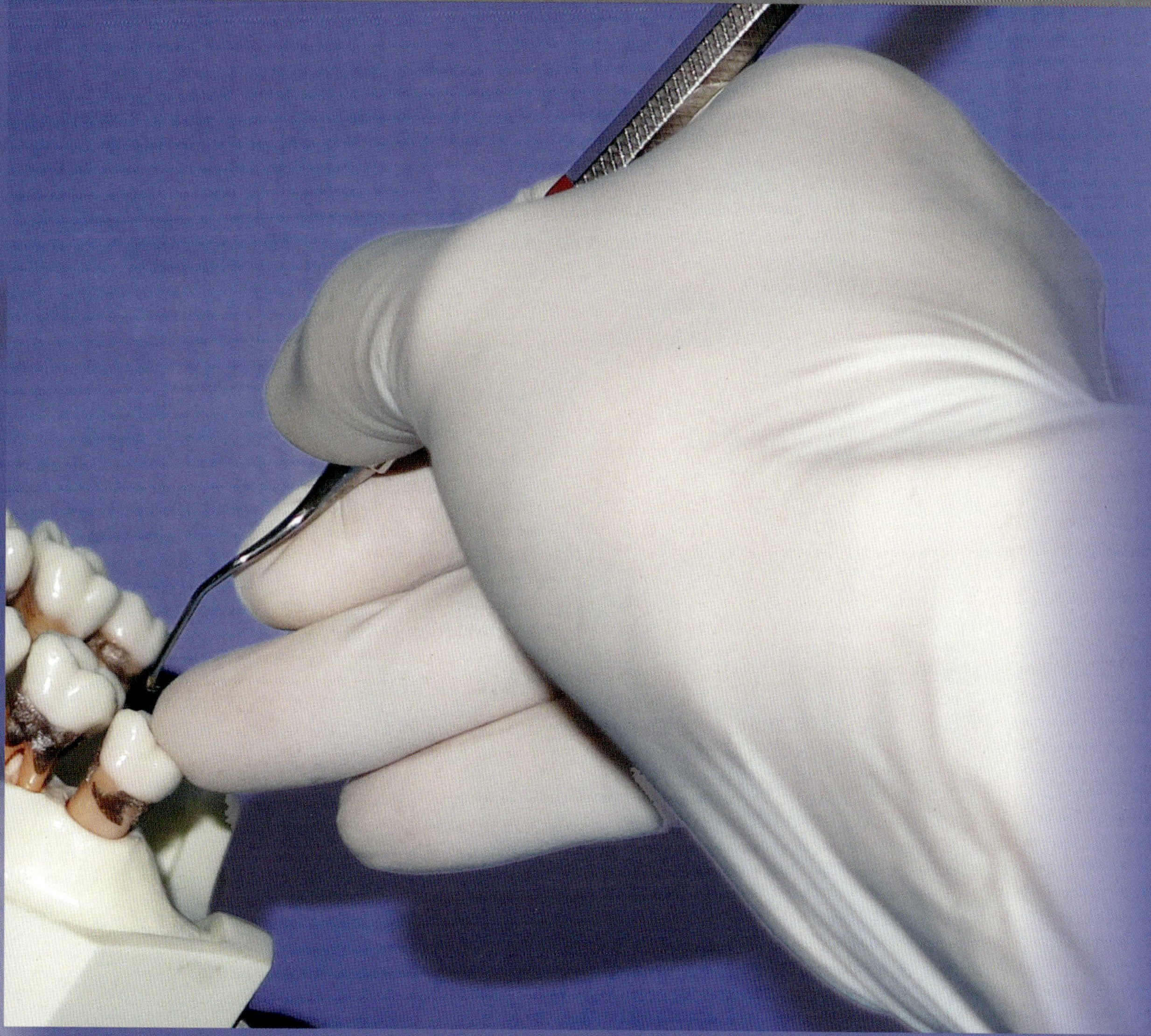

Part 1

총론! 연속 사진으로 보는 SRP 처치

Guidance for This Part ······ I편 part 1을 읽는 방법

필자는 보통 scaling과 root planing을 총칭해 'Curettage'로 부르고 있지만, 이 책에서는 'SRP'로 표기한다.

이 part에서는 실습 모형에서 상악 좌측과 하악 우측 부위에 SRP를 실시할 때, 각 치면(순면, 협면, 설면, 구개면, 인접면)에 대한 curette blade의 움직임을 해설한다.

임상에서 시야 확보가 어려운 부위는 치경을 사용하는 경우가 많으므로, 하악 우측 설측을 처치할 때는 치경을 사용한 거울상(치경 image)으로 설명한다. 임상에서는 상악 설측과 구개측의 경우도 치경을 사용하지만, 이 part에서는 상악 전치 설측 원심을 제외하고 직시하에 시술하는 경우를 해설한다.

먼저 상악 좌측 모형에서 직시하에 시술할 때 curette blade의 움직임을 배운 후, 계속해서 난이도가 높은 치경을 이용한 하악 우측의 시술을 읽기 바란다.

■ 사용 curette에 대해

전치부는 초급자가 다루기 쉬운 단굴곡형 Gracey type curette No. 5/6을 사용하고, 치근면에 더 적합시키기 위해 Gracey type curette mini five(Gr. Mini F)도 사용한다.

필자는 임상에서 Gracey type curette(Gr.) No. 11/12, 13/14를 주로 사용하므로, 소구치와 대구치에서는 이 2가지 curette의 사용법을 해설한다. 이 part에서는 사진 안에 사용되는 curette 번호를 기재한다.

Gracey type curette은 다음과 같은 특징을 가진다.

① Cutting edge가 한쪽 날에만 부여되어 있기 때문에, 치주낭 내의 치은을 부주의하게 손상시킬 위험성이 적다.

② 모든 타입의 Gracey curette은 말단 연결부(terminal shank)에 대해 blade의 face가 70° 각도를 이룬다 → sharpening이 쉽다.

③ Shank의 만곡은 다양하고 각각 숫자로 구별되어 있으나, terminal shank와 blade의 face가 이루는 각도와 형태는 모두 동일하다. (아래 그림 참조)

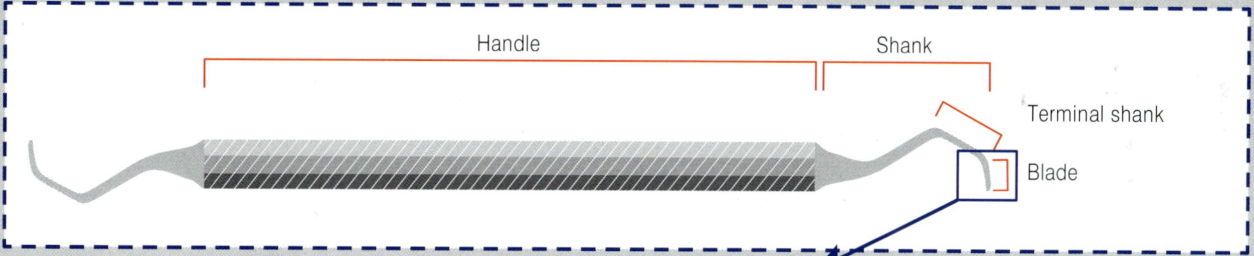

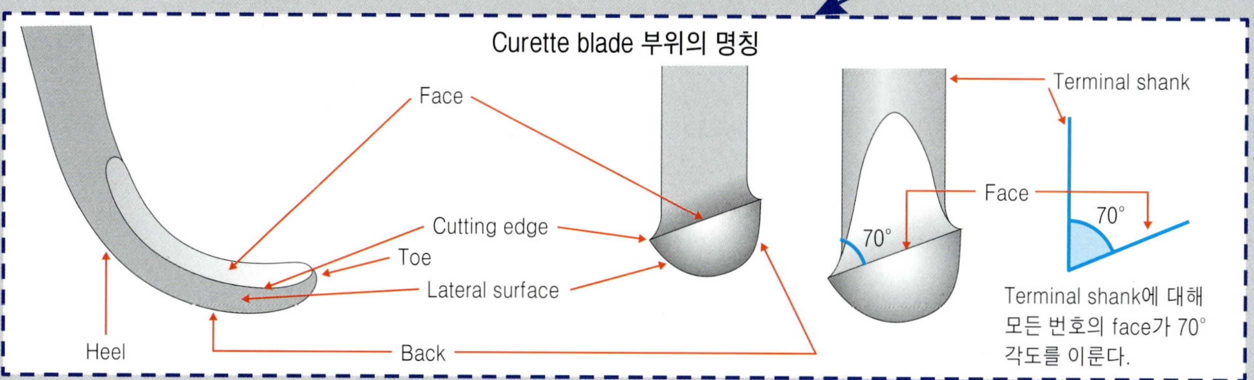

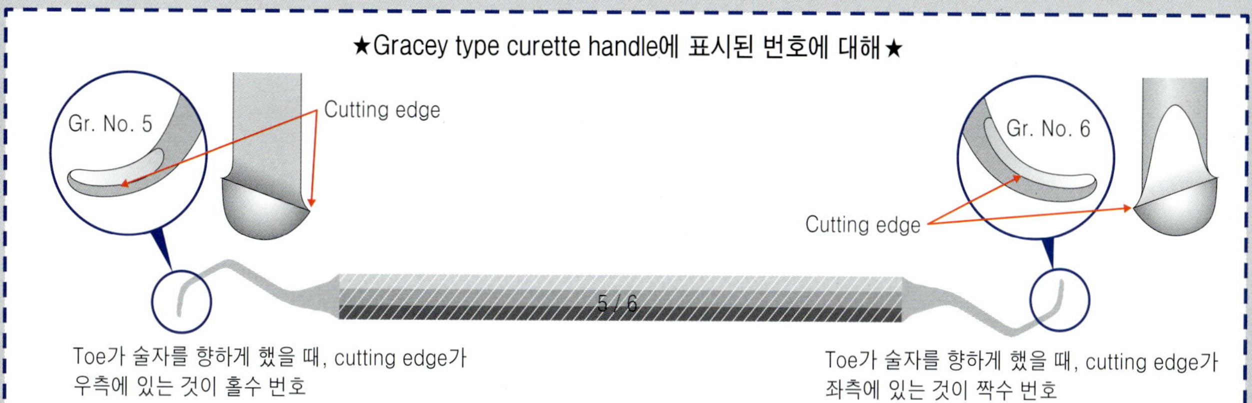

■ SRP 시술 사진 속의 기호에 대해(범례①)

SRP를 실시할 때 curette의 움직임과 동작의 기준이 되는 위치를 나타낸다.

■ 시술 치근면에 대해(범례②)

- 상하악 전치부 … 치근면을 중앙에서 반으로 나누어 색으로 구분하고, 순측·설측에 대해 해설한다.
- 상하악 구치부 … 협측·설측·구개측 치근면에 대해, 각각의 치근면을 치근 원심 우각부를 중심으로 근심과 원심으로 나눈다.

각 치근면에 대해서는 인접면을 포함해 해설한다.

■ 시술 순서에 대한 해설(범례③)

- 시술할 때의 술자 시선 … 직시하에서 실시하는 부위는 '직시'로 표기한다. 직시하에서 시술이 곤란한 부위에 관해서는 치경 사용을 권장하므로 거울상으로 해설하고 '치경'으로 표기한다.

또한 인접면은 알기 쉽도록 직시하에서 시술하는 사진으로 설명한다.

(범례 ③은 전치부)

범례①

술자 시선.

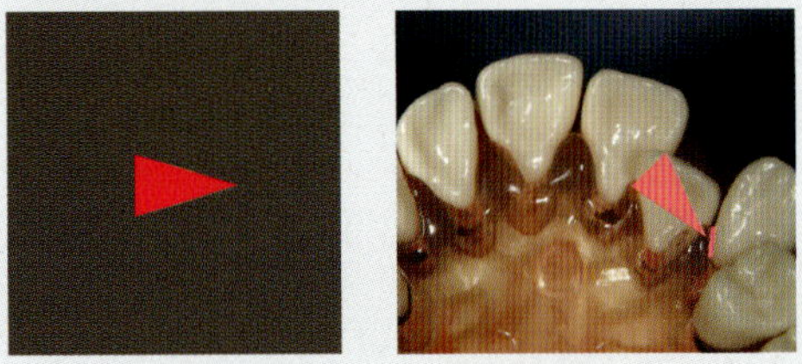

전치부 중앙선(파란색 점선)과 순서, 방향을 나타내는 화살표(1에서 2로 blade를 이동시킨다).

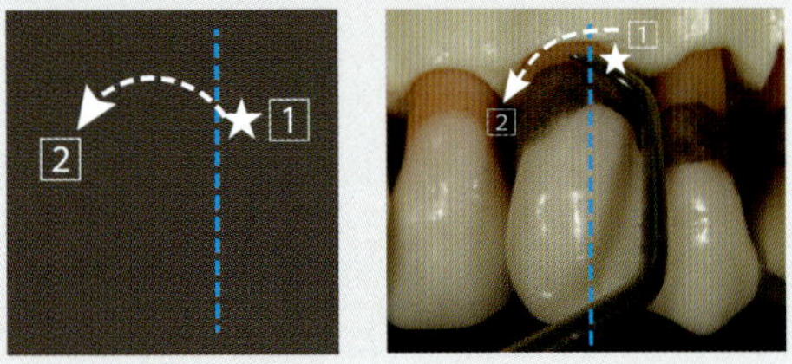

소·대구치부위의 시작 선과 순서, 방향을 나타내는 화살표(1에서 2로 blade를 이동시킨다).

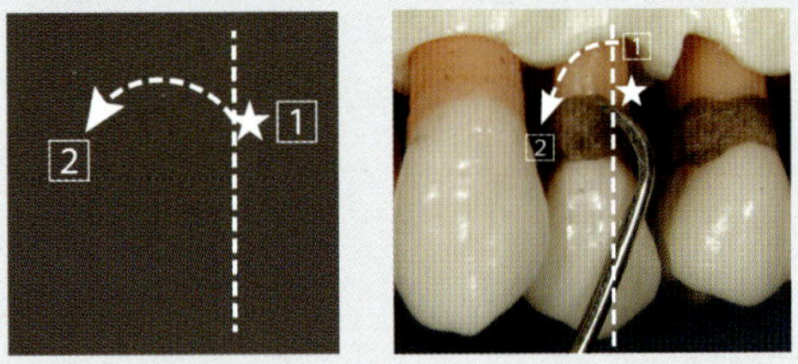

Handle 조작(A에서 B로 움직인다).

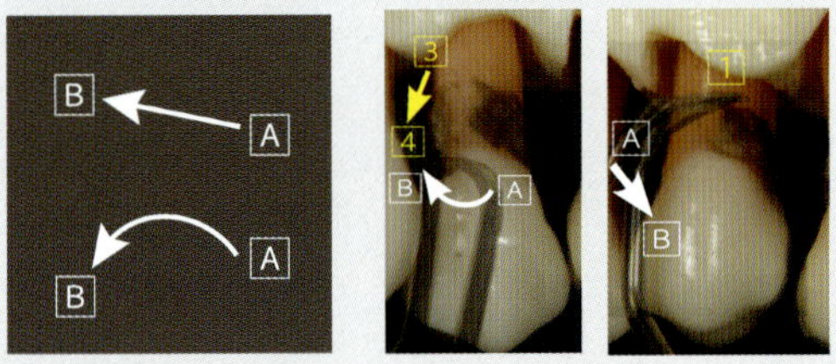

Blade의 이동(1에서 번호순서로 이동하는 것을 나타낸다).

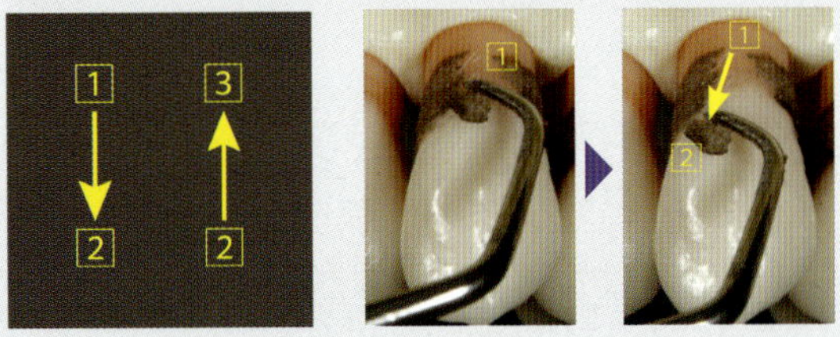

Terminal shank와 치근면이 평행.

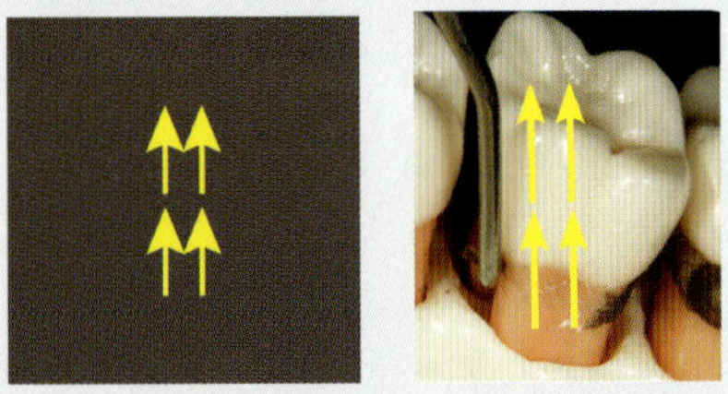

직시하 시술

거울상

Curette

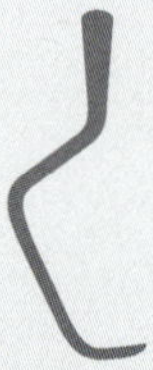

범례②

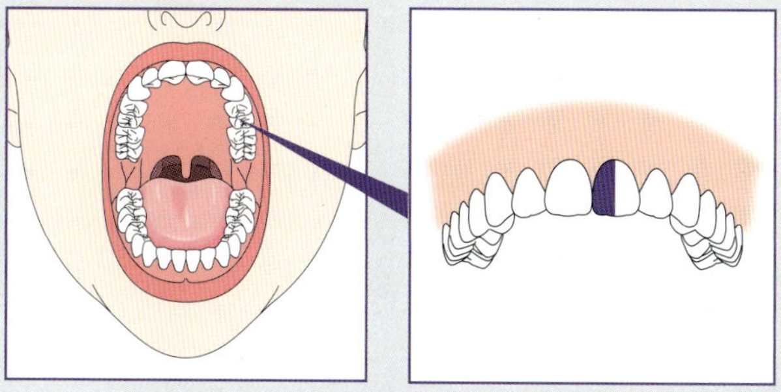

■ Positioning에 대해(범례④)

모형에서 이루어지는 실습이지만, positioning은 실제 임상과 동일하게 실시하고 각각의 위치 관계를 나타낸다.

상하악 전치부는 이상적인 positioning을 전제로 해 치근면을 중앙에서 반으로 나누어 각각 해설한다.

■ 시술 모형에 대해

Nissin 사의 SRP 실습 모형을 사용한다.

범례③

1 순측—술자 시선 : 직시 • Front position 〈curette : Gr. No. 5

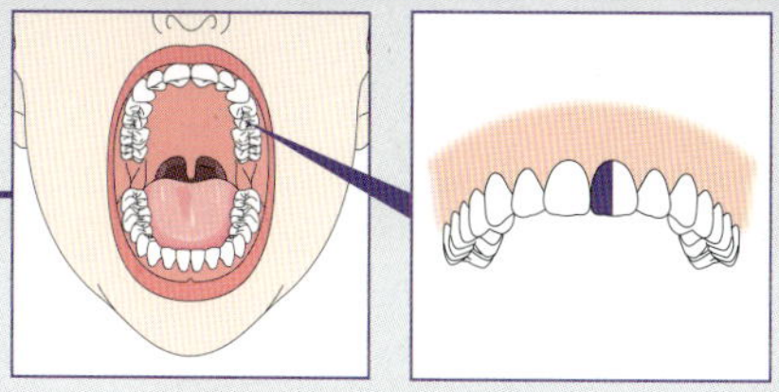

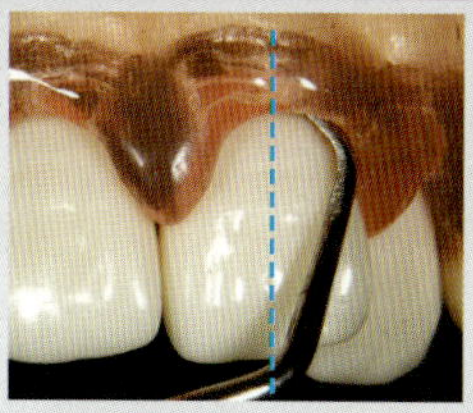

Blade 넣는 위치[중앙선에서 약간 오른쪽(원심)].

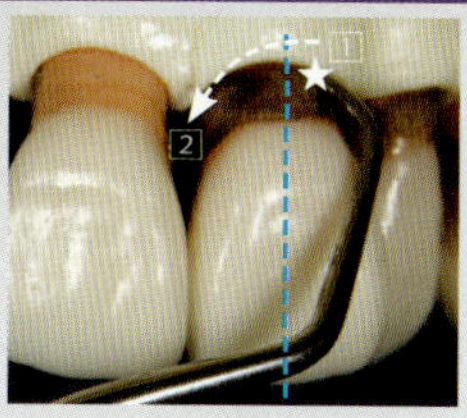

순면에서 근심 인접면(1에서 2)으로 blade를 움직인다.

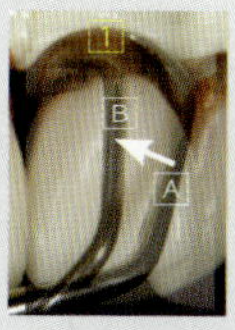

시작할 때 curette의 움직임: A에서 handle을 세워서 B로 이동.

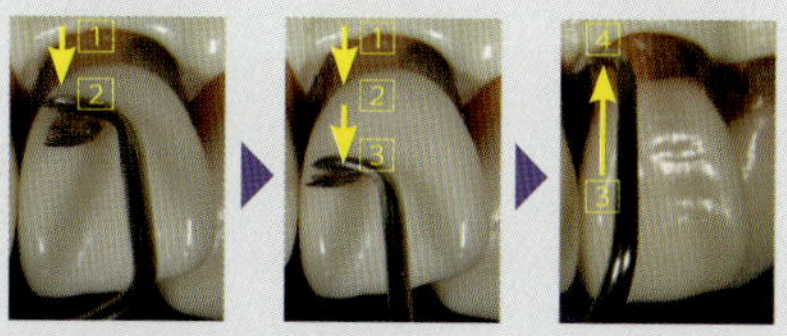

1에서 2로 긁어 올린다. 3에서 4로 내린다. 근심 인접면으로 blade를 움직인다.

1 근심 치근면 다른 각도 직시(순측에서 접근)

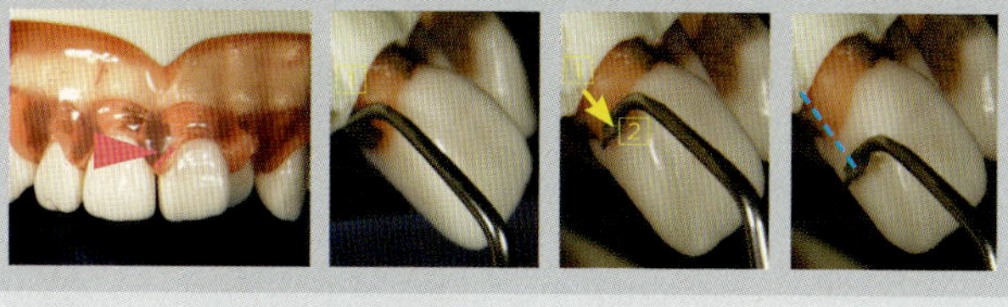

1에서 2로 긁어 올리고 순설폭의 중앙까지 blade를 움직인다.

범례④ **술자의 positioning**

A Front position … 술자는 환자에 대해 7~8시 방향에 위치

B Side position … 술자는 환자에 대해 9~10시 방향에 위치

C Back position … 술자는 환자에 대해 11~1시방향에 위치

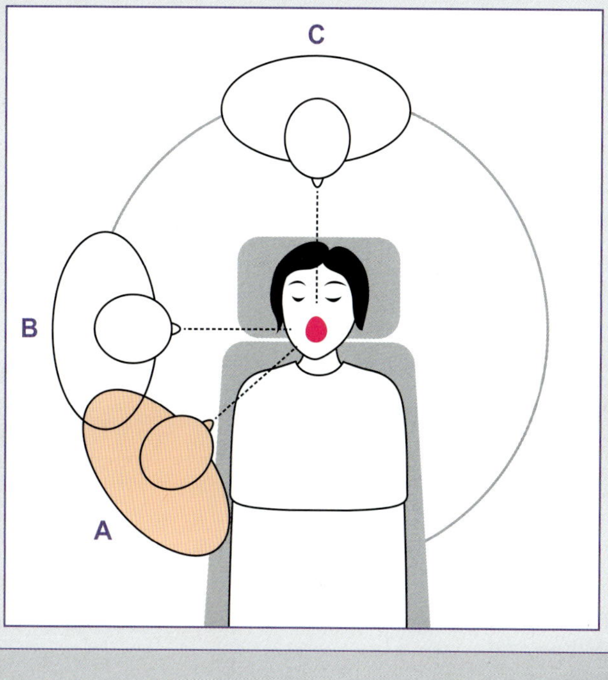

1 상악 좌측 중절치

⌊1 순측—술자 시선 : 직시 Front position (curette : Gr. No. 5

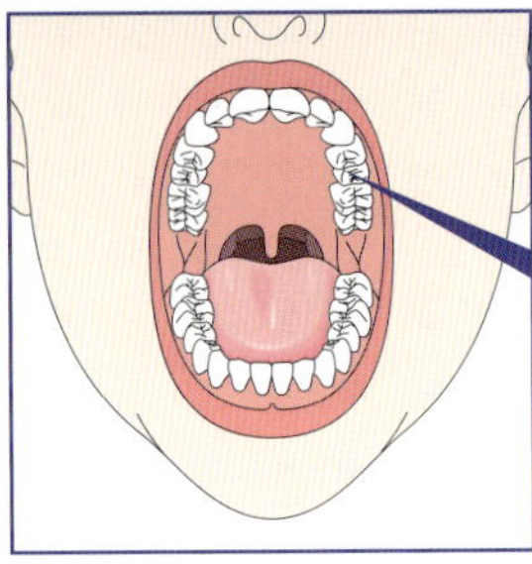

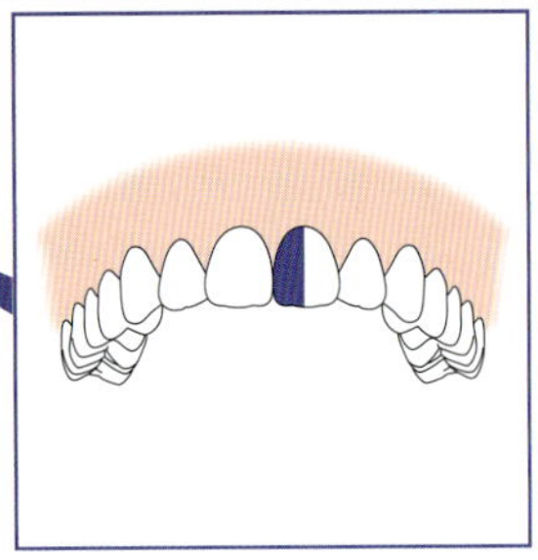

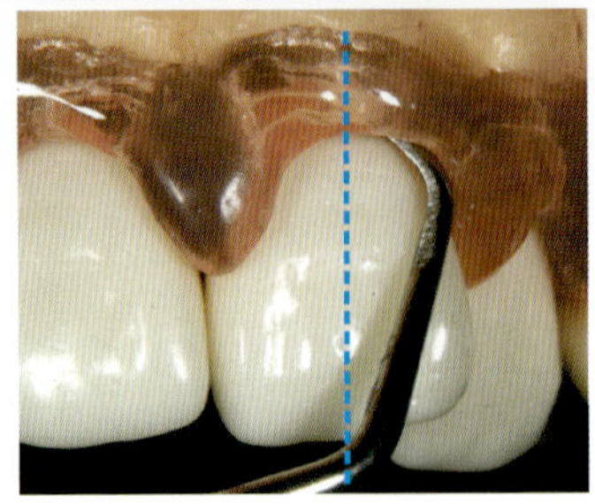

Blade 넣는 위치[중앙선에서 약간 오른쪽(원심)].

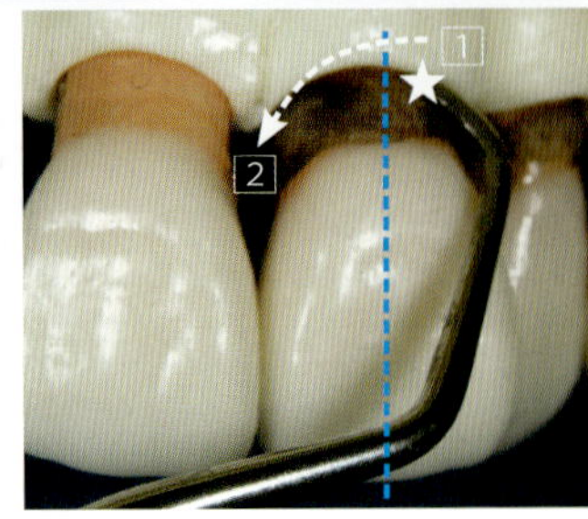

순면에서 근심 인접면(1에서 2)으로 blade를 움직인다.

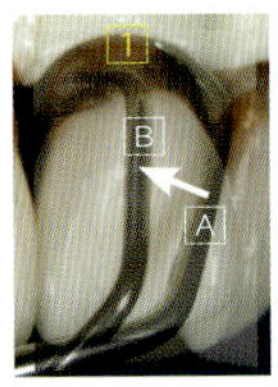

시작할 때 curette의 움직임: A에서 handle을 세워서 B로 이동.

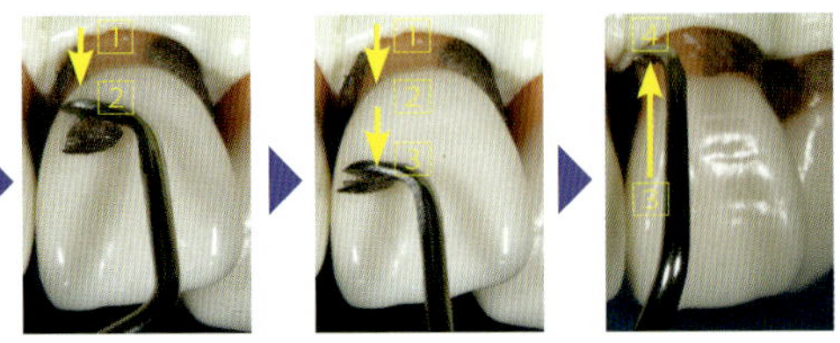

1에서 2로 긁어 올린다. 3에서 4로 내린다. 근심 인접면으로 blade를 움직인다.

⌊1 근심 치근면 다른 각도 직시(순측에서 접근)

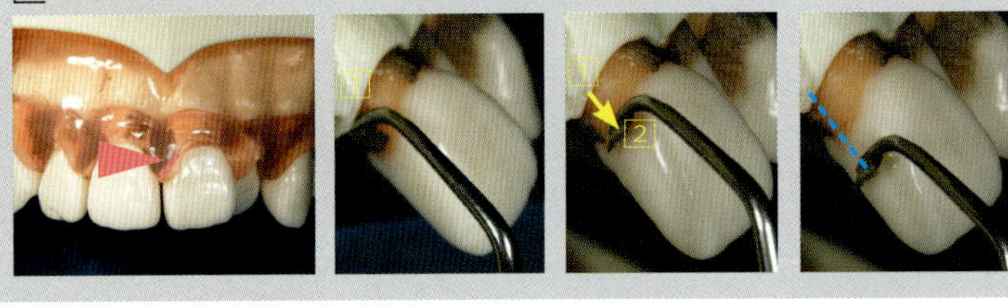

1에서 2로 긁어 올리고 순설폭의 중앙까지 blade를 움직인다.

⌊1 설측—술자 시선 : 직시 Front position (curette : Gr. No. 6

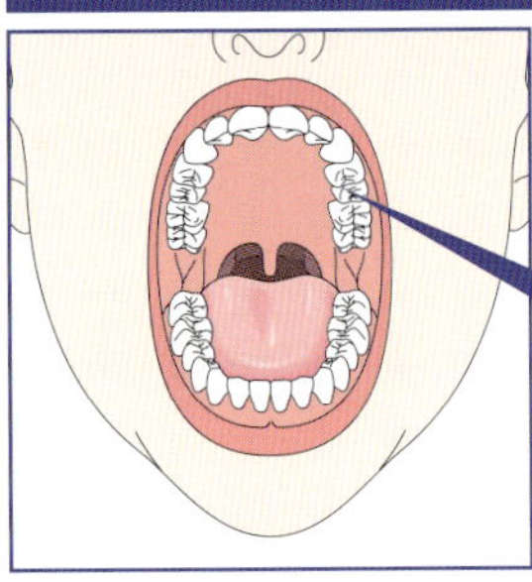

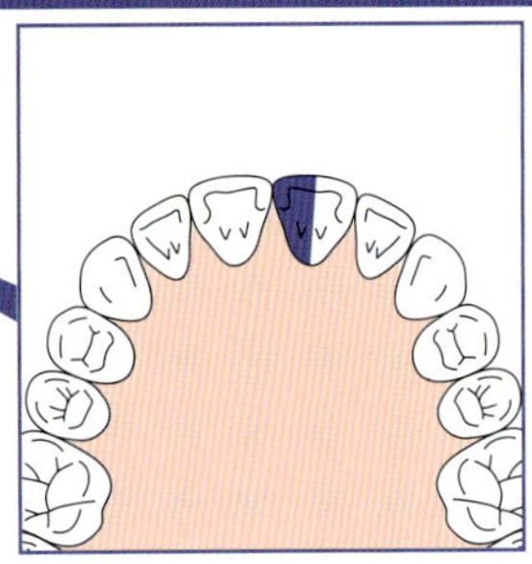

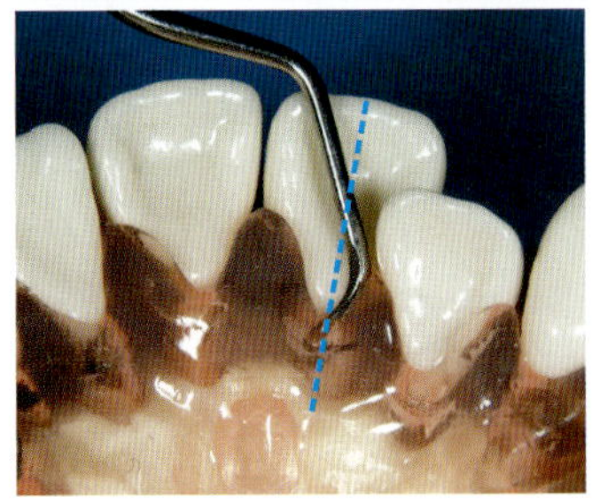

Blade 넣는 위치[중앙선에서 약간 오른쪽(원심)].

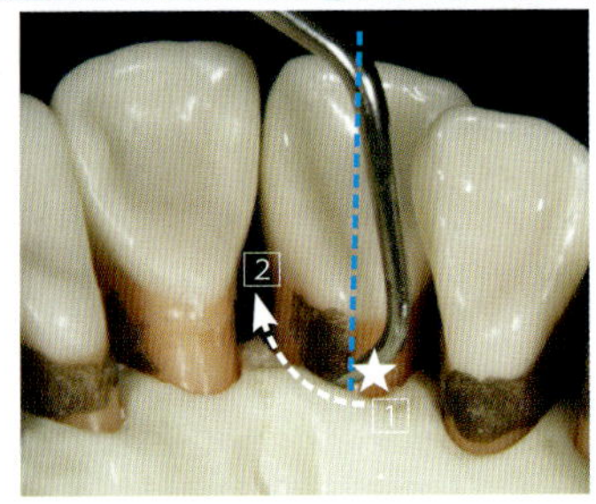

설면에서 근심 인접면(1에서 2)으로 blade를 움직인다.

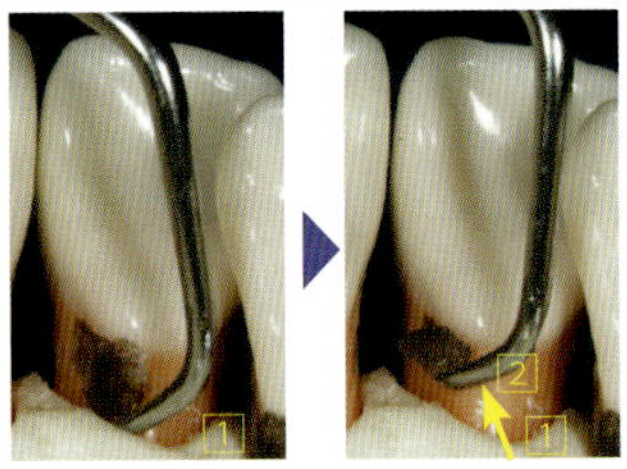

1에서 2로 긁어 올린다.

⌊1 근심 치근면 다른 각도 직시(설측에서 접근)

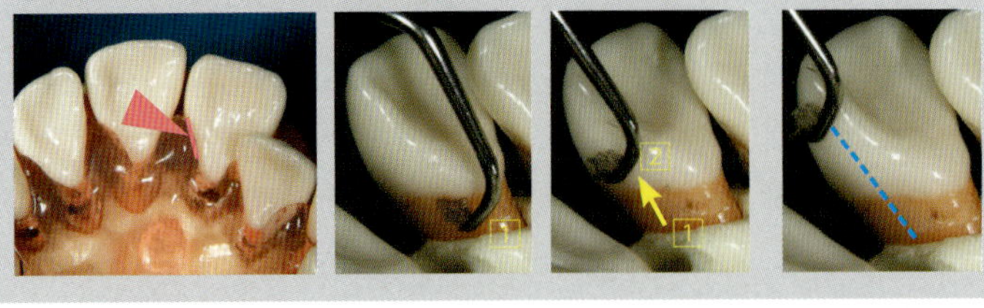

1에서 2로 긁어 올리고 순설폭의 중앙까지 blade를 움직인다.

1 순측—술자 시선 : 직시 Back position (curette : Gr. No. 6

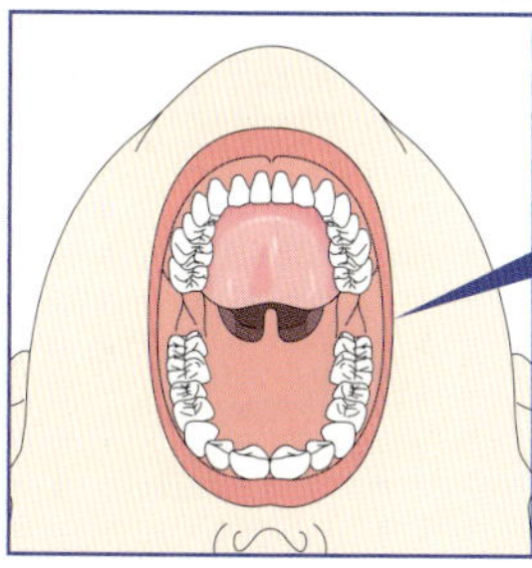

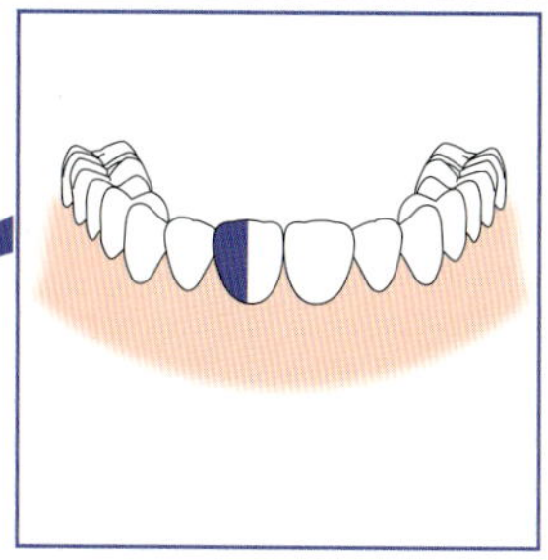

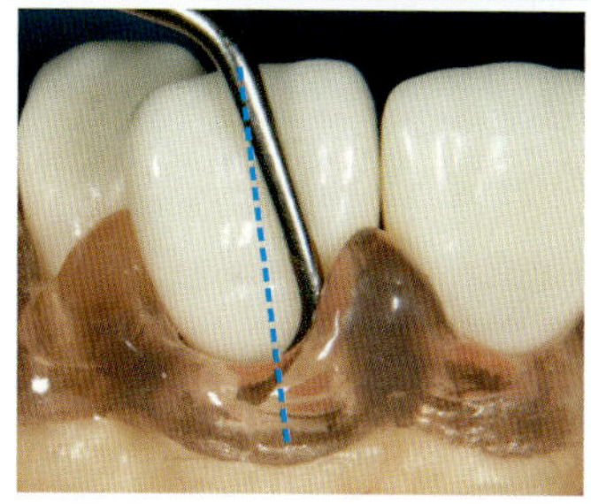

Blade 넣는 위치[중앙선에서 약간 오른쪽(근심)].

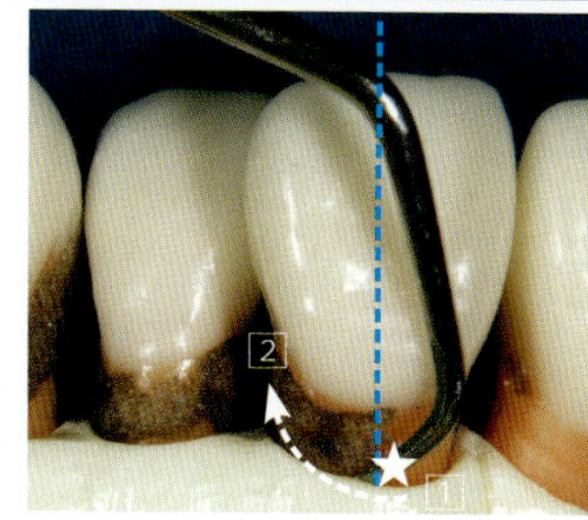

순면에서 원심 인접면(1에서 2)으로 blade를 움직인다.

※오른쪽 그림 1→4는 blade가 움직이는 방향과 순서를 나타낸다.

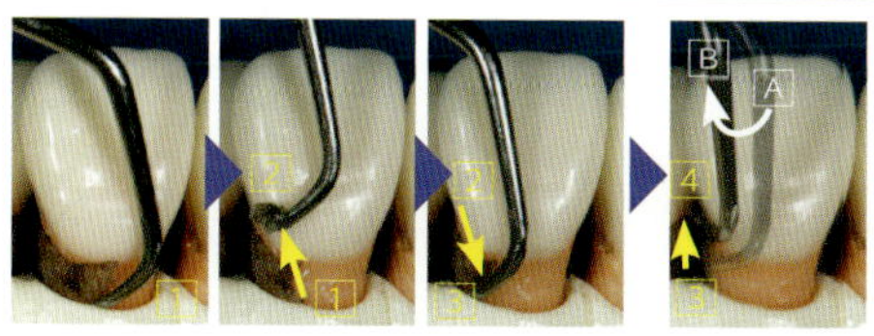

치근 우각부의 curette 움직임: A에서 handle을 살짝 돌려서 B로 이동. 3에서 4로 긁어 올린다.

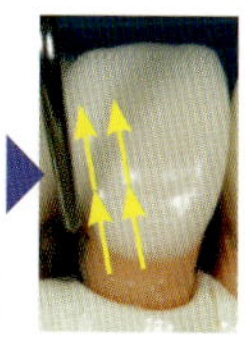

Terminal shank가 치근면과 평행하도록 긁어 올린다.

1 원심 치근면 다른 각도 직시(순측에서 접근)

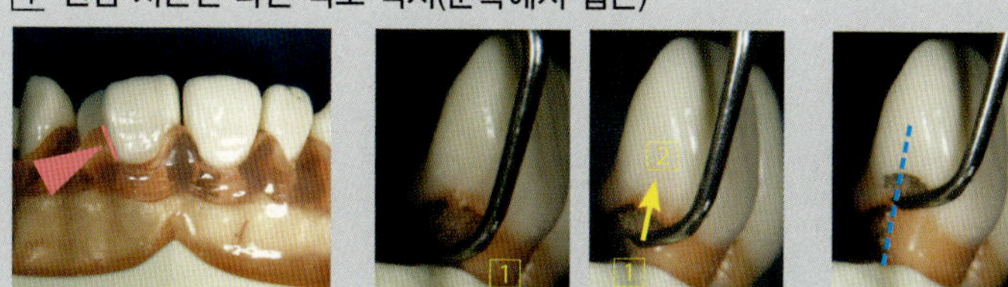

1에서 2로 긁어 올리고 순설폭의 중앙까지 blade를 움직인다.

1 설측—술자 시선 : 치경 Back position (curette : Gr. No. 5

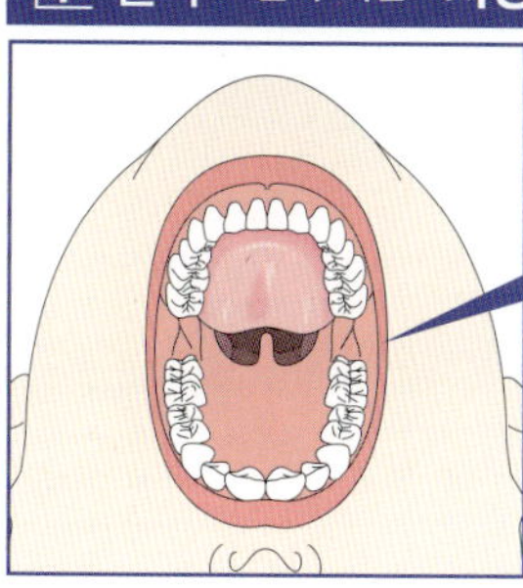

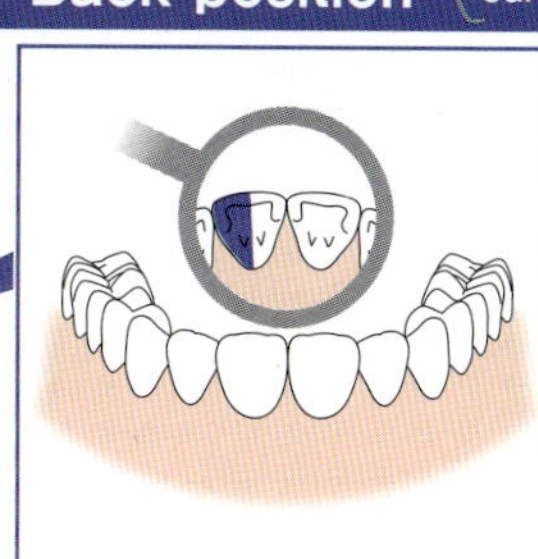

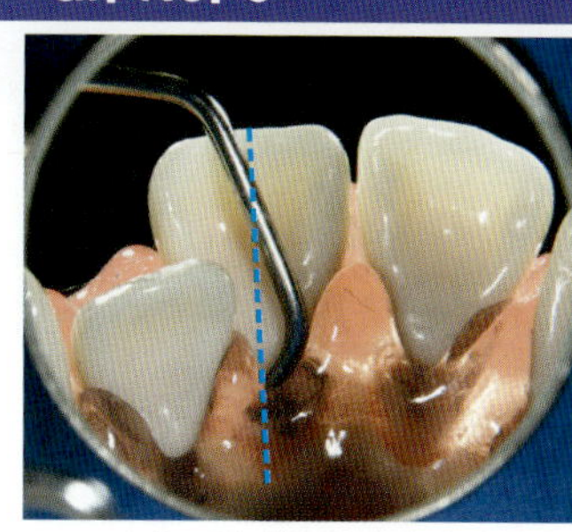

Blade 넣는 위치[중앙선에서 약간 오른쪽(근심)].

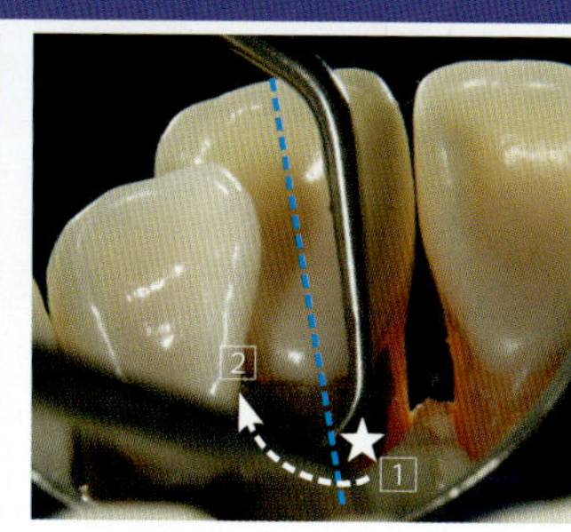

설면에서 원심 인접면(1에서 2)으로 blade를 움직인다.

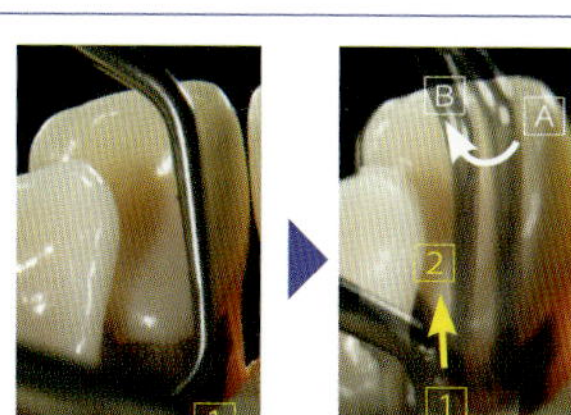

치근 우각부의 curette 움직임: A에서 handle을 살짝 돌려서 B로 이동. 1에서 2로 긁어 올린다.

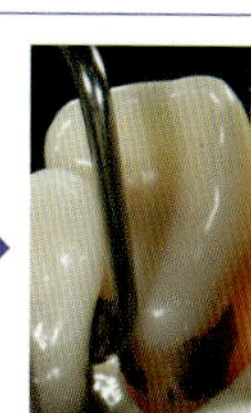

설측에서 원심 인접면으로 진행한다.

1 원심 치근면 다른 각도 직시(설측에서 접근)

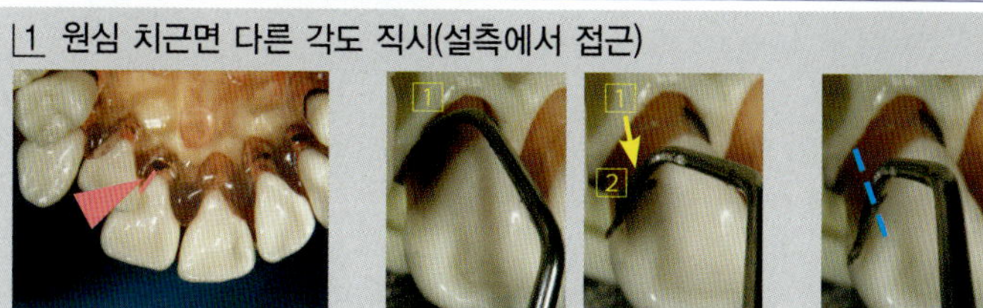

1에서 2로 긁어 올리고 순설폭의 중앙까지 blade를 움직인다.

2 상악 좌측 측절치

2 순측—술자 시선 : 직시 Front position curette : Gr. Mini F. No. 5

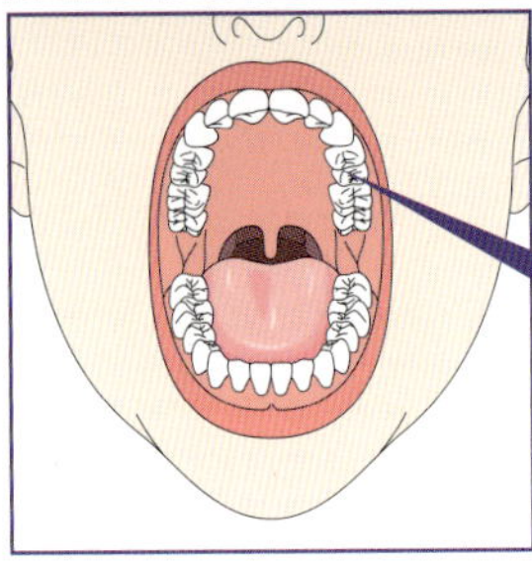

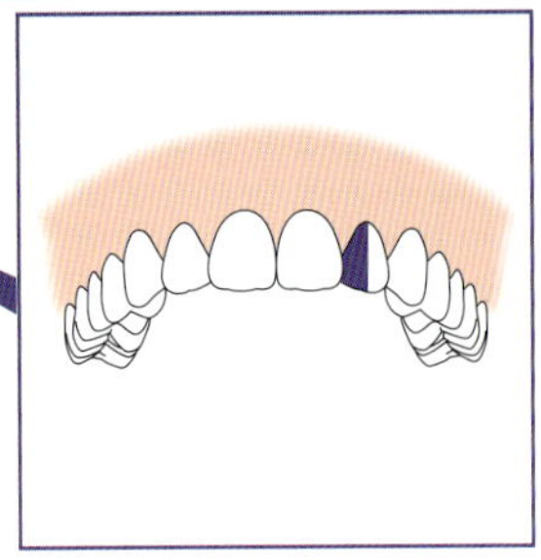

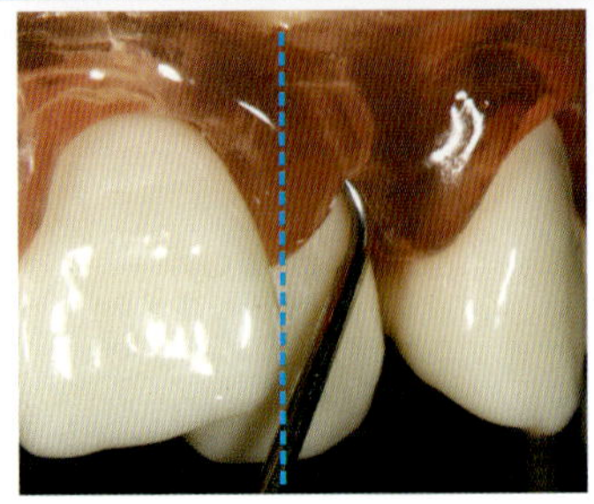

Blade 넣는 위치[중앙선에서 약간 오른쪽(원심)].

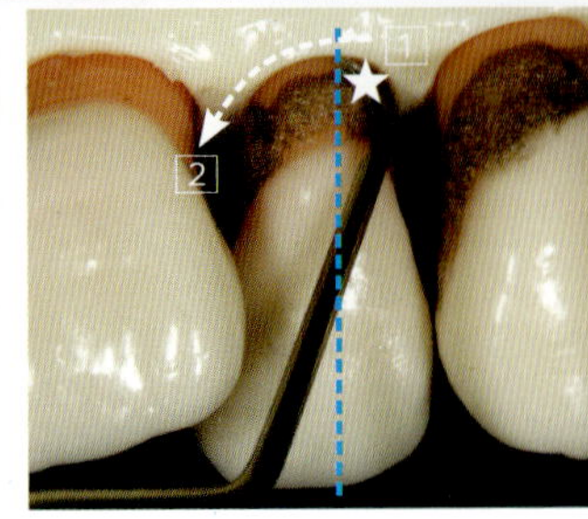

순면에서 근심 인접면(1에서 2)으로 blade를 움직인다.

※오른쪽 그림 1→4는 blade가 움직이는 방향과 순서를 나타낸다.

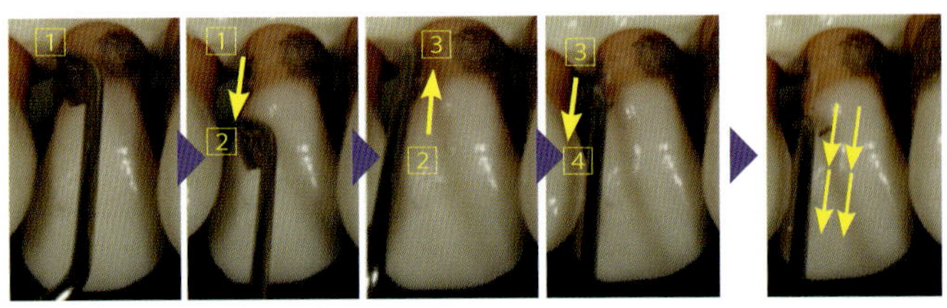

Terminal shank가 치근면과 평행하도록 긁어 올린다.

2 근심 치근면 다른 각도 직시(순측에서 접근)

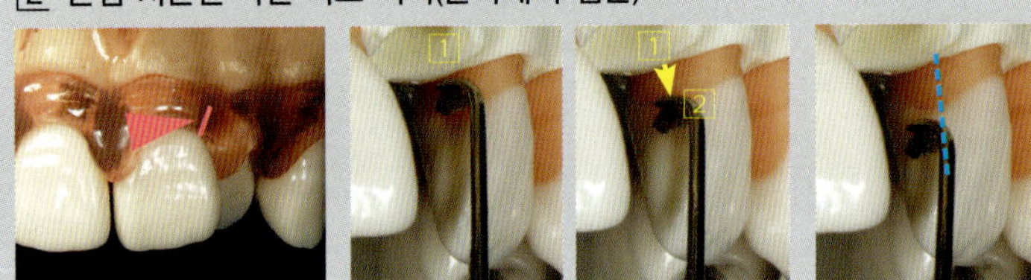

1에서 2로 긁어 올리고 순설폭의 중앙까지 blade를 움직인다.

2 설측—술자 시선 : 직시 Front position curette : Gr. Mini F. No. 6

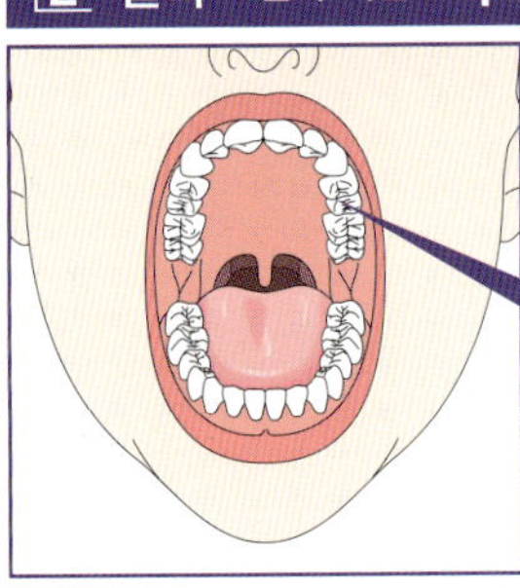

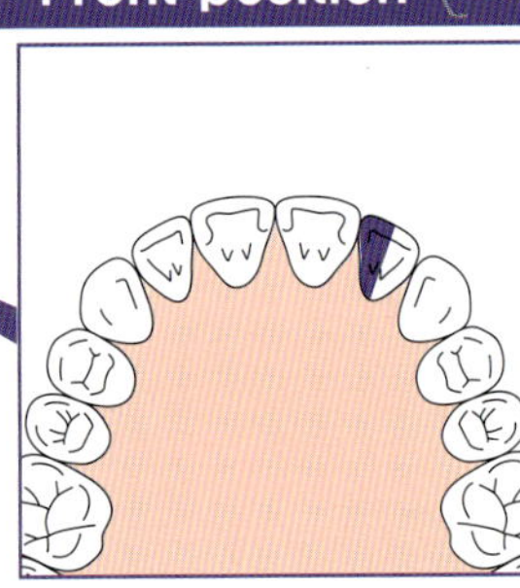

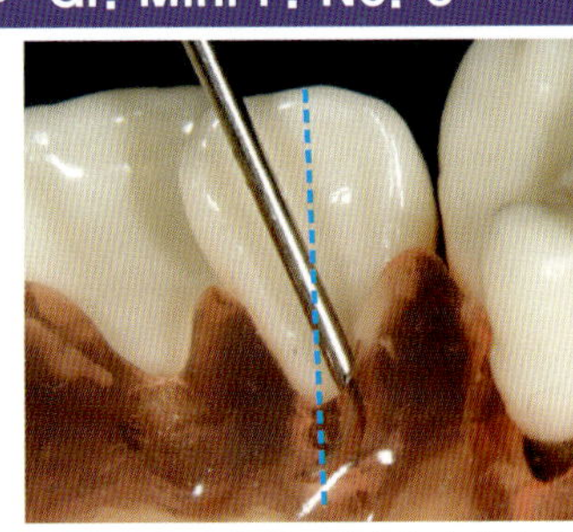

Blade 넣는 위치[중앙선에서 약간 오른쪽(원심)].

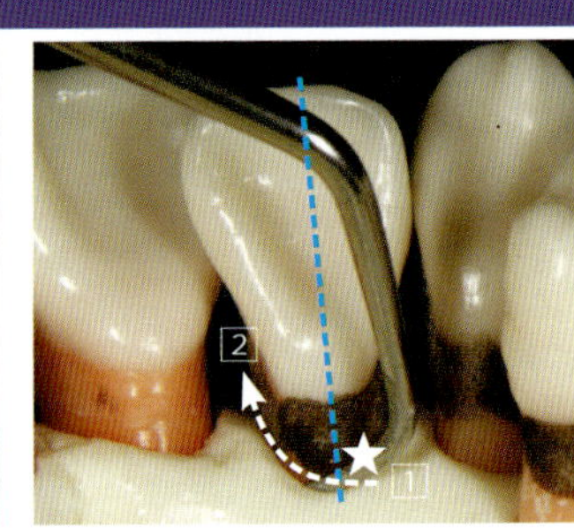

설면에서 근심 인접면(1에서 2)으로 blade를 움직인다.

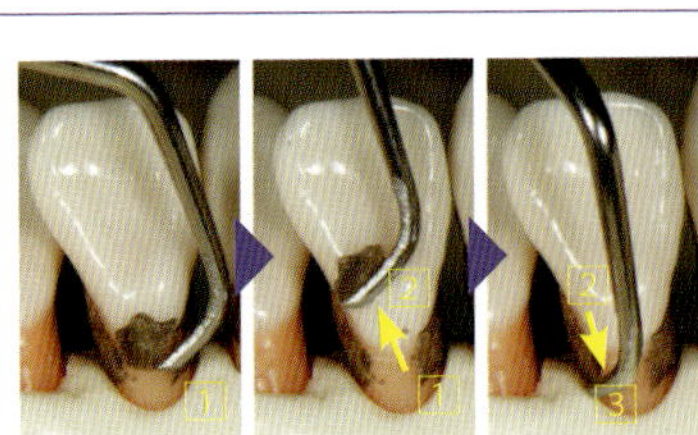

1에서 2로 긁어 올린 후 2에서 3으로 내린다.

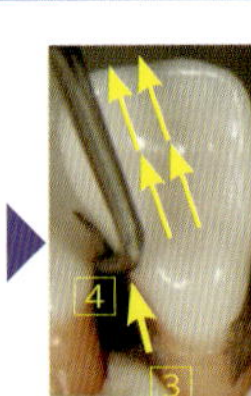

Terminal shank가 치근면과 평행하도록 3에서 4로 긁어 올린다.

2 근심 치근면 다른 각도 직시(설측에서 접근)

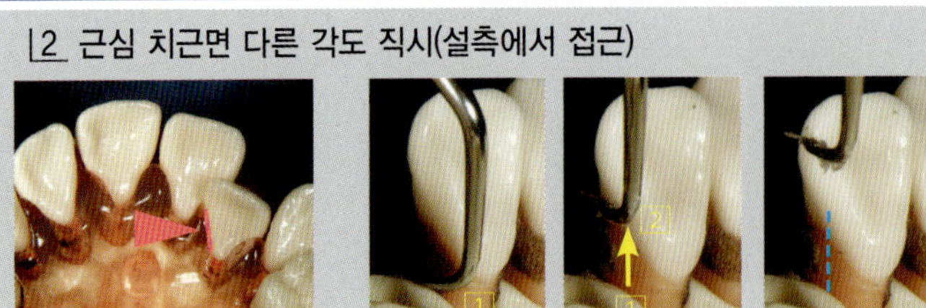

1에서 2로 긁어 올리고 순설폭의 중앙까지 blade를 움직인다.

2 순측—술자 시선 : 직시 Back position curette : Gr. Mini F. No. 6

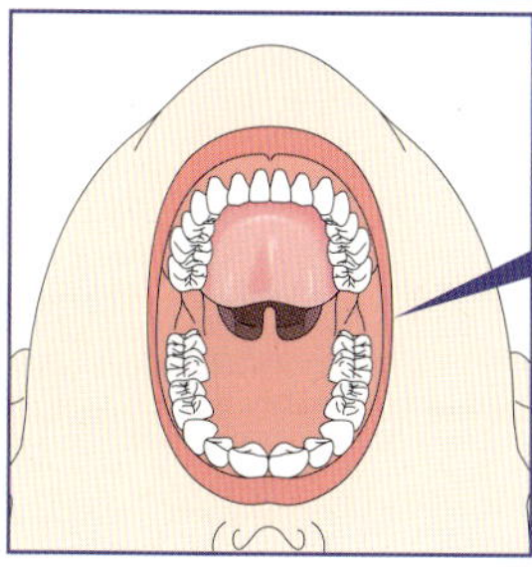

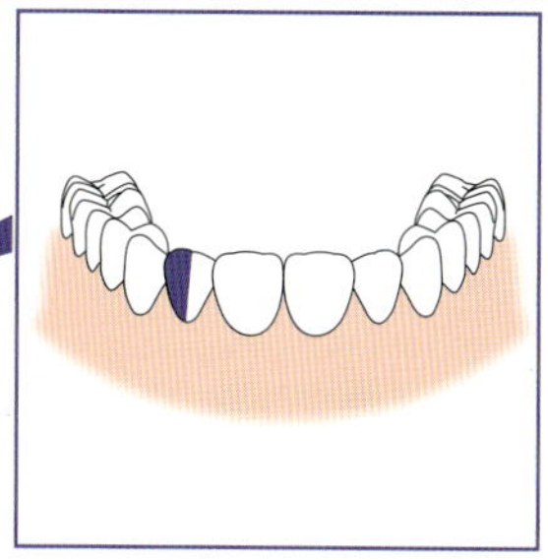

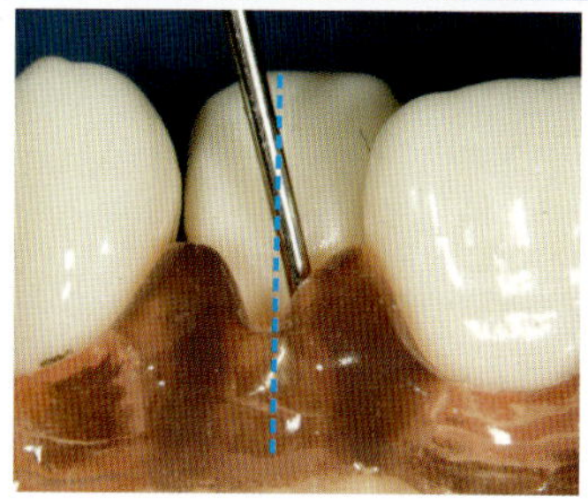

Blade 넣는 위치[중앙선에서 약간 오른쪽(근심)].

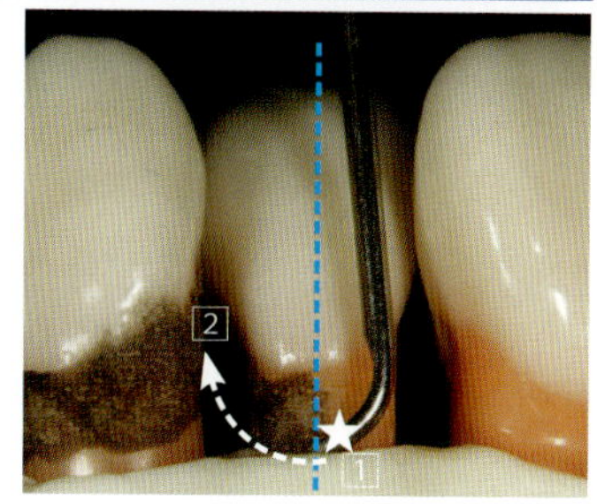

순면에서 원심 인접면(1에서 2)으로 blade를 움직인다.

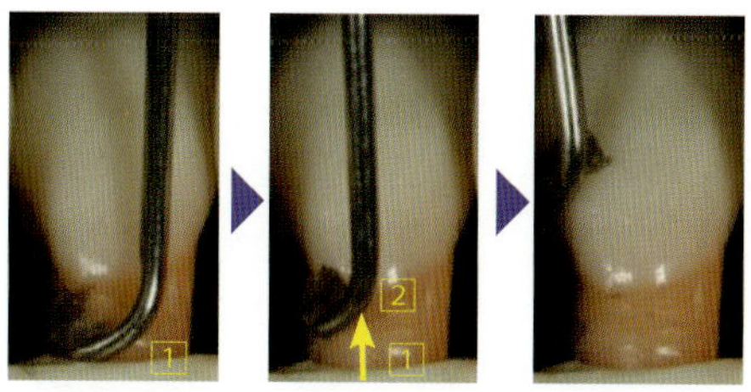

1에서 2로 긁어 올리고 순설폭의 중앙까지 blade를 움직인다.

2 원심 치근면 다른 각도 직시(순측에서 접근)

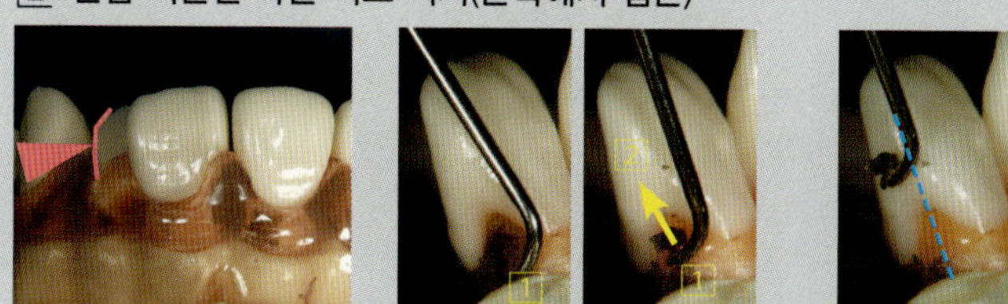

1에서 2로 긁어 올리고 순설폭의 중앙까지 blade를 움직인다.

2 설측—술자 시선 : 치경 Back position curette : Gr. Mini F. No. 5

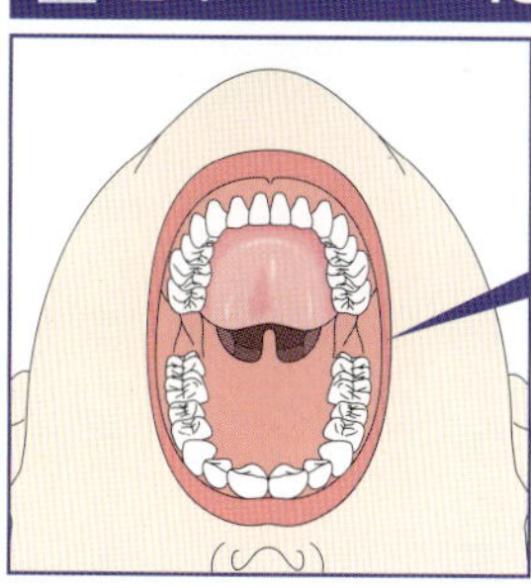

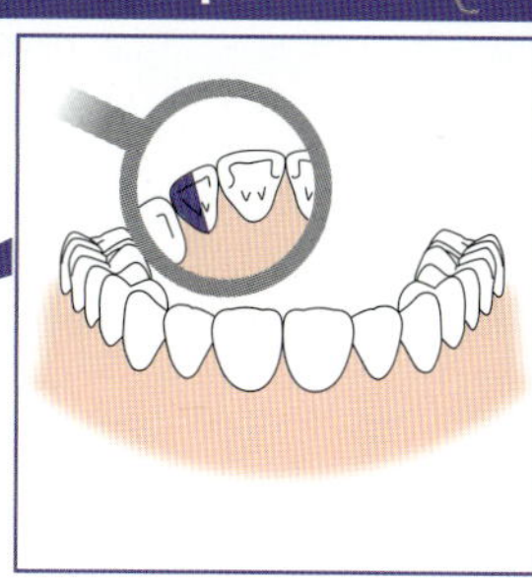

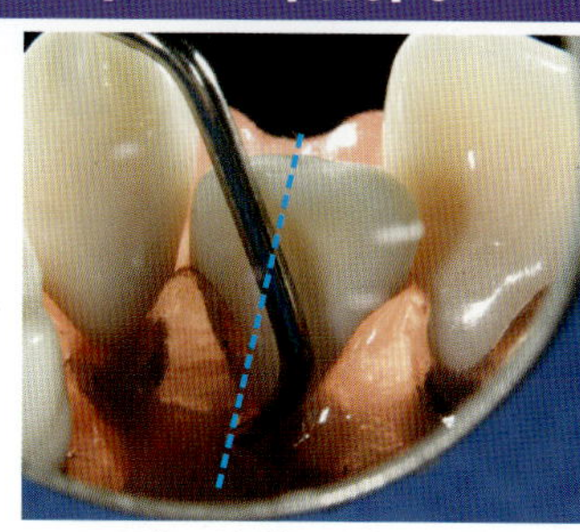

Blade 넣는 위치[중앙선에서 약간 오른쪽(근심)].

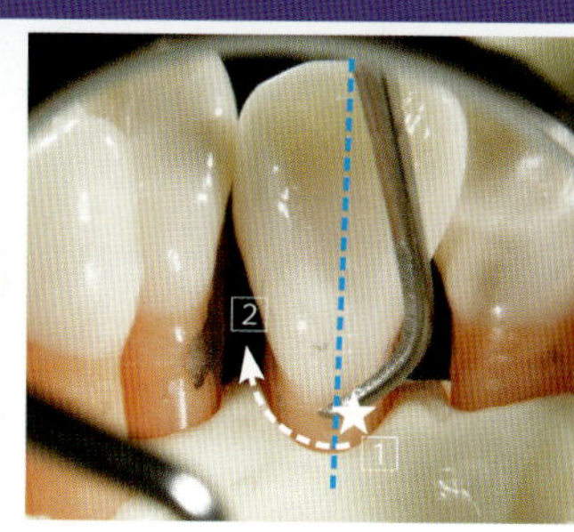

설면에서 원심 인접면(1에서 2)으로 blade를 움직인다.

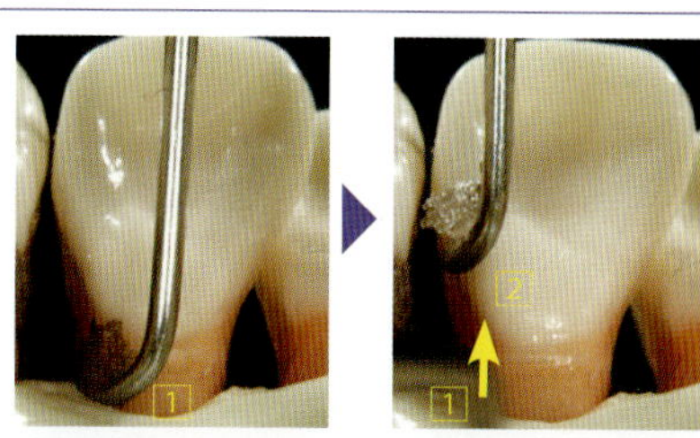

1에서 2로 긁어 올린다.

2 원심 치근면 다른 각도 직시(설측에서 접근)

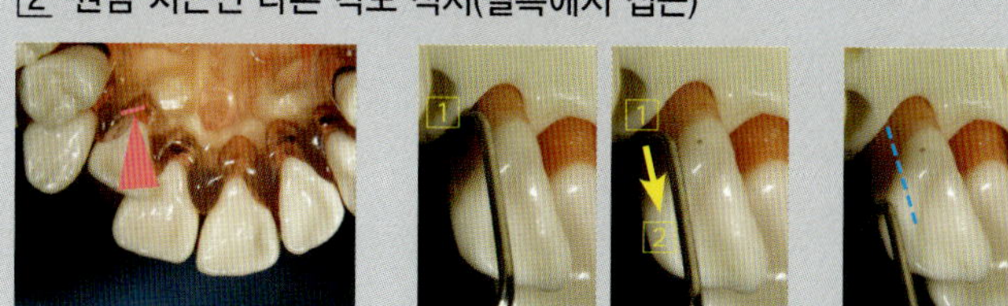

1에서 2로 긁어 올리고 순설폭의 중앙까지 blade를 움직인다.

3 상악 좌측 견치

3 순측—술자 시선 : 직시 Front position (curette : Gr. No. 5)

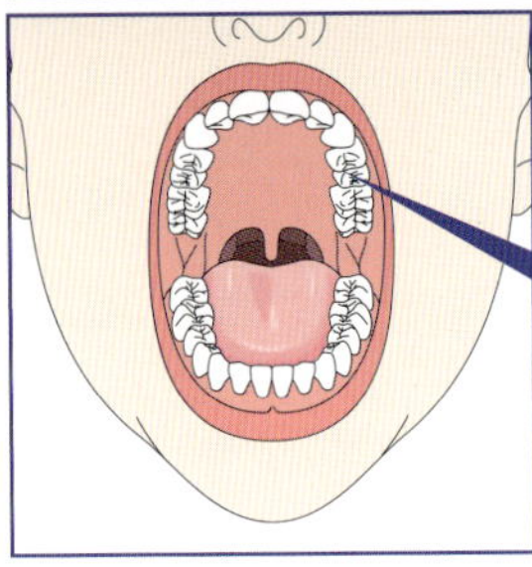

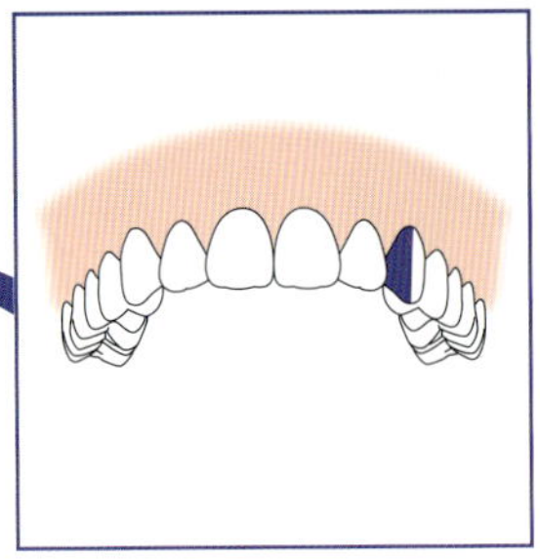

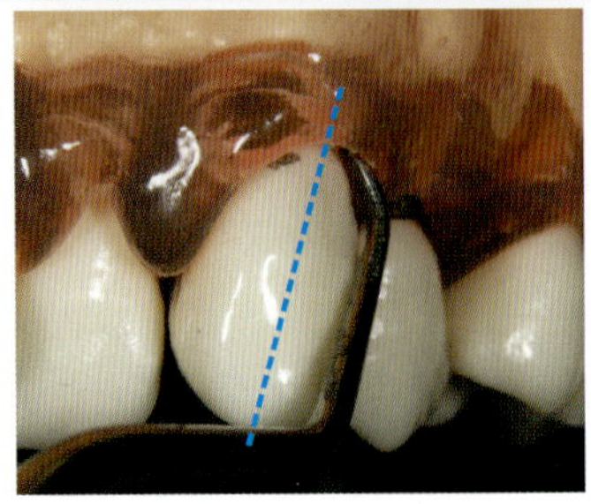

Blade 넣는 위치[중앙선에서 약간 오른쪽(원심)].

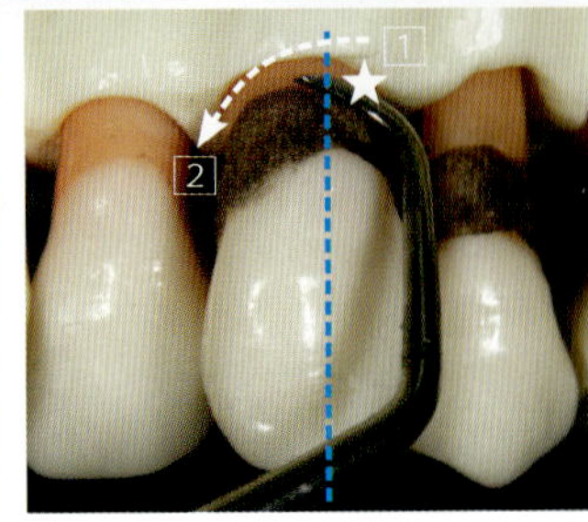

순면에서 근심 인접면(1에서 2)으로 blade를 움직인다.

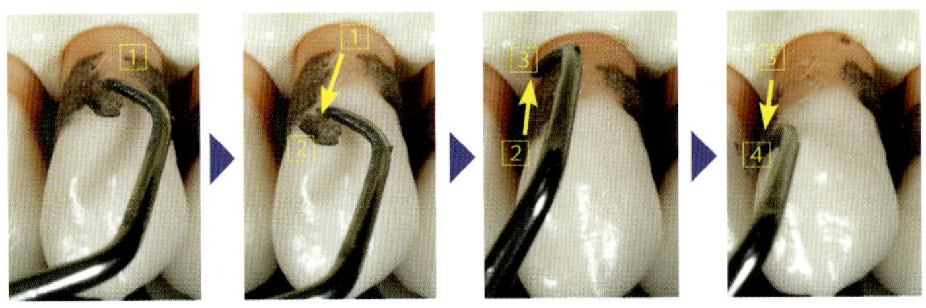

1에서 2로 긁어 올린 후 2에서 3으로 내리고, 3에서 4로 긁어 올린다.

3 근심 치근면 다른 각도 직시(순측에서 접근)

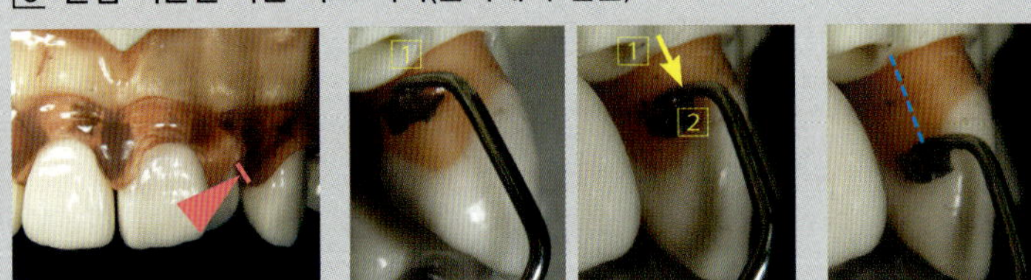

1에서 2로 긁어 올리고 순설쪽의 중앙까지 blade를 움직인다.

3 설측—술자 시선 : 직시 Front position (curette : Gr. Mini F. No. 6)

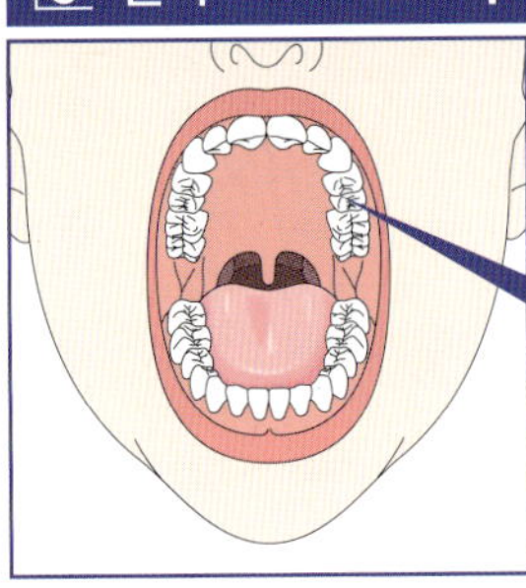

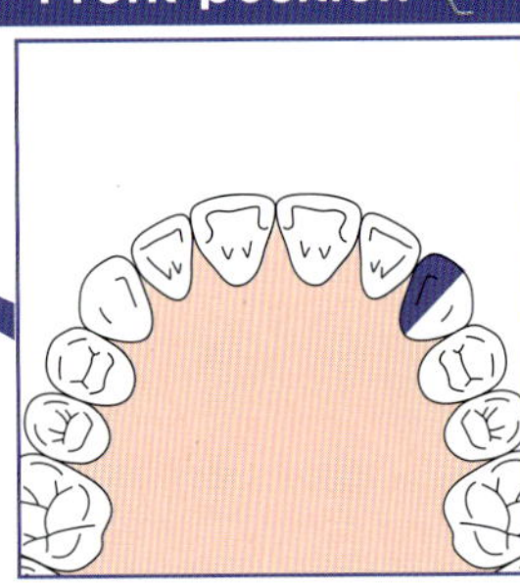

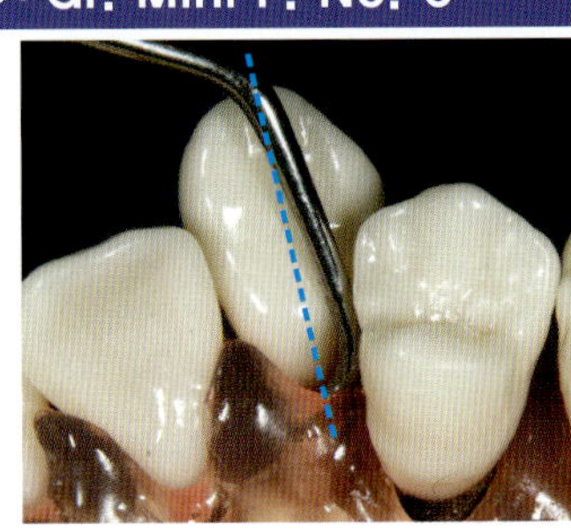

Blade 넣는 위치[중앙선에서 약간 오른쪽(원심)].

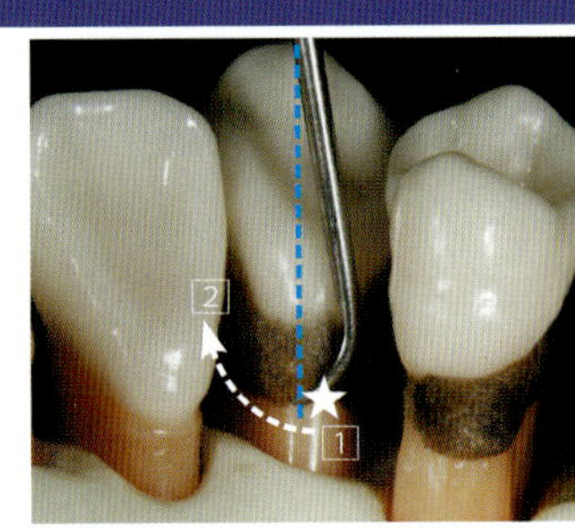

설면에서 근심 인접면(1에서 2)으로 blade를 움직인다.

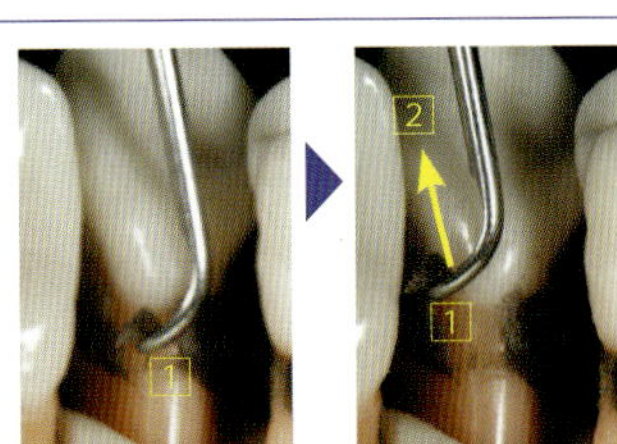

1에서 2로 긁어 올린다.

3 근심 치근면 다른 각도 직시(설측에서 접근)

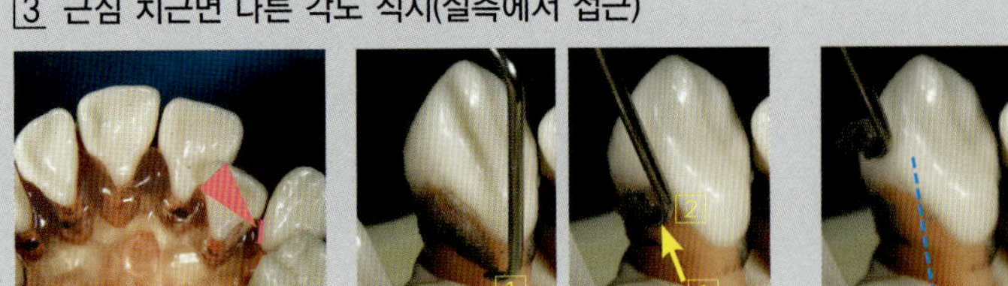

1에서 2로 긁어 올리고 순설쪽의 중앙까지 blade를 움직인다.

|3 순측—술자 시선 : 직시　Back position 〈curette : Gr. No. 6

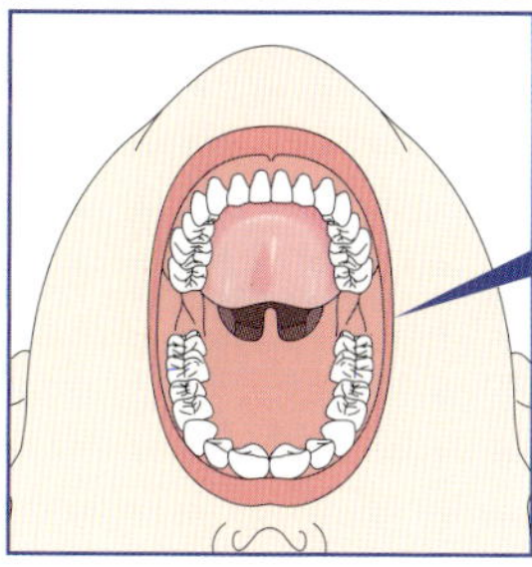

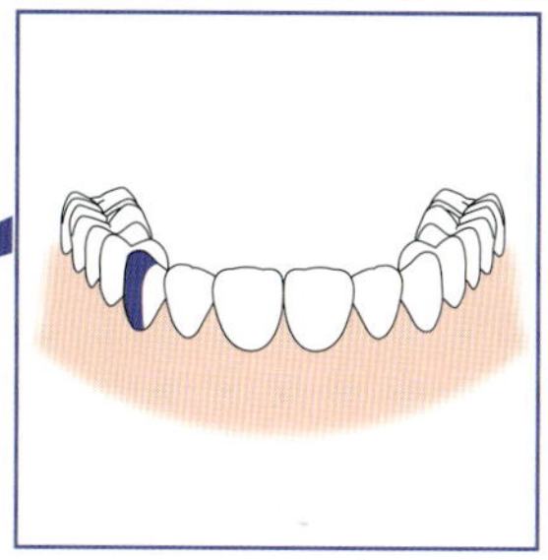

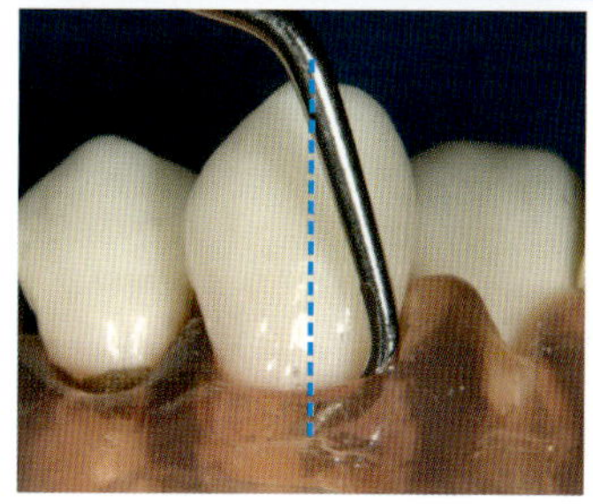

Blade 넣는 위치[중앙선에서 약간 오른쪽(근심)].

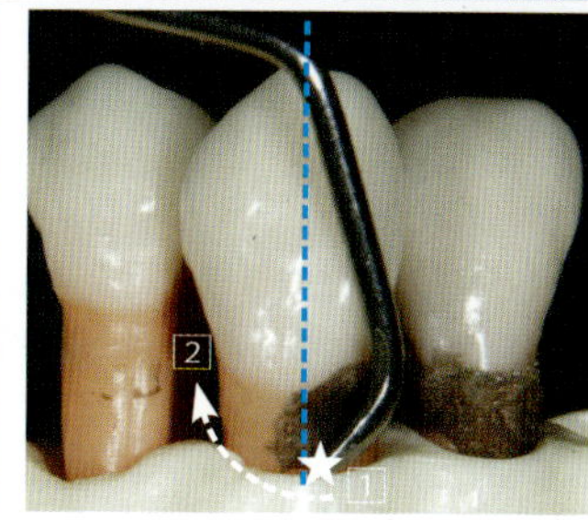

순면에서 원심 인접면(1에서 2)으로 blade를 움직인다.

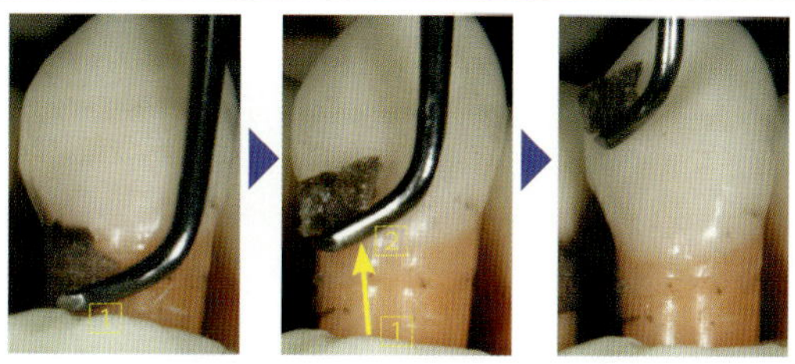

1에서 2로 긁어 올린다.

|3 원심 치근면 다른 각도 직시(순측에서 접근)

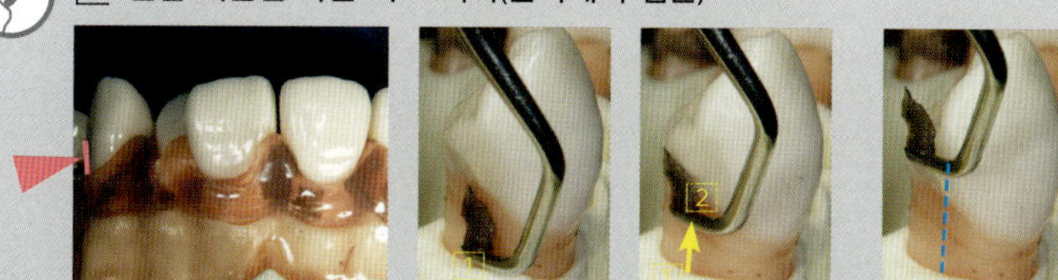

1에서 2로 긁어 올리고 순설폭의 중앙까지 blade를 움직인다.

|3 설측—술자 시선 : 치경　Back position 〈curette : Gr. No. 5

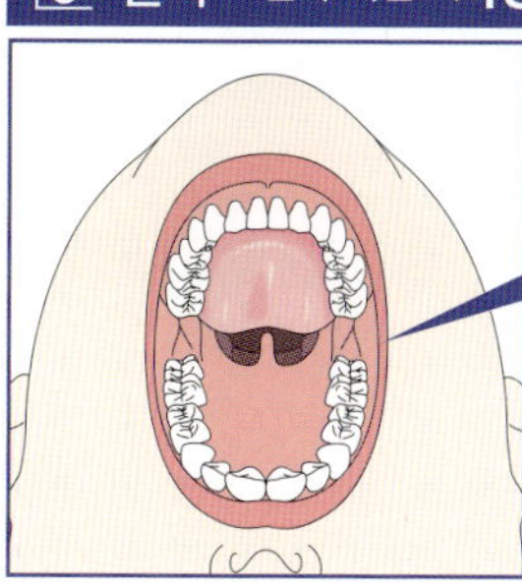

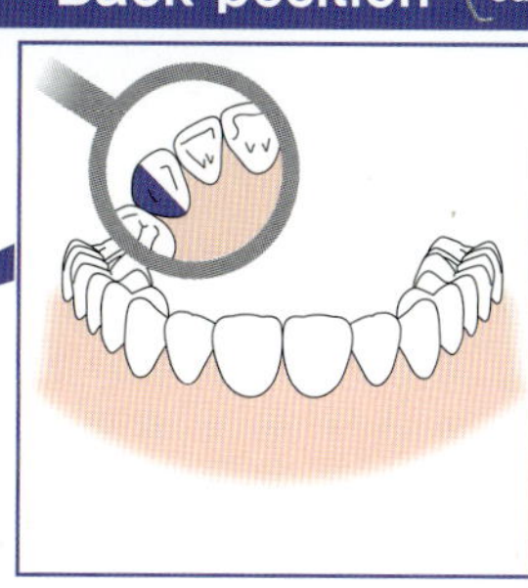

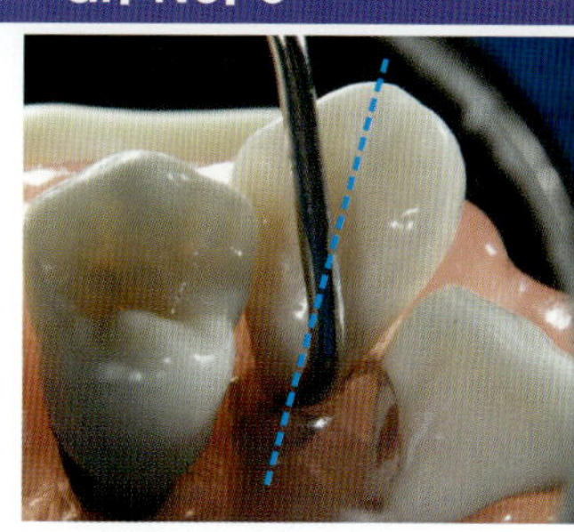

Blade 넣는 위치[중앙선에서 약간 오른쪽(근심)].

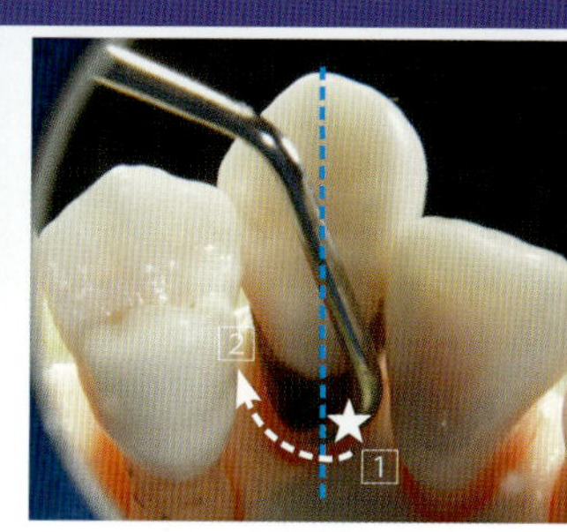

설면에서 원심 인접면(1에서 2)으로 blade를 움직인다.

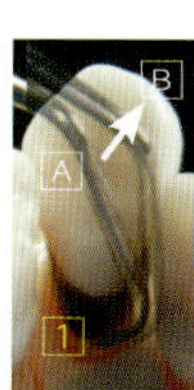

시작할 때 curette의 움직임: A에서 handle을 살짝 돌려서 B로 이동. 1에서 2로 긁어 올린다.

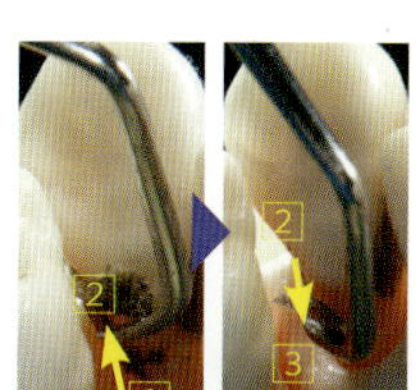

2에서 3으로 내린다.

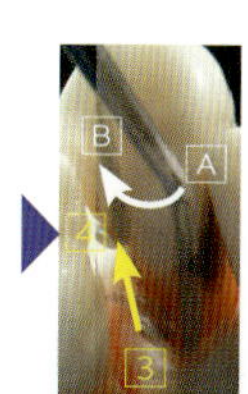

치근 우각부의 curette 움직임: A에서 handle을 살짝 돌려서 B로 이동. 3에서 4로 긁어 올린다.

|3 원심 치근면 다른 각도 직시(설측에서 접근)

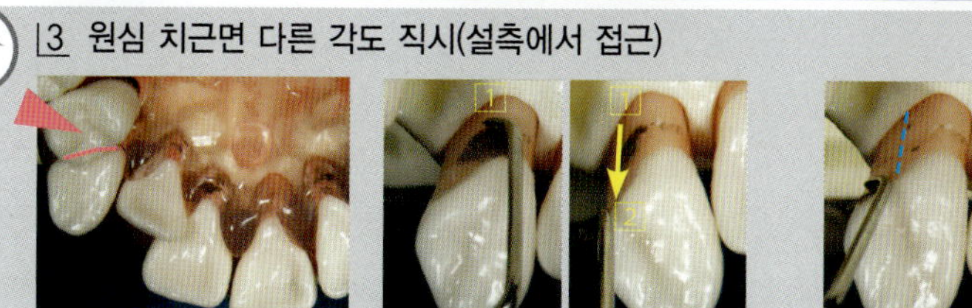

1에서 2로 긁어 올리고 순설폭의 중앙까지 blade를 움직인다.

4 상악 좌측 제1소구치

4 협측—술자 시선 : 직시 Side position, Front position curette : 근심 Gr. No. 11 · 원심 Gr. No. 14

근심

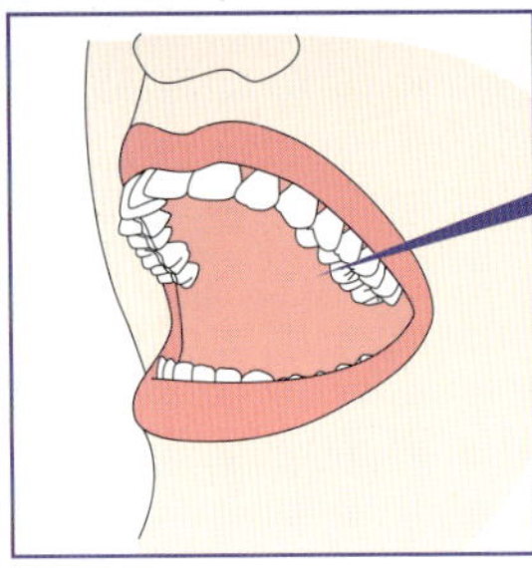
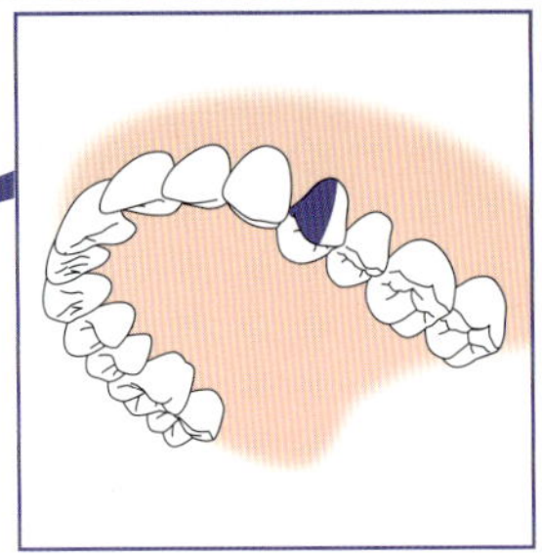
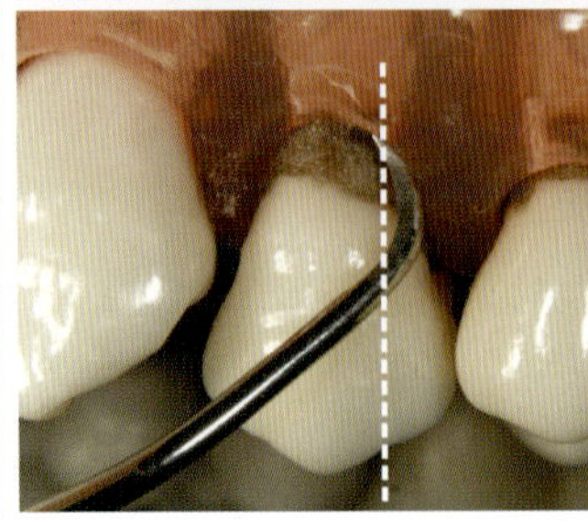

Blade 넣는 위치(치근 원심 우각부).

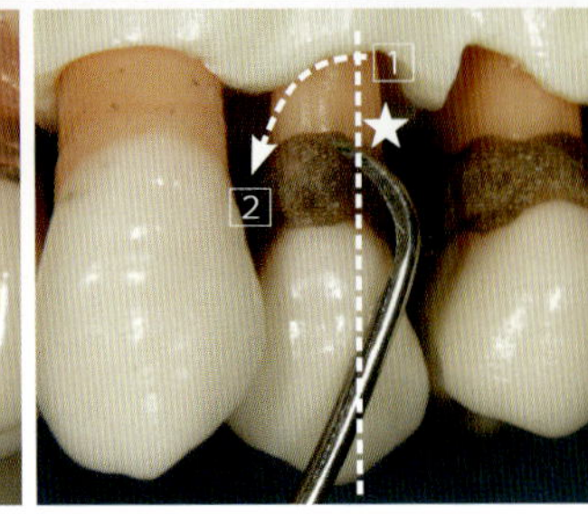

협면에서 근심 인접면(1에서 2)으로 blade를 움직인다.

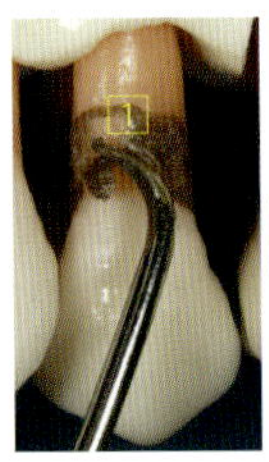
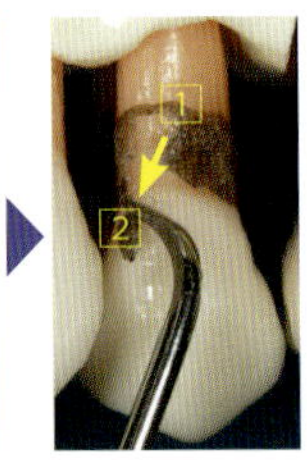

1에서 2로 긁어 올린다.

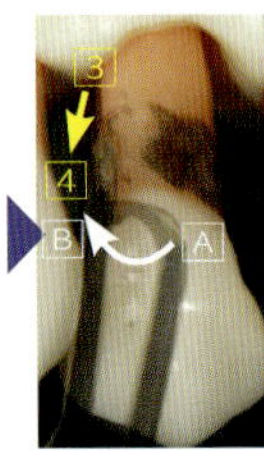

치근 우각부의 curette 움직임: A에서 handle을 살짝 돌려서 B로 이동. 3에서 4로 긁어 올린다.

4 근심 치근면 다른 각도 직시(협측에서 접근)

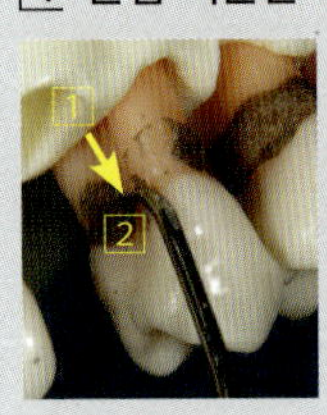
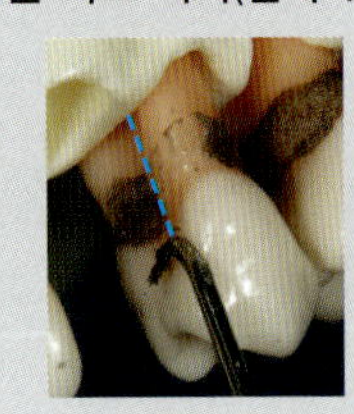

1에서 2로 긁어 올리고 협설폭의 중앙까지 blade를 움직인다.

원심

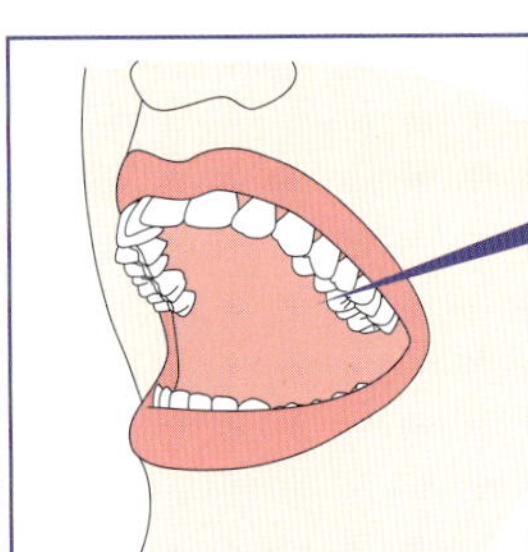
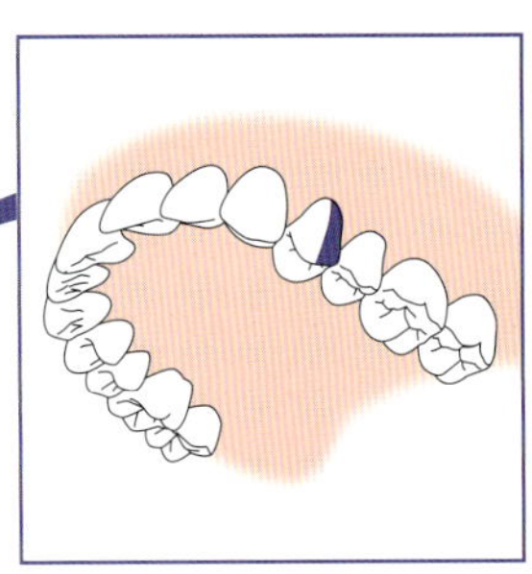
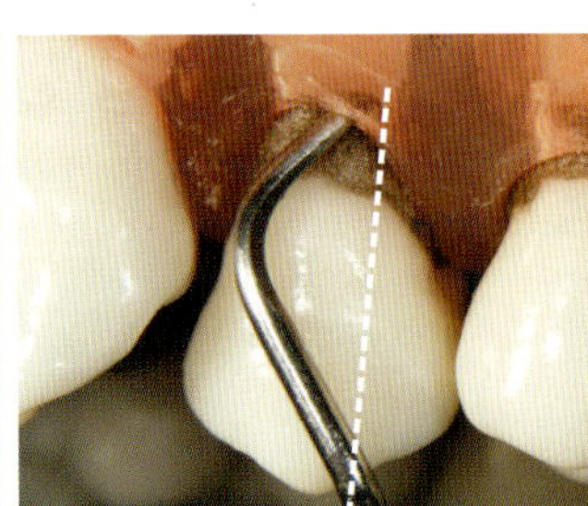

Blade 넣는 위치(치근 원심 우각부).

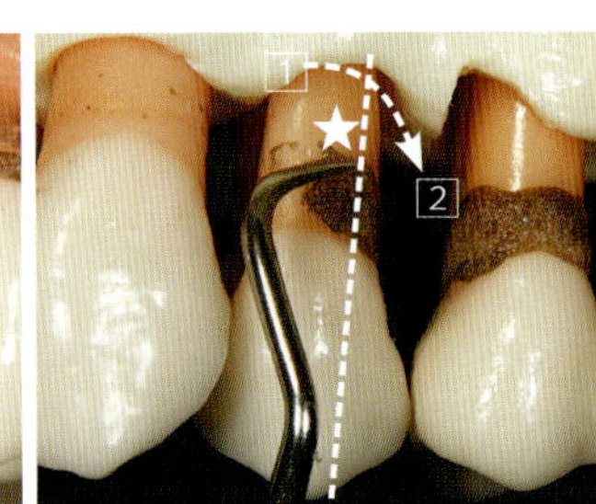

협면에서 원심 인접면(1에서 2)으로 blade를 움직인다.

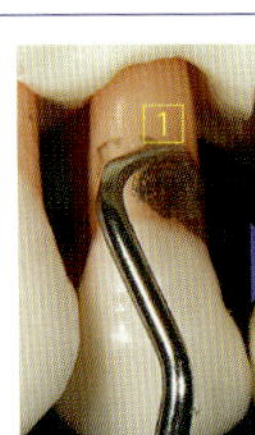
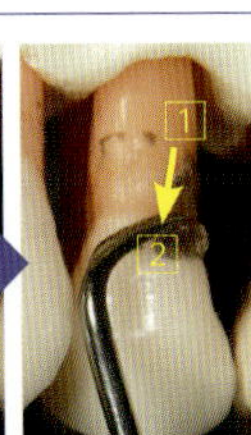

1에서 2로 긁어 올린다.

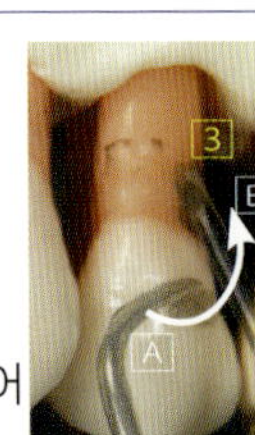

치근 우각부의 curette 움직임: A에서 handle을 살짝 돌려서 B로 이동. 3에서 4로 긁어 올린다.

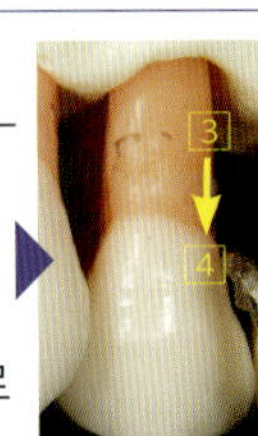

4 원심 치근면 다른 각도 직시(협측에서 접근)

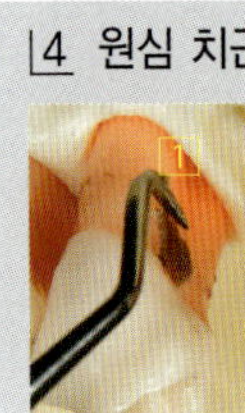
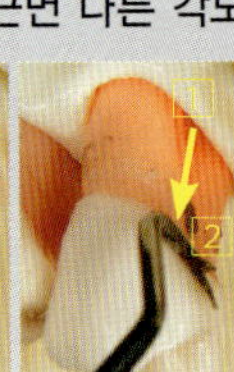
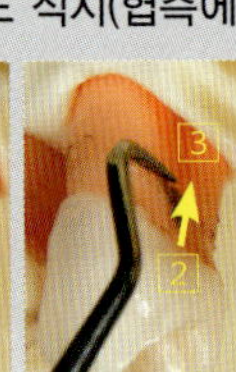
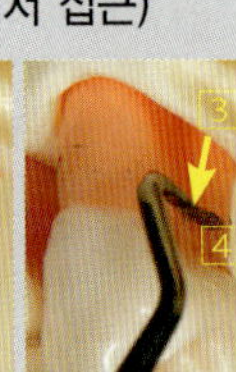
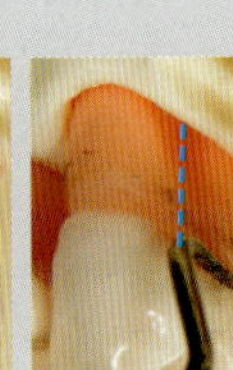

1에서 2로 긁어 올린 후 2에서 3으로 내리고, 3에서 4로 긁어 올린다. 협설폭의 중앙까지 blade를 움직인다.

|4 구개측—술자 시선 : 직시 Side position, Front position (curette : 근심 Gr. No. 12 · 원심 Gr. No. 13)

근심

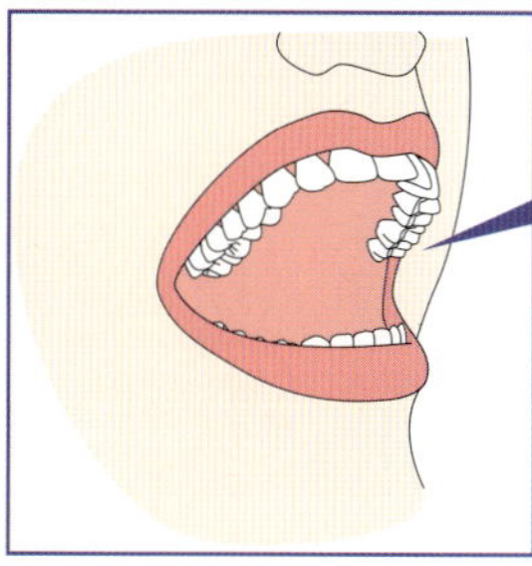

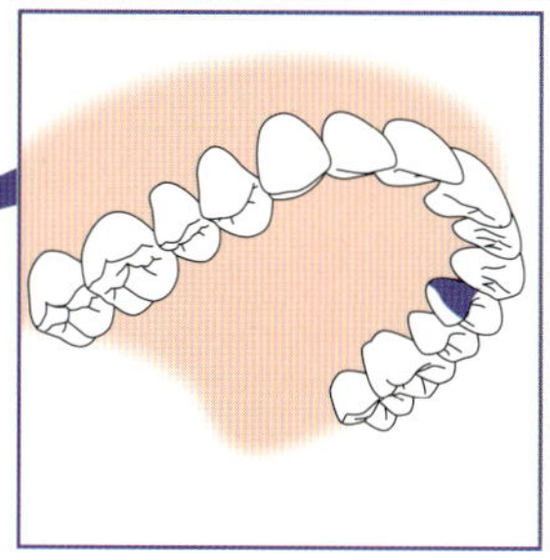

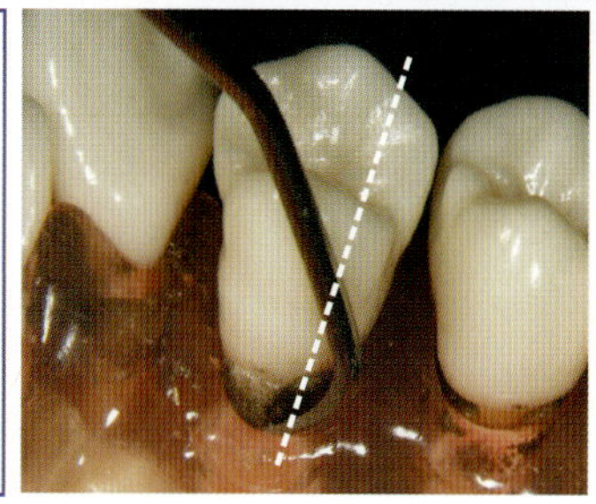

Blade 넣는 위치(치근 원심 우각부).

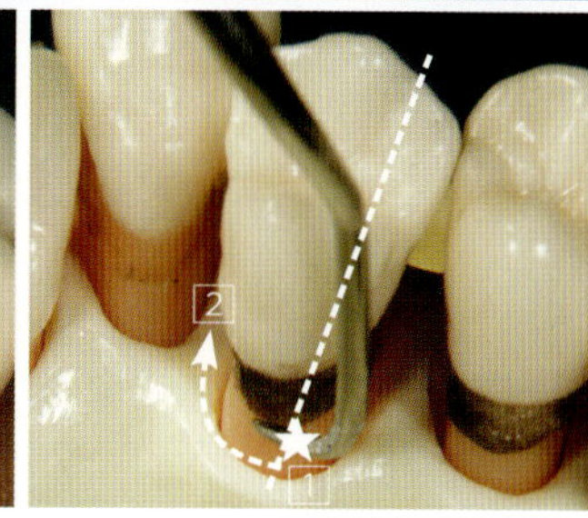

구개면에서 근심 인접면(1에서 2)으로 blade를 움직인다.

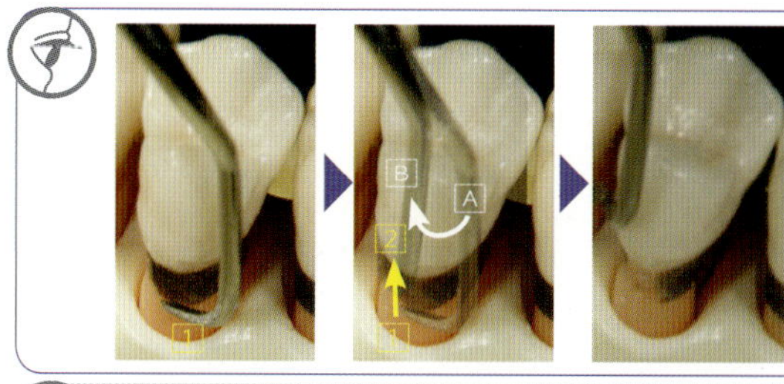

치근 우각부의 curette 움직임: A에서 handle을 살짝 돌려서 B로 이동. 1에서 2로 긁어 올린다.

|4 근심 치근면 다른 각도 직시(구개측에서 접근)

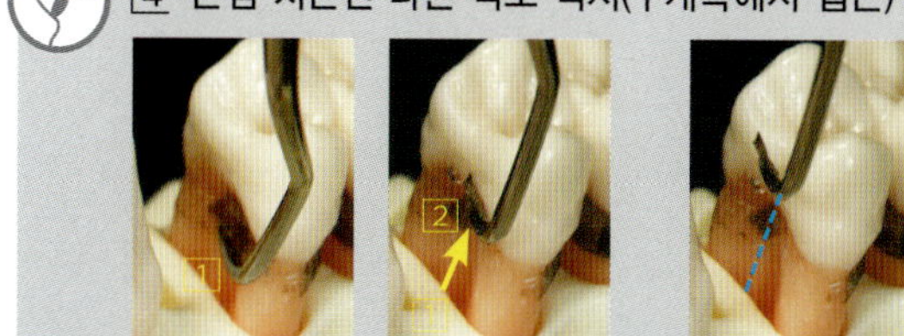

1에서 2로 긁어 올리고 협설폭의 중앙까지 blade를 움직인다.

원심

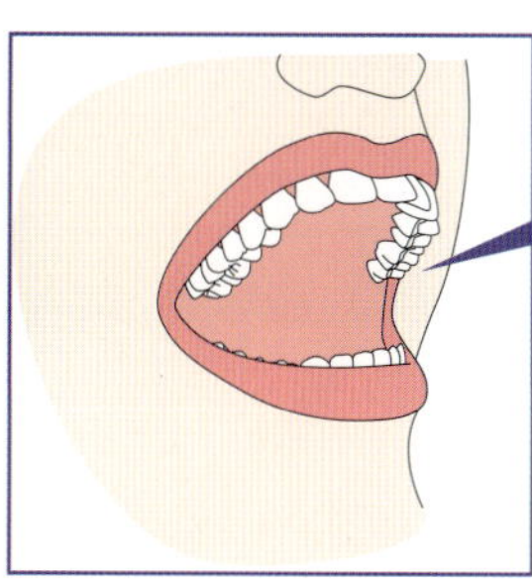

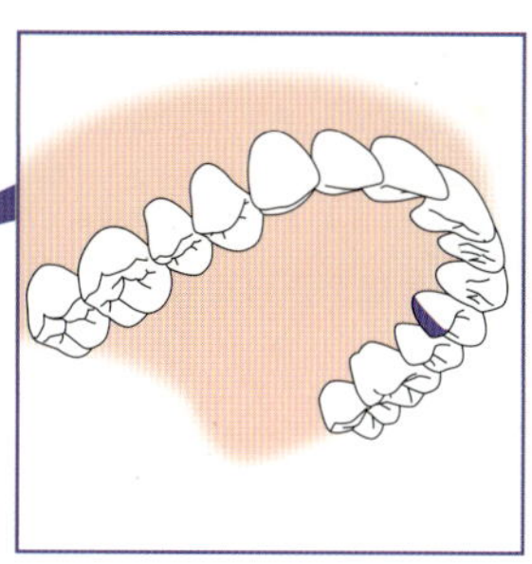

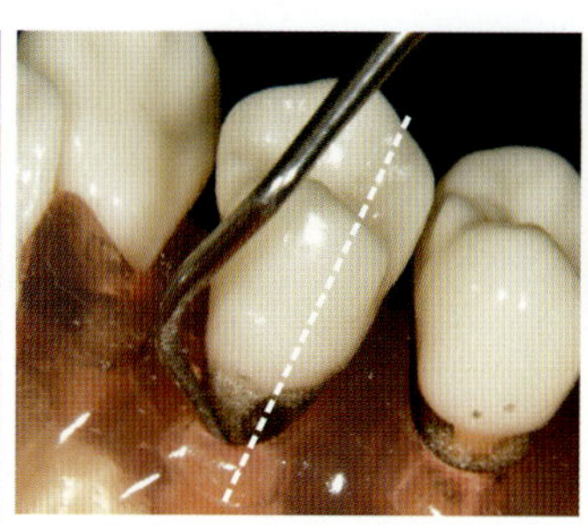

Blade 넣는 위치(치근 원심 우각부).

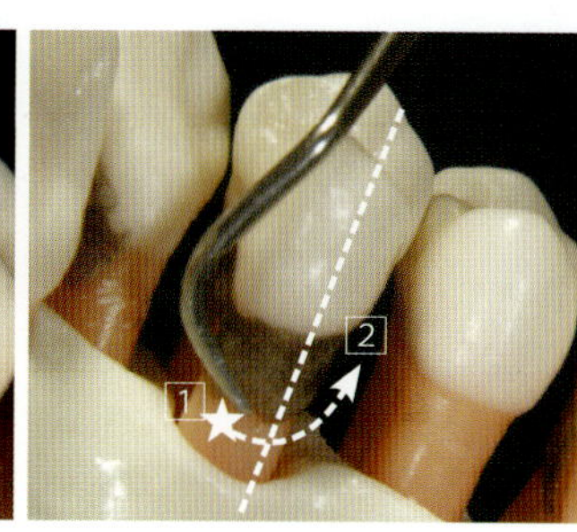

구개면에서 원심 인접면(1에서 2)으로 blade를 움직인다.

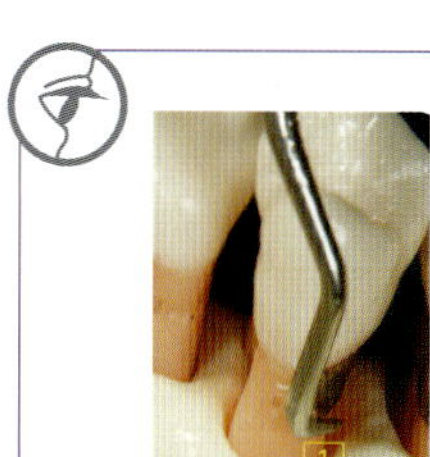

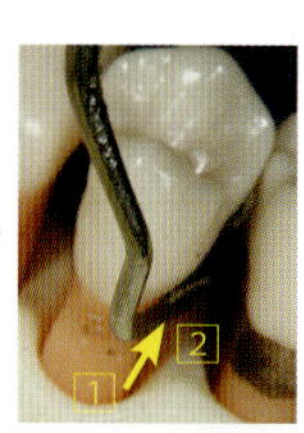

1에서 2로 긁어 올린다.

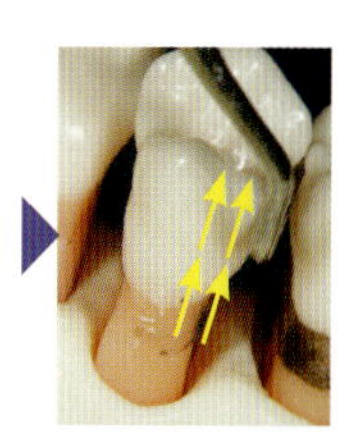

Terminal shank가 치근면과 평행하도록 긁어 올린다.

|4 원심 치근면 다른 각도 직시(구개측에서 접근)

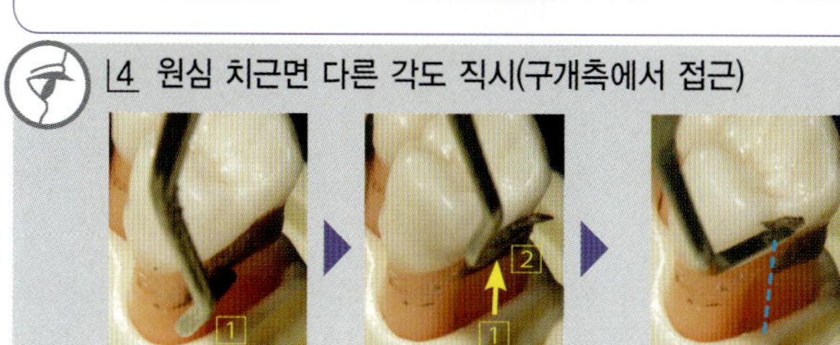

1에서 2로 긁어 올리고 협설폭의 중앙까지 blade를 움직인다.

5 상악 좌측 제2소구치

|5 협측—술자 시선 : 직시 Side position, Front position (curette : 근심 Gr. No. 11 · 원심 Gr. No. 14)

근심

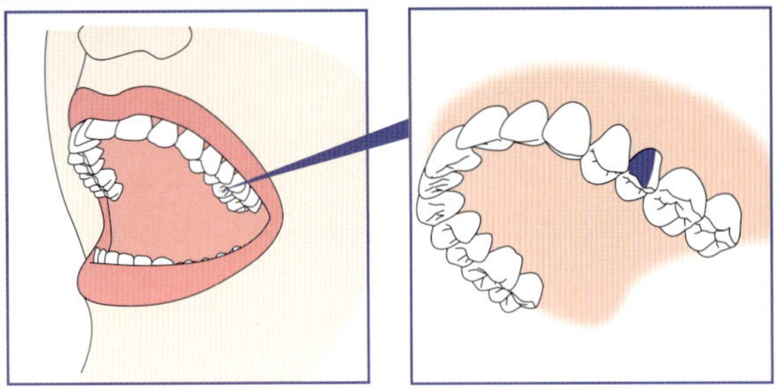

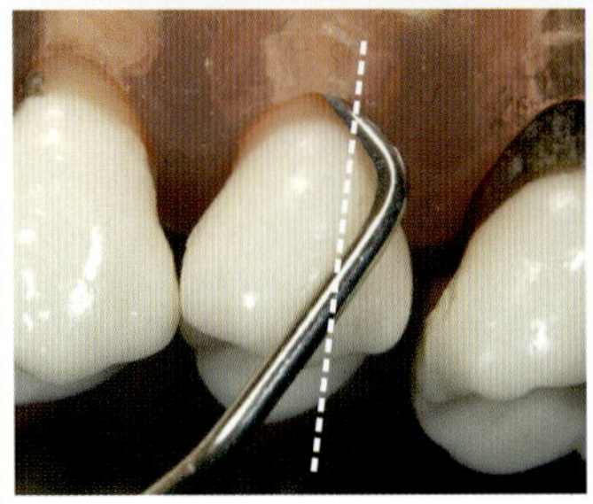

Blade 넣는 위치(치근 원심 우각부).

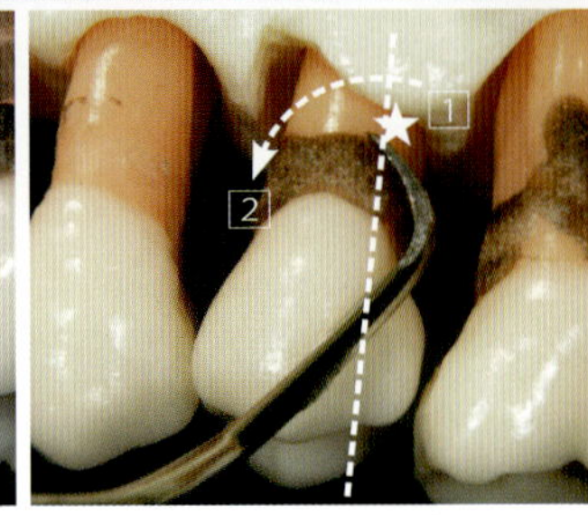

협면에서 근심 인접면(1에서 2)으로 blade를 움직인다.

※오른쪽 그림 1→ 4는 blade가 움직이는 방향과 순서를 나타낸다.

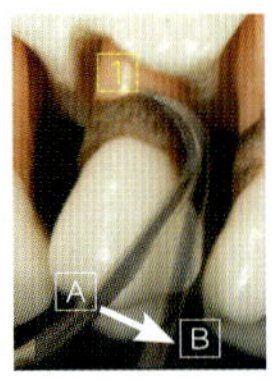

시작할 때 curette의 움직임: A에서 handle을 세워서 B로 이동.

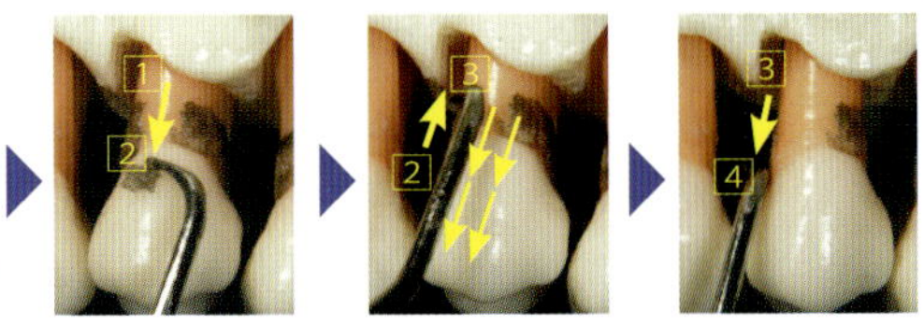

1에서 2로 긁어 올리고 인접면에서는 terminal shank와 치근면을 평행하게 유지한다.

|5 근심 치근면 다른 각도 직시(협측에서 접근)

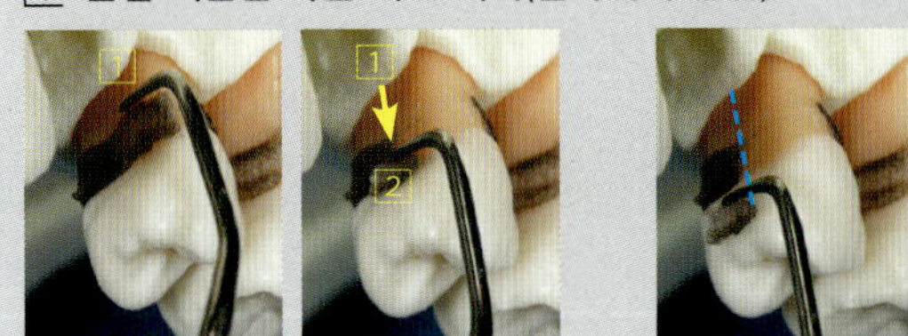

1에서 2로 긁어 올리고 협설폭의 중앙까지 blade를 움직인다.

원심

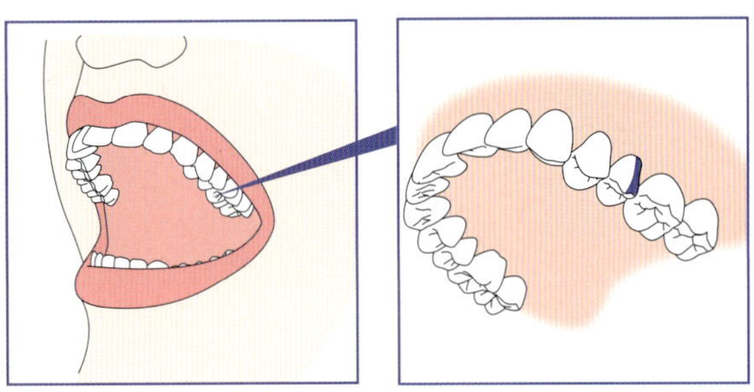

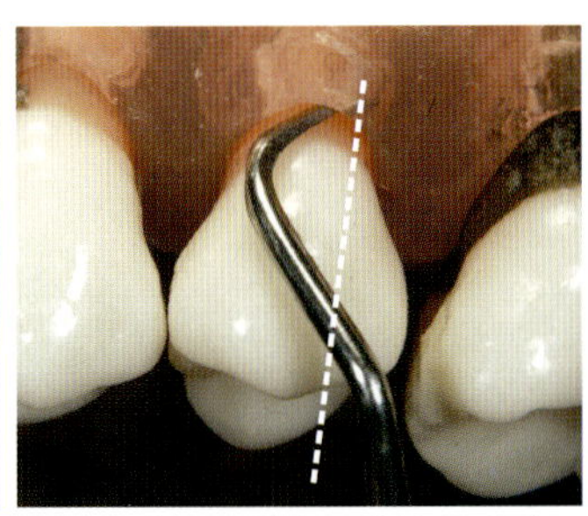

Blade 넣는 위치(치근 원심 우각부).

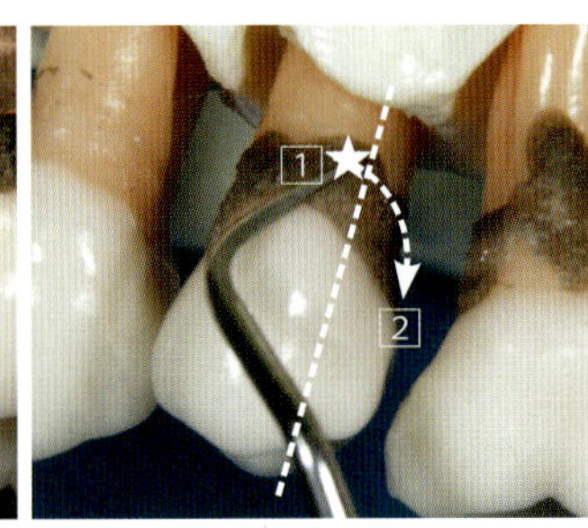

협면에서 원심 인접면(1에서 2)으로 blade를 움직인다.

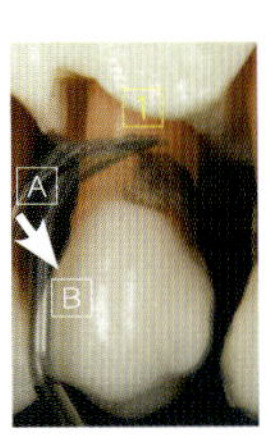

시작할 때 curette의 움직임: A에서 handle을 세워서 B로 이동.

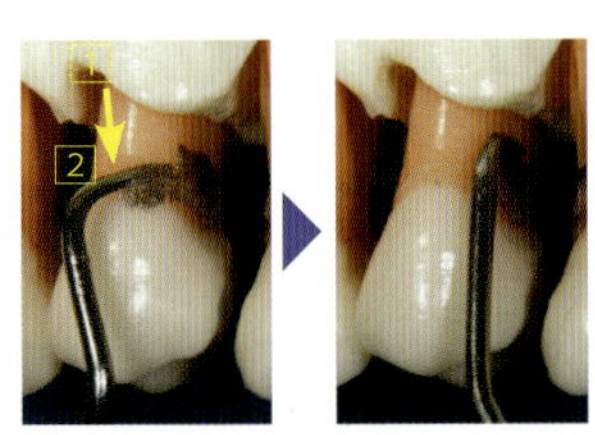

1에서 2로 긁어 올리고 협측에서 원심 인접면으로 blade를 움직인다.

|5 원심 치근면 다른 각도 직시(협측에서 접근)

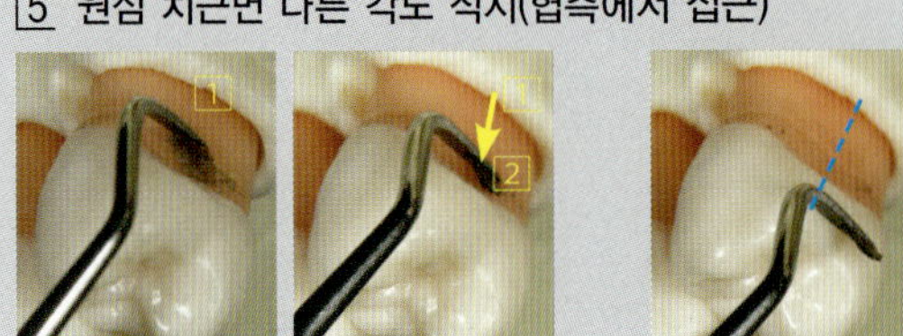

1에서 2로 긁어 올리고 협설폭의 중앙까지 blade를 움직인다.

|5 구개측—술자 시선 : 직시 Side position, Front position (curette : 근심 Gr. No. 12 · 원심 Gr. No. 13

근심

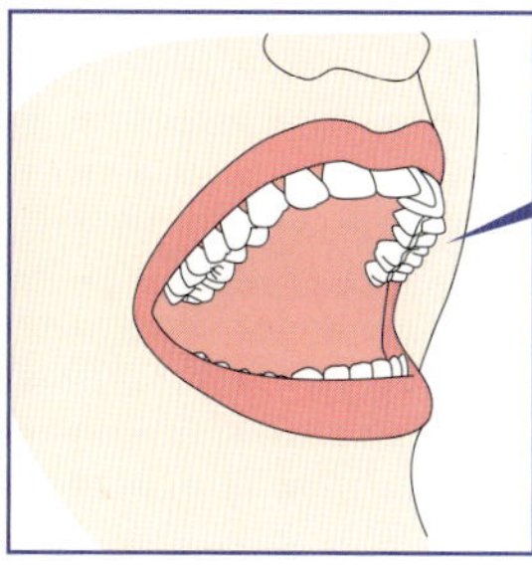

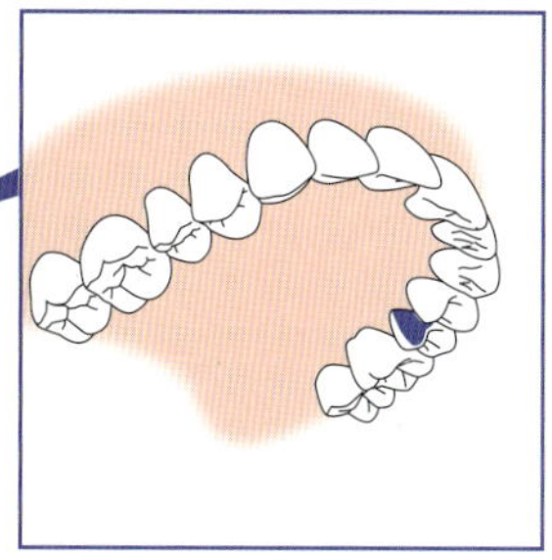

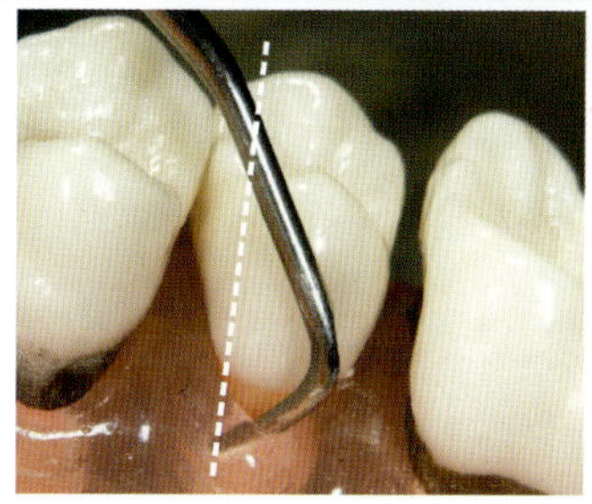

Blade 넣는 위치(치근 원심 우각부).

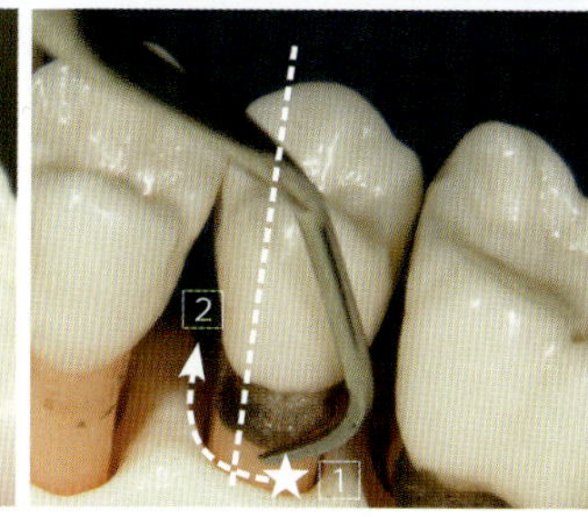

구개면에서 근심 인접면(1에서 2)으로 blade를 움직인다.

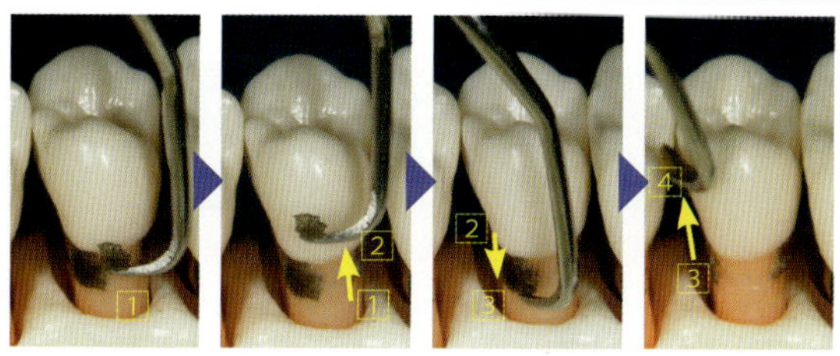

1에서 2로 긁어 올리고 2에서 3으로 내린다. 3에서 4로 긁어 올린다.

|5 근심 치근면 다른 각도 직시(구개측에서 접근)

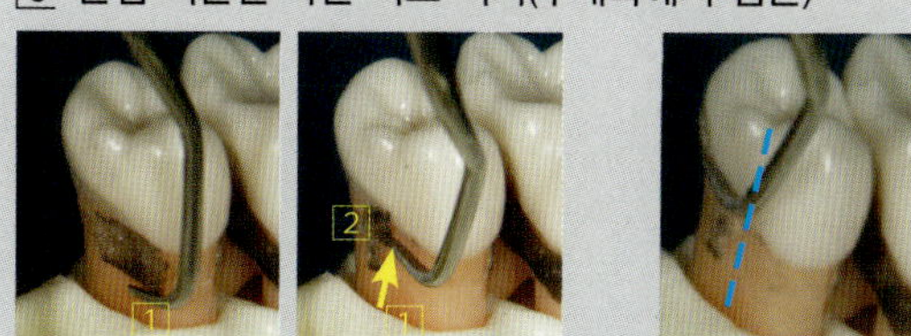

1에서 2로 긁어 올리고 협설폭의 중앙까지 blade를 움직인다.

원심

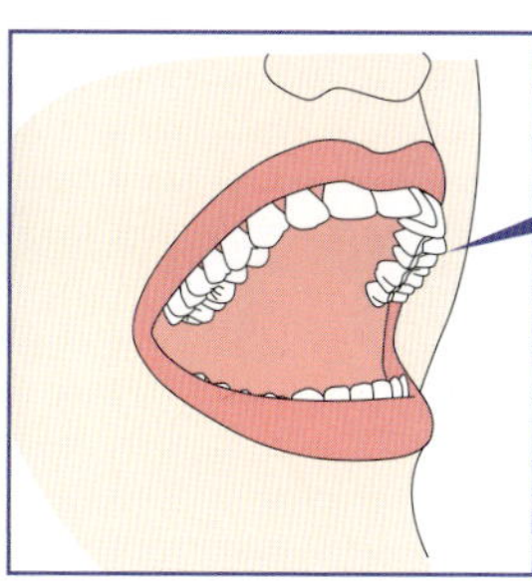

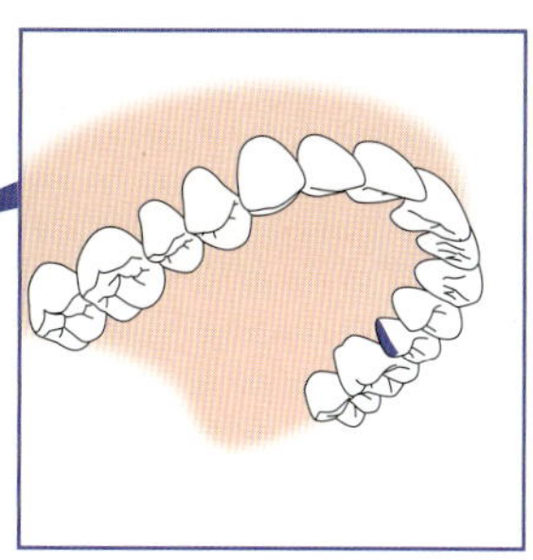

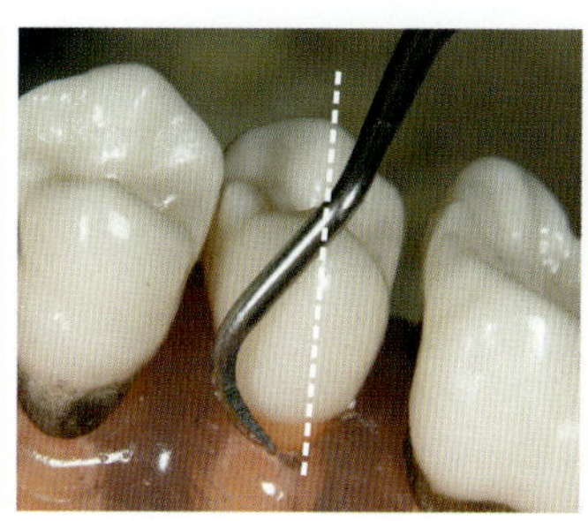

Blade 넣는 위치(치근 원심 우각부).

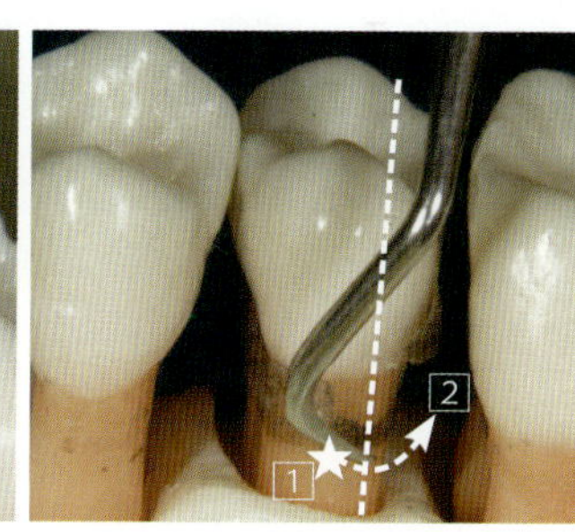

구개면에서 원심 인접면(1에서 2)으로 blade를 움직인다.

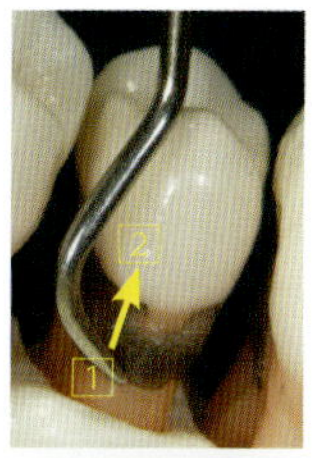

1에서 2로 긁어 올린다.

|5 원심 치근면 다른 각도 직시(구개측에서 접근)

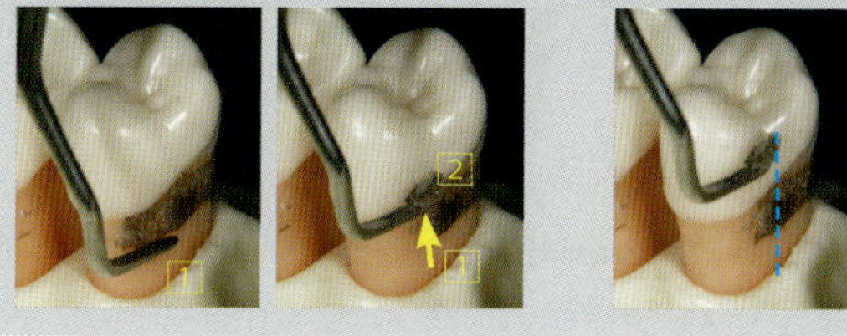

1에서 2로 긁어 올리고 협설폭의 중앙까지 blade를 움직인다.

⌊6 상악 좌측 제1대구치

⌊6 협측—술자 시선 : 직시 Side position, Front position {curette : 근심 Gr. No. 11 · 원심 Gr. No. 14

근심

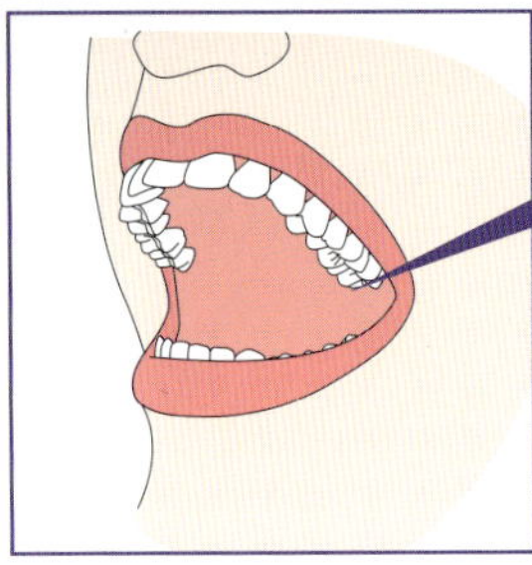

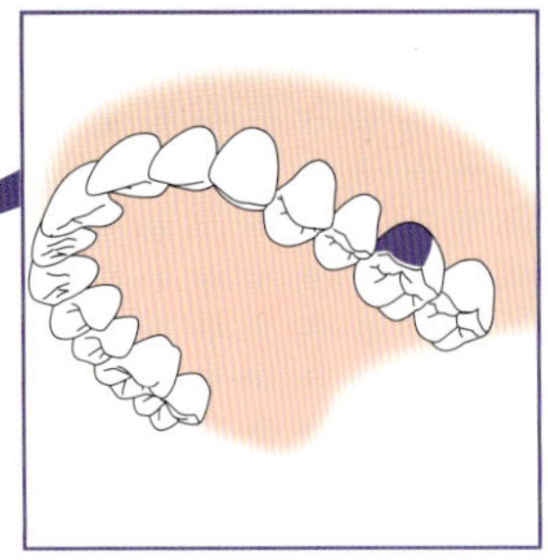

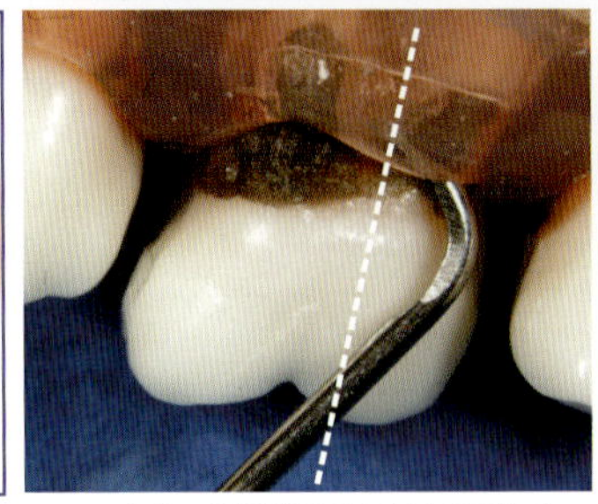

Blade 넣는 위치(치근 원심 우각부).

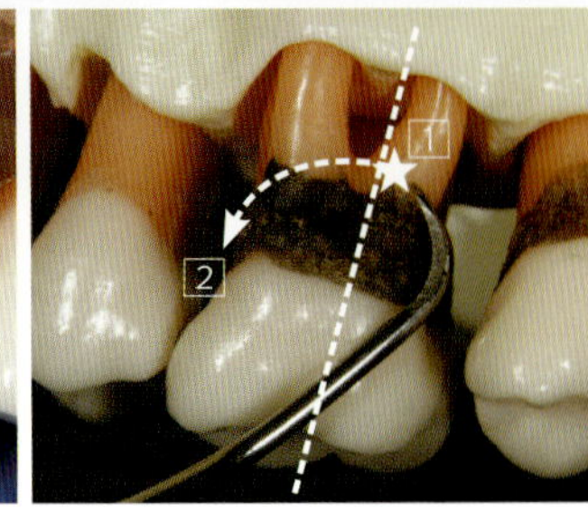

협면에서 근심 인접면(1에서 2)으로 blade를 움직인다.

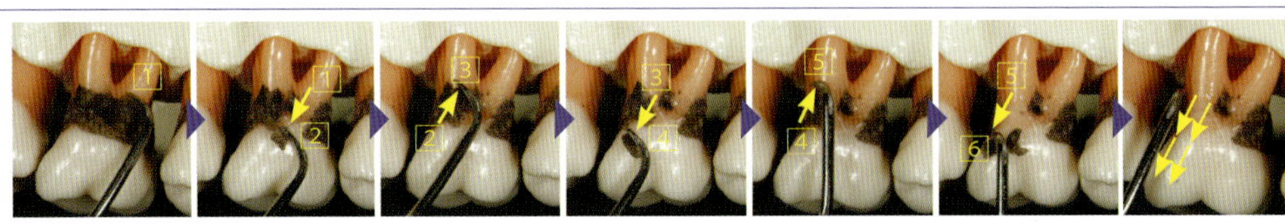

1에서 2로 긁어 올리고 2에서 3으로 내린다.
3에서 4로 긁어 올리고 4에서 5로 내린다.
5에서 6으로 긁어 올린다.

Terminal shank가 치근면과 평행하도록 긁어 올린다.

⌊6 근심 치근면 다른 각도 직시(협측에서 접근)

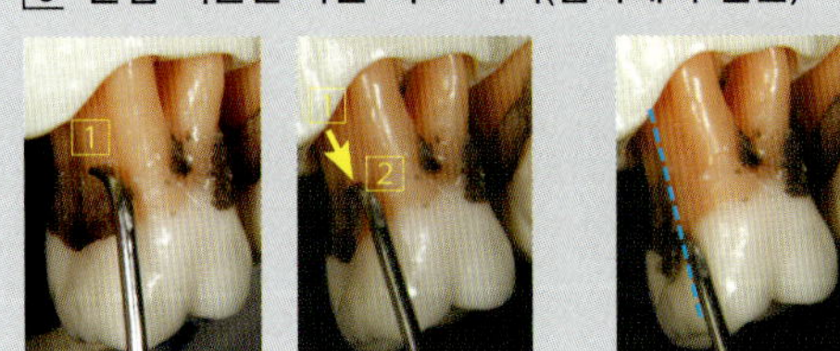

1에서 2로 긁어 올리고 협설폭의 중앙까지 blade를 움직인다.

원심

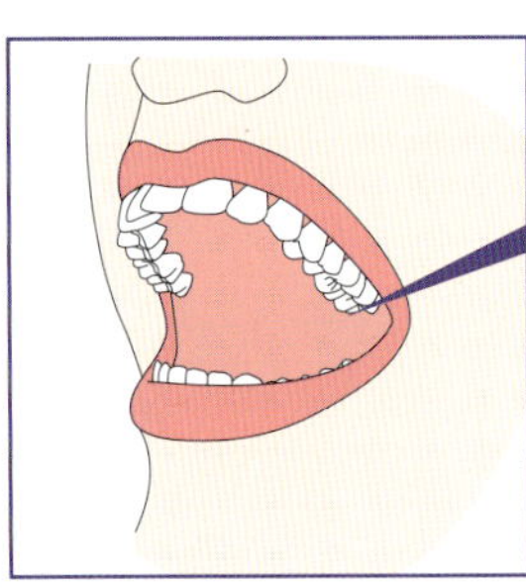

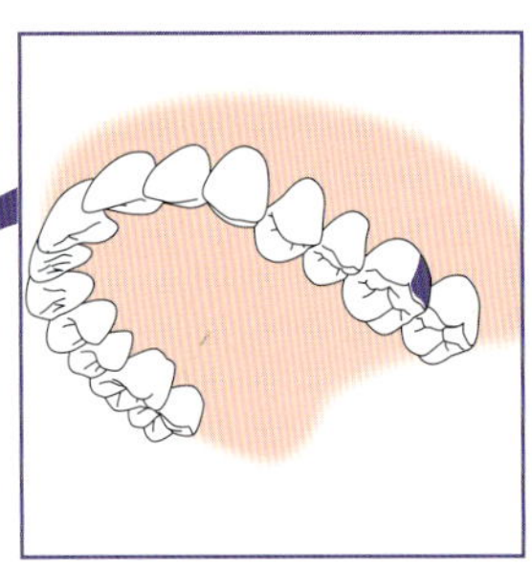

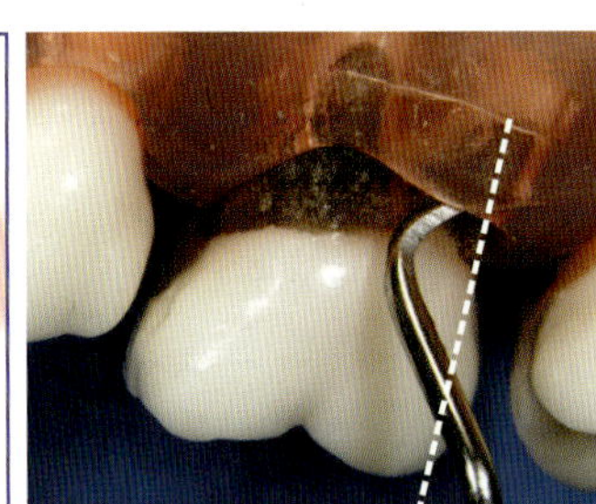

Blade 넣는 위치(치근 원심 우각부).

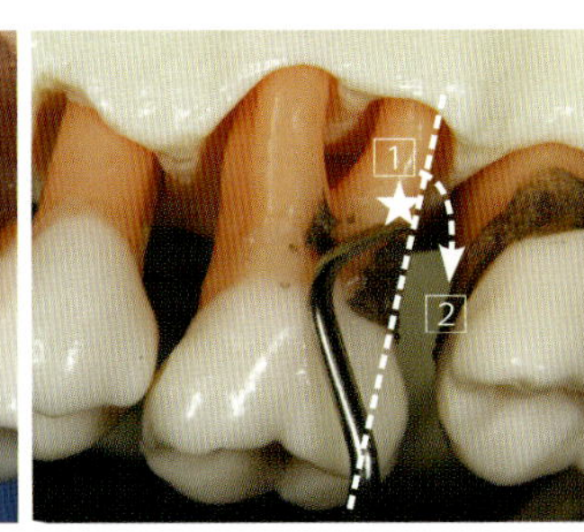

협면에서 원심 인접면(1에서 2)으로 blade를 움직인다.

※오른쪽 그림 1→4는 blade가 움직이는 방향과 순서를 나타낸다.

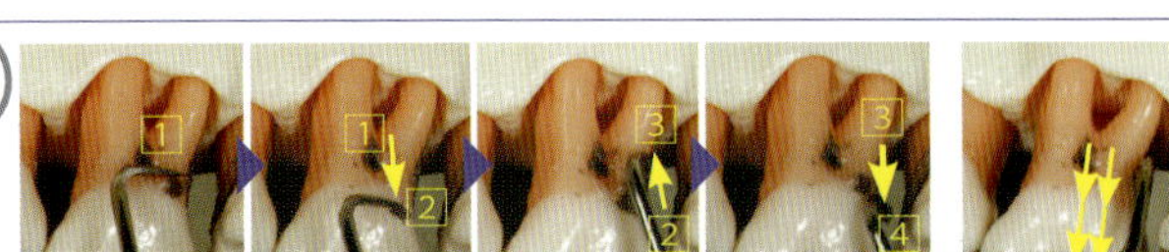

Terminal shank가 치근면과 평행하도록 긁어 올린다.

치근분지부.

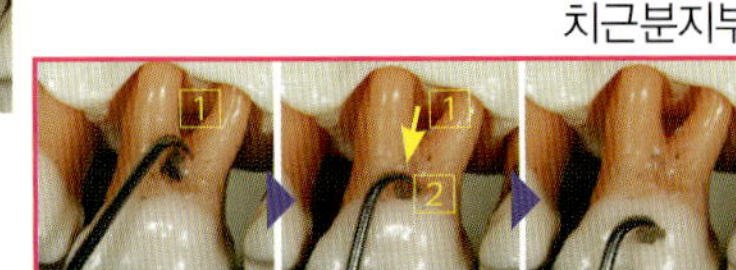

⌊6 원심 치근면 다른 각도 직시(협측에서 접근)

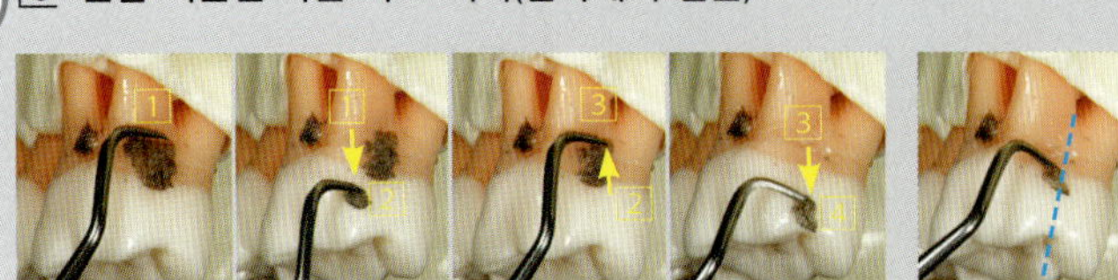

1에서 2로 긁어 올린 후 2에서 3으로 내리고, 3에서 4로 긁어 올린다. 협설폭의 중앙까지 blade를 움직인다.

|6 구개측—술자 시선 : 직시 Side position, Front position ⟨curette : 근심 Gr. No. 12 · 원심 Gr. No. 13

근심

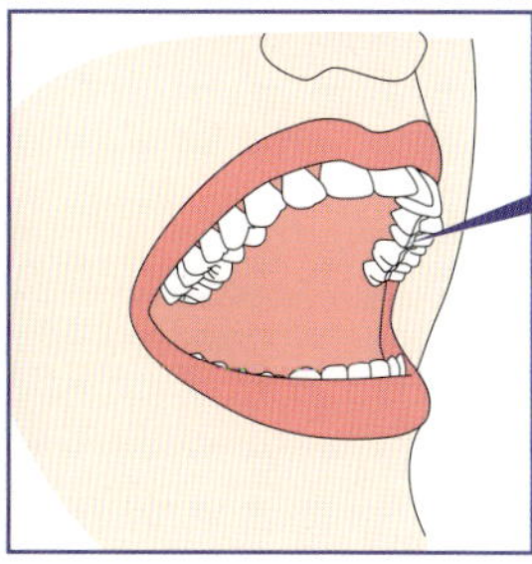

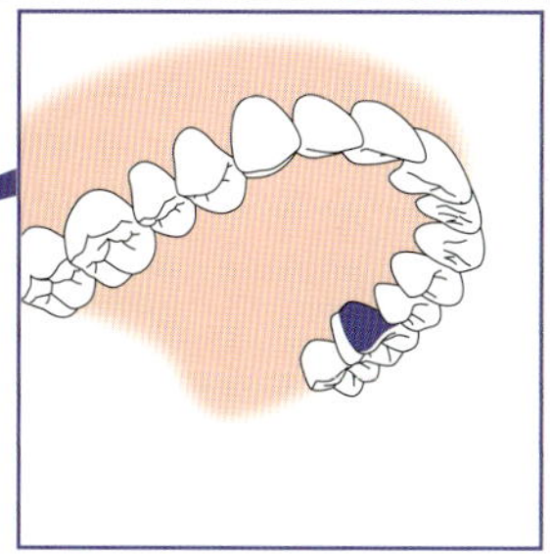

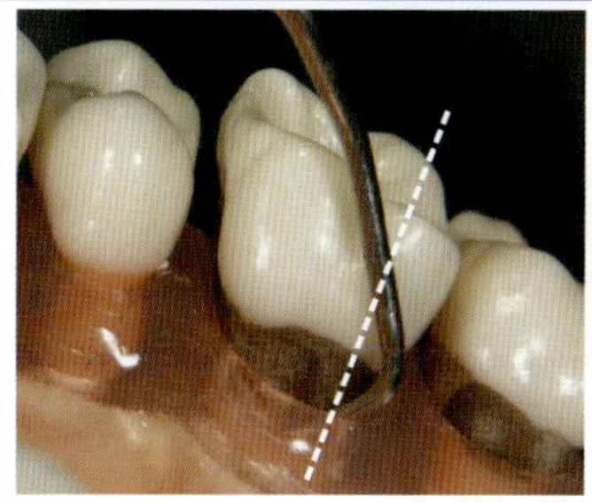

Blade 넣는 위치(치근 원심 우각부).

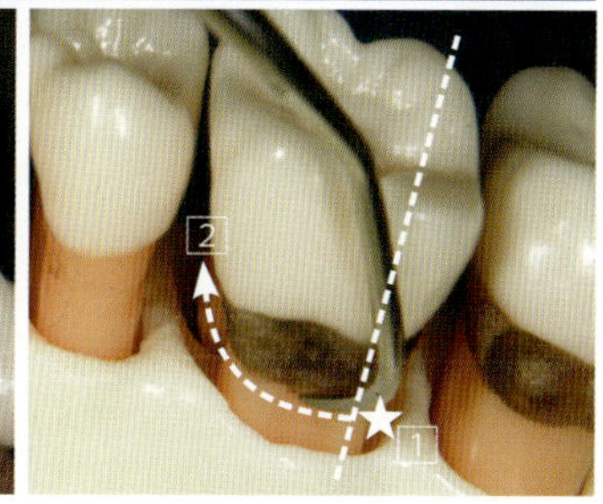

구개면에서 근심 인접면([1]에서 [2])으로 blade를 움직인다.

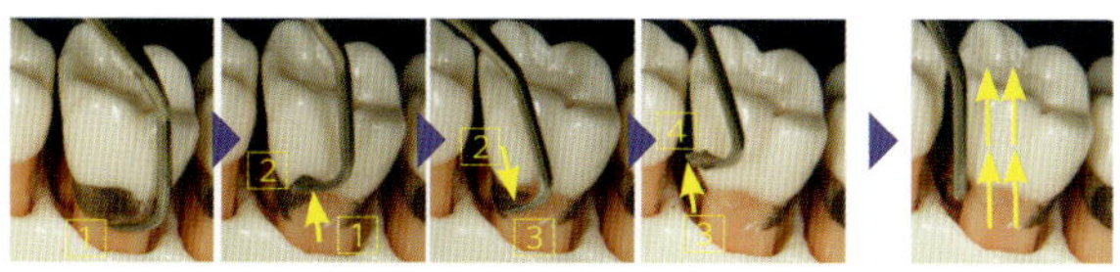

Terminal shank가 치근면과 평행하도록 긁어 올린다.

[1]에서 [2]로 긁어 올리고 [2]에서 [3]으로 내린다. [3]에서 [4]로 긁어 올린다.

|6 근심 치근면 다른 각도 직시(구개측에서 접근)

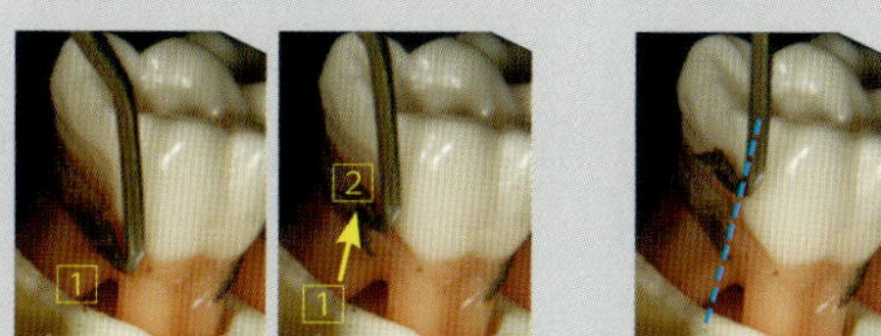

[1]에서 [2]로 긁어 올리고 협설폭의 중앙까지 blade를 움직인다.

원심

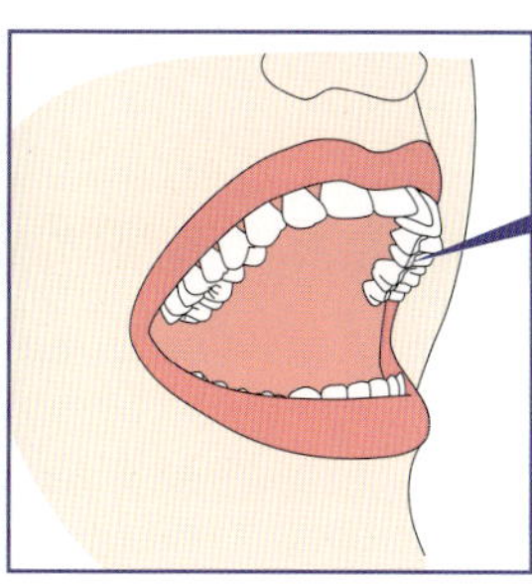

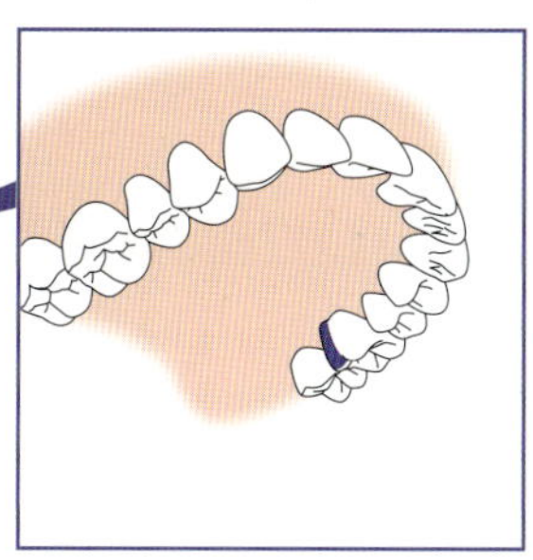

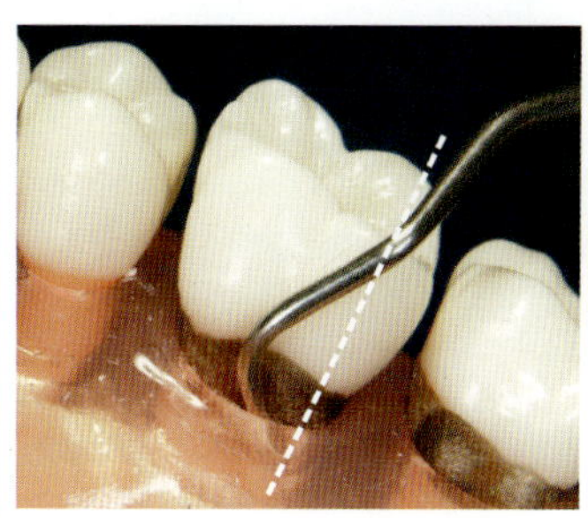

Blade 넣는 위치(치근 원심 우각부).

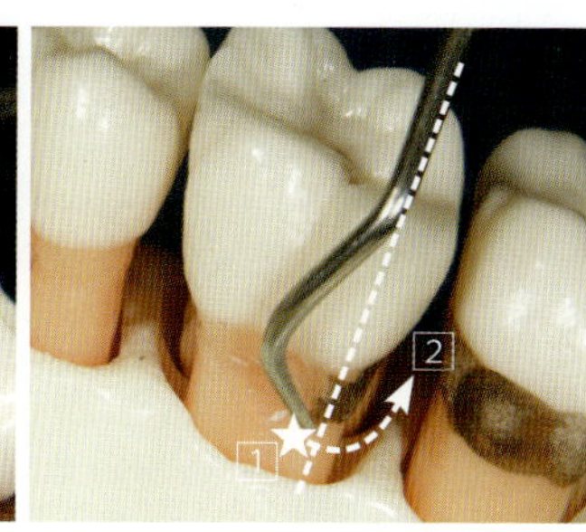

구개면에서 원심 인접면([1]에서 [2])으로 blade를 움직인다.

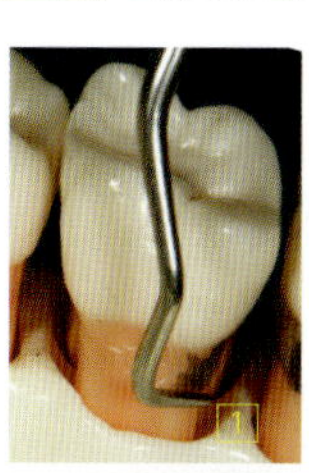

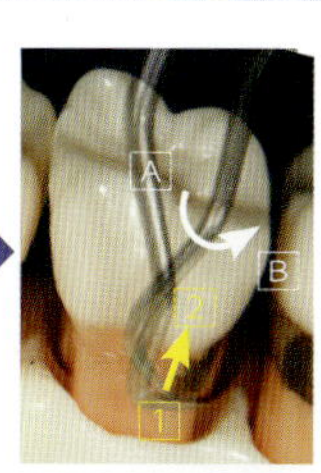

치근 우각부의 curette 움직임: [A]에서 handle을 살짝 돌려서 [B]로 이동. [1]에서 [2]로 긁어 올린다.

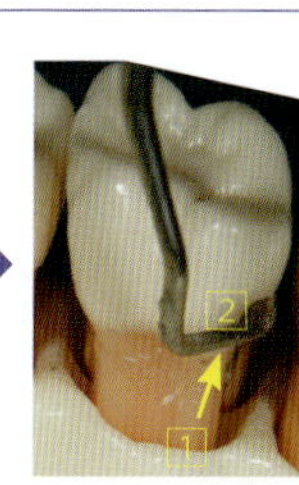

|6 원심 치근면 다른 각도 직시(구개측에서 접근)

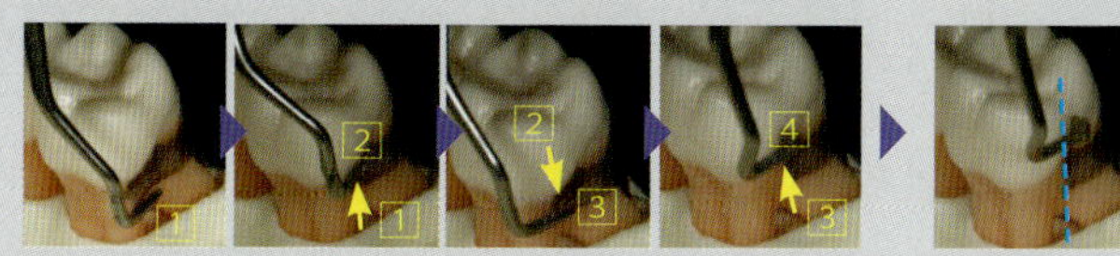

[1]에서 [2]로 긁어 올린 후 [2]에서 [3]으로 내리고, [3]에서 [4]로 긁어 올린다. 협설폭의 중앙까지 blade를 움직인다.

7 상악 좌측 제2대구치

|7 협측—술자 시선 : 직시 Side position, Front position 〈curette : 근심 Gr. No. 11 · 원심 Gr. No. 14

근심

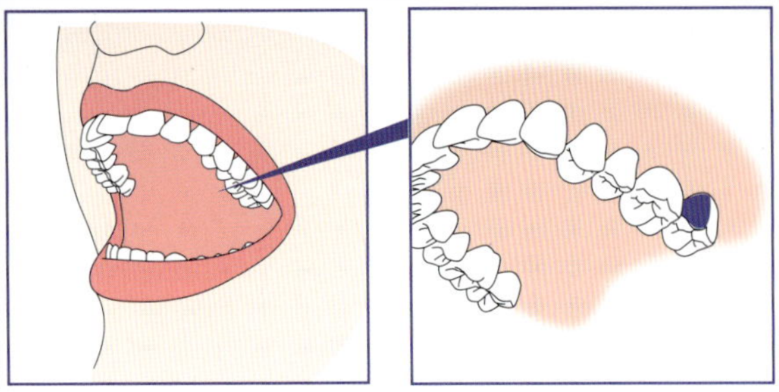

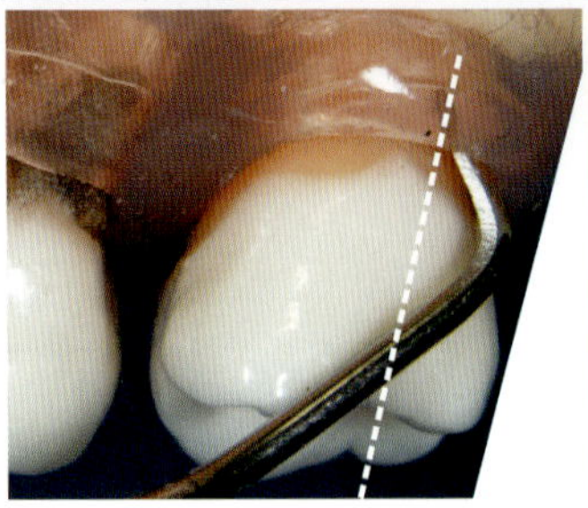

Blade 넣는 위치(치근 원심 우각부).

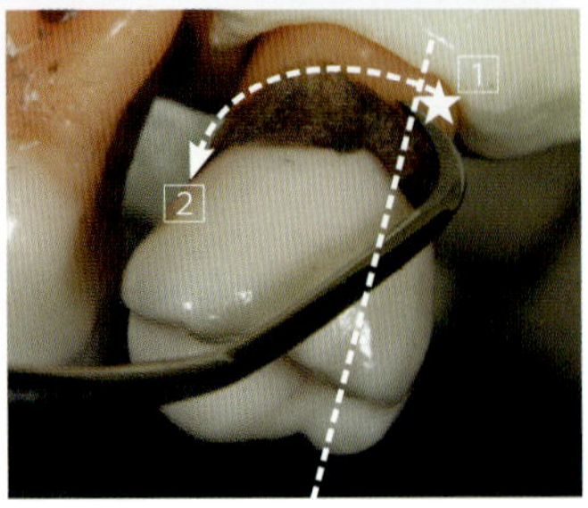

협면에서 근심 인접면([1]에서 [2])으로 blade를 움직인다.

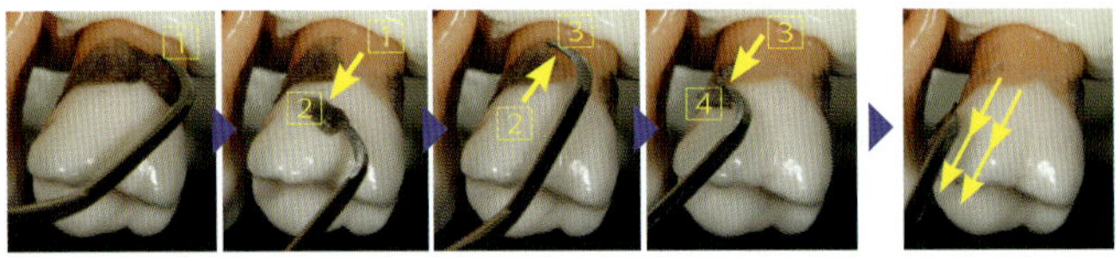

Terminal shank가 치근면과 평행하도록 긁어 올린다.

[1]에서 [2]로 긁어 올리고 [2]에서 [3]으로 내린다. [3]에서 [4]로 긁어 올린다.

|7 근심 치근면 다른 각도 직시(협측에서 접근)

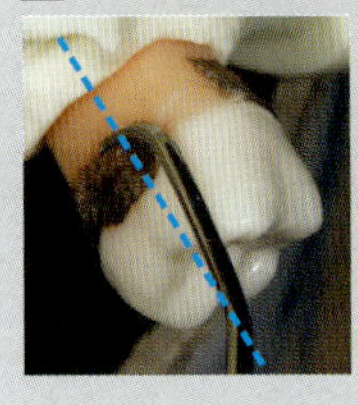

협설폭의 중앙까지 blade를 움직인다.

원심

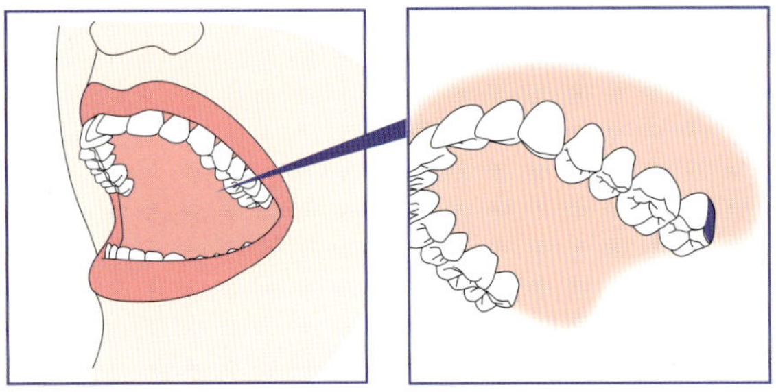

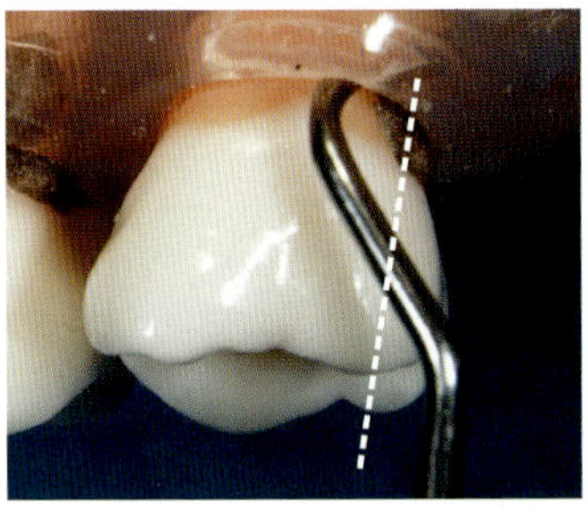

Blade 넣는 위치(치근 원심 우각부).

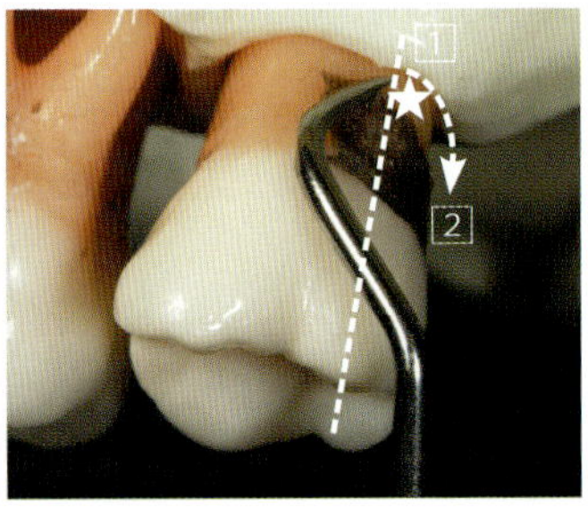

협면에서 원심 인접면([1]에서 [2])으로 blade를 움직인다.

※오른쪽 그림 [1]→ [4]는 blade가 움직이는 방향과 순서를 나타낸다.

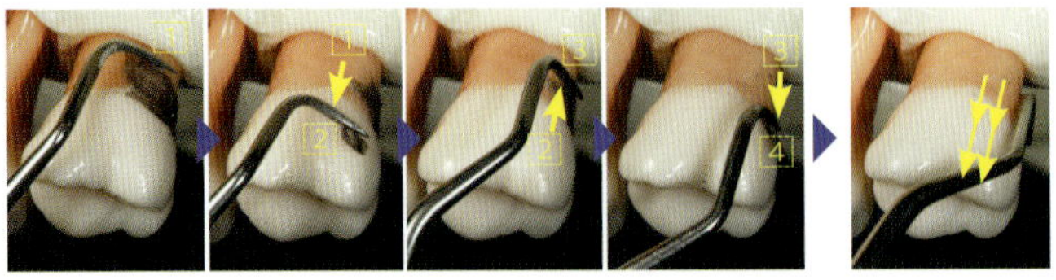

Terminal shank가 치근면과 평행하도록 긁어 올린다.

|7 원심 치근면 다른 각도 직시(협측에서 접근)

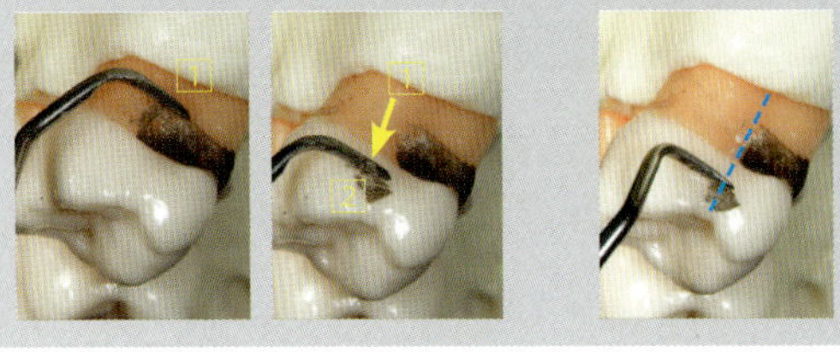

[1]에서 [2]로 긁어 올리고 협설폭의 중앙까지 blade를 움직인다.

7 구개측—술자 시선 : 직시 Side position, Front position (curette : 근심 Gr. No. 12 · 원심 Gr. No. 13)

근심

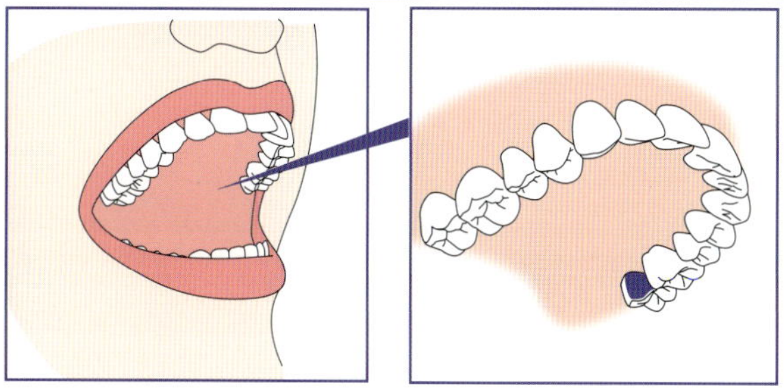

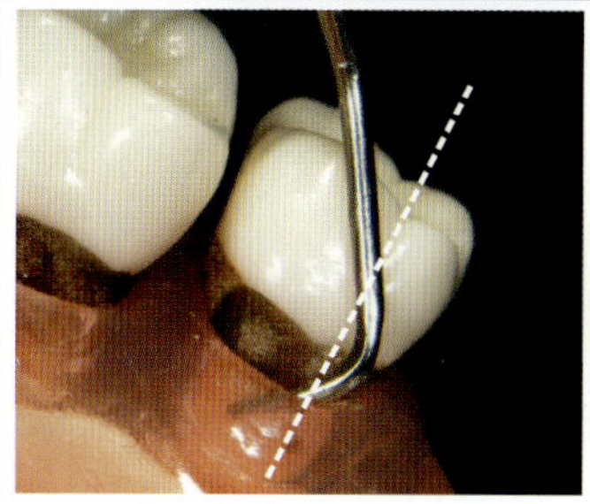

Blade 넣는 위치(치근 원심 우각부).

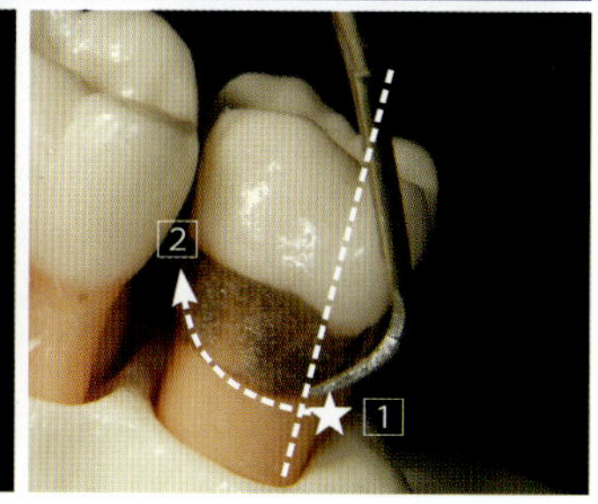

구개면에서 근심 인접면([1]에서 [2])으로 blade를 움직인다.

※오른쪽 그림 [1]→[6]은 blade가 움직이는 방향과 순서를 나타낸다.

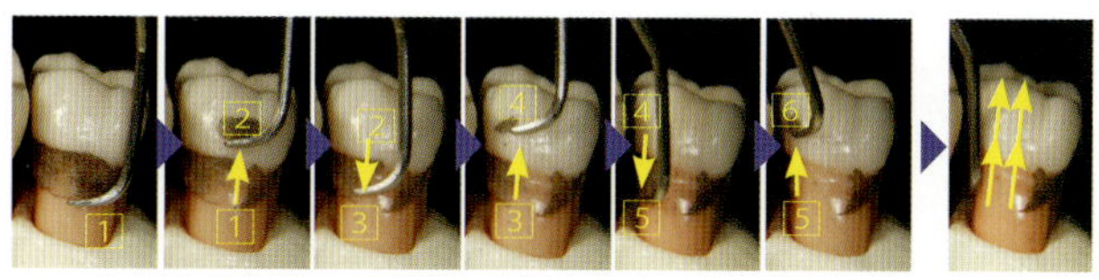

Terminal shank가 치근면과 평행하도록 긁어 올린다.

7 근심 치근면 다른 각도 직시(구개에서 접근)

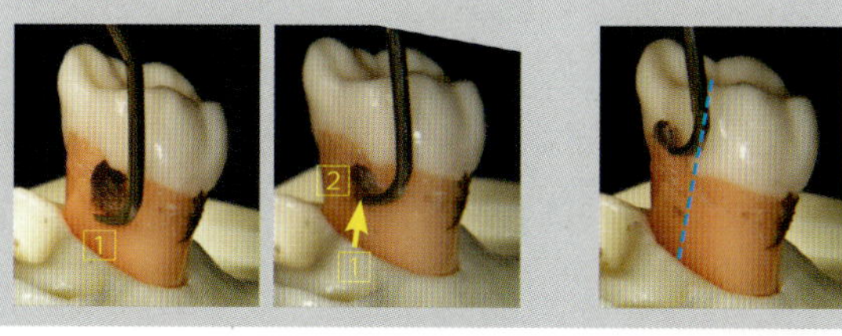

[1]에서 [2]로 긁어 올리고 협설폭의 중앙까지 blade를 움직인다.

원심

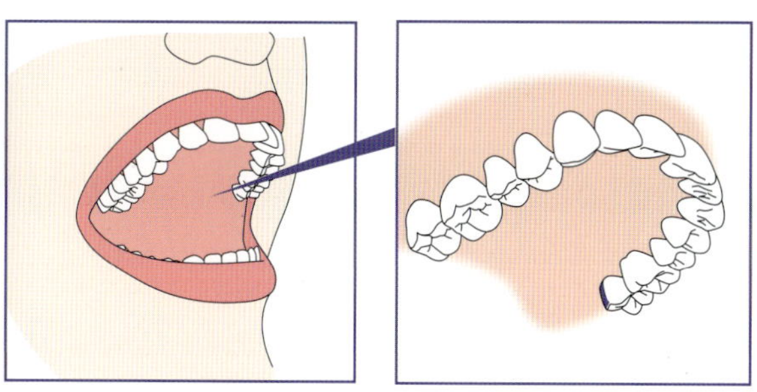

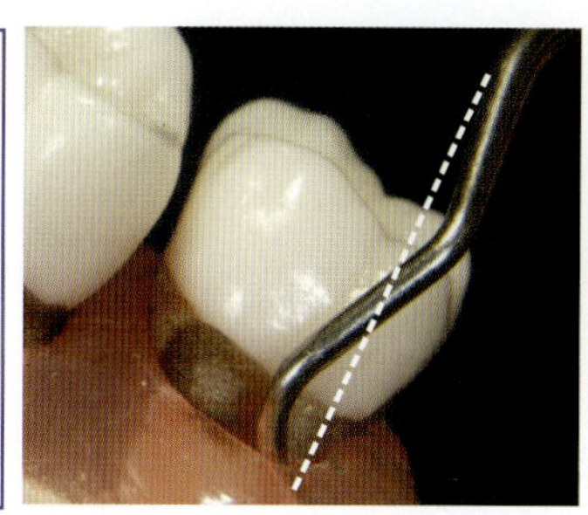

Blade 넣는 위치(치근 원심 우각부).

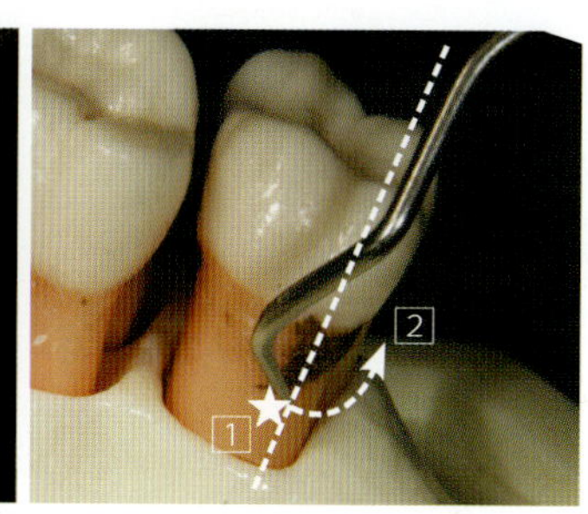

구개면에서 원심 인접면([1]에서 [2])으로 blade를 움직인다.

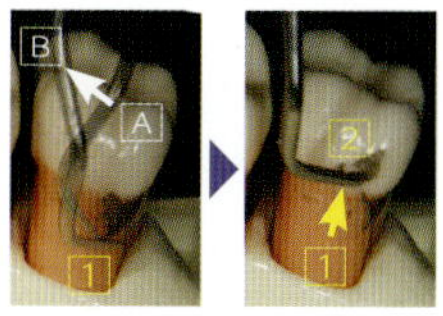

시작할 때 curette의 움직임: [A]에서 handle을 세워서 [B]로 이동. [1]에서 [2]로 긁어 올린다.

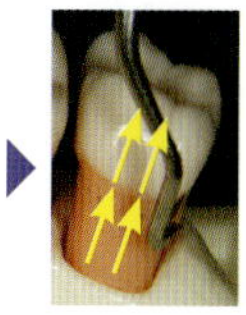

Terminal shank가 치근면과 평행하도록 긁어 올린다.

7 원심 치근면 다른 각도 직시(구개측에서 접근)

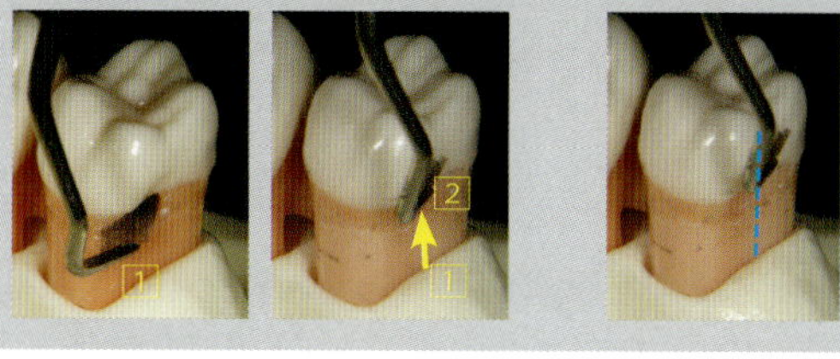

[1]에서 [2]로 긁어 올리고 협설폭의 중앙까지 blade를 움직인다.

상악 좌측 SRP의 포인트

■ 시술 부위의 시야 확보에 대해

임상에서 치경을 사용하면 술자의 신체적인 피로도는 감소한다.

이 책에서는 직시하에서 curette blade의 움직임을 해설하고 있는데, 초급자인 경우는 우선 직시하에서 SRP를 실시해 curette의 움직임을 이해한 후에 설측과 구개측, 그리고 소구치와 대구치의 협측 원심면에 대해서 치경 사용을 도전해 보기 바란다.

직시하에서 실시할 때는 환자의 머리 기울기나 head rest를 잘 조절해야만 시술 부위를 직시할 수 있으므로 유의해야 한다.

포인트!

직시하에서 SRP를 실시할 때의 포인트

- 상악 전치부 설측 … Head rest를 움직여서 환자의 머리를 뒤로 기울인다. 하악 전치 순면이 바닥과 평행하도록 조절한다. 술자의 위치는 7~8시 위치(front position).
- 상악 좌측 구치부 구개측 … 환자의 머리를 술자와 반대쪽[술자의 위치는 9시 위치(side position) 또는 7~8시 위치(front position)]으로 기울인다.
- 상악 좌측 구치부 협측 … 환자의 머리를 술자 쪽[술자의 위치는 9시 위치(side position)]으로 기울인다.

* 특히 구개측을 시술할 때는 치경을 보지 않더라도 치경을 이용해 빛을 반사 시키면 시야가 밝아진다.

■ Curette blade의 움직임에 대해

특히 주의해야 하는 것은 치근 우각부에서 인접면으로(순·협측에서 인접면으로, 설·구개측에서 인접면으로) curette을 진행할 때 blade의 움직임이다. Blade가 치근면에서 떨어지면 치은 조직을 손상시키므로 주의해야 한다.

포인트!

- 치근 우각부에서 수직방향으로 stroke를 함과 동시에 handle을 엄지손가락으로 조금씩 돌린다.
- Blade의 끝부분 1/3이 치근면에 적합된 상태에서 curette을 움직여서 우각부로 진행한다.

임상에서는 blade가 치은연하에서 움직이므로 눈으로 보고 확인하기 어렵다. Terminal shank는 blade가 효과적으로 치석을 제거할 수 있는 상태로 적합되었는지를 알 수 있는 지표가 된다고 할 수 있다.

포인트!

- 항상 치근면과 terminal shank가 평행한지를 확인한다.

1 하악 우측 중절치

1 순측—술자 시선 : 직시 Front position curette : Gr. Mini F. No. 6

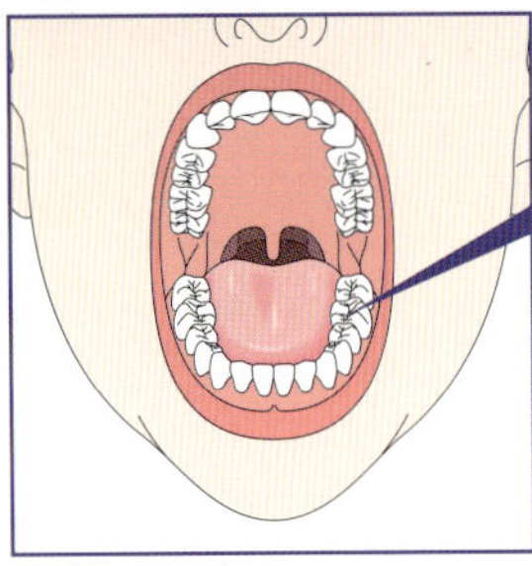

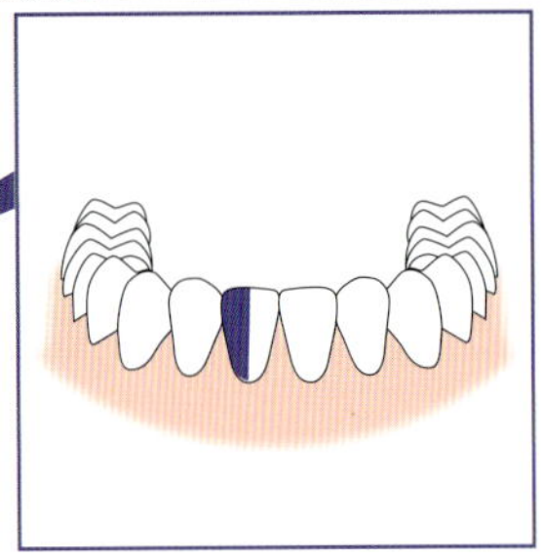

Blade 넣는 위치[중앙선에서 약간 오른쪽(근심)].

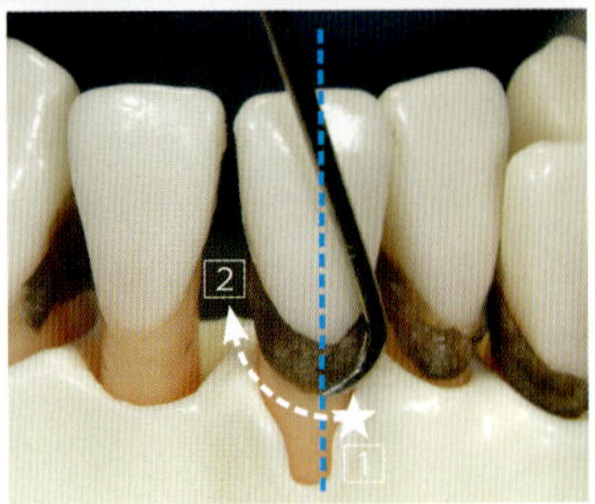

순면에서 원심 인접면(1에서 2)으로 blade를 움직인다.

※오른쪽 그림 1→5는 blade가 움직이는 방향과 순서를 나타낸다.

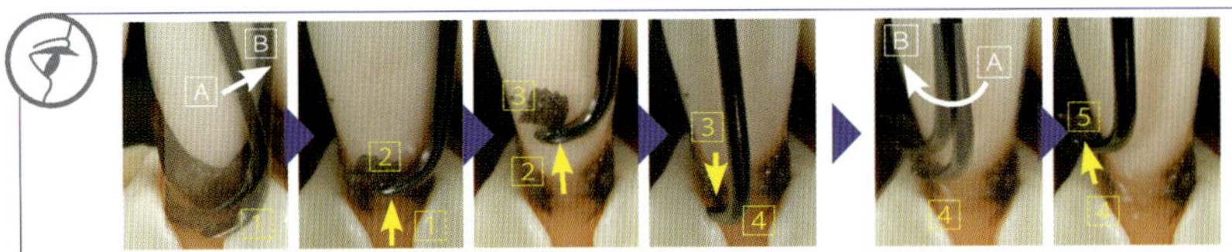

시작할 때 curette의 움직임: A에서 handle을 세워서 B로 이동.

치근 우각부의 curette 움직임: A에서 handle을 살짝 돌려서 B로 이동. 4에서 5로 긁어 올린다.

1 원심 치근면 다른 각도 직시(순측에서 접근)

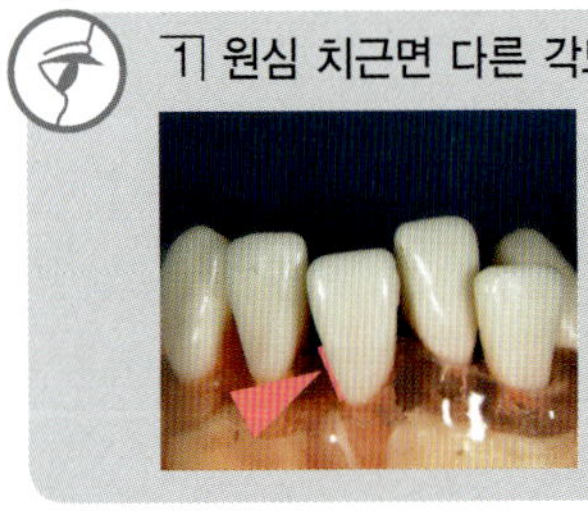

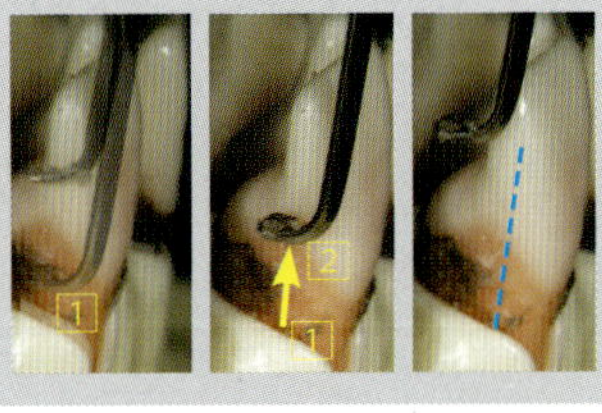

1에서 2로 긁어 올리고 순설폭의 중앙까지 blade를 움직인다.

1 설측—술자 시선 : 치경 Front position curette : Gr. Mini F. No. 5

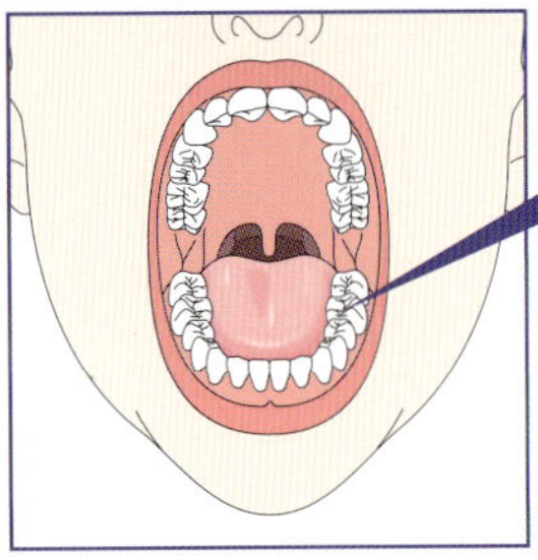

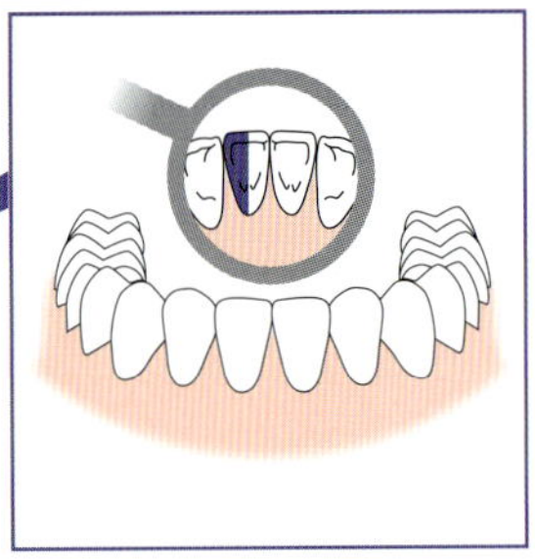

Blade 넣는 위치[중앙선에서 약간 오른쪽(근심)].

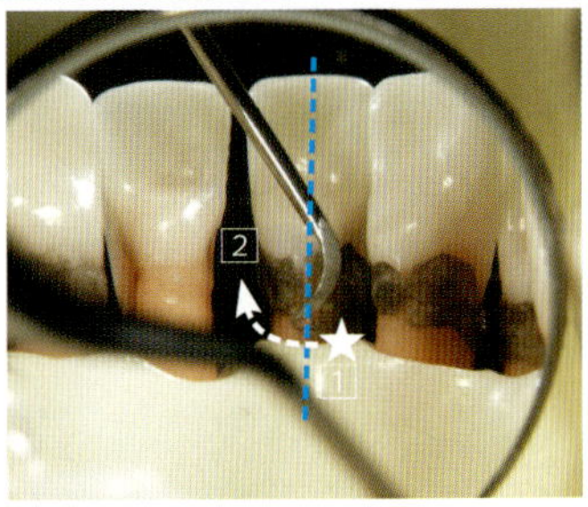

설면에서 원심 인접면(1에서 2)으로 blade를 움직인다.

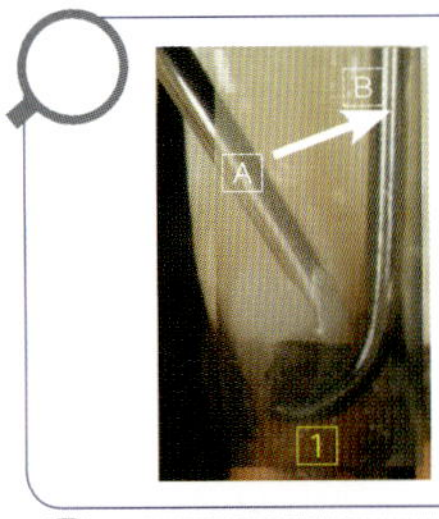

시작할 때 curette의 움직임: A에서 handle을 세워서 B로 이동.

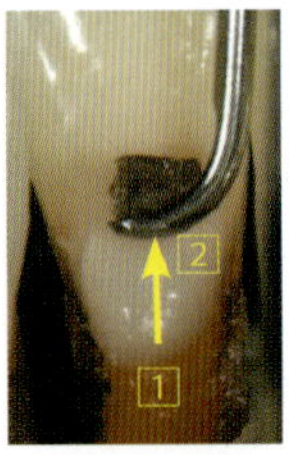

1에서 2로 긁어 올린다.

1 원심 치근면 다른 각도 직시(설측에서 접근)

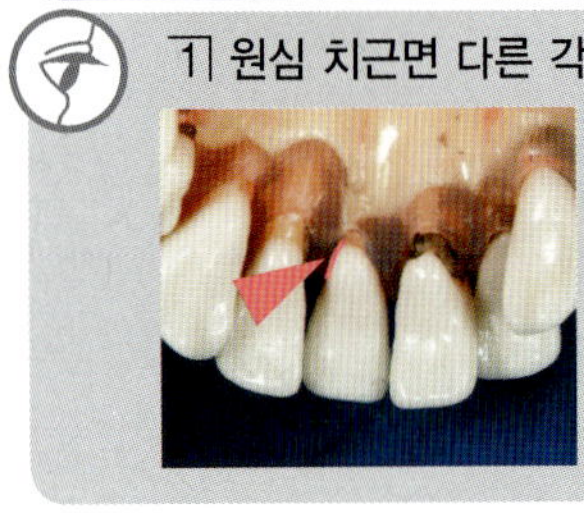

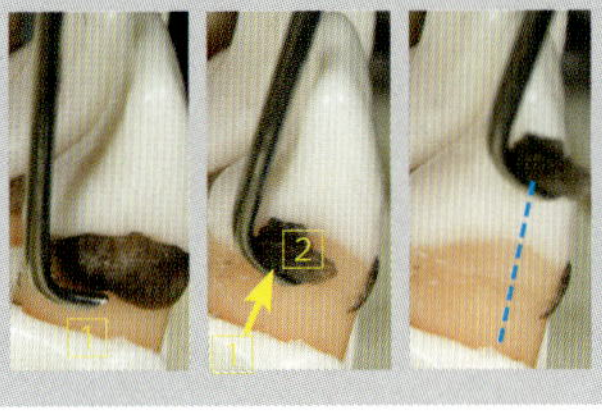

1에서 2로 긁어 올리고 순설폭의 중앙까지 blade를 움직인다.

1┐ 순측—술자 시선 : **직시** **Back position** (curette : **Gr. Mini F. No. 5**

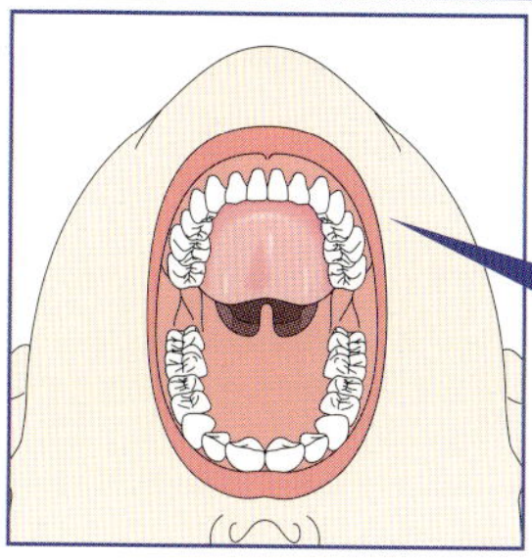

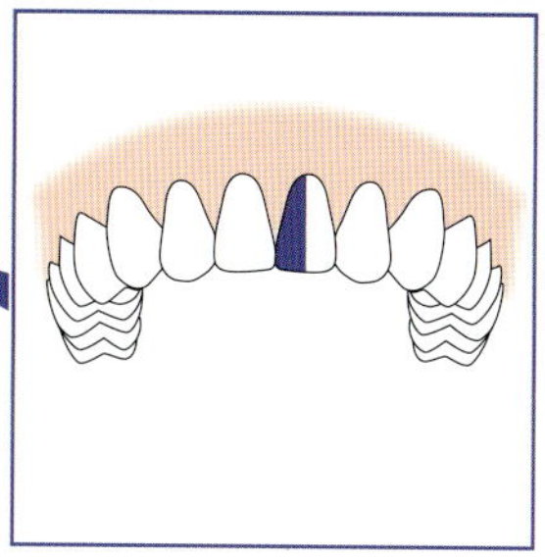

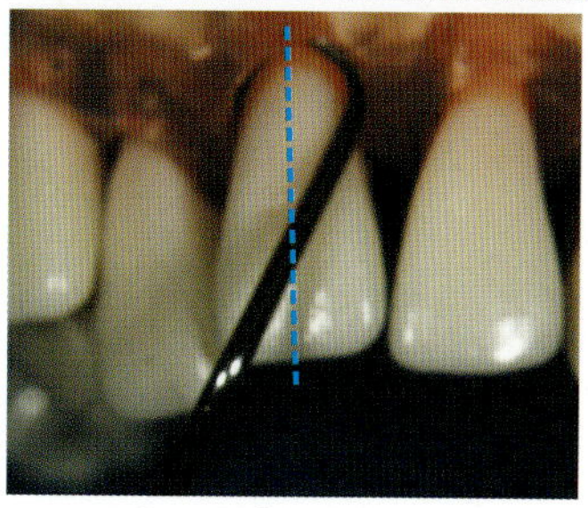

Blade 넣는 위치[중앙선에서 약간 오른쪽(원심)].

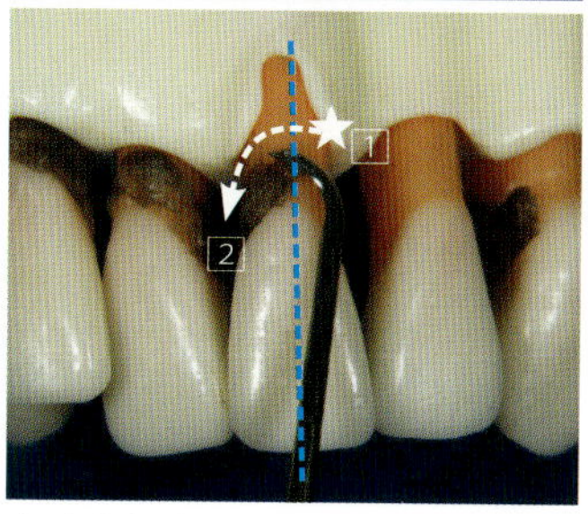

순면에서 근심 인접면(1에서 2)으로 blade를 움직인다.

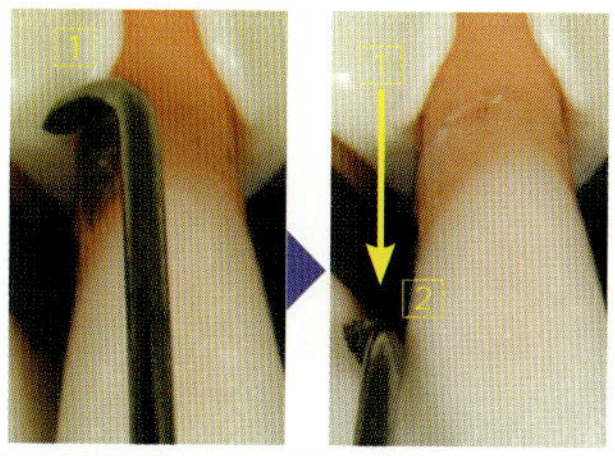

1에서 2로 긁어 올린다.

1┐ 근심 치근면 다른 각도 직시(순측에서 접근)

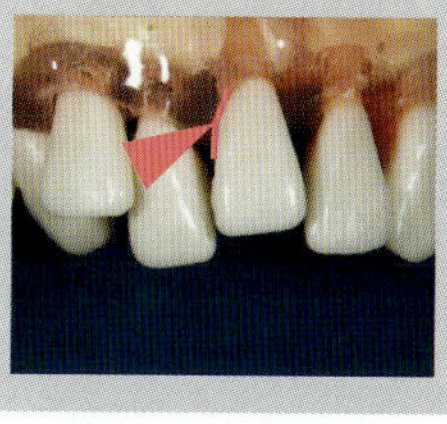

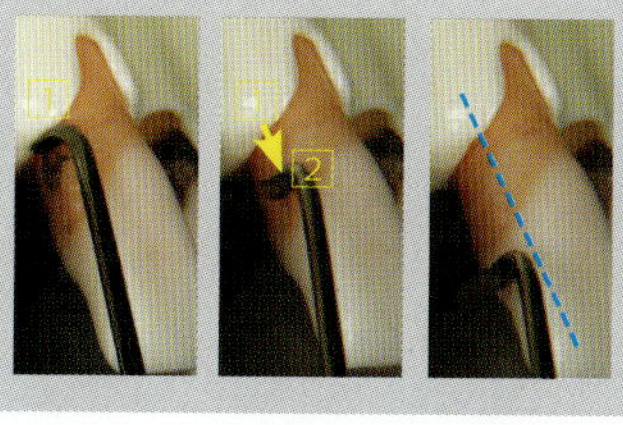

1에서 2로 긁어 올리고 순설폭의 중앙까지 blade를 움직인다.

1┐ 설측—술자 시선 : **치경** **Back position** (curette : **Gr. Mini F. No. 6**

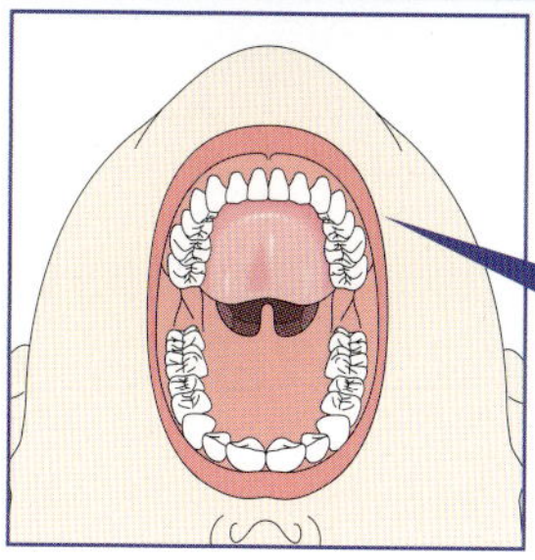

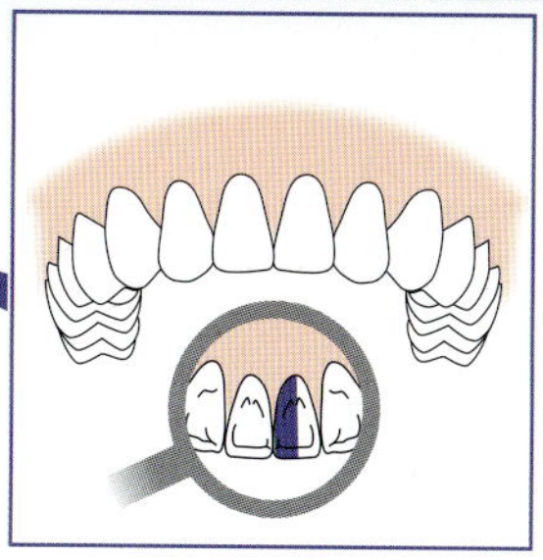

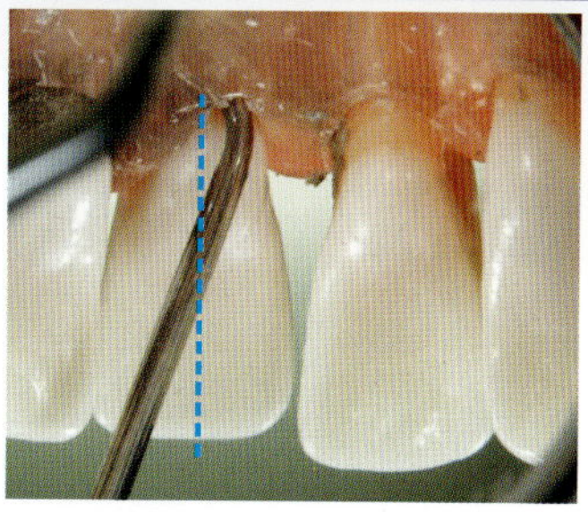

Blade 넣는 위치[중앙선에서 약간 오른쪽(원심)].

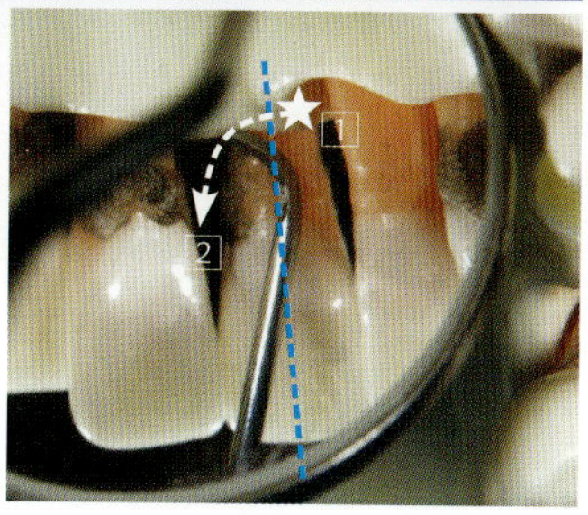

설면에서 근심 인접면(1에서 2)으로 blade를 움직인다.

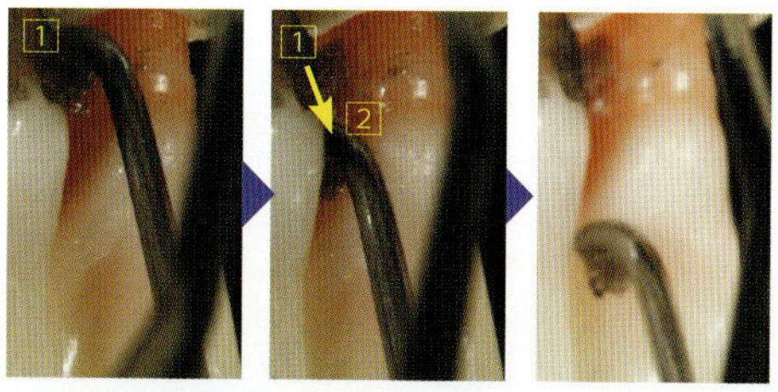

1에서 2로 긁어 올리고 근심 인접면으로 blade를 움직인다.

1┐ 근심 치근면 다른 각도 직시(설측에서 접근)

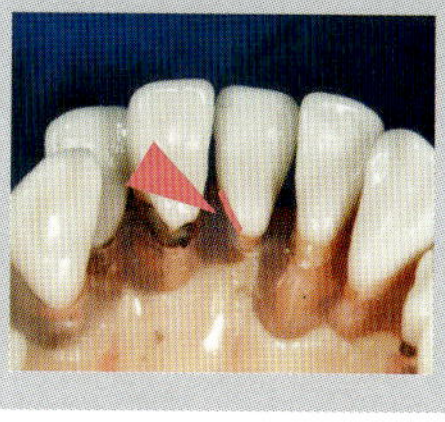

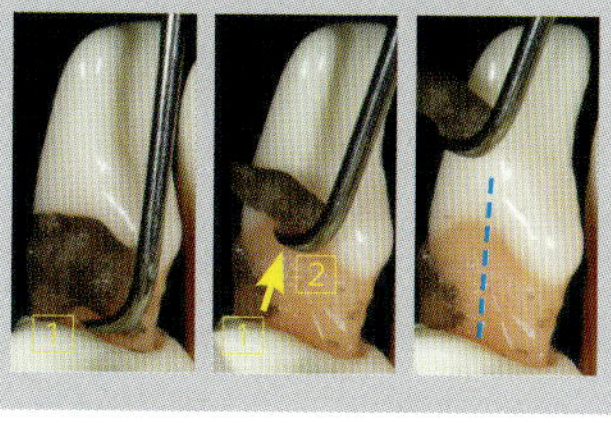

1에서 2로 긁어 올리고 순설폭의 중앙까지 blade를 움직인다.

2 하악 우측 측절치

2 순측—술자 시선 : 직시 Front position 〈curette : Gr. Mini F. No. 6

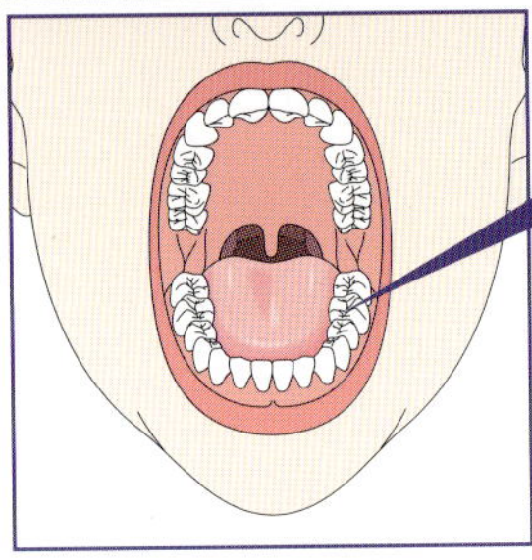

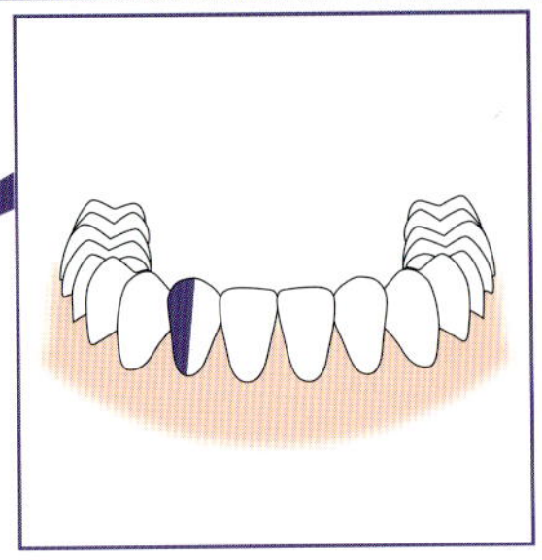

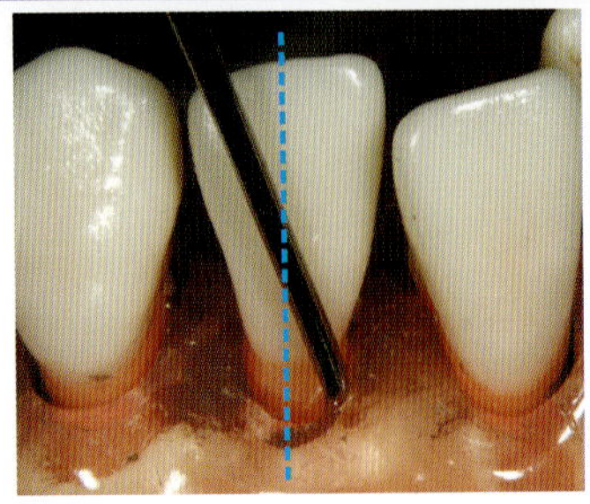

Blade 넣는 위치[중앙선에서 약간 오른쪽(근심)].

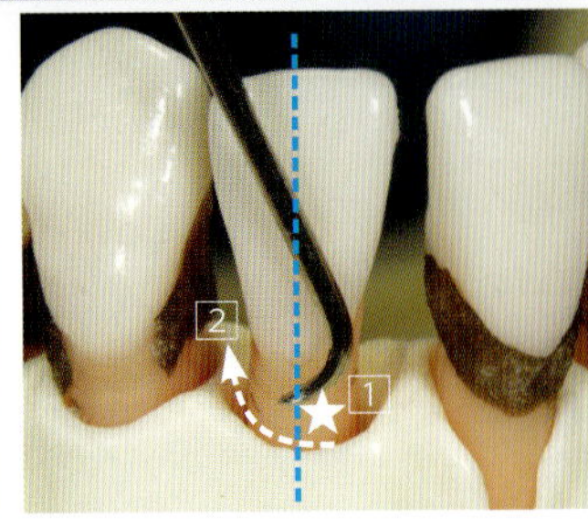

순면에서 원심 인접면(1에서 2)으로 blade를 움직인다.

※오른쪽 그림 1→4는 blade가 움직이는 방향과 순서를 나타낸다.

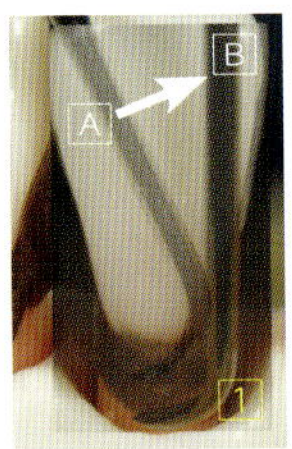

시작할 때 curette의 움직임: A에서 handle을 세워서 B로 이동.

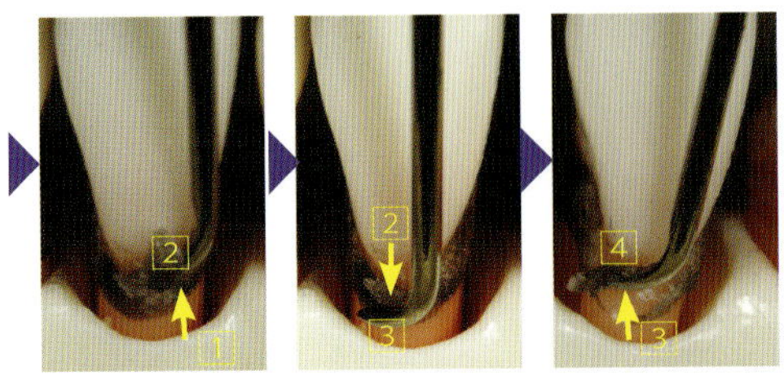

2 원심 치근면 다른 각도 직시(순측에서 접근)

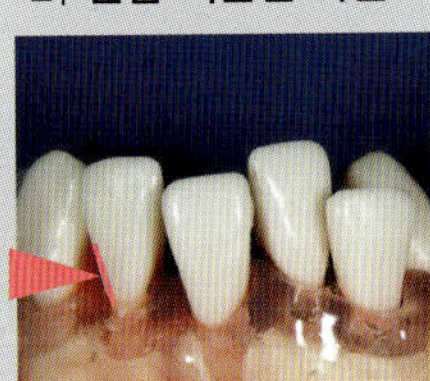

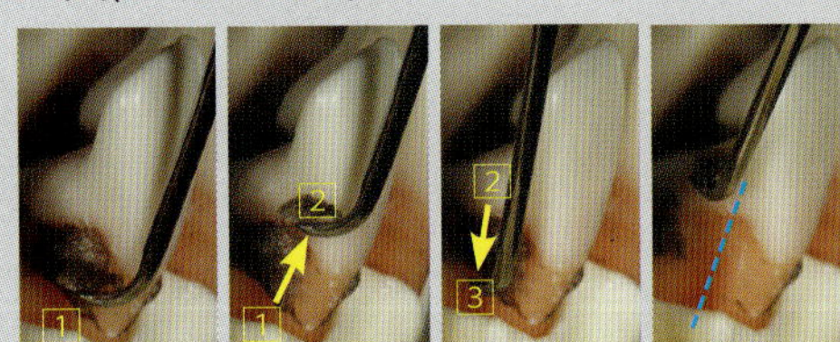

1에서 2로 긁어 올린 후 2에서 3으로 내린다. 순설폭의 중앙까지 blade를 움직인다.

2 설측—술자 시선 : 치경 Front position 〈curette : Gr. Mini F. No. 5

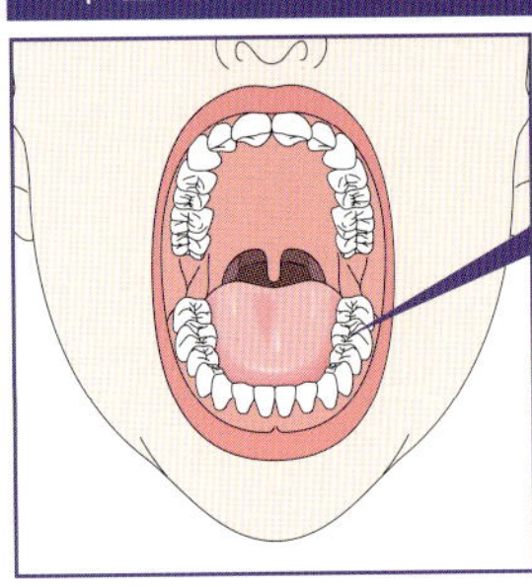

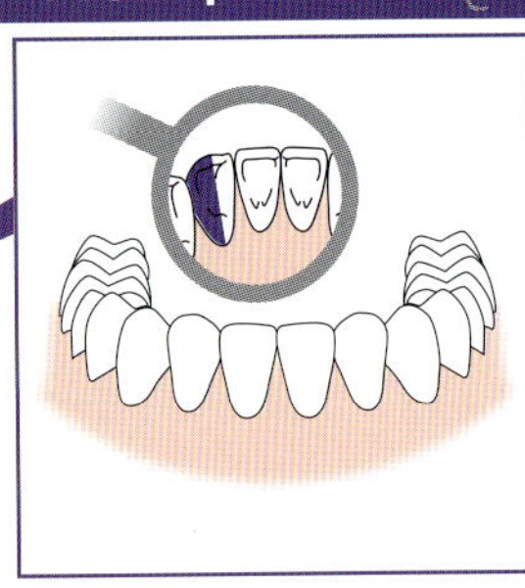

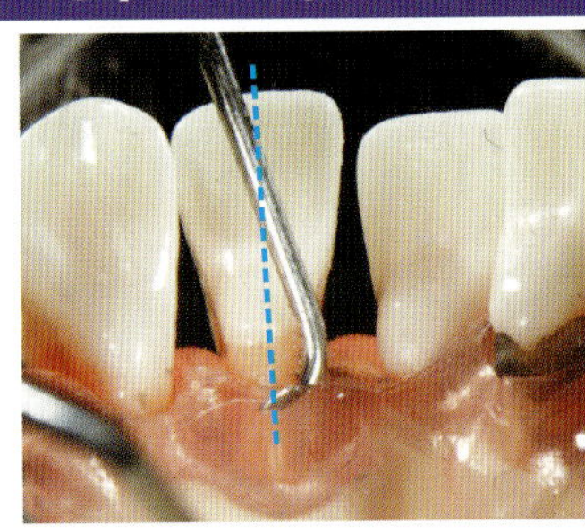

Blade 넣는 위치[중앙선에서 약간 오른쪽(근심)].

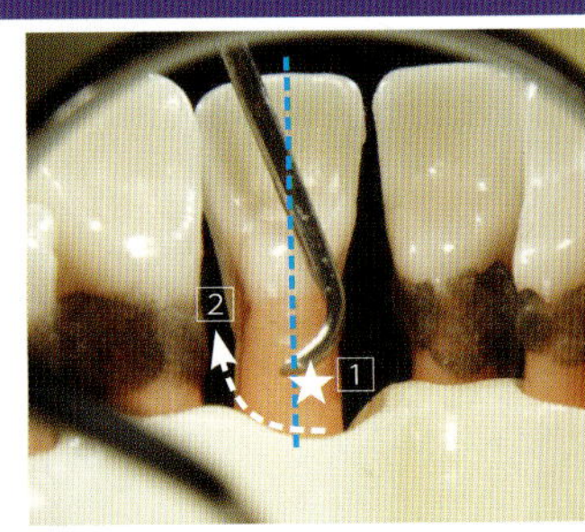

설면에서 원심 인접면(1에서 2)으로 blade를 움직인다.

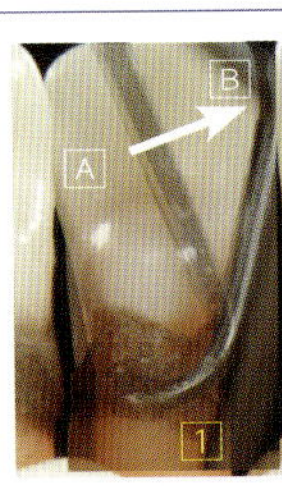

시작할 때 curette의 움직임: A에서 handle을 세워서 B로 이동.

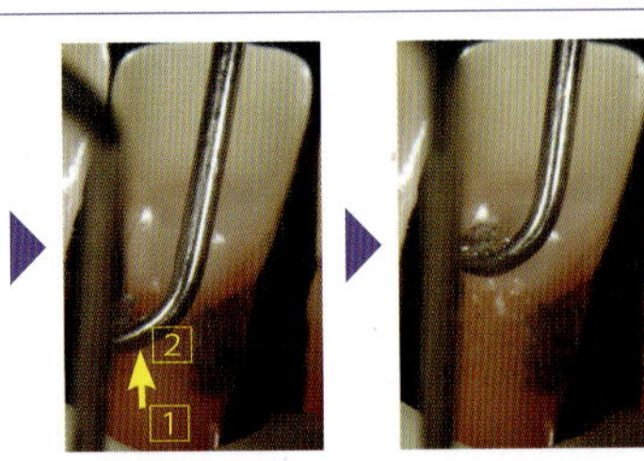

1에서 2로 긁어 올린다.

2 원심 치근면 다른 각도 직시(설측에서 접근)

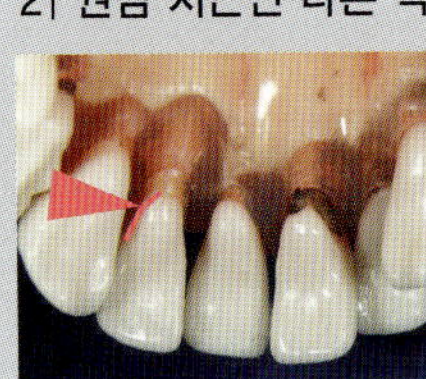

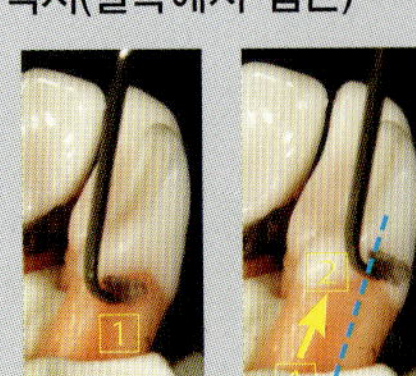

1에서 2로 긁어 올리고 순설폭의 중앙까지 blade를 움직인다.

2⏌ 순측—술자 시선 : 직시 Back position ⟨curette : Gr. Mini F. No. 5

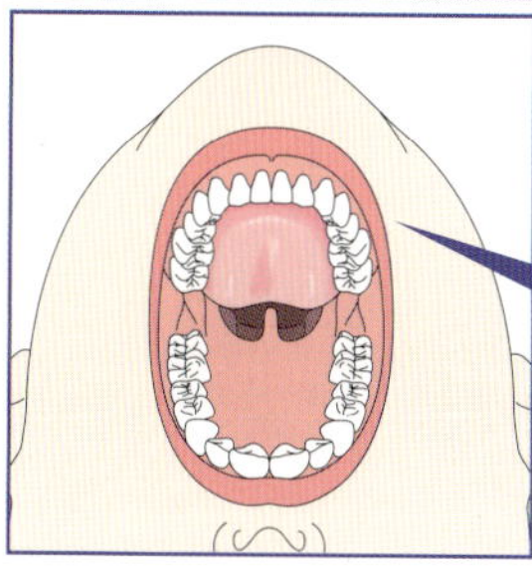

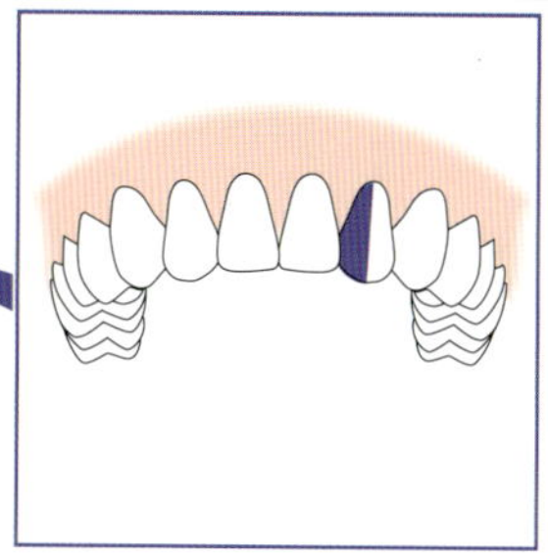

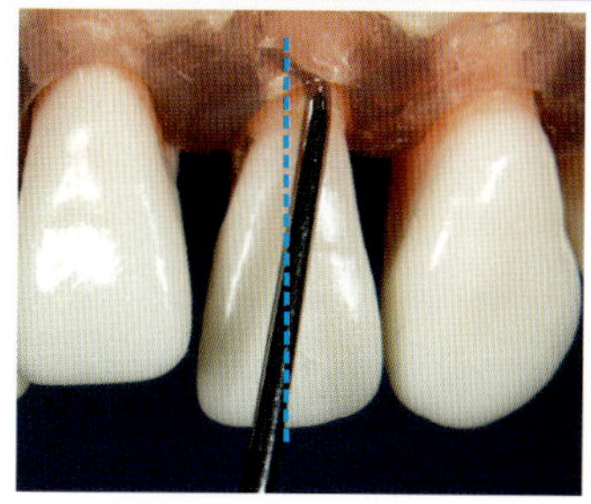

Blade 넣는 위치[중앙선에서 약간 오른쪽(원심)].

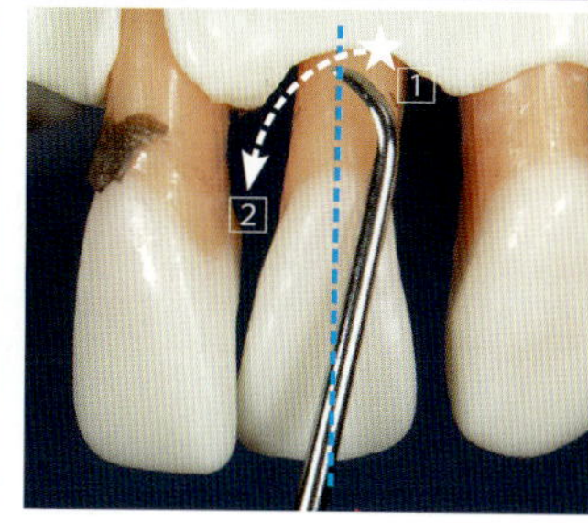

순면에서 근심 인접면([1]에서 [2])으로 blade를 움직인다.

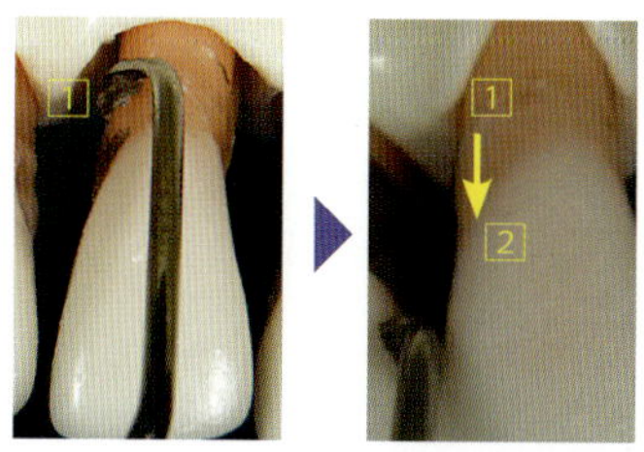

[1]에서 [2]로 긁어 올린다.

2⏌ 근심 치근면 다른 각도 직시(순측에서 접근)

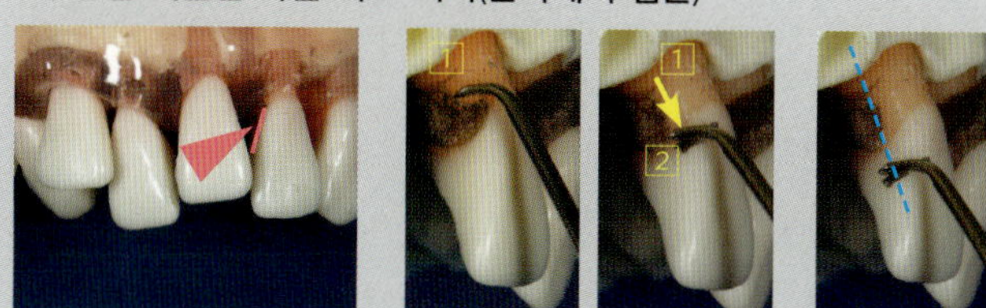

[1]에서 [2]로 긁어 올리고 순설폭의 중앙까지 blade를 움직인다.

2⏌ 설측—술자 시선 : 치경 Back position ⟨curette : Gr. Mini F. No. 6

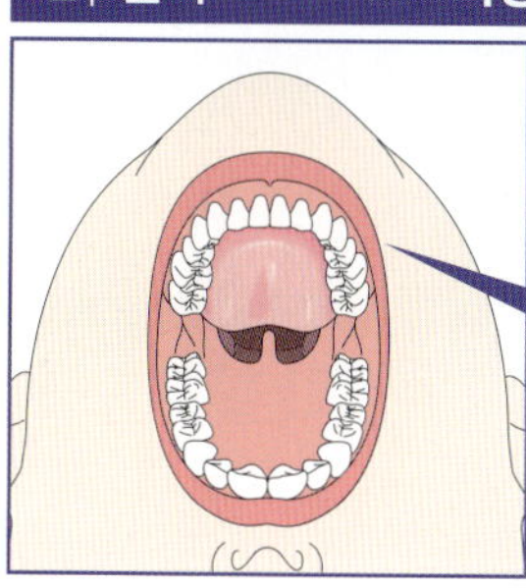

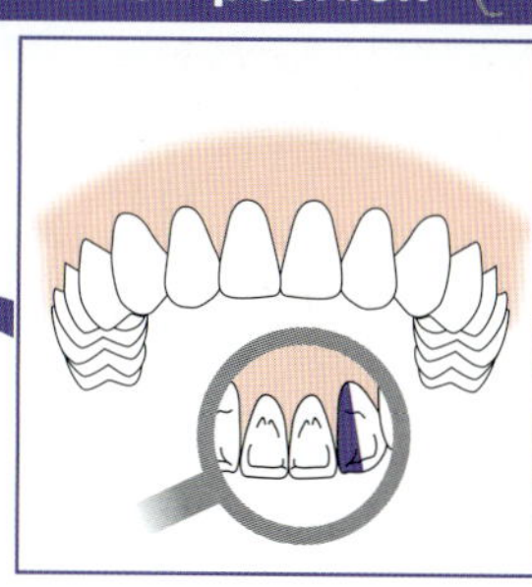

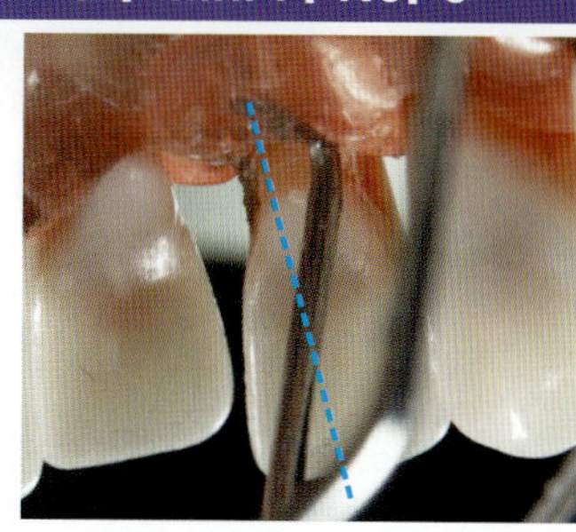

Blade 넣는 위치[중앙선에서 약간 오른쪽(원심)].

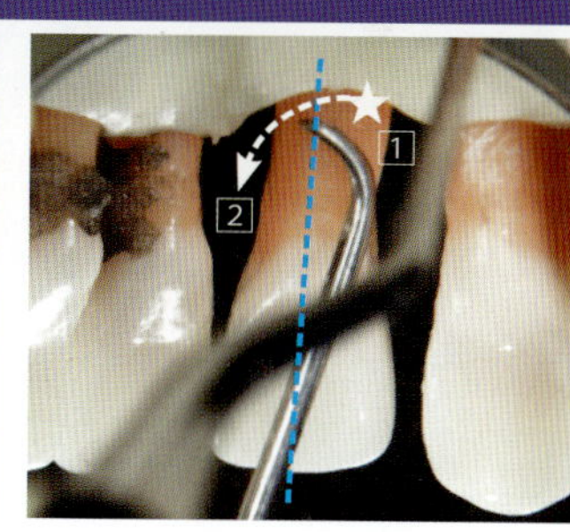

설면에서 근심 인접면([1]에서 [2])으로 blade를 움직인다.

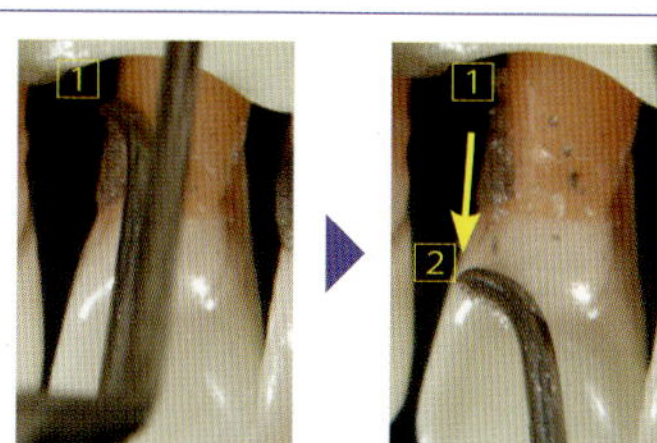

[1]에서 [2]로 긁어 올린다.

2⏌ 근심 치근면 다른 각도 직시(설측에서 접근)

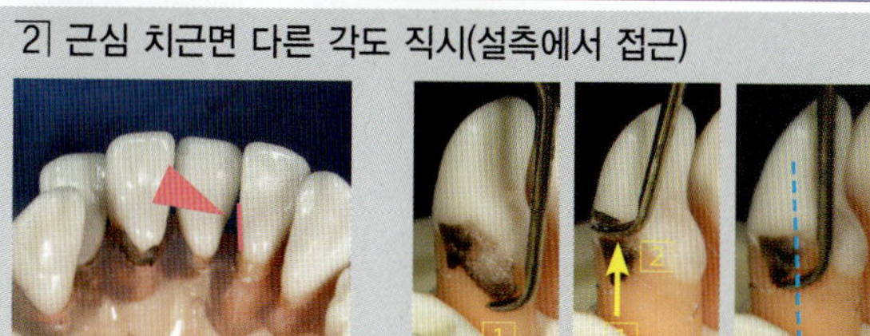

[1]에서 [2]로 긁어 올리고 순설폭의 중앙까지 blade를 움직인다.

3| 하악 우측 견치

3| 순측—술자 시선 : 직시 Front position (curette : Gr. No. 6

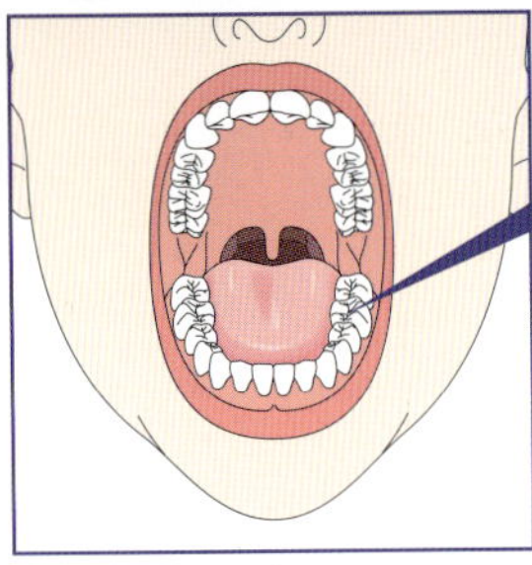

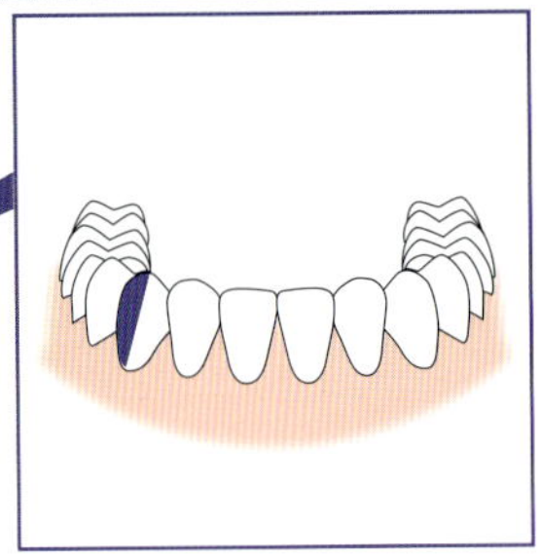

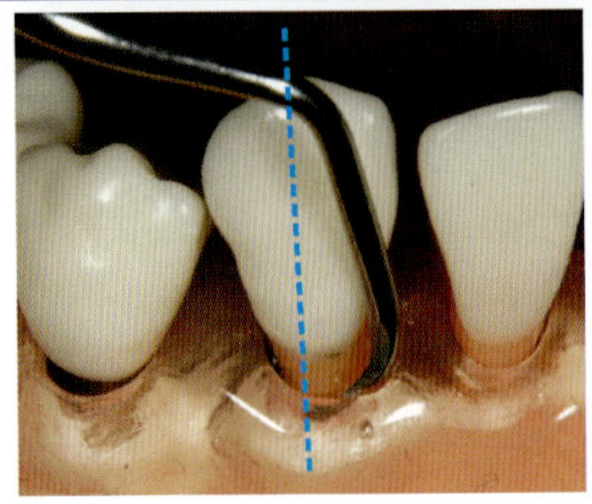

Blade 넣는 위치[중앙선에서 약간 오른쪽(근심)].

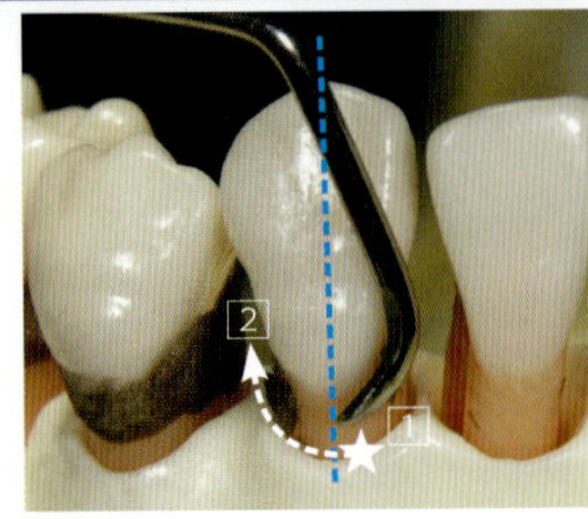

순면에서 원심 인접면(1에서 2)으로 blade를 움직인다.

※오른쪽 그림 1→4는 blade가 움직이는 방향과 순서를 나타낸다.

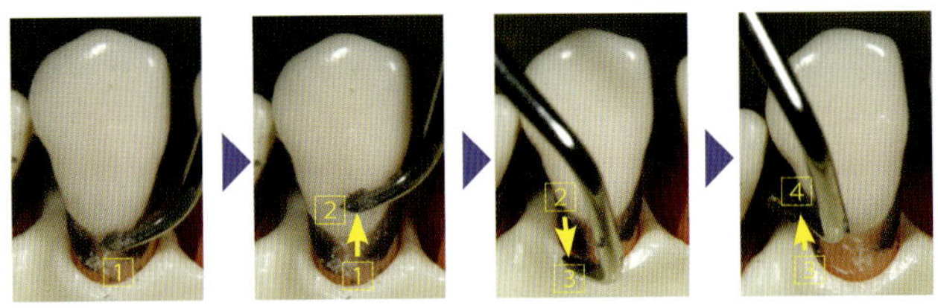

치근 우각부의 curette 움직임: blade 끝부분 1/3이 적합된 상태에서 3에서 4로 긁어 올린다.

3| 원심 치근면 다른 각도 직시(순측에서 접근)

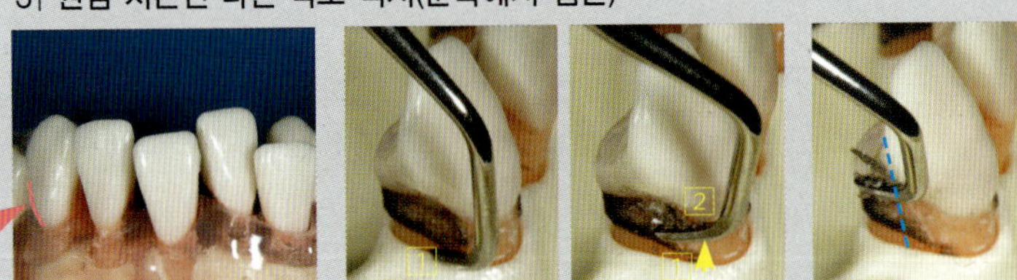

1에서 2로 긁어 올리고 순설폭의 중앙까지 blade를 움직인다.

3| 설측—술자 시선 : 치경 Front position (curette : Gr. Mini F. No. 5

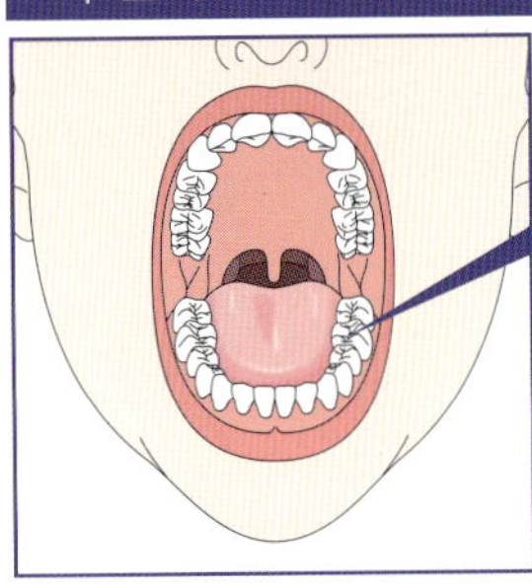

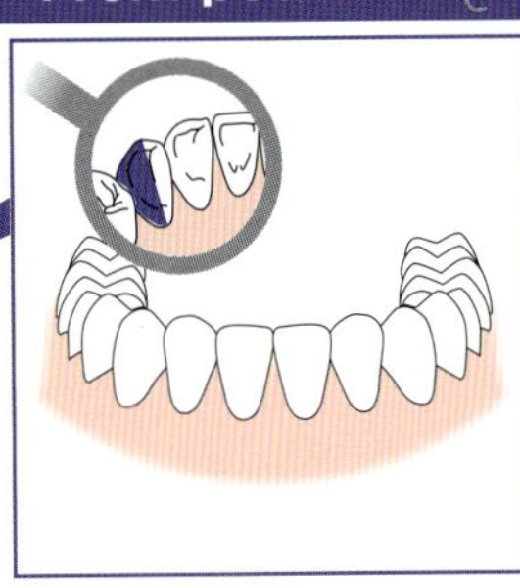

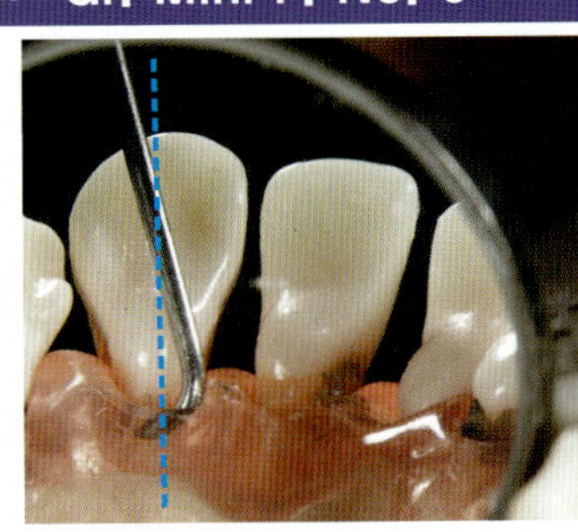

Blade 넣는 위치[중앙선에서 약간 오른쪽(근심)].

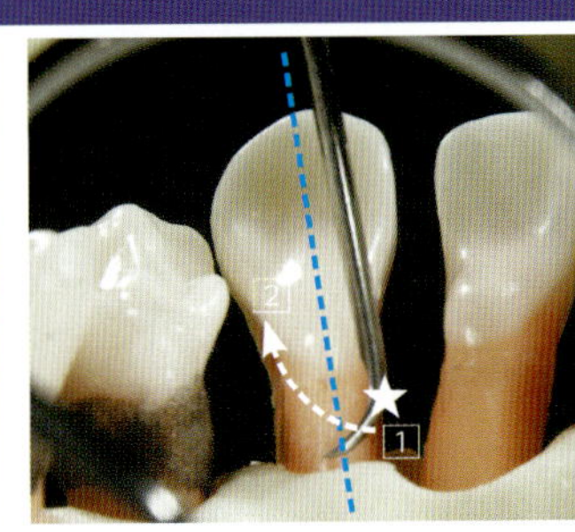

설면에서 원심 인접면(1에서 2)으로 blade를 움직인다.

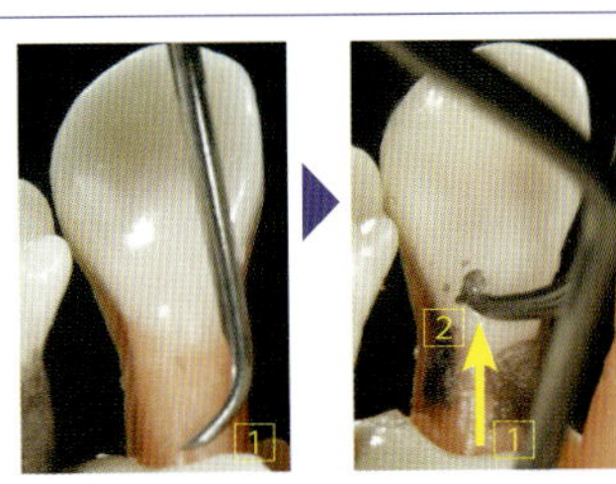

1에서 2로 긁어 올린다.

3| 원심 치근면 다른 각도 직시(설측에서 접근)

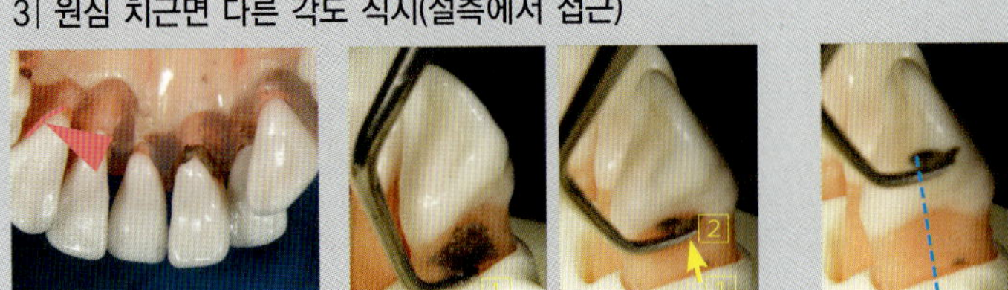

1에서 2로 긁어 올리고 순설폭의 중앙까지 blade를 움직인다.

3] 순측—술자 시선 : 직시 Back position (curette : Gr. No. 5

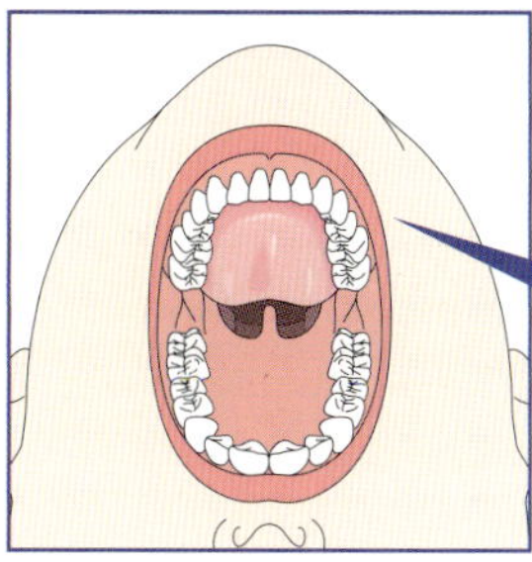

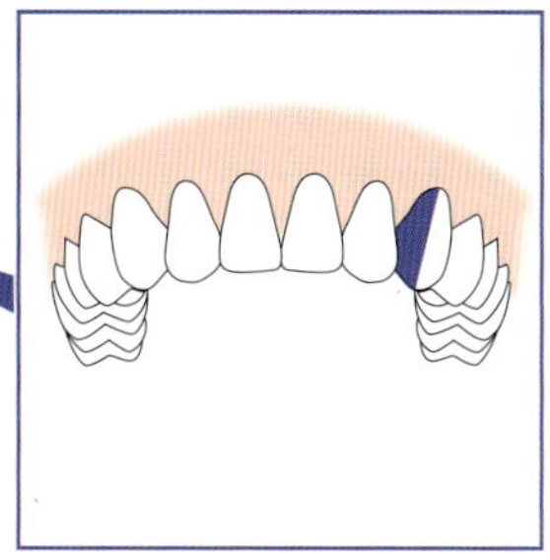

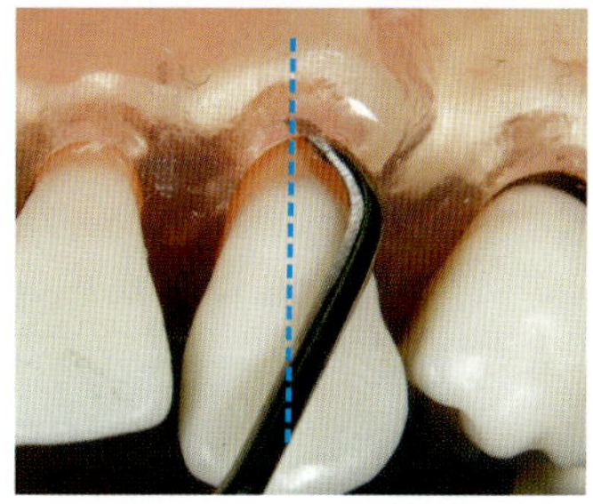

Blade 넣는 위치[중앙선에서 약간 오른쪽(원심)].

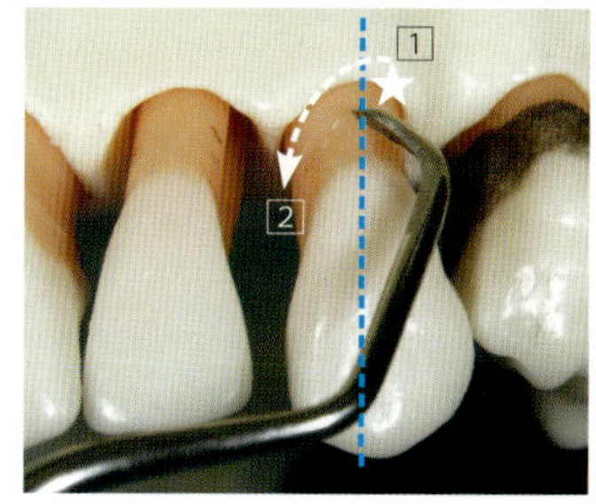

순면에서 근심 인접면(1에서 2)으로 blade를 움직인다.

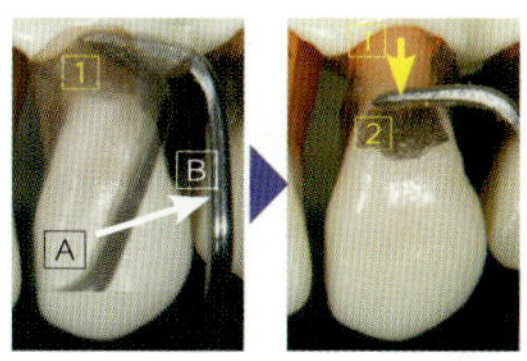

시작할 때 curette의 움직임: A에서 handle을 세워서 B로 이동. 1에서 2로 긁어 올린다.

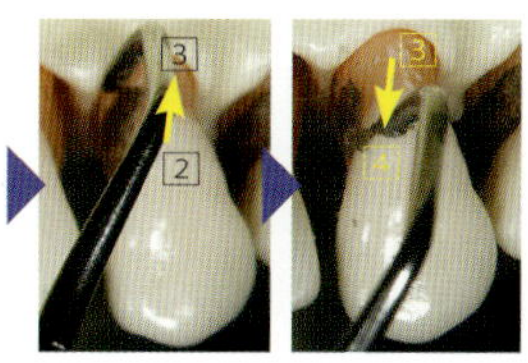

치근 우각부의 curette 움직임: blade 끝부분 1/3이 적합된 상태에서 3에서 4로 긁어 올린다.

3] 근심 치근면 다른 각도 직시(순측에서 접근)

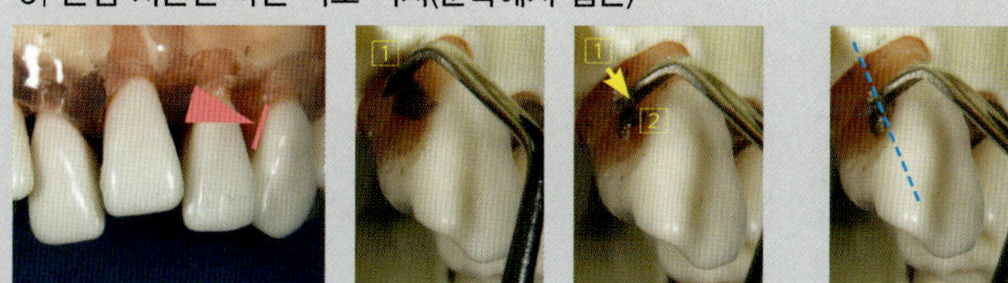

1에서 2로 긁어 올리고 순설폭의 중앙까지 blade를 움직인다.

3] 설측—술자 시선 : 치경 Back position (curette : Gr. Mini F. No. 6

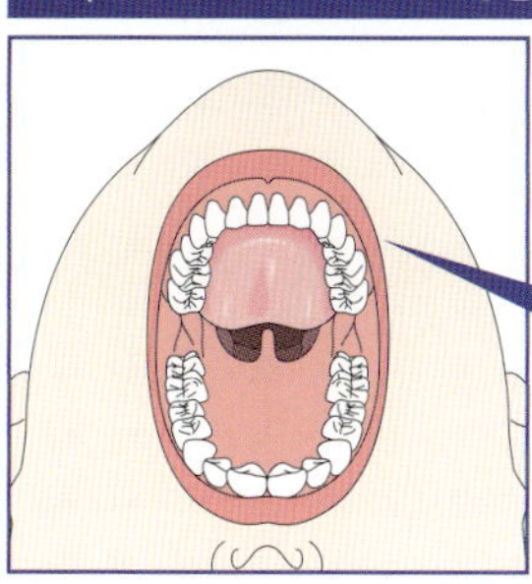

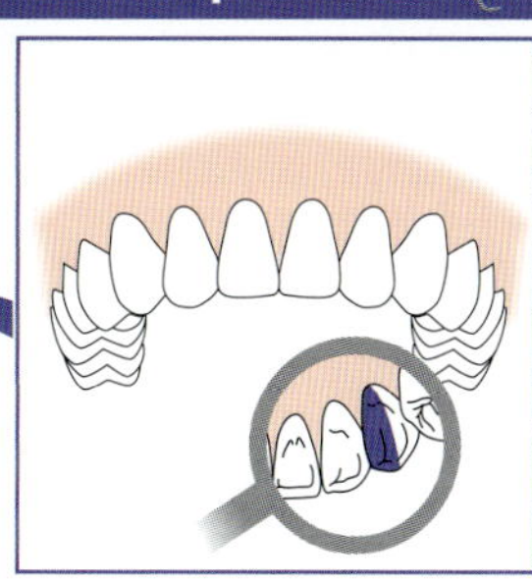

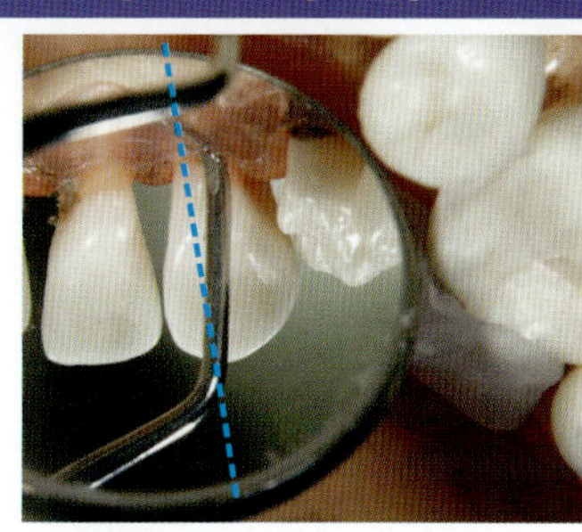

Blade 넣는 위치[중앙선에서 약간 오른쪽(원심)].

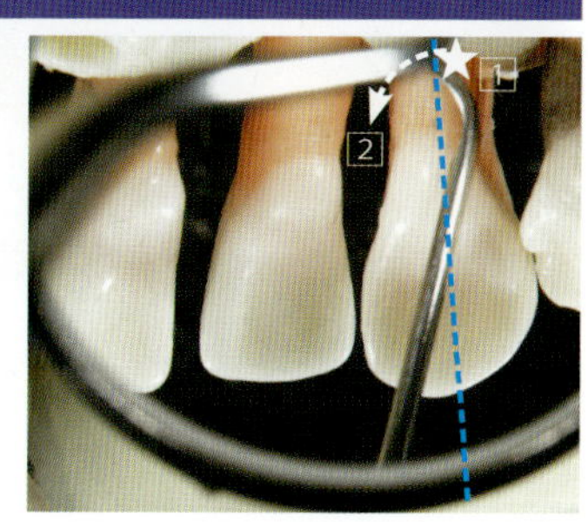

설면에서 근심 인접면(1에서 2)으로 blade를 움직인다.

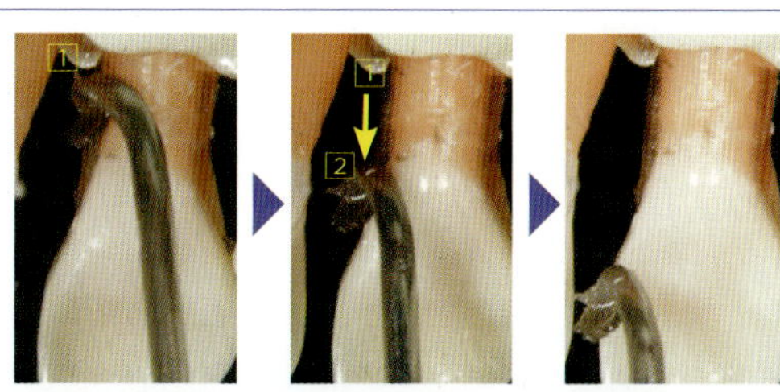

치근 우각부의 curette 움직임: blade 끝부분 1/3이 적합된 상태에서 근심 치근 우각부를 1에서 2로 긁어 올린다.

3] 근심 치근면 다른 각도 직시(설측에서 접근)

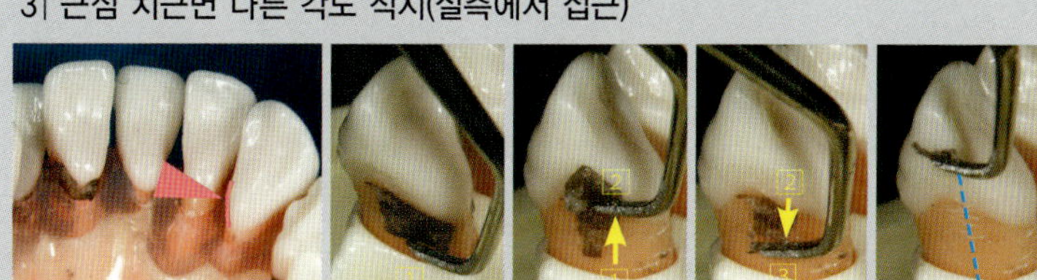

1에서 2로 긁어 올리고 2에서 3으로 내린다. 순설폭의 중앙까지 blade를 움직인다.

4 하악 우측 제1소구치

4 협측—술자 시선 : 직시 Side position (curette : 근심 Gr. No. 11 · 원심 Gr. No. 14)

근심

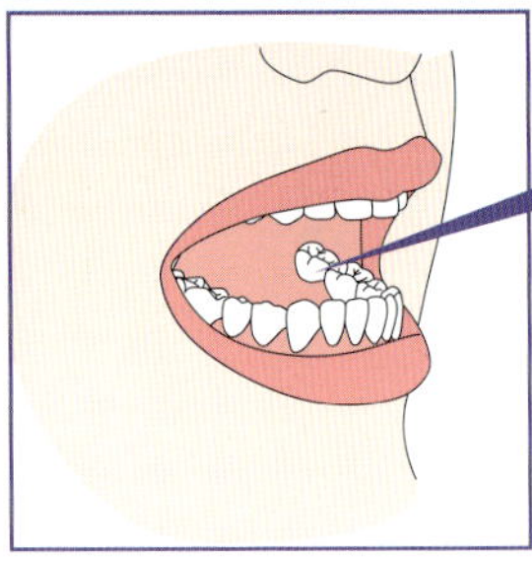

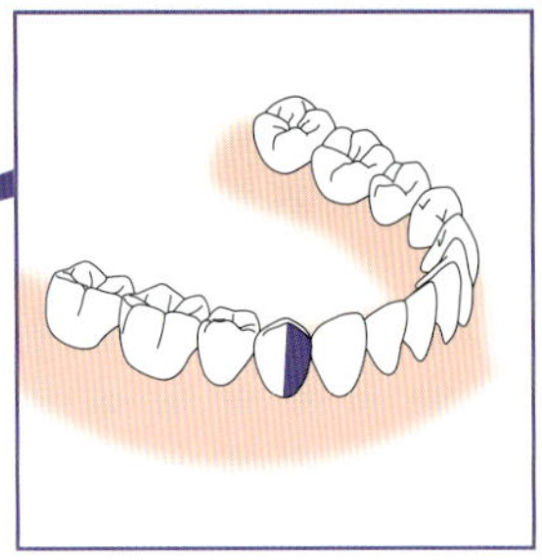

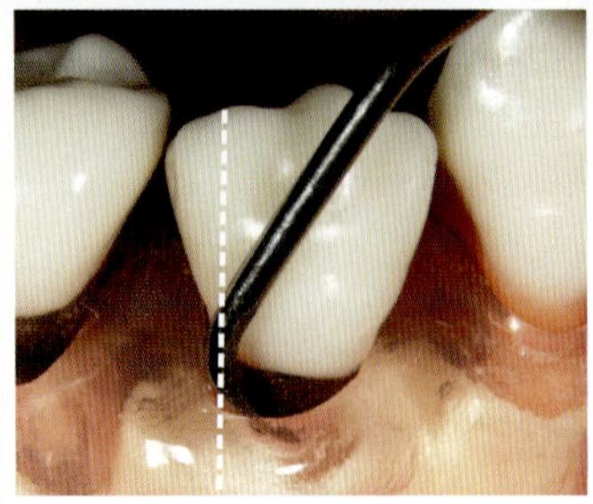

Blade 넣는 위치(치근 원심 우각부).

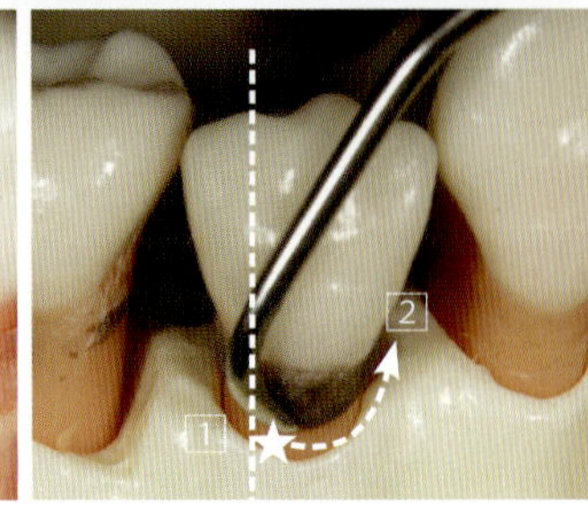

협면에서 근심 인접면(1에서 2)으로 blade를 움직인다.

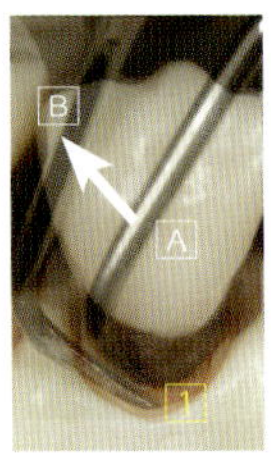

시작할 때 curette의 움직임: A에서 handle을 세워서 B로 이동. 1에서 2로 긁어 올린다.

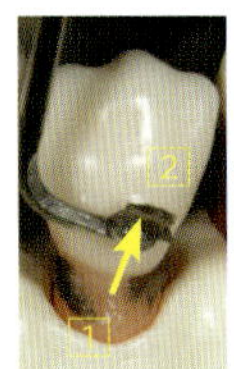

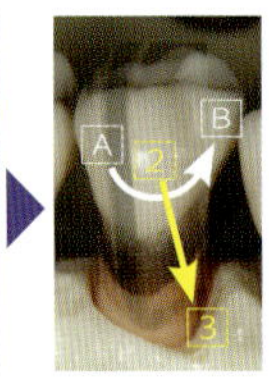

치근 우각부의 curette 움직임: curette을 2에서 3으로 내리고 blade 끝부분 1/3이 적합된 상태에서 A에서 B로 handle을 살짝 돌려 넣는다.

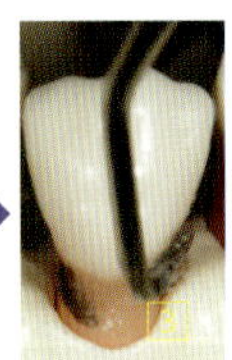

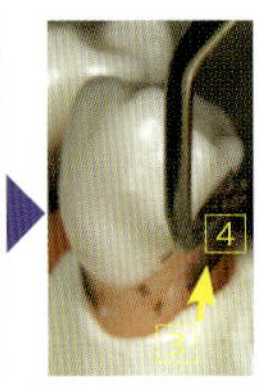

협면에서 근심 인접면을 향해 3에서 4로 blade를 움직인다.

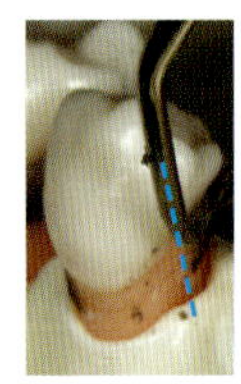

협설폭의 중앙까지 blade를 움직인다.

원심

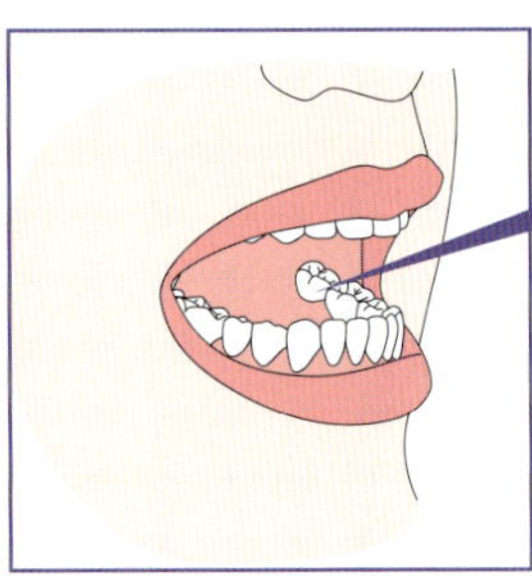

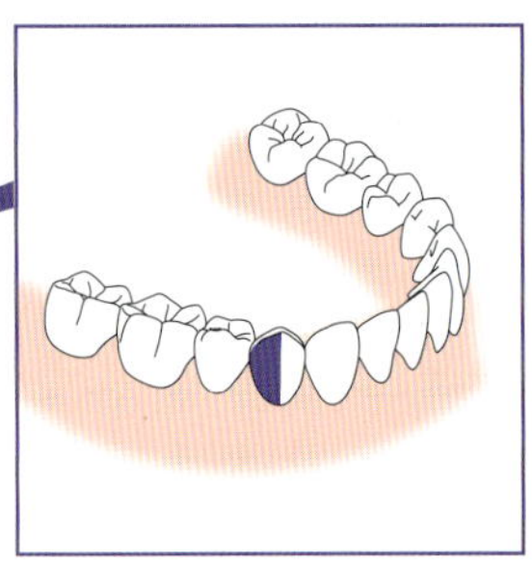

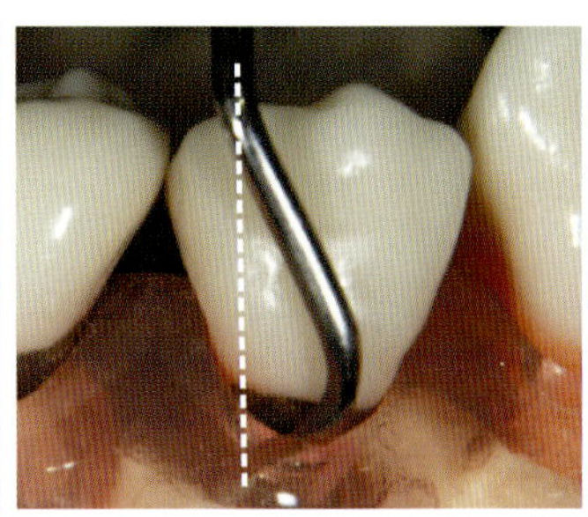

Blade 넣는 위치(치근 원심 우각부).

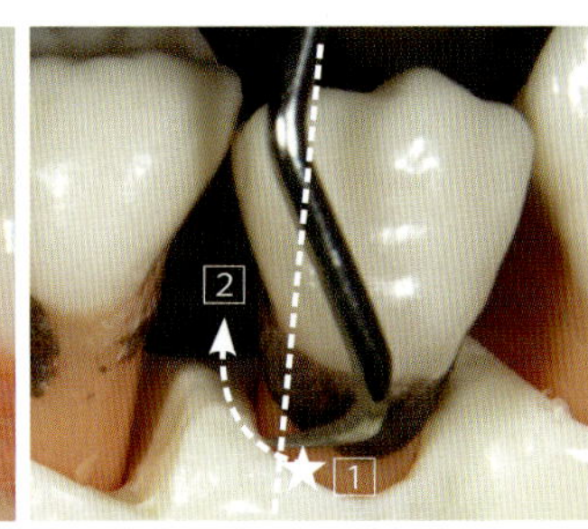

협면에서 원심 인접면(1에서 2)으로 blade를 움직인다.

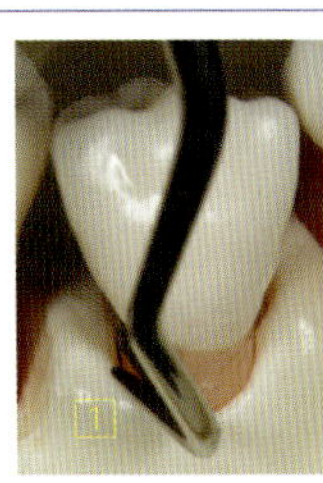

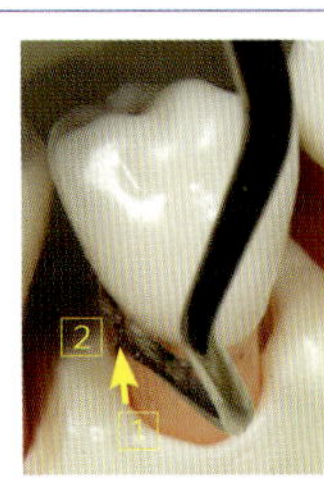

1에서 2로 긁어 올린다.

4 원심 치근면 다른 각도 직시(협측에서 접근)

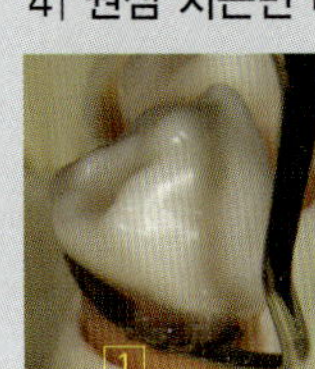

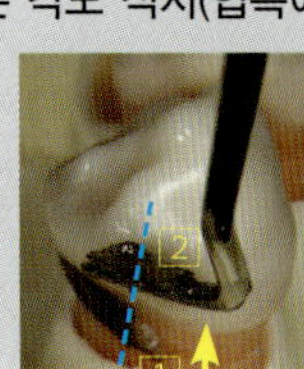

1에서 2로 긁어 올리고 협설폭의 중앙까지 blade를 움직인다.

4 설측—술자 시선 : 치경 Side position (curette : 근심 Gr. No. 12 · 원심 Gr. No. 13

근심

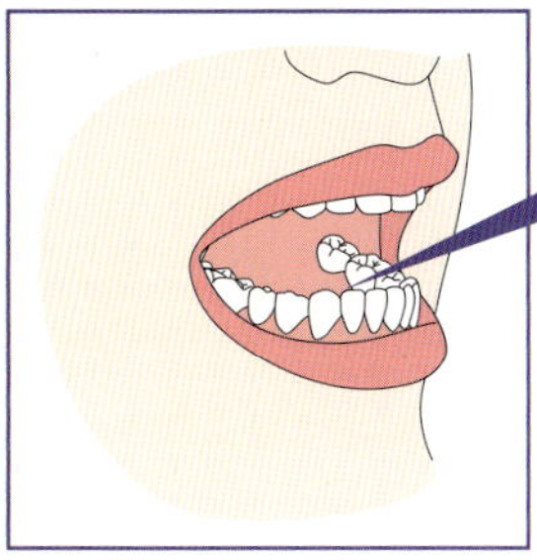

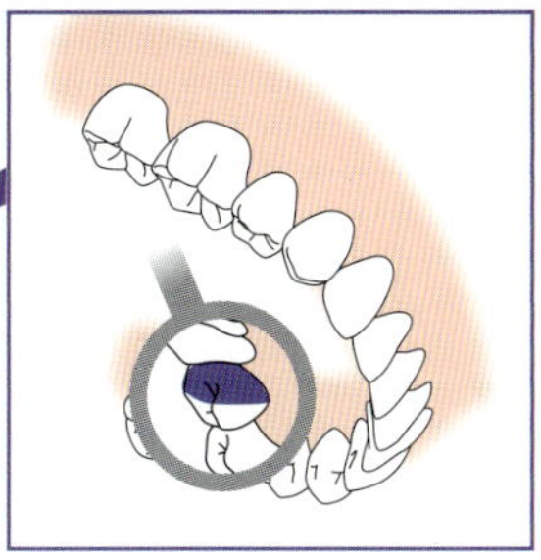

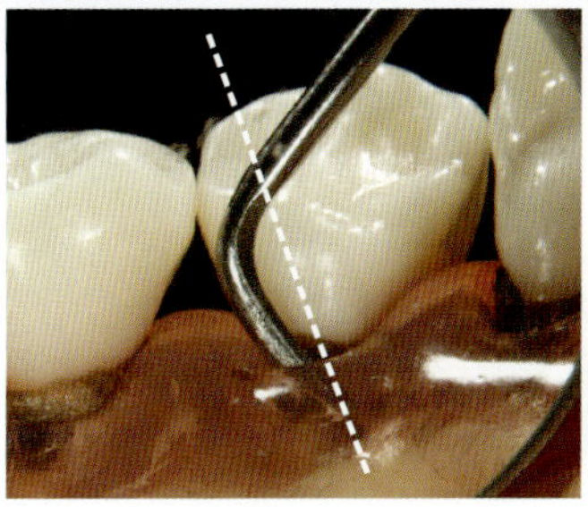

Blade 넣는 위치(치근 원심 우각부).

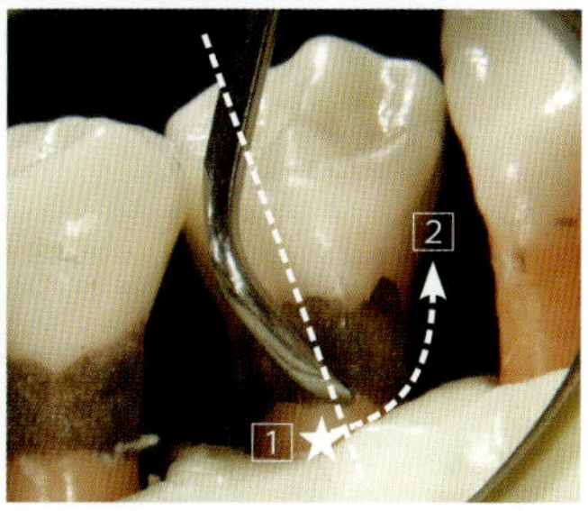

설면에서 근심 인접면(1에서 2)으로 blade를 움직인다.

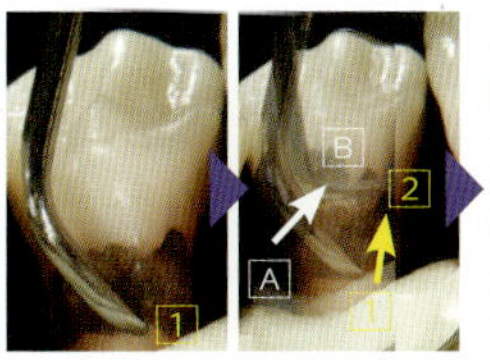

1에서 치석 아래에 blade를 위치시키고, 치근면과 평행하도록 cutting edge를 A에서 B상태로 세워 1에서 2방향으로 긁어 올린다.

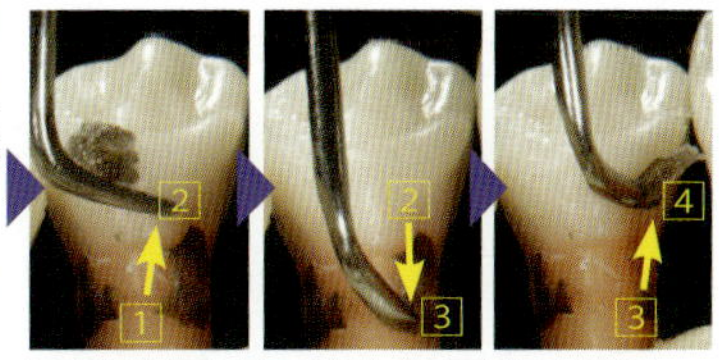

2에서 3으로 내린 후 3에서 4로 긁어 올린다.

4 근심 치근면 다른 각도 직시(설측에서 접근)

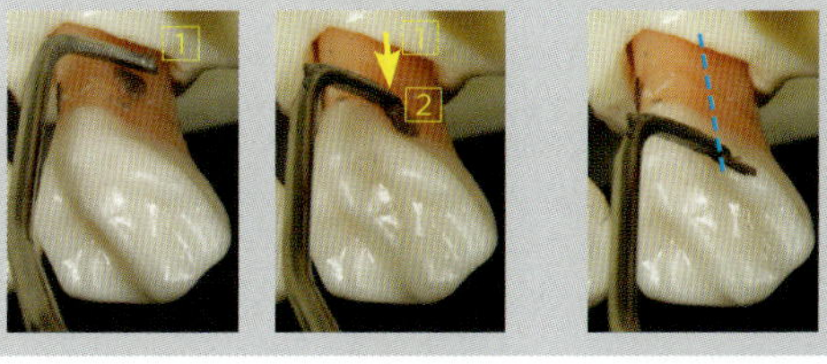

1에서 2로 긁어 올리고 협설폭의 중앙까지 blade를 움직인다.

원심

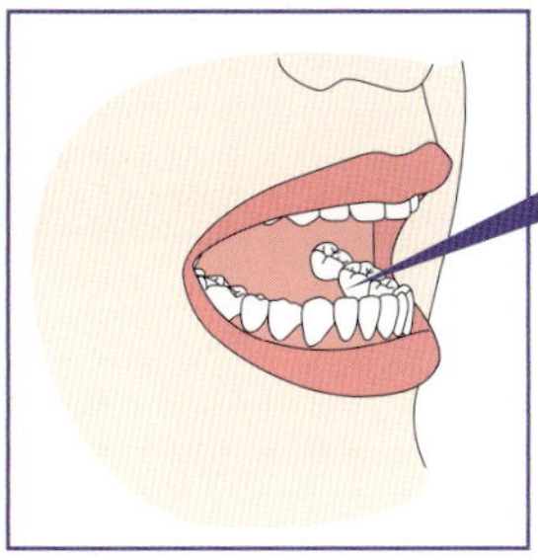

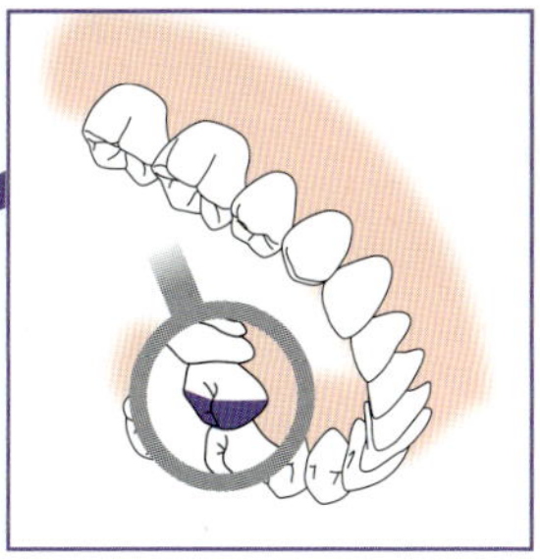

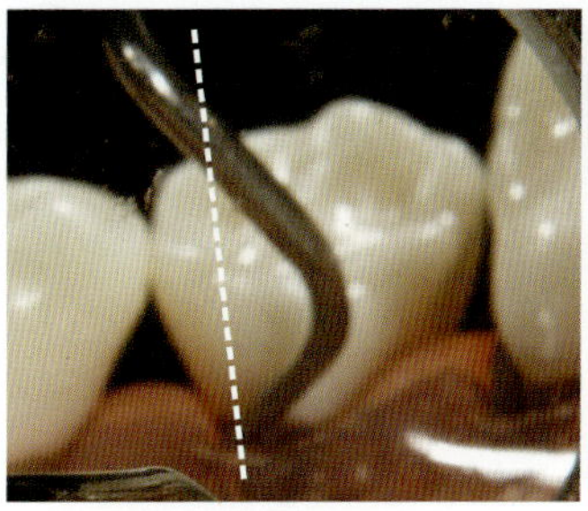

Blade 넣는 위치(치근 원심 우각부).

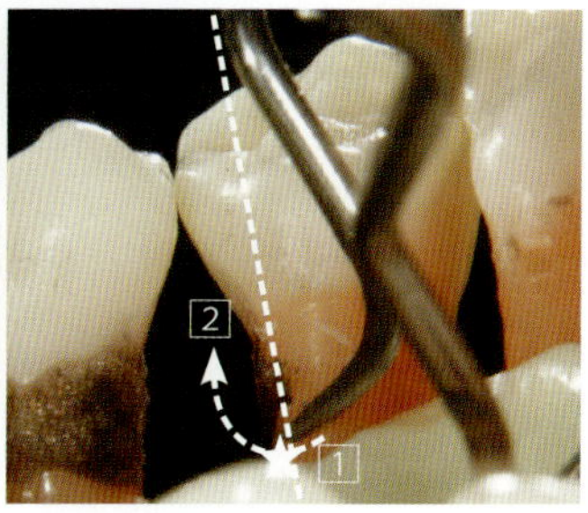

설면에서 원심 인접면(1에서 2)으로 blade를 움직인다.

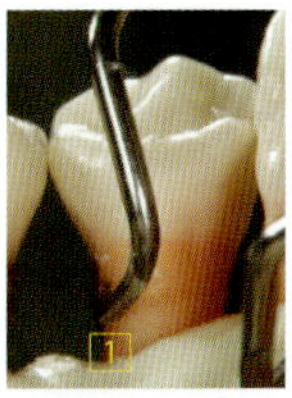

1에서 원심 인접면으로 blade를 움직인다.

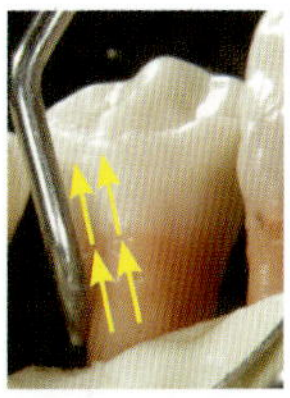

Terminal shank가 치근면과 평행하도록 긁어 올린다.

4 원심 치근면 다른 각도 직시(설측에서 접근)

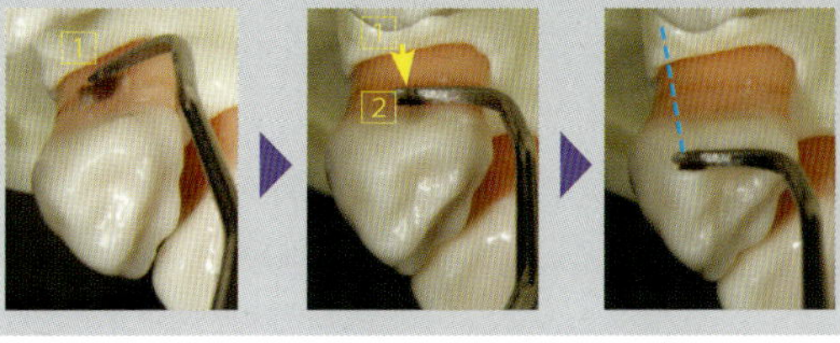

1에서 2로 긁어 올리고 협설폭의 중앙까지 blade를 움직인다.

5 하악 우측 제2소구치

5 협측—술자 시선 : 직시 Side position ⟨curette : 근심 Gr. No. 11 · 원심 Gr. No. 14

근심

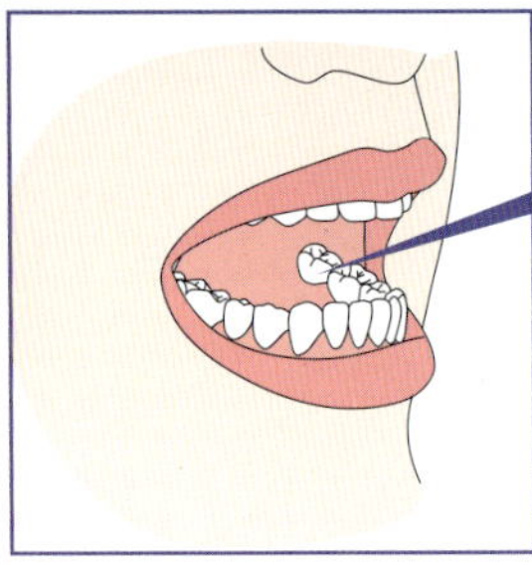

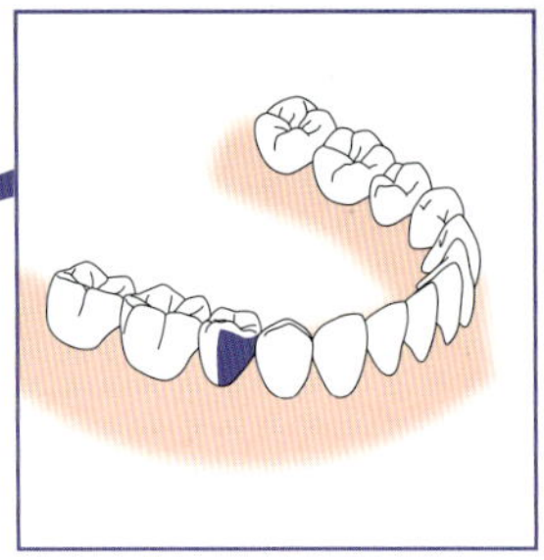

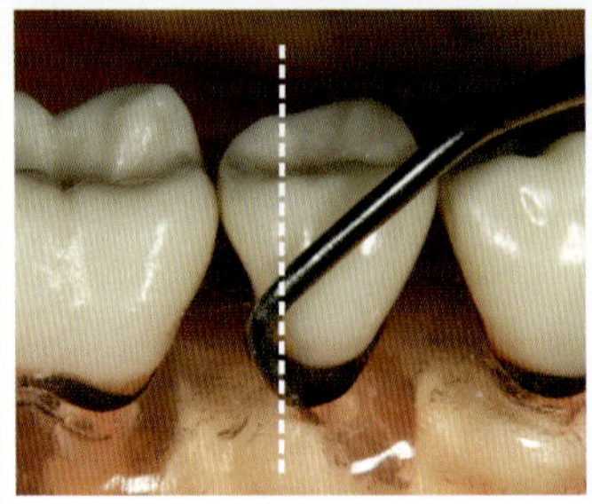

Blade 넣는 위치(치근 원심 우각부).

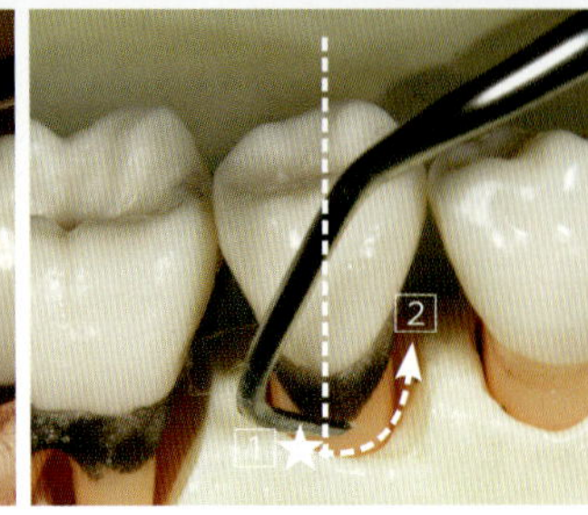

협면에서 근심 인접면(1에서 2)으로 blade를 움직인다.

※오른쪽 그림 1→ 4는 blade가 움직이는 방향과 순서를 나타낸다.

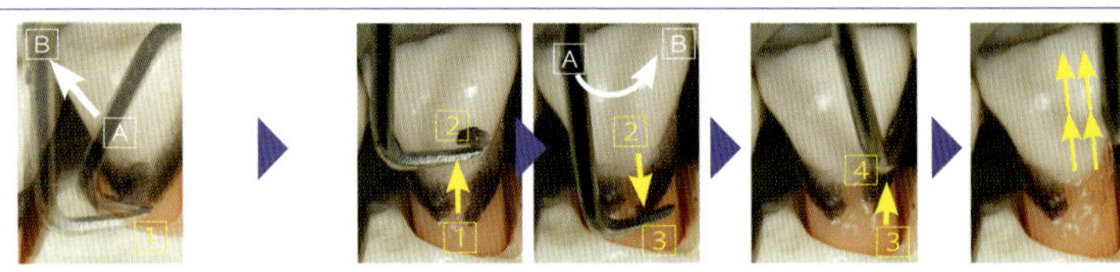

시작할 때 curette의 움직임: A에서 handle을 세워서 B로 이동.

치근 우각부의 curette 움직임: A에서 B로 handle을 돌려서 치근 근심 우각부로 향하게 한다.

Terminal Shank와 치근면을 평행하게 유지한다.

5 근심 치근면 다른 각도(협측에서 접근)

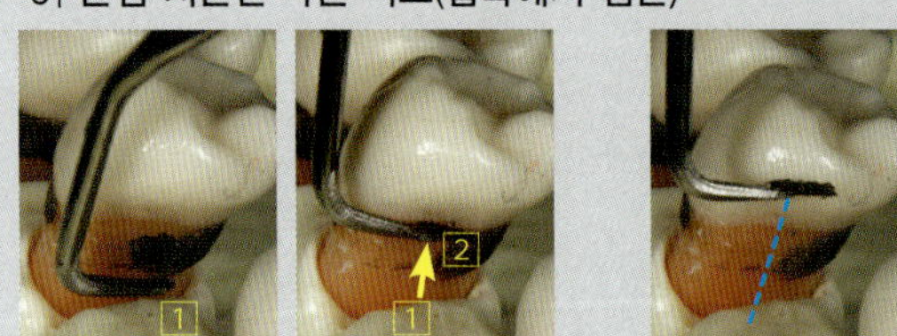

1에서 2로 긁어 올리고 협설폭의 중앙까지 blade를 움직인다.

원심

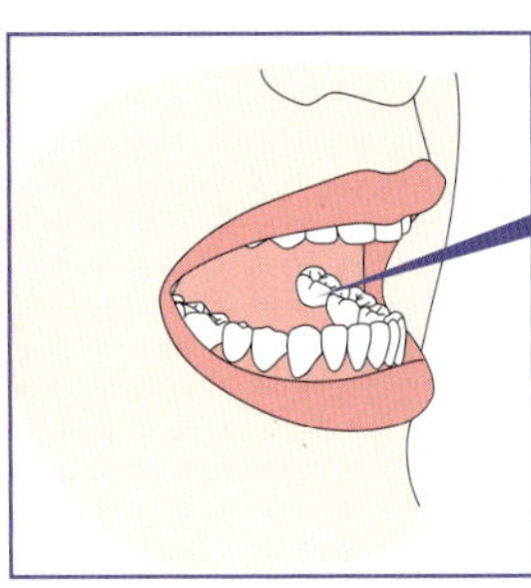

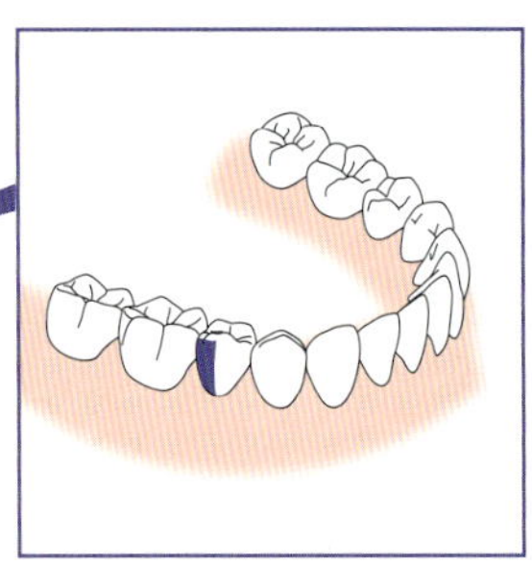

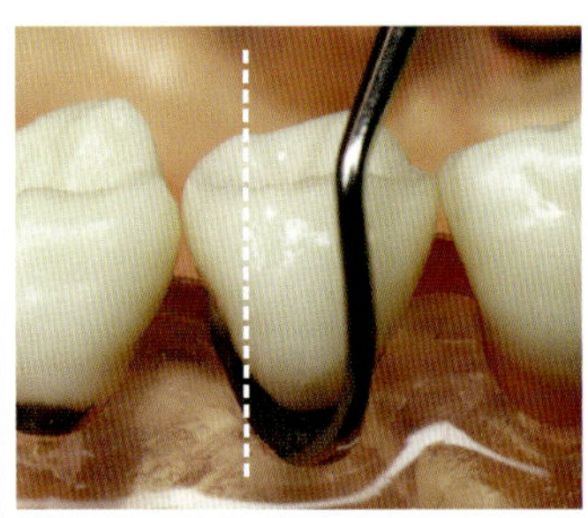

Blade 넣는 위치(치근 원심 우각부).

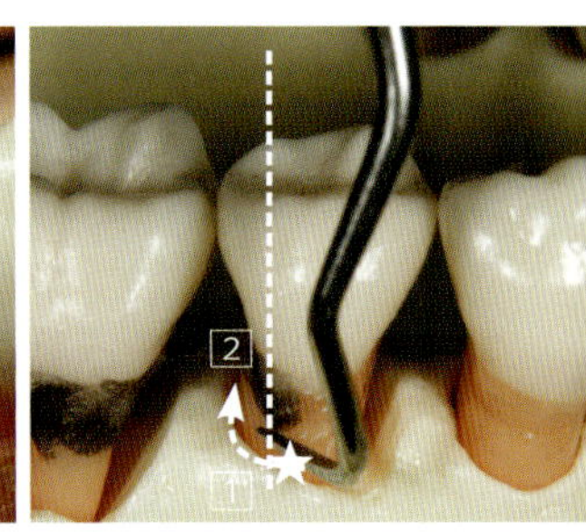

협면에서 원심 인접면(1에서 2)으로 blade를 움직인다.

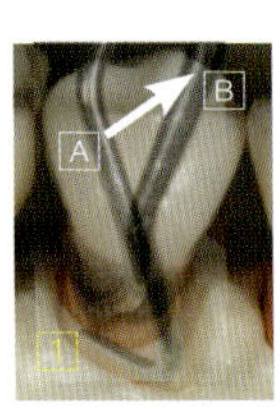

시작할 때 curette의 움직임: A에서 handle을 세워서 B로 이동. 1에서 2로 긁어 올린다.

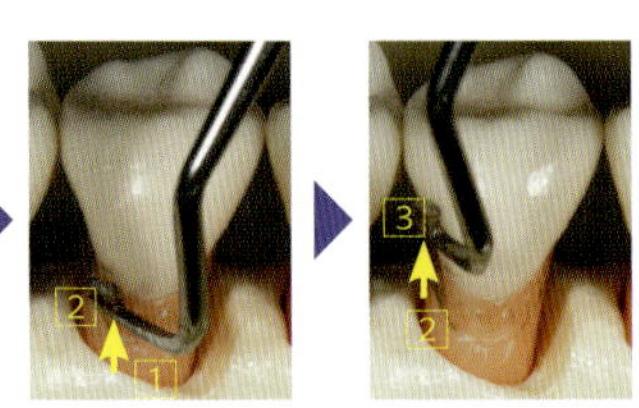

2에서 3으로 긁어 올린다.

5 원심 치근면 다른 각도(협측에서 접근)

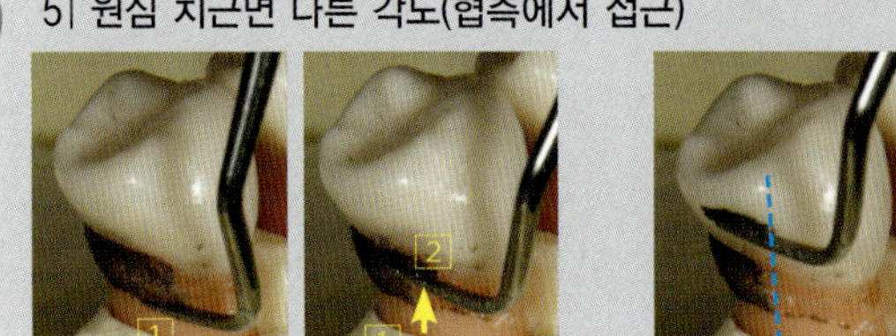

1에서 2로 긁어 올리고 협설폭의 중앙까지 blade를 움직인다.

5 설측—술자 시선 : 치경 Side position (curette : 근심 Gr. No. 12 · 원심 Gr. No. 13

근심

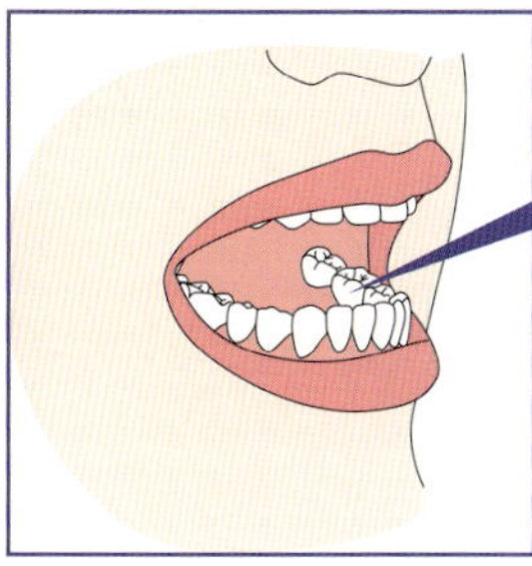

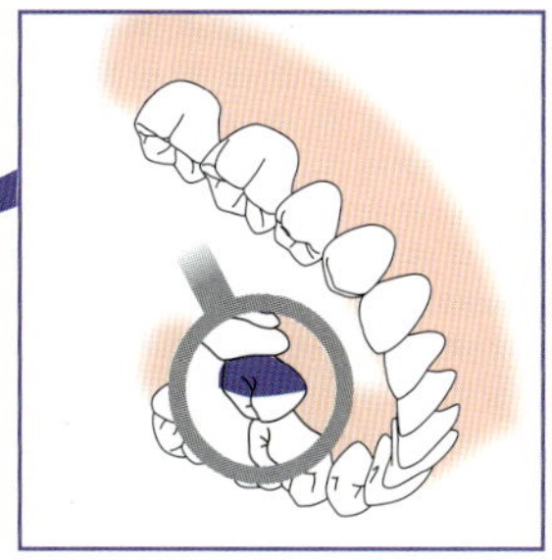

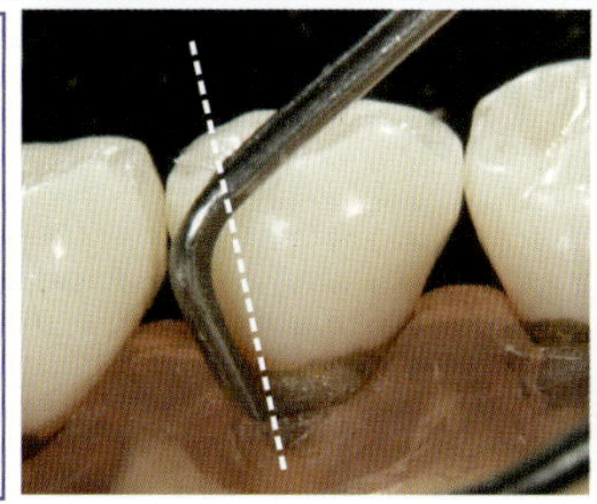

Blade 넣는 위치(치근 원심 우각부).

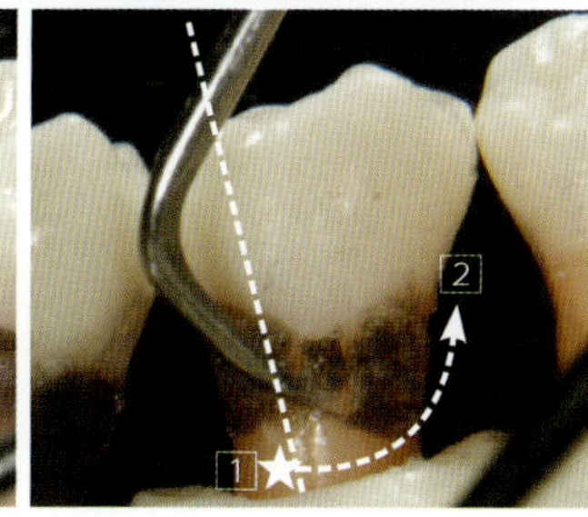

설면에서 근심 인접면(1에서 2)으로 blade를 움직인다.

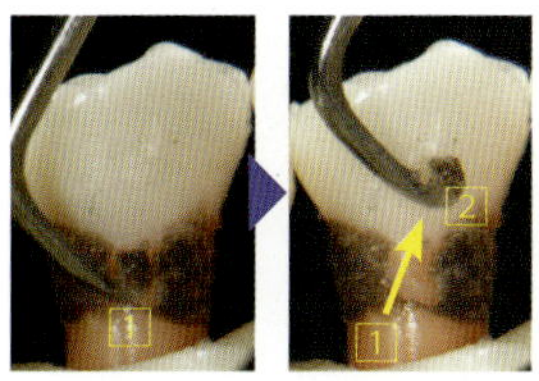

Terminal shank가 치근면과 평행하도록 cutting edge를 세워 1에서 2로 긁어 올린다. 2에서 3으로 내리고 3에서 4로 긁어 올린다.

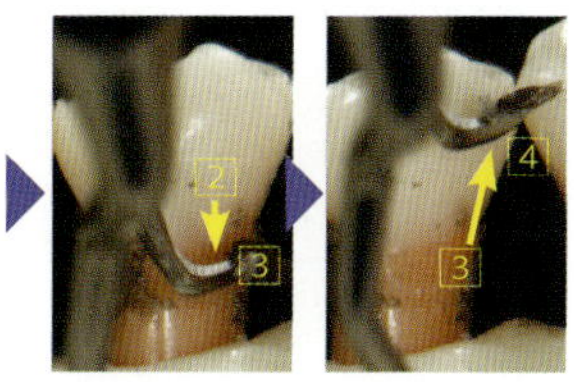

5 근심 치근면 다른 각도(설측에서 접근)

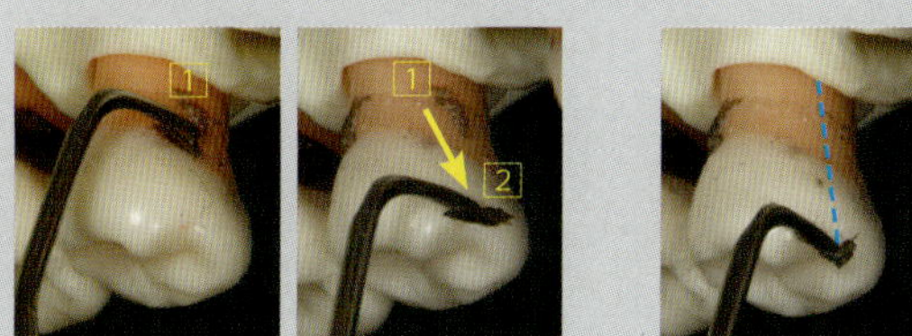

1에서 2로 긁어 올리고 협설폭의 중앙까지 blade를 움직인다.

원심

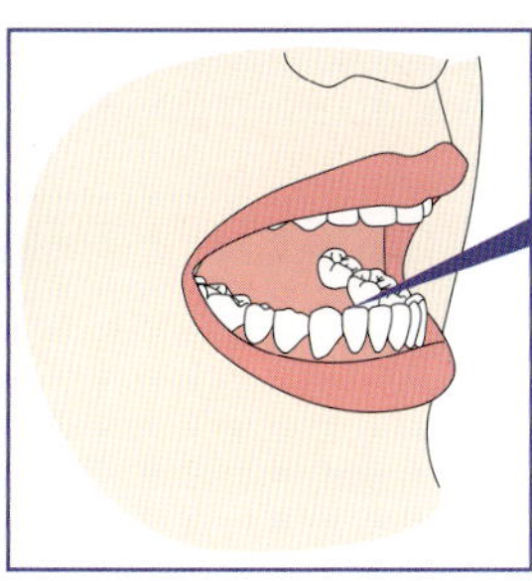

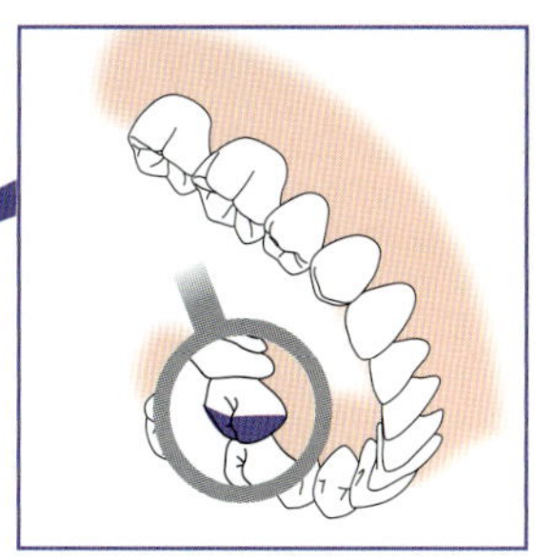

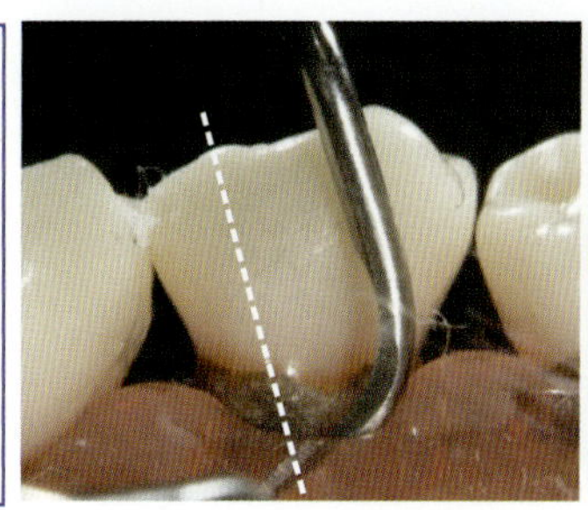

Blade 넣는 위치(치근 원심 우각부).

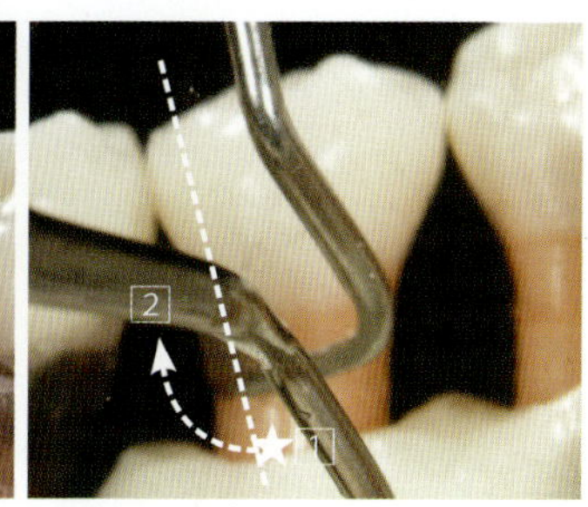

설면에서 원심 인접면(1에서 2)으로 blade를 움직인다.

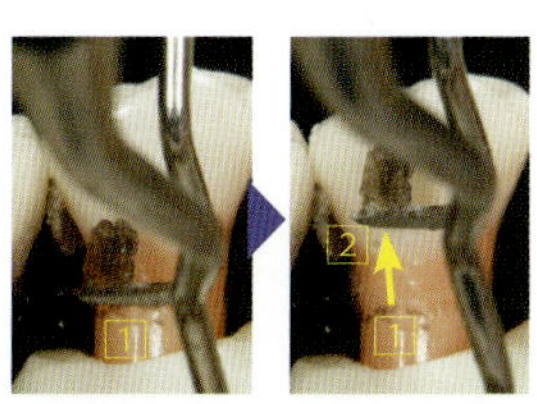

1에서 2로 긁어 올린다.

5 원심 치근면 다른 각도(설측에서 접근)

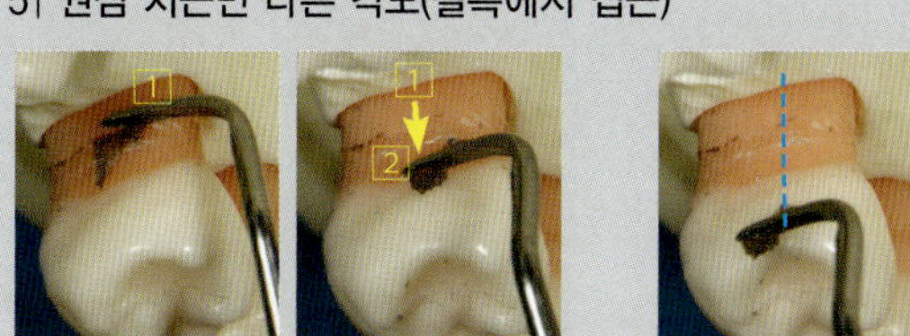

1에서 2로 긁어 올리고 협설폭의 중앙까지 blade를 움직인다.

6 하악 우측 제1대구치

6 협측—술자 시선 : 직시 Side position curette : 근심 Gr. No. 11 · 원심 Gr. No. 14

근심

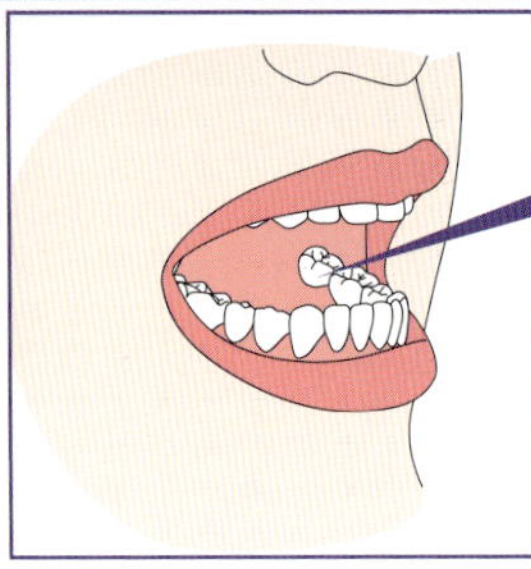

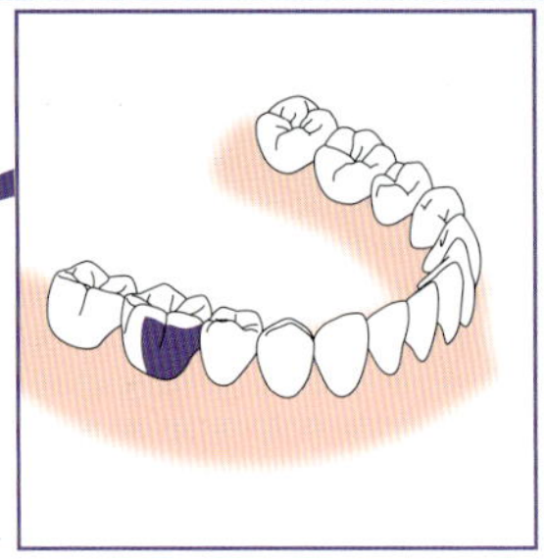

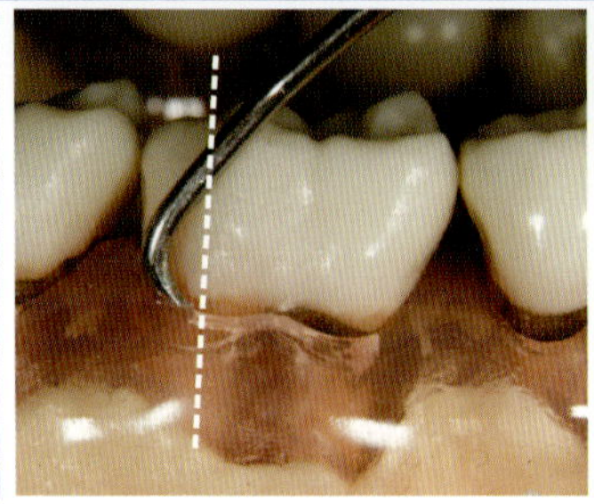

Blade 넣는 위치(치근 원심 우각부).

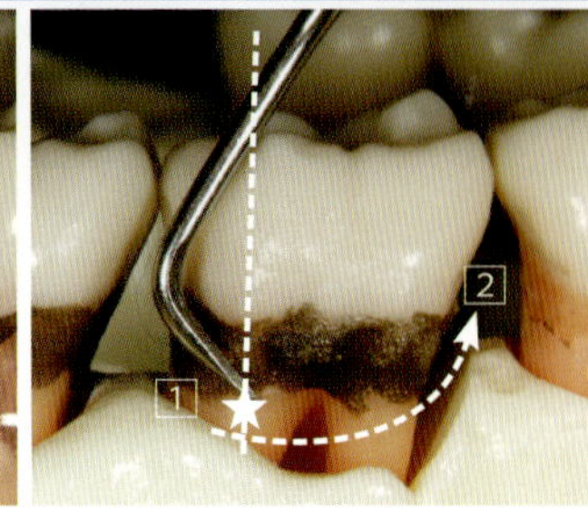

협면에서 근심 인접면(1에서 2)으로 blade를 움직인다.

※오른쪽 그림 1→ 6은 blade가 움직이는 방향과 순서를 나타낸다.

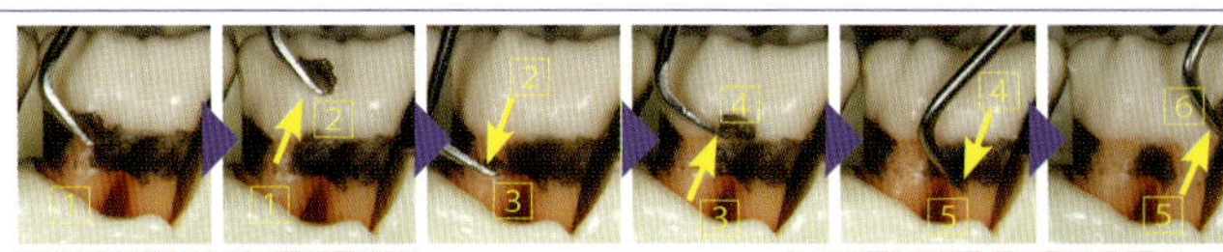

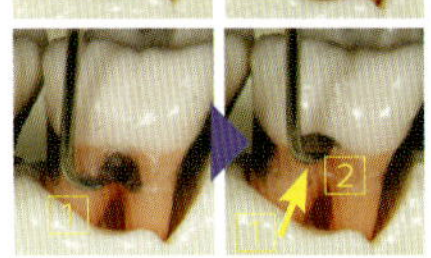

원심 치근 근심면 사용 curette: Gr. Mini F. No. 11.

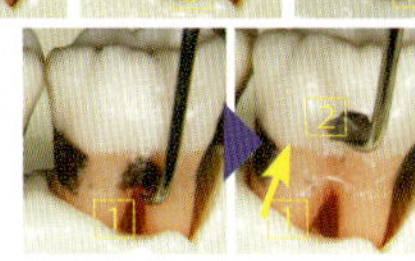

근심 치근 원심면 사용 curette: Gr. Mini F. No. 14.

6 근심 치근면 다른 각도(협측에서 접근)

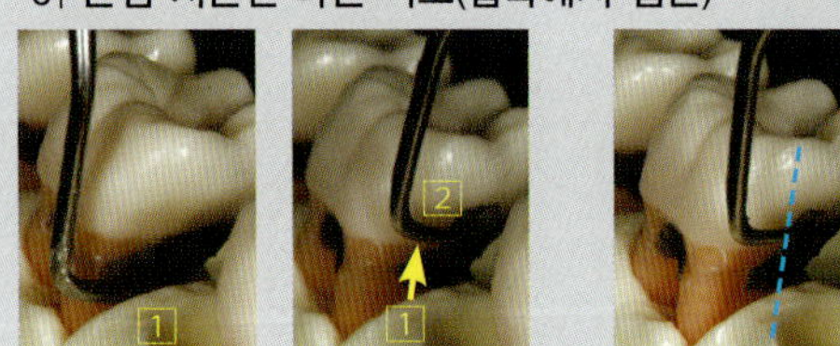

1에서 2로 긁어 올리고 협설폭의 중앙까지 blade를 움직인다.

원심

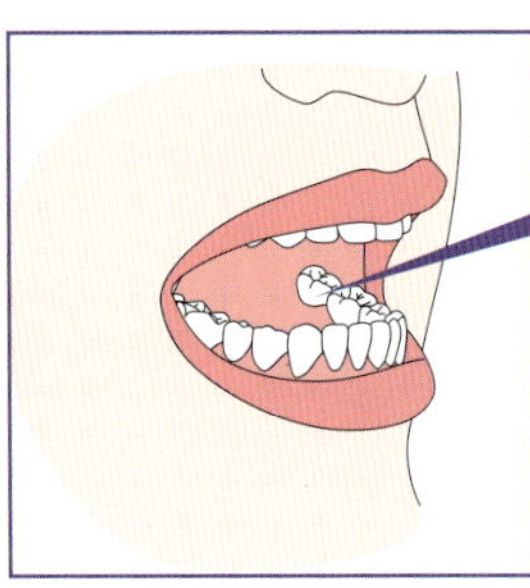

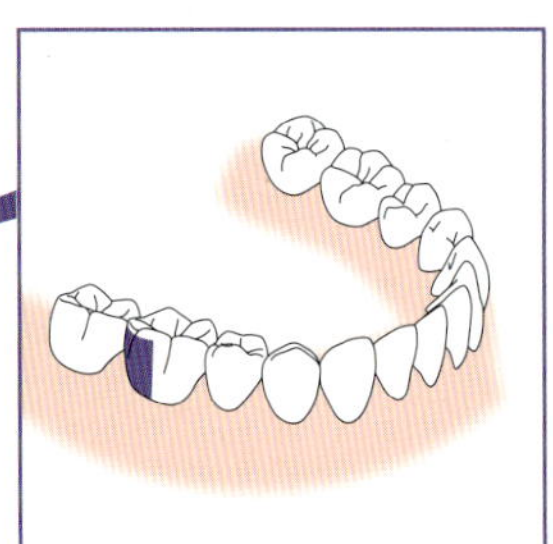

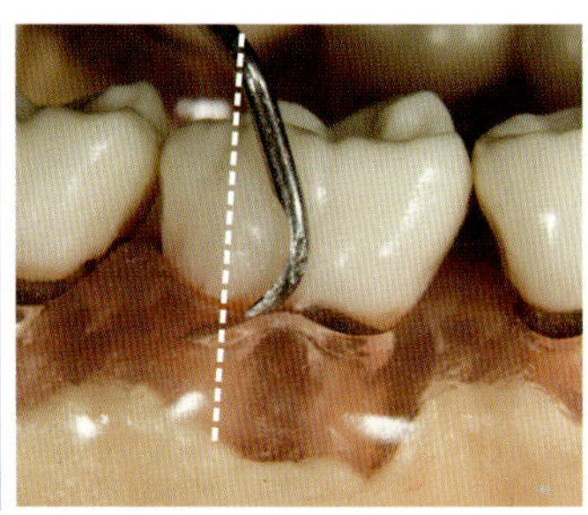

Blade 넣는 위치(치근 원심 우각부).

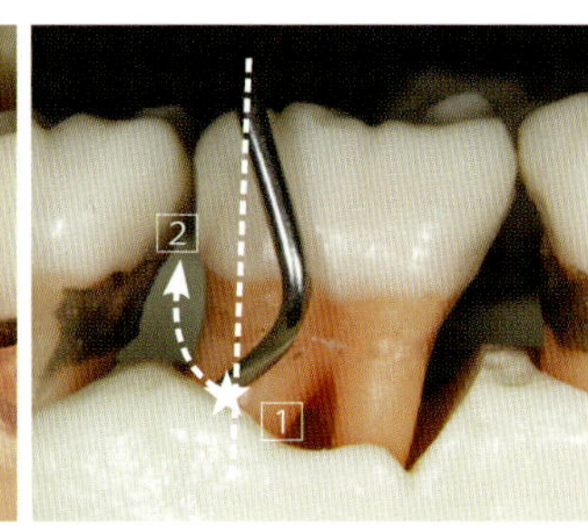

협면에서 원심 인접면(1에서 2)으로 blade를 움직인다.

※오른쪽 그림 1→ 2는 blade가 움직이는 방향과 순서를 나타낸다.

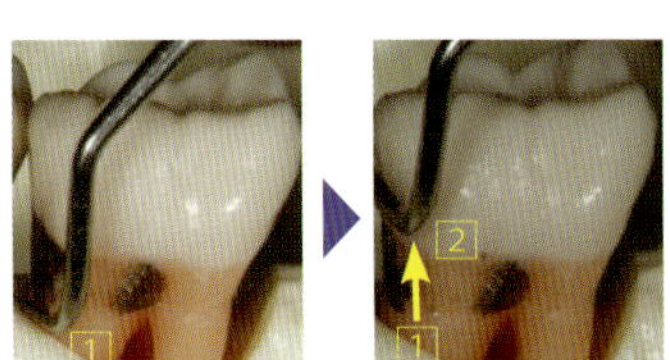

1에서 2로 긁어 올린다.

6 원심 치근면 다른 각도(협측에서 접근)

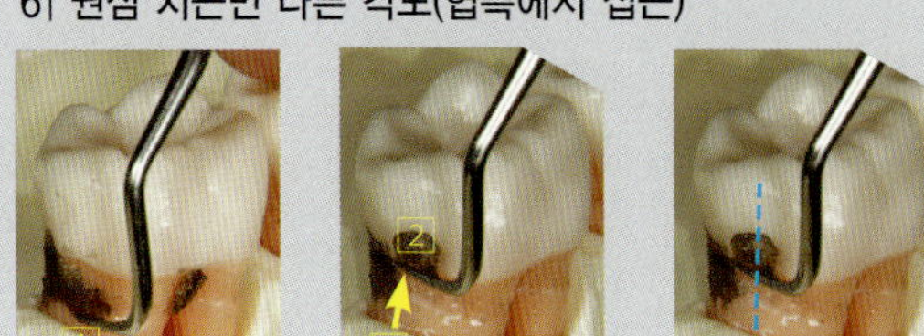

1에서 2로 긁어 올리고 협설폭의 중앙까지 blade를 움직인다.

6 설측—술자 시선 : 치경 Side position {curette : 근심 Gr. No. 12 · 원심 Gr. No. 13

근심

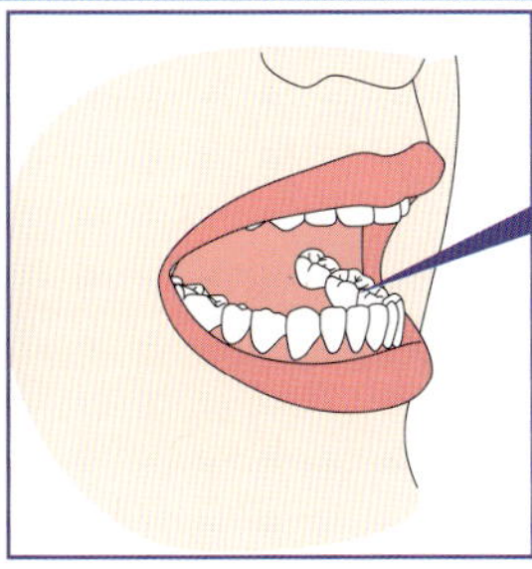

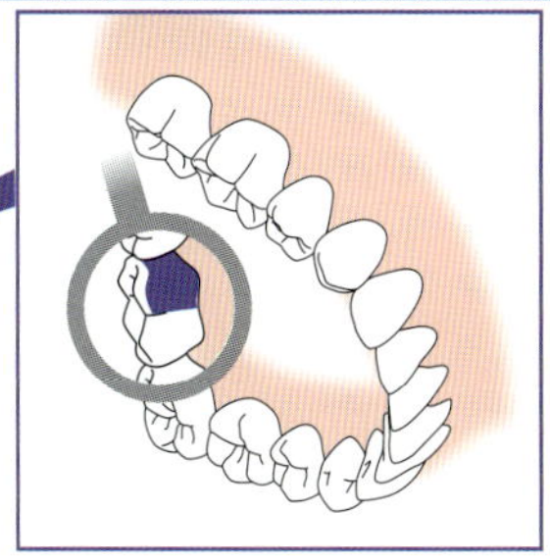

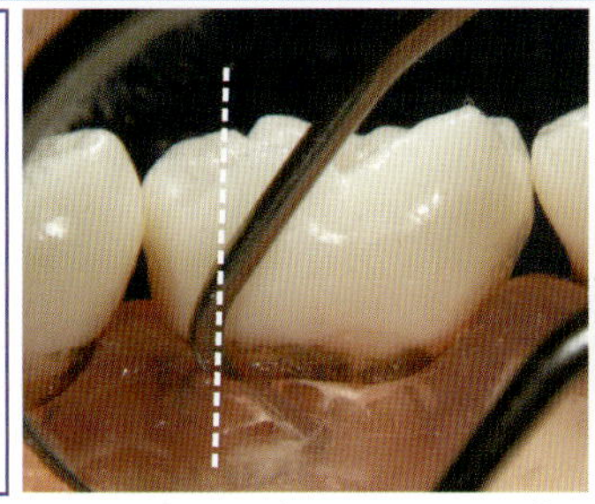

Blade 넣는 위치(치근 원심 우각부).

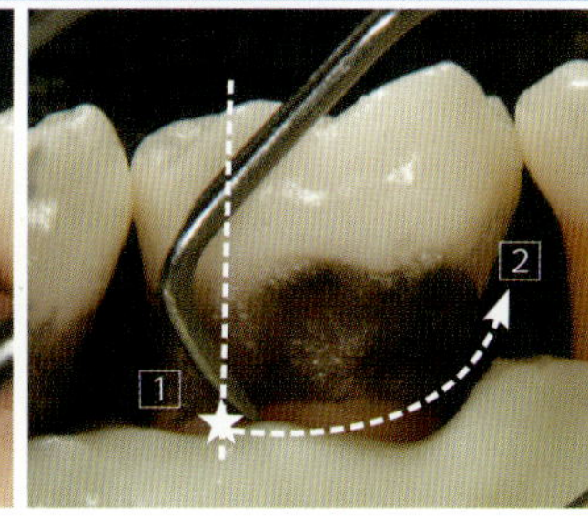

설면에서 근심 인접면(1에서 2)으로 blade를 움직인다.

※오른쪽 그림 1→ 6은 blade가 움직이는 방향과 순서를 나타낸다.

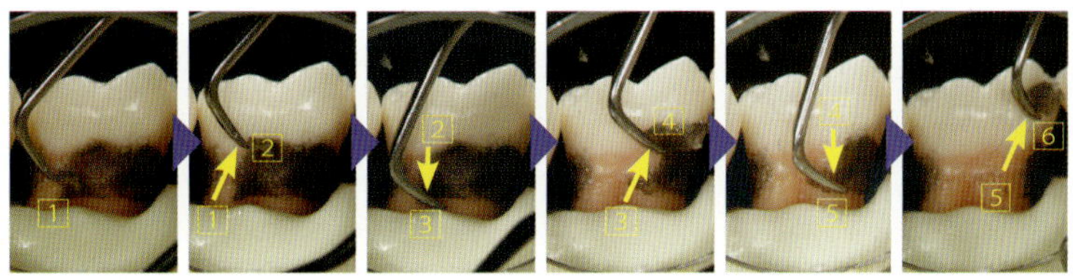

6 근심 치근면 다른 각도(설측에서 접근)

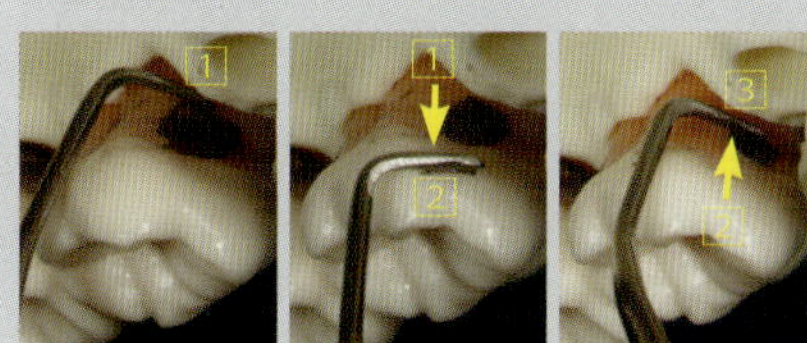

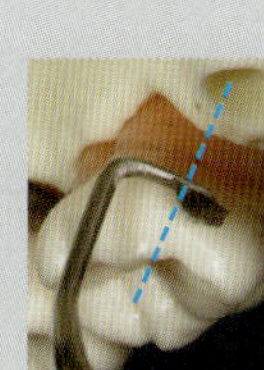

1에서 2로 긁어 올리고 2에서 3으로 내린다. 협설폭의 중앙까지 blade를 움직인다.

원심

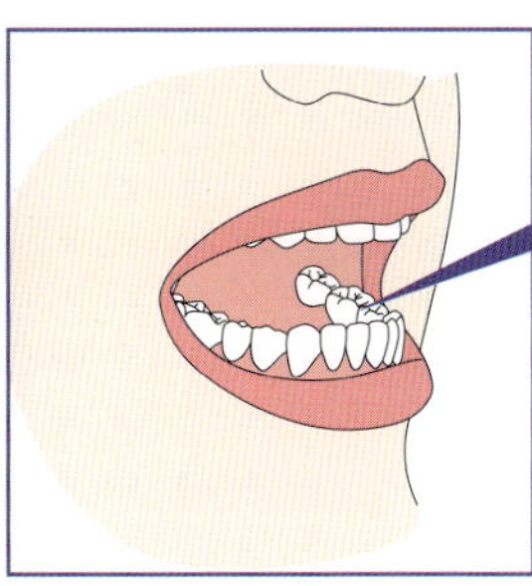

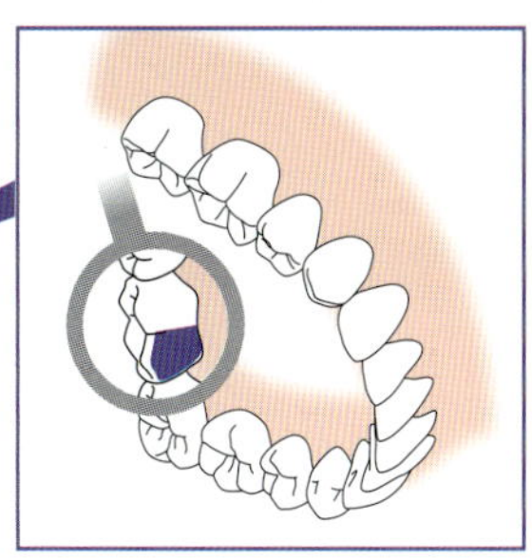

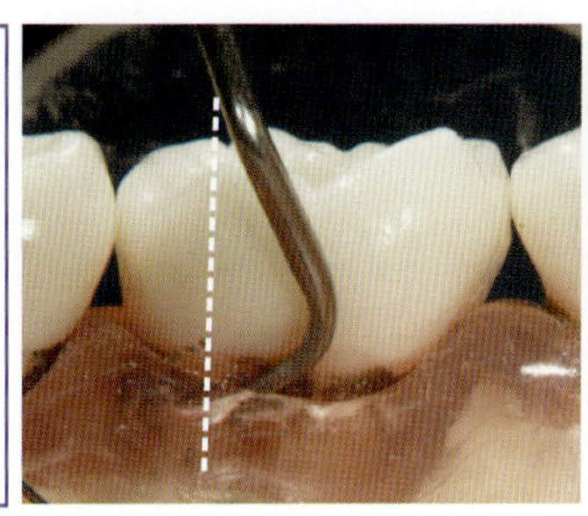

Blade 넣는 위치(치근 원심 우각부).

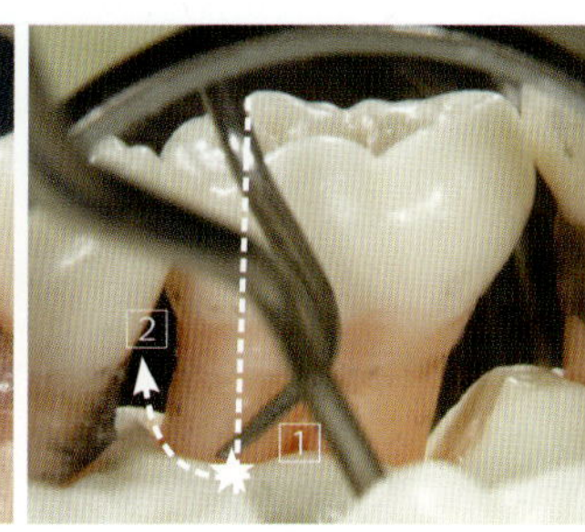

설면에서 원심 인접면(1에서 2)으로 blade를 움직인다.

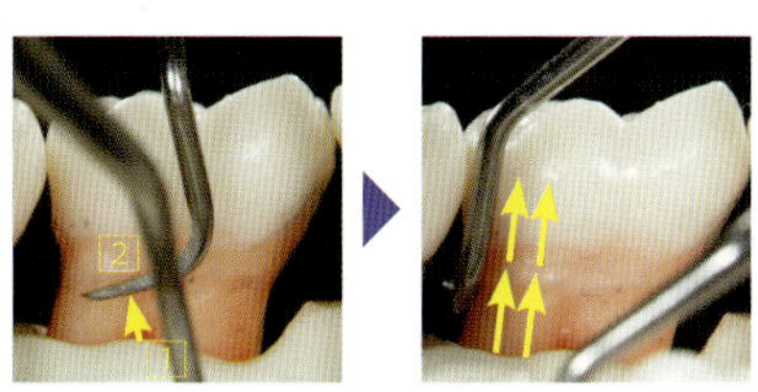

1에서 2로 긁어 올린다. 설면에서 원심 인접면으로 향한다. Terminal shank와 치근면을 평행하게 유지한다.

6 원심 치근면 다른 각도(설측에서 접근)

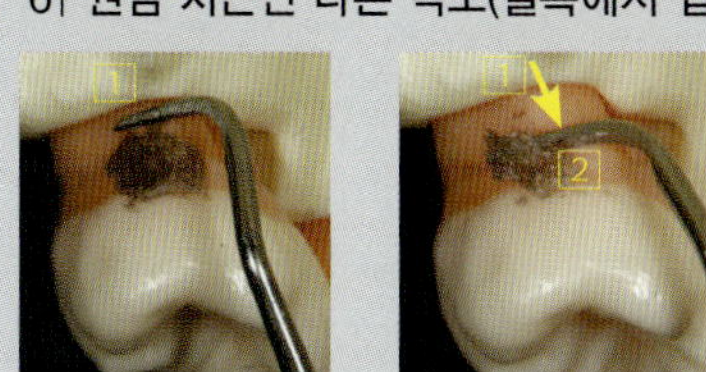

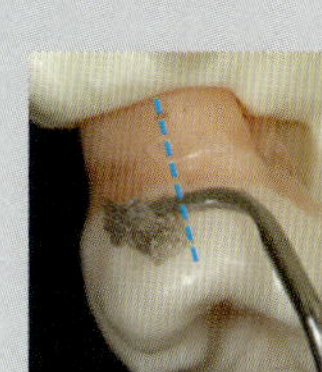

1에서 2로 긁어 올리고 협설폭의 중앙까지 blade를 움직인다.

7| 하악 우측 제2대구치

7| 협측—술자 시선 : 직시 Side position ⟨curette : 근심 Gr. No. 11 · 원심 Gr. No. 14

근심

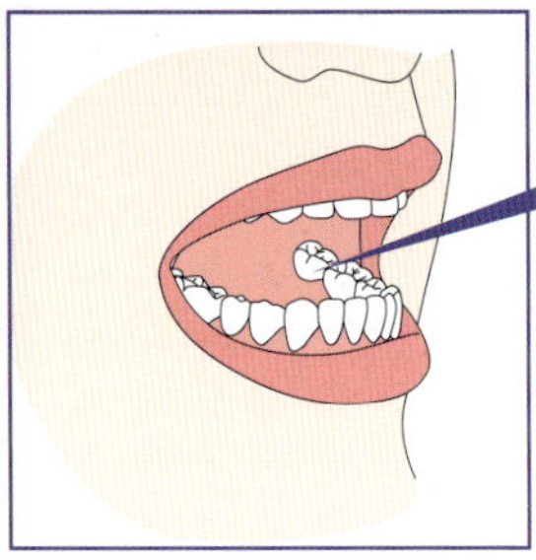

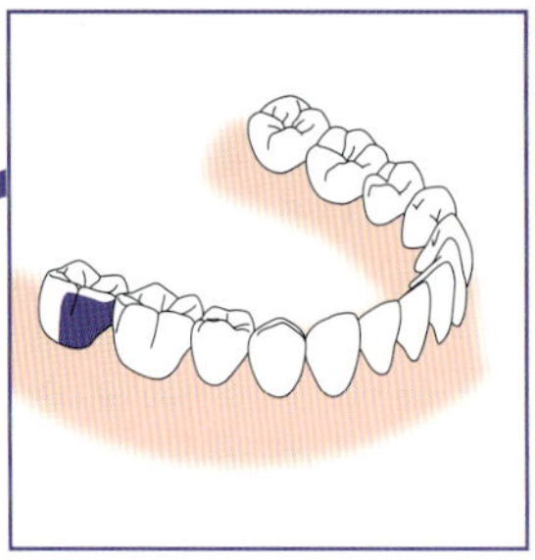

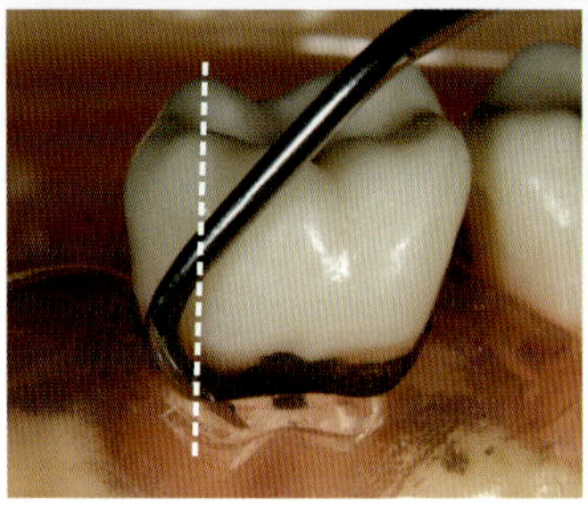

Blade 넣는 위치(치근 원심 우각부).

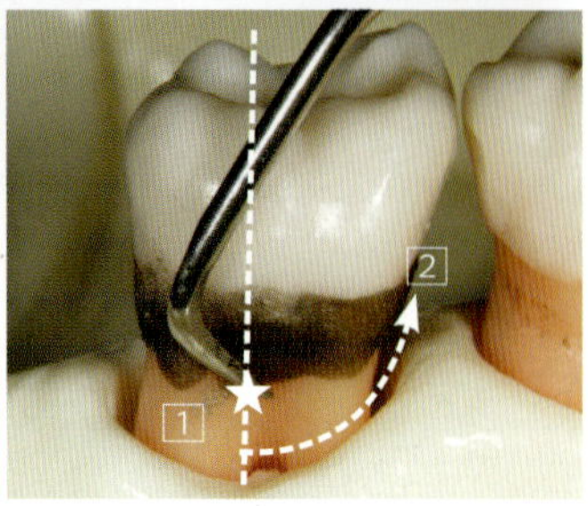

협면에서 근심 인접면(1에서 2)으로 blade를 움직인다.

※오른쪽 그림 1→6은 blade가 움직이는 방향과 순서를 나타낸다.

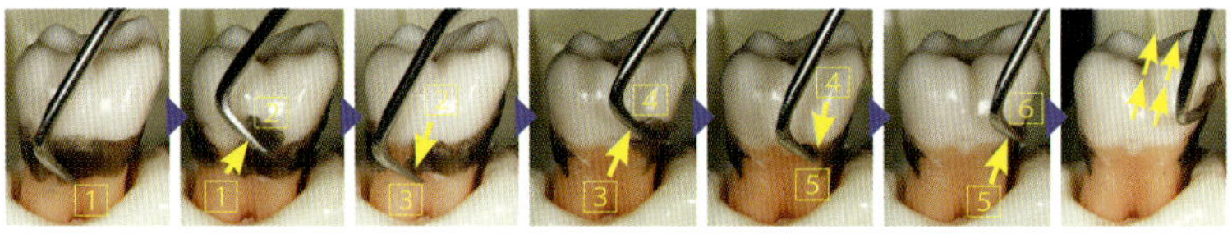

Terminal shank와 치근면을 평행하게 유지한다.

7| 근심 치근면 다른 각도(협측에서 접근)

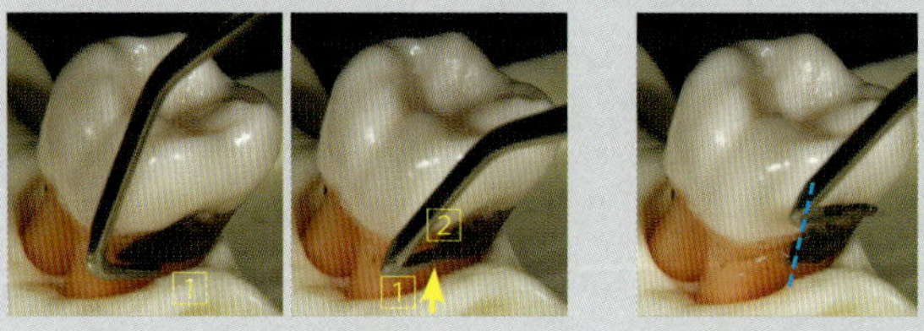

1에서 2로 긁어 올리고 협설폭의 중앙까지 blade를 움직인다.

원심

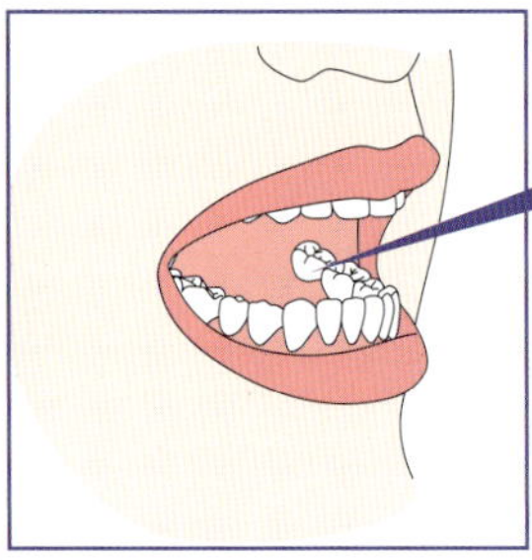

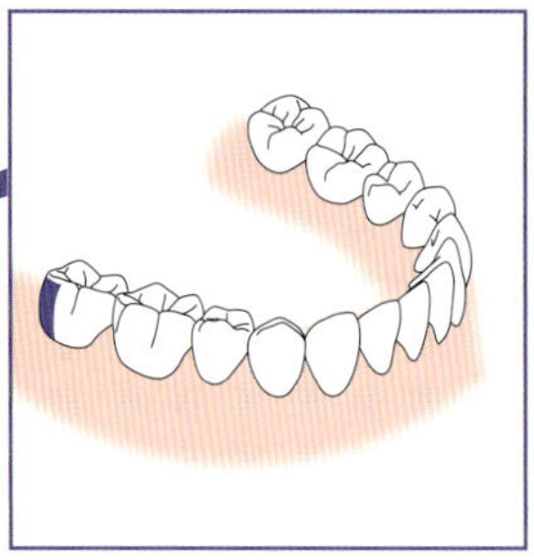

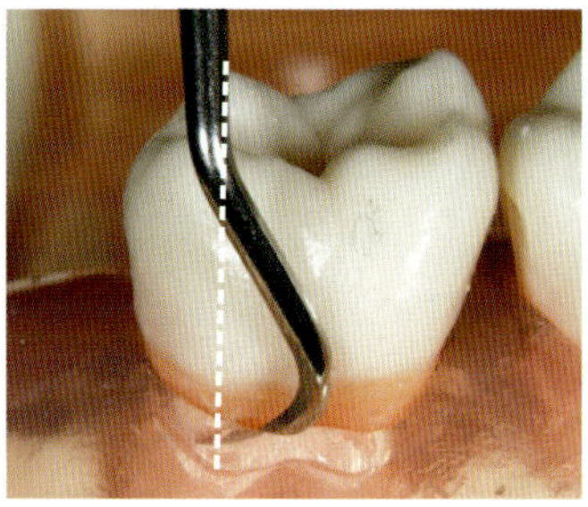

Blade 넣는 위치(치근 원심 우각부).

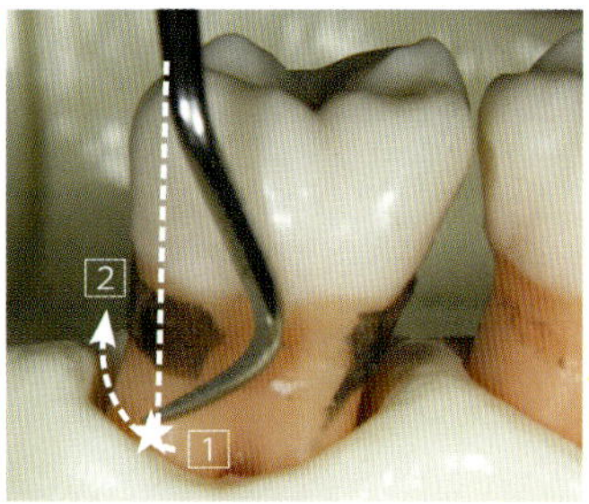

협면에서 원심 인접면(1에서 2)으로 blade를 움직인다.

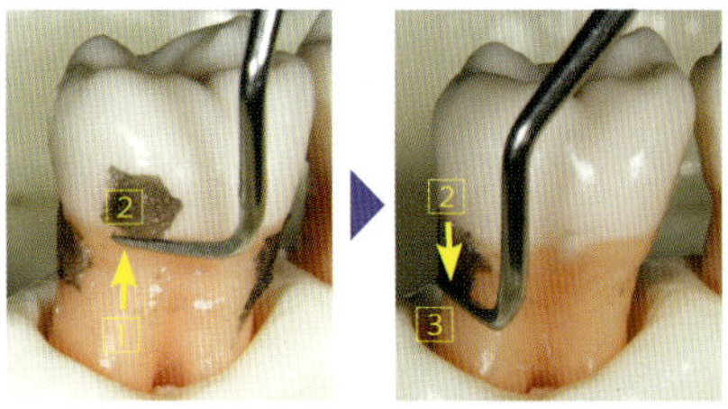

1에서 2로 긁어 올리고
2에서 3으로 내린다.

7| 원심 치근면 다른 각도(협측에서 접근)

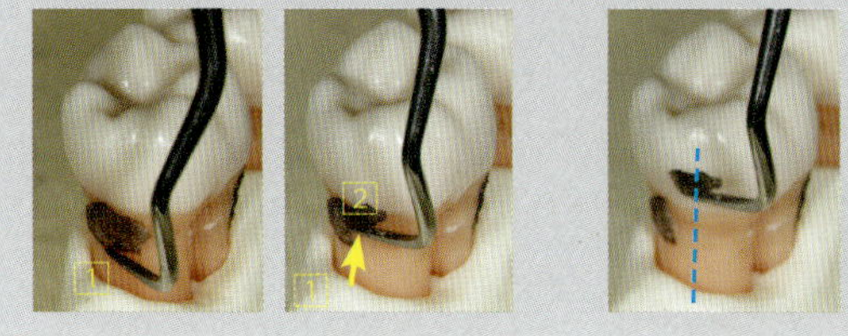

1에서 2로 긁어 올리고 협설폭의 중앙까지 blade를 움직인다.

7| 설측—술자 시선 : 치경 Side position 〈curette : 근심 Gr. No. 12 · 원심 Gr. No. 13

근심

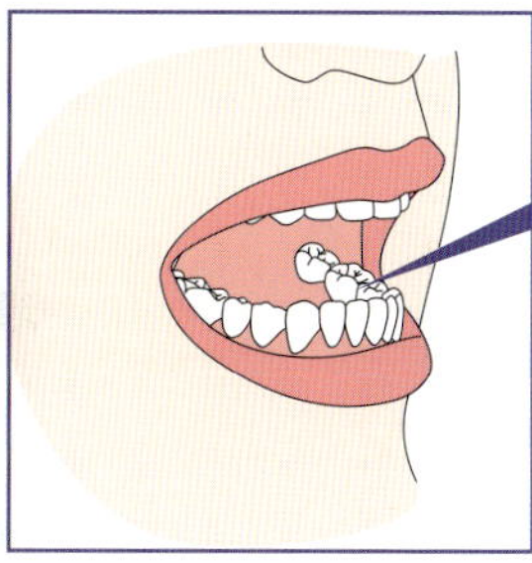

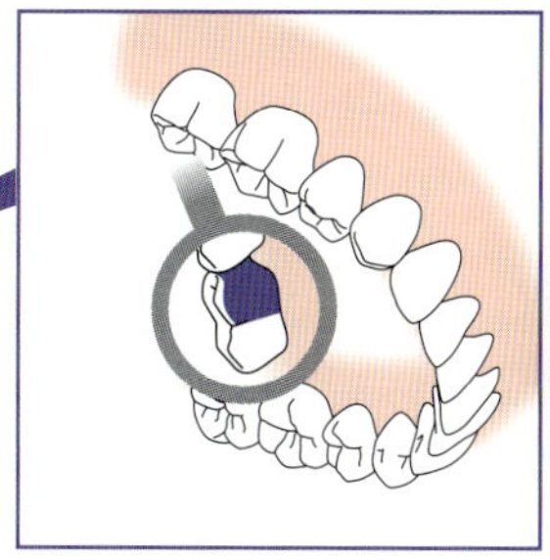

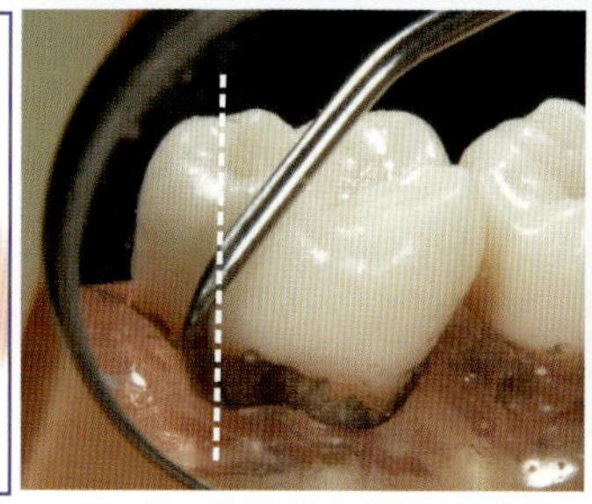

Blade 넣는 위치(치근 원심 우각부).

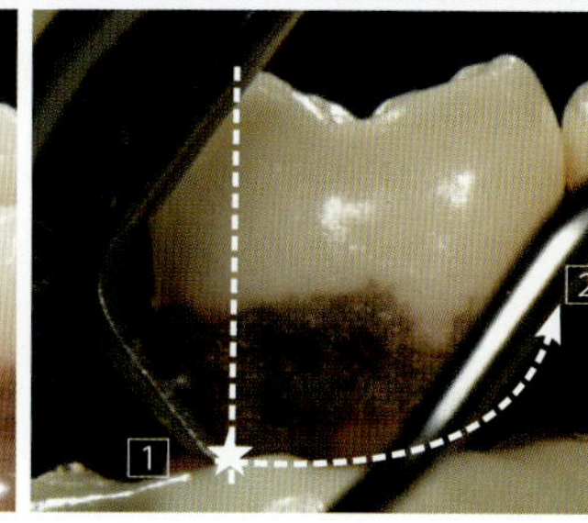

설면에서 근심 인접면(1에서 2)으로 blade를 움직인다.

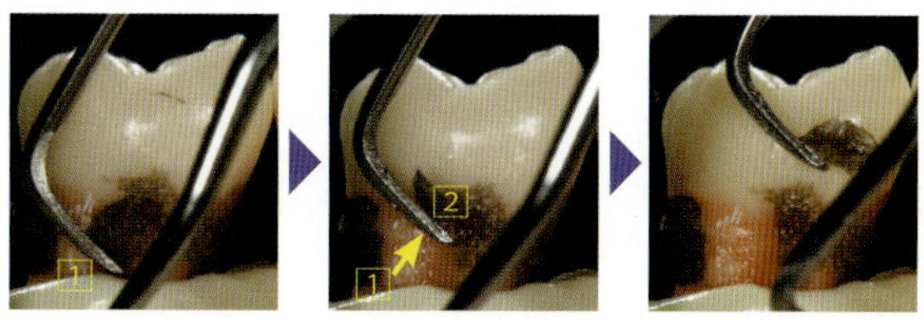

1에서 2로 긁어 올린다.

7| 근심 치근면 다른 각도(설측에서 접근)

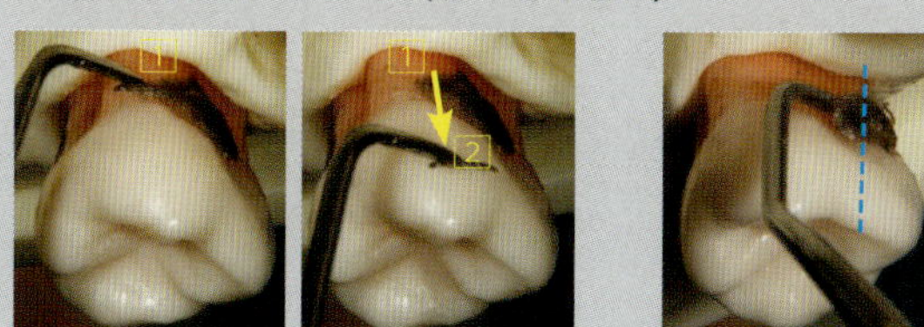

1에서 2로 긁어 올리고 협설폭의 중앙까지 blade를 움직인다.

원심

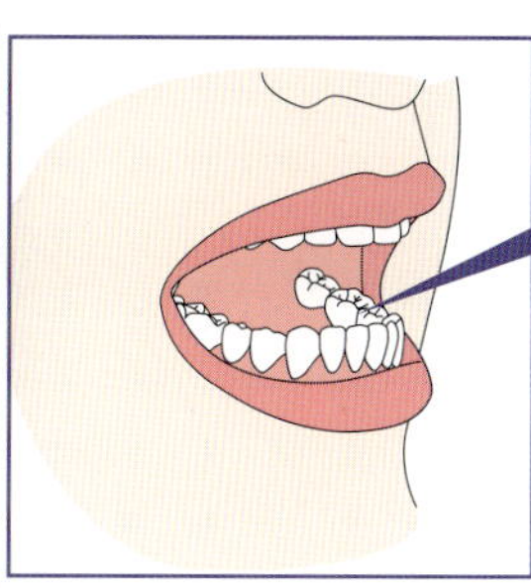

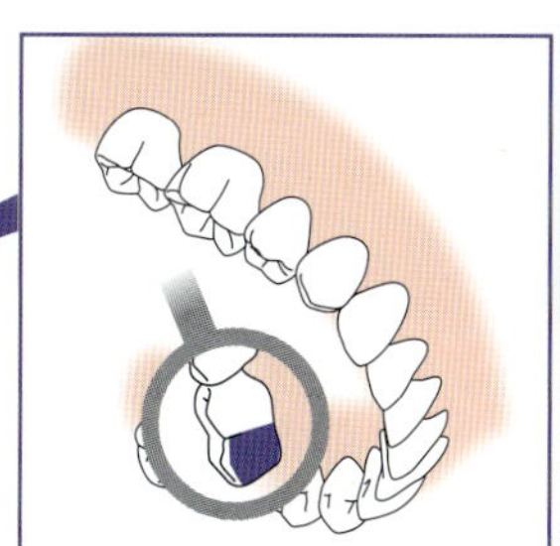

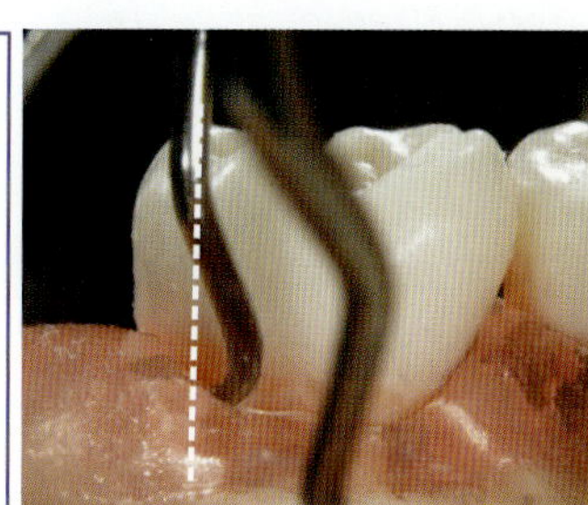

Blade 넣는 위치(치근 원심 우각부).

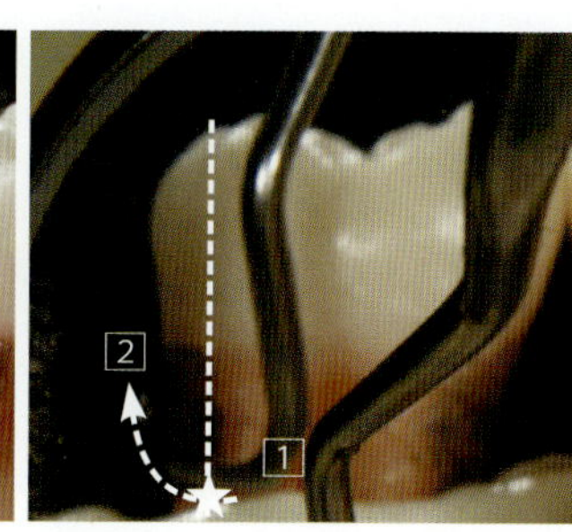

설면에서 원심 인접면(1에서 2)으로 blade를 움직인다.

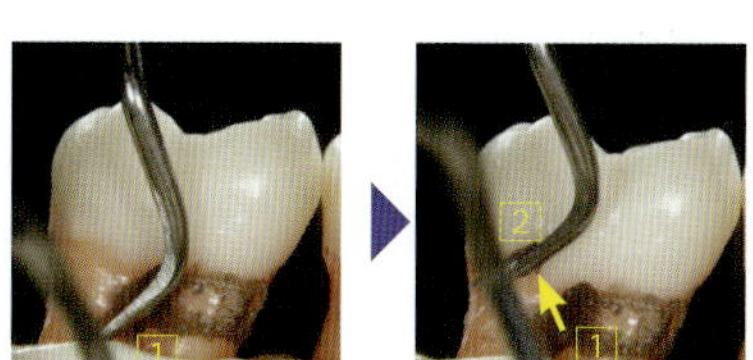

1에서 2로 긁어 올린다.

7| 원심 치근면 다른 각도(설측에서 접근)

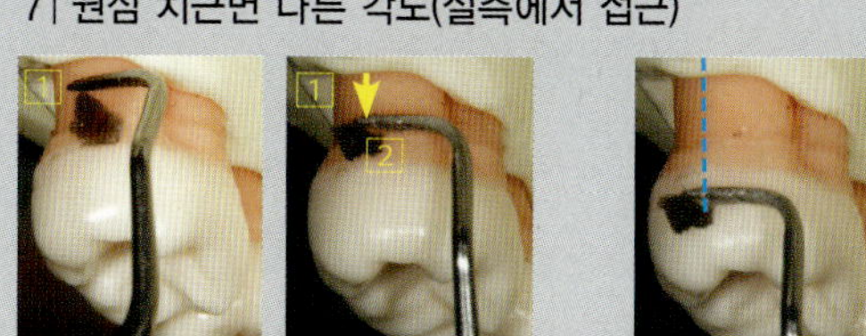

1에서 2로 긁어 올리고 협설폭의 중앙까지 blade를 움직인다.

하악 우측 SRP의 포인트

■ 시술 부위의 시야 확보에 대해

실제 임상에서 하악(특히 설측)은 혀나 타액 때문에 시야가 방해를 받아 SRP가 어려운 경우가 있다. 이 책에서는 설측 SRP의 경우 치경을 사용하는 방법을 해설했는데, 초급자는 연습이 필요하기 때문에 처음에는 직시하에서 SRP를 실시하고 숙련되면 치경을 사용하기 바란다.

포인트!

직시하에서 SRP를 실시할 때의 포인트

- 하악 전치부 설측 … Head rest를 세우고 환자에게 고개를 숙이게 해서 상악 전치 순면이 바닥과 평행하도록 위치를 조정한다. 술자의 위치는 12시 위치(back position).
- 하악 우측 구치부 설측 … 환자 머리를 술자 쪽(술자의 위치는 약 9시 위치: side position)으로 기울인다.

* 치경 사용의 주의점
설측 SRP의 경우 부주의하게 치경으로 구강저를 누르지 않도록 주의가 필요하다.

■ Curette blade의 움직임에 대해

상악을 시술할 때와 마찬가지로 치근 우각부에서 인접면으로 curette을 진행할 때 blade의 움직임 및 terminal shank와 치근면의 관계가 아주 중요하다.

또한 하악 전치부는 치근의 형태에 적합한 blade 형태의 curette을 선택하면 부주의한 연조직 손상을 줄일 수 있다.

Part 2

그것이 알고 싶다!
난이도별 SRP 실전 테크닉

Part 1에서는 실습모형에서 blade의 움직임을 중심으로 해설했다. Part 2에서는 SRP 난이도를 치근 형태에 따라 초급, 중급, 상급의 3가지로 분류하고, 실제 임상 증례를 예시로 들어 좀 더 자세하게 테크닉을 해설한다.

- 초급편에서는 치근 표면적이 적어서 초급자가 접근하기 쉬운 하악 전치부, 상악 전치부 순으로 해설하고,
- 중급편에서는 상악과 비교해 치근수가 적은 하악 소구치 및 대구치를 해설하며,
- 상급편에서는 하악과 비교해 치근수가 많은 상악 소구치 및 대구치를 해설한다.

물론 초급(상하악 전치부)과 중급(하악 구치부)의 경우에도 치아 종류별로 해부학적 형태의 특징에 따라 난이도가 높은 테크닉(ADVANCE)이 필요한 경우도 있다. 그러나 실제 임상에서 구강 내의 상황은 아주 다양해 술자가 임기응변으로 대응해야 하므로 기본적으로 이런 분류방식을 택했다.

각 단계에서 첫 페이지에 시술 치면·각 부위를 시술할 때의 술자 위치·환자 머리의 기울기·치경 사용 여부에 따른 사용 curette을 각각 정리해 기술한다. 실제 임상에서도 체어 사이드에 이 part를 펼쳐놓고, SRP를 실시할 때 도움이 되길 바란다.

■ 준비물(123쪽 참조)

① Gracey curette: 복굴곡형인 No. 11/12와 No. 13/14를 주로 사용하고, 예비로 단굴곡형인 No. 5/6과 No. 7/8을 준비(이 part에서는 No. 5/6을 사용)
② 치경: 원칙적으로 표면반사 치경을 사용
③ Probe: CP11
④ 3A explorer(탐침)
(&⑤ Fine ceramic stone: 본 part 내에서는 다루지 않음)

■ Positioning(범례)

범례-A Front position ··· 술자는 환자에 대해 7~8시 방향에 위치
범례-B Side position ······ 술자는 환자에 대해 9~10시 방향에 위치
범례-C Back position ··· 술자는 환자에 대해 11~1시 방향에 위치

■ 환자 머리 방향(범례)

머리를 화살표 방향으로 향하게 하고 턱을 올린다. ↗ 또는 ↖.
머리를 화살표 방향으로 향하게 하고 턱을 내린다. ↘ 또는 ↙.

범례

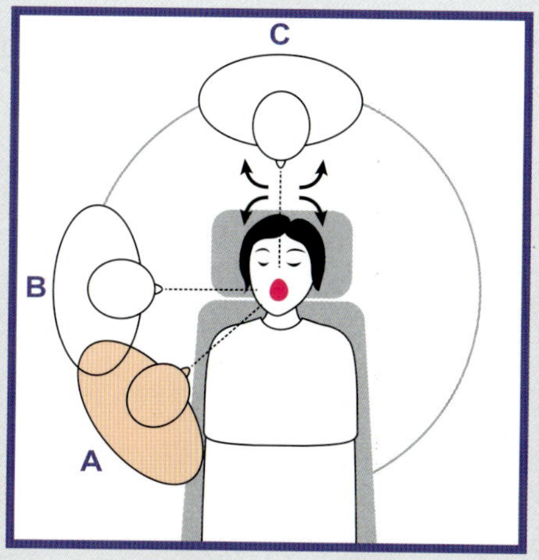

중요 확인 사항

★ 기구잡기(curette, probe, 3A 탐침)

기본적으로 modified pen grasp(변형 연필잡기법)로 잡는다(집게손가락과 가운뎃손가락, 엄지손가락의 안쪽 면을 서로 마주보게 하고 3지점으로 확실하게 기구를 잡는다). 이렇게 하면 scaling과 root planing 할 때 curette의 stroke를 확실하게 할 수 있다(104쪽 참조).

★ SRP의 stroke

SRP는 당기는 동작으로 이루어지며 수직, 경사, 수평방향의 3방향 움직임을 이용한다. 그러나 수평방향 stroke를 사용하는 경우는 제한이 있으므로, 수직방향 stroke와 경사방향의 stroke를 주로 해설한다(109쪽 참조).

SRP는 finger rest를 중심으로 손목전완운동(측방·상하) 또는 손가락관절운동으로 이루어진다. 치석이 많이 부착된 경우 손가락관절 운동을 이용한 SRP는 피로도가 크기 때문에, 주로 손목전완운동(측방·상하)을 중심으로 해설한다.

★ 손가락 고정(finger rest)

SRP를 실시할 때 손목전완운동(측방·상하)을 효과적으로 할 수 있는 고정점을 설정하는데, 환자의 구강 내 상황에 따라 다르기는 하지만 원칙적으로 시술 대상 치아 또는 인접치에 고정점을 둔다. 여기서는 증례에 따른 고정점을 보인다(108쪽 참조).

초급편 : 단근치 마스터

상하악 전치부 SRP

1 하악 전치부

※ 이상적인 positioning을 전제로, 치근면을 중앙에서 반으로 나누어 반쪽씩 해설한다. 또한 치경 사용을 권장하는 부위는 치경을 사용한 방법만 해설한다.

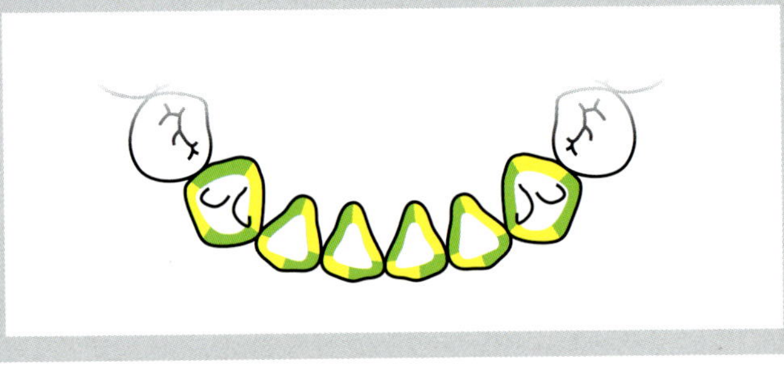

하악 전치부 사용 curette

색	부위	curette
녹색	우측 원심 설측 · 좌측 근심 설측 우측 근심 순측 · 좌측 원심 순측	Gr. No. 5/6의 No. 5 Gr. No. 11/12의 No. 11 Gr. No. 13/14의 No. 13
노란색	우측 원심 순측 · 좌측 근심 순측 우측 근심 설측 · 좌측 원심 설측	Gr. No. 5/6의 No. 6 Gr. No. 11/12의 No. 12 Gr. No. 13/14의 No. 14

하악 전치부 순측 시술①

Arrangement

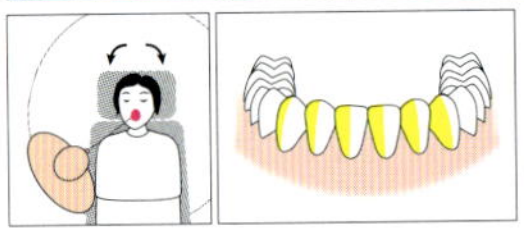

Curette
Gr. No. 6, Gr. No. 12, Gr. No. 14

술자 위치: Front position.
환자 머리 위치: 턱을 당기고, 머리를 정면 또는 시술 부위를 보기 쉽도록 좌우로 살짝 기울인다.
시술 치근면: 술자 쪽에서 봤을 때 왼쪽.

Technique

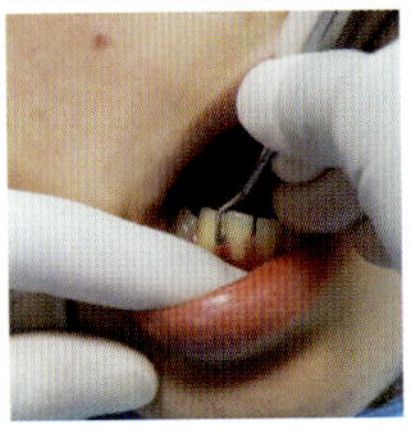

집게손가락 또는 엄지손가락으로 아랫입술을 리트랙션한다.

술자 시선: 직시.

하악 전치부 설측 시술①

Arrangement

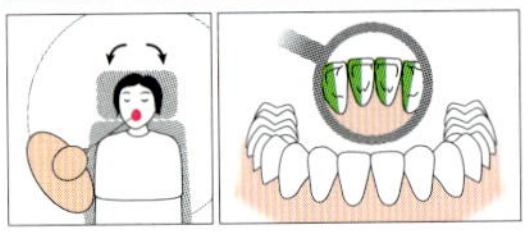

Curette
Gr. No. 5, Gr. No. 11, Gr. No. 13

술자 위치: Front position.
환자 머리 위치: 턱을 당기고, 머리를 정면 또는 시술 부위를 보기 쉽도록 좌우로 살짝 기울인다.
시술 치근면: 술자 쪽에서 치경을 봤을 때 왼쪽. ※치경 사용만 해설

Technique

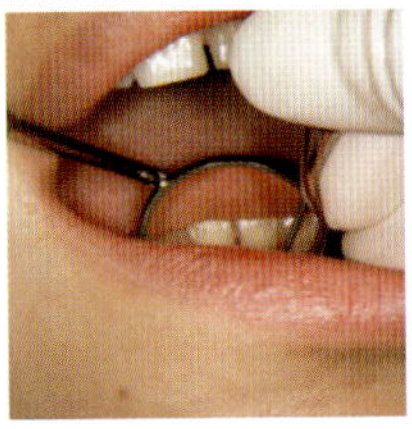

치경을 직접 보거나, 빛을 반사시켜 간접조명으로 사용한다.
치경의 finger rest는 구강 외에 둔다.

술자 시선: 치경.

하악 전치부 순측 시술②

Arrangement

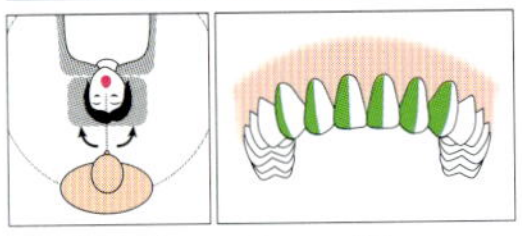

Curette
Gr. No. 5, Gr. No. 11, Gr. No. 13

술자 위치: Back position.
환자 머리 위치: 턱을 당기고, 머리를 정면 또는 시술 부위를 보기 쉽도록 좌우로 살짝 기울인다.
시술 치근면: 술자 쪽에서 봤을 때 왼쪽.

Technique

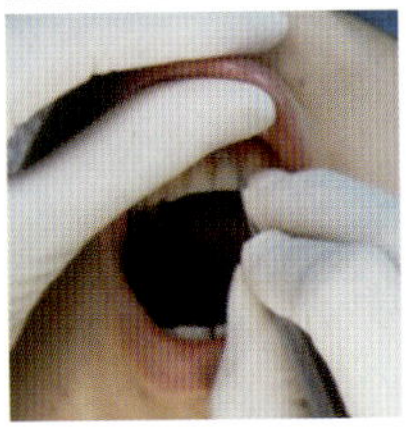

집게손가락 또는 엄지손가락으로 아랫입술을 리트랙션한다.

술자 시선: 직시.

하악 전치부 설측 시술②

Arrangement

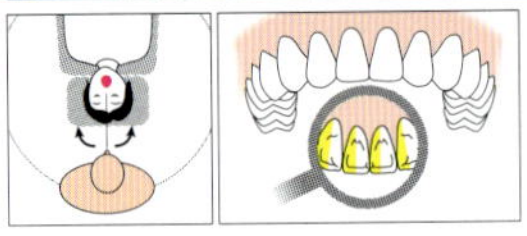

Curette
Gr. No. 6, Gr. No. 12, Gr. No. 14

술자 위치: Back position.
환자 머리 위치: 턱을 당기고, 머리를 정면 또는 시술 부위를 보기 쉽도록 좌우로 살짝 기울인다.
시술 치근면: 술자 쪽에서 치경을 봤을 때 왼쪽. ※치경 사용만 해설

Technique

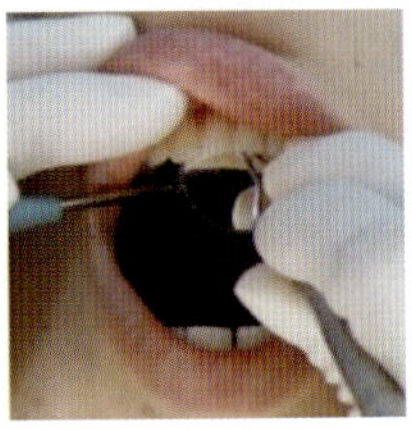

치경을 직접 보거나, 빛을 반사시켜 간접조명으로 사용한다.
치경의 finger rest는 구강 외에 둔다.

술자 시선: 치경.

하악 전치부 SRP에서 기구의 선택

여러 가지 curette(Gracey type curette mini five; Gr. Mini F)의 형태

하악 전치부에서는 치근의 해부학적 형태를 고려해 Gracey type curette mini five(Gr. Mini F)를 사용하는 경우도 있다. 그러나 다른 번호의 curette을 사용하더라도 terminal shank 아랫부분의 형태(하얀 실선보다 아래)는 동일하므로, 치근면에 대한 blade 각도는 변하지 않는다.

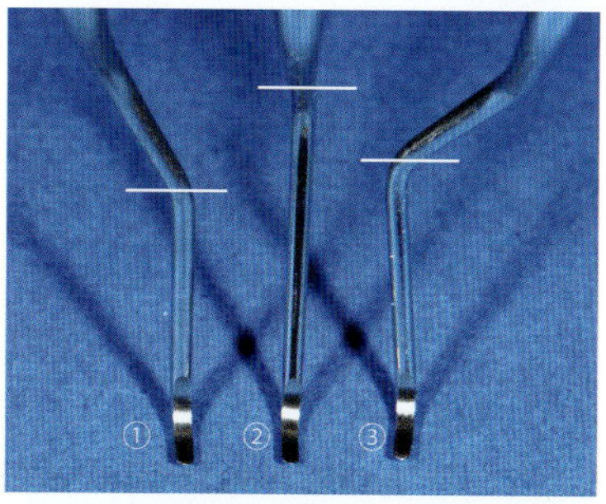

① Gr. Mini F. No. 11/12
② Gr. Mini F. No. 5/6
③ Gr. Mini F. No. 13/14

여러 가지 curette의 삽입 각도의 차이(1)

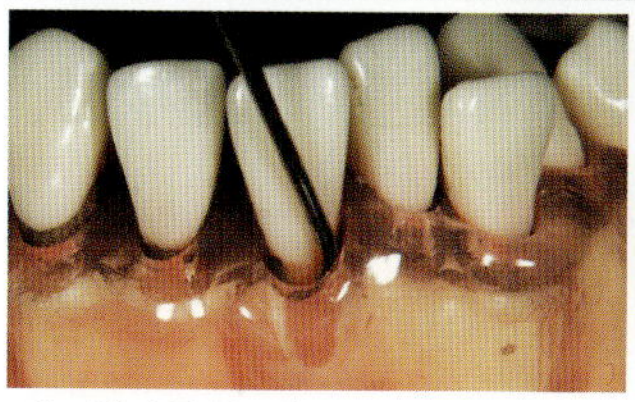

Gr. Mini F. No. 6.

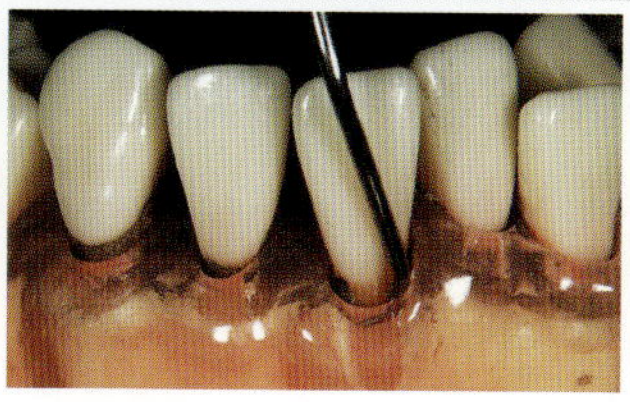

Gr. Mini F. No. 12.

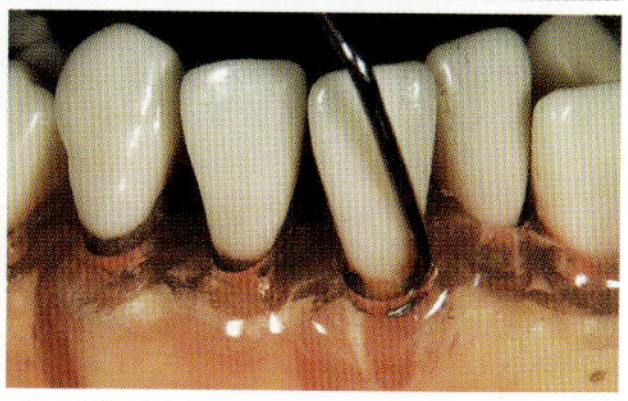

Gr. Mini F. No. 14.

여러 가지 curette에서 치석제거를 시작할 때의 차이(1)

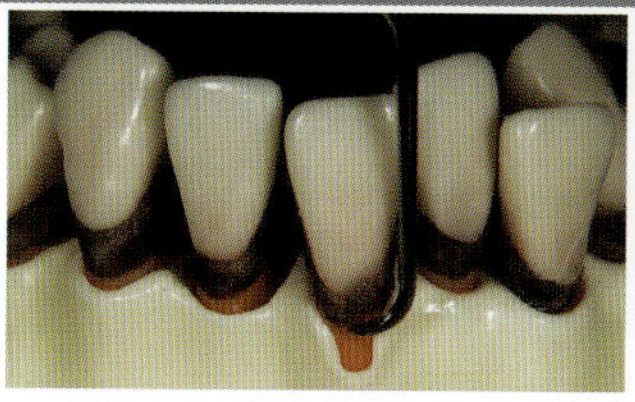

Gr. Mini F. No. 6.

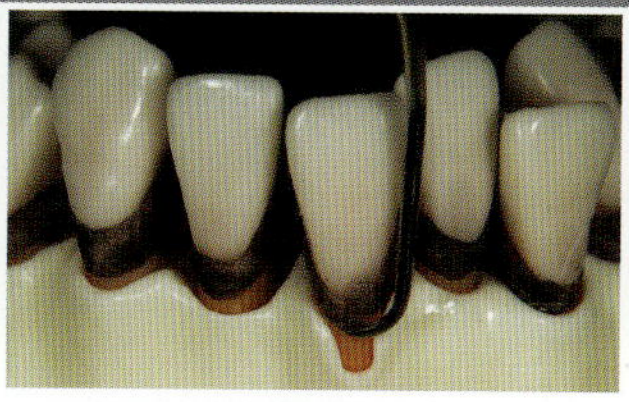

Gr. Mini F. No. 12.

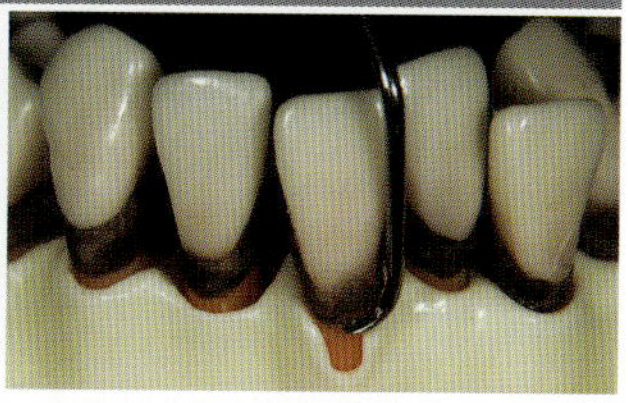

Gr. Mini F. No. 14.

각각 다른 번호의 curette을 사용하더라도 terminal shank 아랫부분의 형태는 동일하므로, terminal shank와 치근면을 평행하게 유지한다.

적절한 기구의 선택과 blade의 적합

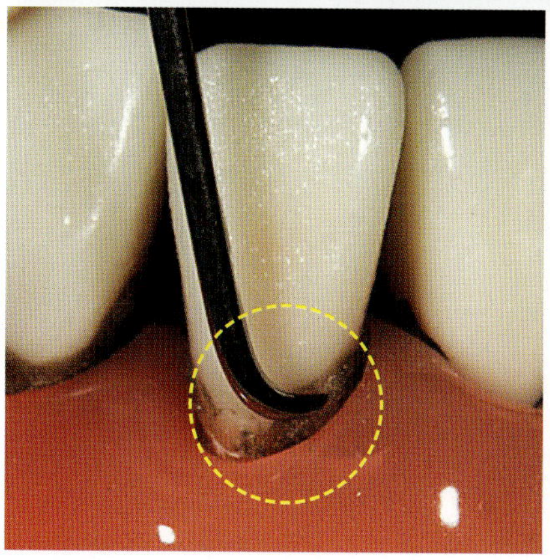

○

좋은 예.
Blade를 치근면에 적절하게 적합시키면 치은 손상의 리스크를 회피할 수 있다.

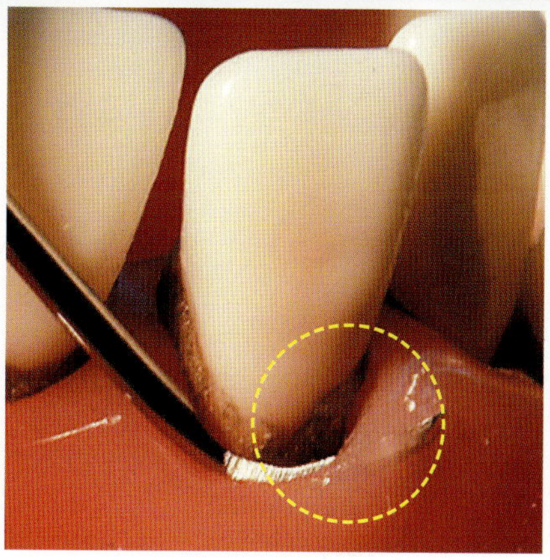

×

나쁜 예.
인접면 치근 우각부에서 blade 끝 1/3이 치근면에서 떨어져 있으면 치은을 손상시킨다.

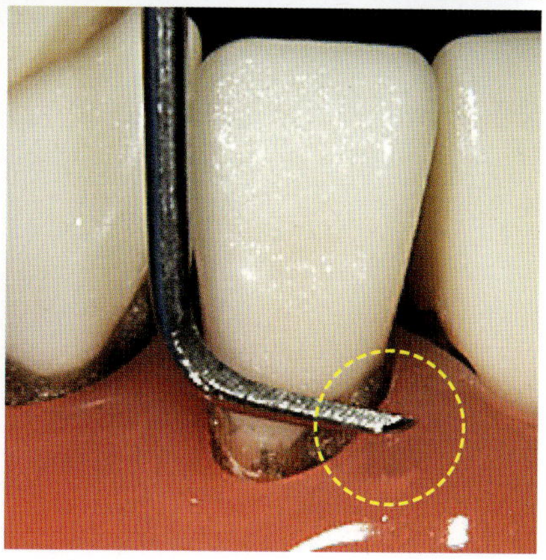

×

나쁜 예.
적절한 각도로 blade를 치근면에 적합시키지 않으면 치은을 손상시킬 위험이 있다.

1 하악 전치부 순측 시술 상세 ①

Arrangement

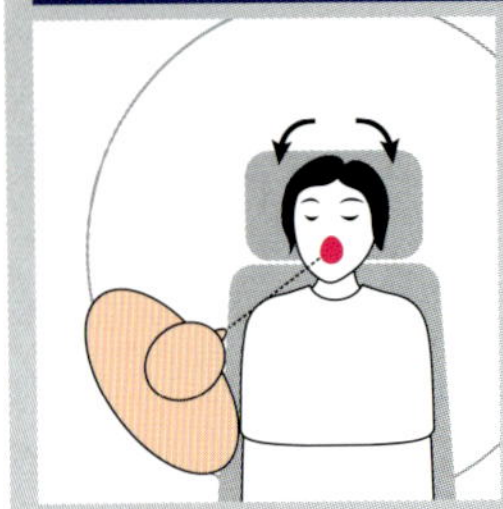

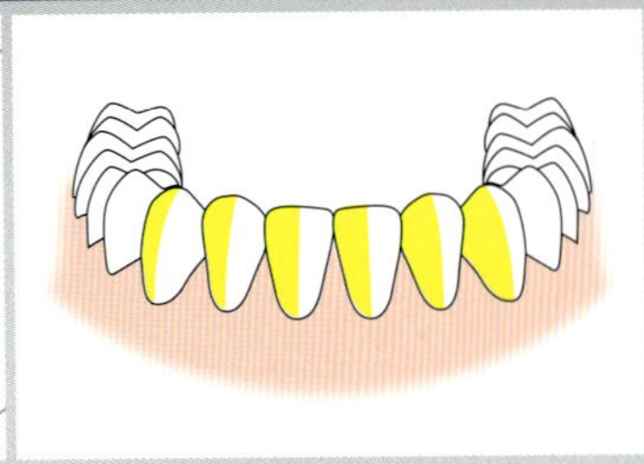

- 술자 위치: Front position.
- 환자 머리 위치: 턱을 당기고, 머리를 정면 또는 시술 부위를 보기 쉽도록 좌우로 살짝 기울인다.
- 시술 치근면: 술자 쪽에서 봤을 때 왼쪽.
- 사용 curette: Gr. No. 6, Gr. No. 12, Gr. No. 14.
- 술자 시선: 직시.

Technique

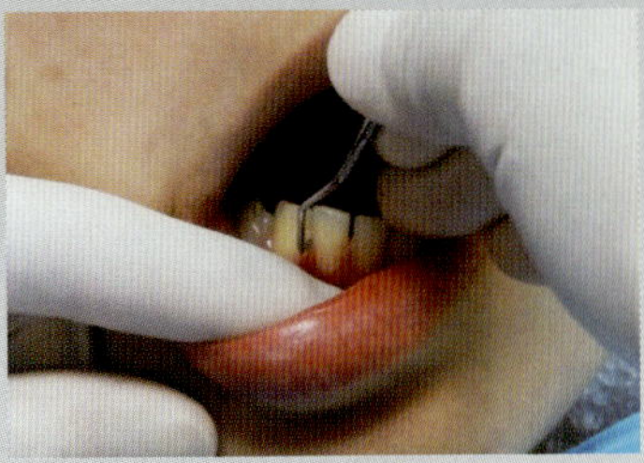

하악 전치부 순측 시술.
집게손가락 또는 엄지손가락으로 아랫입술을 리트랙션한다.
고정점: 대상 치아 또는 대상 치아에 근접한 치아 절단연에 finger rest를 둔다.

Curette Course

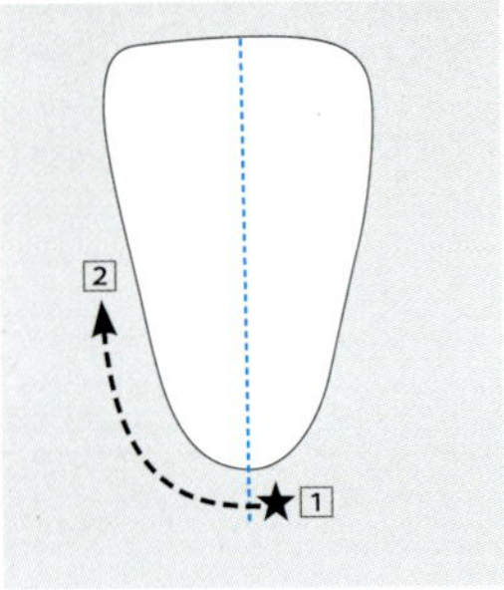

시작위치 ★는 ⌈1 중앙선보다 약간 우측(원심측).
순면에서 근심 인접면(1에서 2)으로 blade를 움직인다.

임상에서 ⌈1 순면 시술 모습

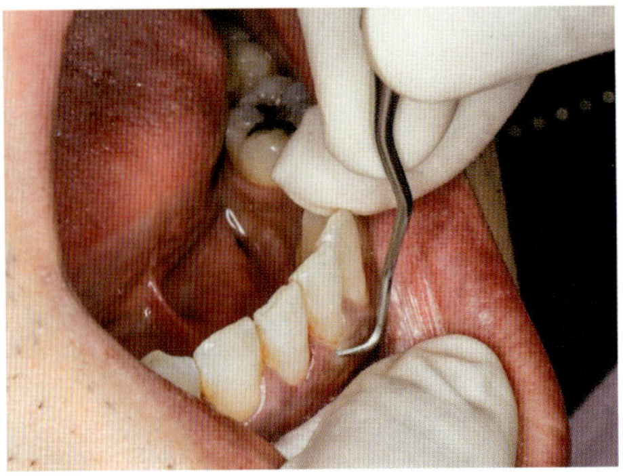

집게손가락으로 아랫입술을 리트랙션한다.
⌈3 에 finger rest를 두고 ⌈1 치주낭 내에 blade를 넣은 상태.
사용 curette: Gr. No. 14.

⌈2 시술에서 curette을 돌려 넣을 때 curette의 차이에 따른 terminal shank와 치근면의 관계

사용 curette:
Gr. No. 6의 경우.

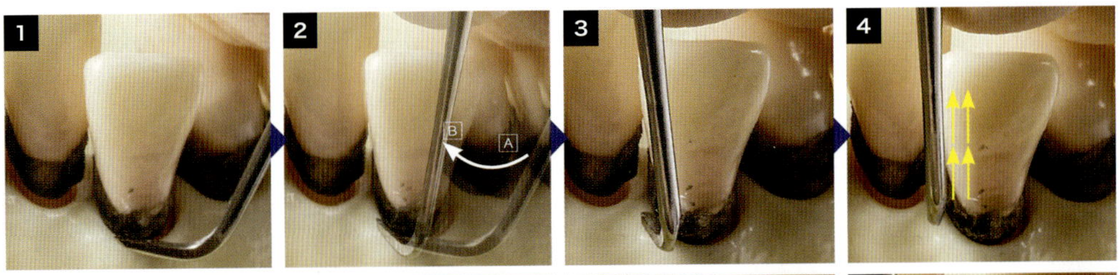

사용 curette:
Gr. No. 12의 경우.

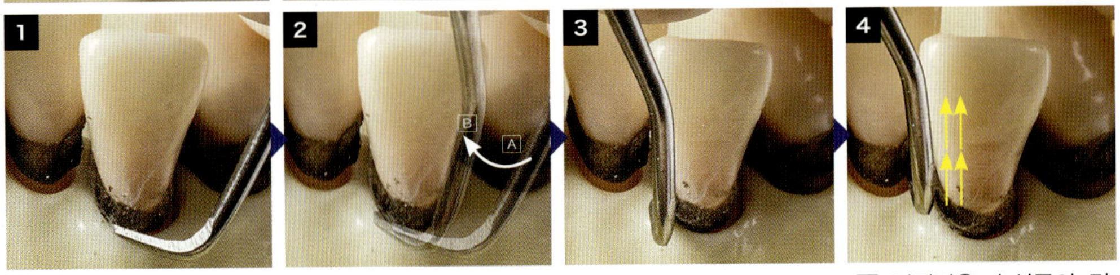

1 Blade를 넣고 끝 1/3 부분을 적합시킨 상태.

2 3 Handle을 살짝 돌려(A에서 B로) blade 끝 1/3을 치근면에 적합시킨 상태. 순면에서 근심 인접면을 향해 진행한다.

4 인접면은 순설폭의 절반 정도까지 stroke를 실시한다. Terminal shank와 치근면을 평행하게 유지한다.

★중요

Gracey curette standard를 사용하는 경우, blade가 길기 때문에 인접면으로 들어가는 치근 우각부에서는 curette을 돌려 접근하지 않으면 치은을 손상시킬 위험이 있으므로 주의한다.

2 하악 전치부 설측 시술 상세 ①

Arrangement

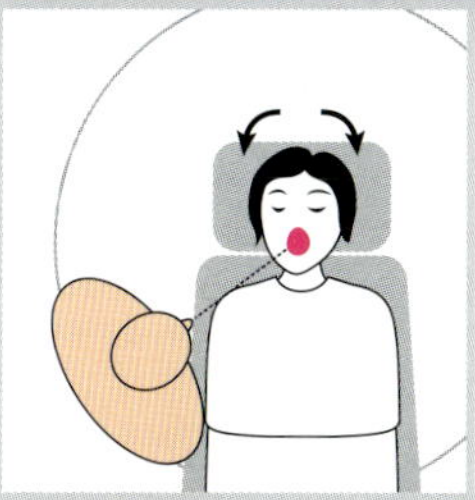

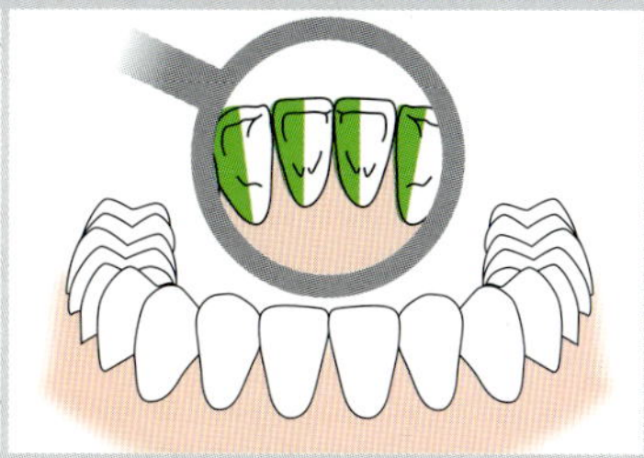

- 술자 위치: Front position.
- 환자 머리 위치: 턱을 당기고, 머리를 정면 또는 시술 부위를 보기 쉽도록 좌우로 살짝 기울인다.
- 시술 치근면: 술자 쪽에서 치경을 봤을 때 왼쪽.
- 사용 curette: Gr. No. 5, Gr. No. 11, Gr. No. 13.
- 술자 시선: 치경.

Technique

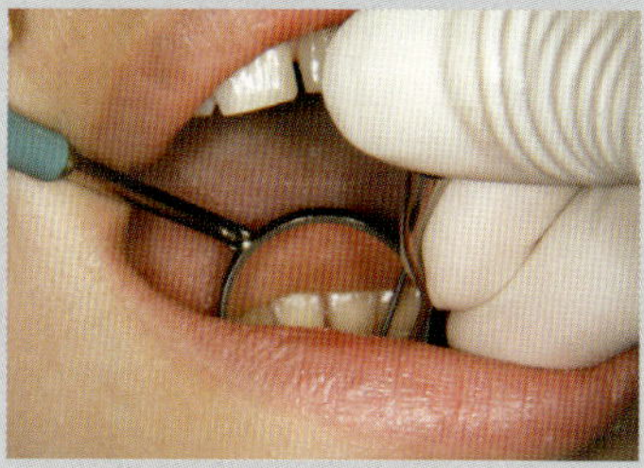

하악 전치부 설측 시술.
치경을 이용해 빛을 반사시켜 간접조명으로 사용한다. 치경의 finger rest는 구강 외에 둔다.
고정점: 대상 치아 또는 대상 치아에 근접한 치아 절단연에 finger rest를 둔다.

Curette Course

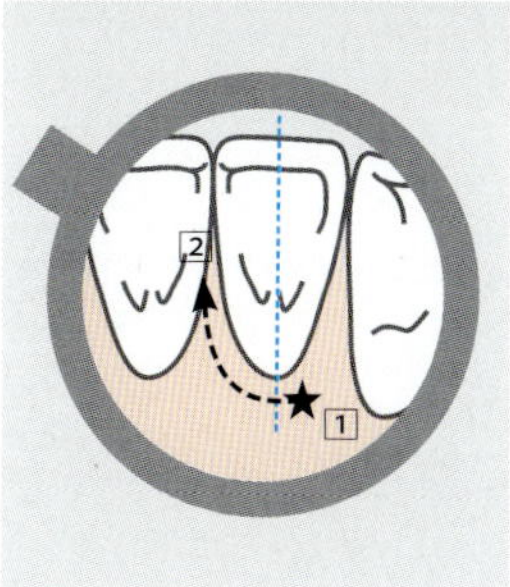

시작위치 ★는 ⌈1 중앙선보다 약간 우측(원심측).
설면에서 근심 인접면(1에서 2)으로 blade를 움직인다.

임상에서 ⌈1 설면 시술 모습

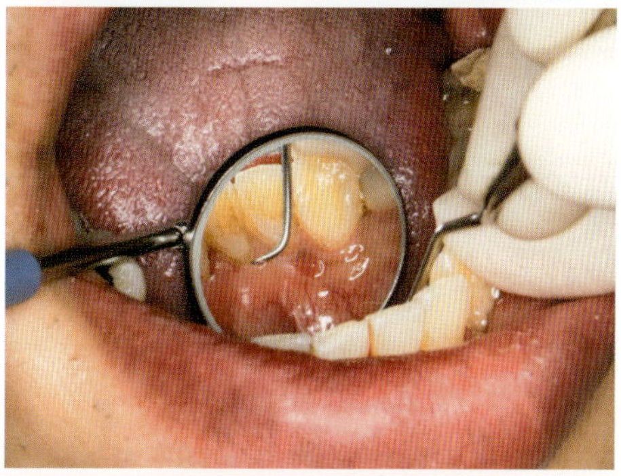

설측 시술은 치경을 사용한다. 치경의 finger rest는 구강 외에 둔다.
⌈3 에 finger rest를 두고 ⌈1 치주낭 내에 blade를 넣은 상태.
사용 curette: Gr. No. 13.

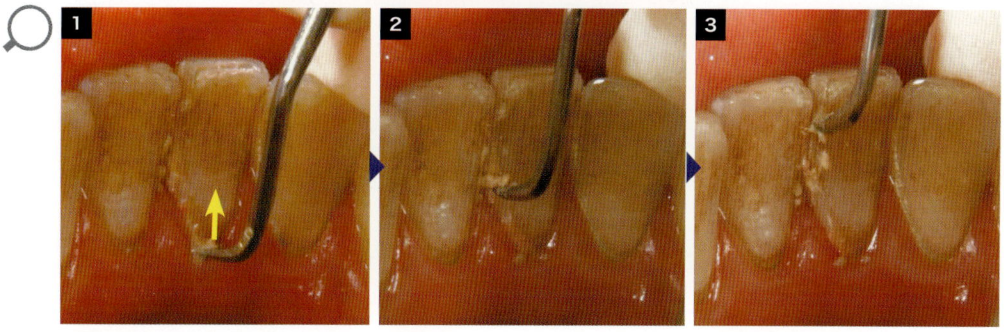

1 Blade를 치아의 중앙선 부근에서 약간 원심에 넣고 끝 1/3 부분을 적합시킨다.
수직방향 stroke를 시작한다.

2 3 항상 terminal shank가 치근면과 평행한지를 확인한다.

⌈3 시술에서 치경을 사용할 때, 근심 인접면에서 terminal shank와 치근면의 관계

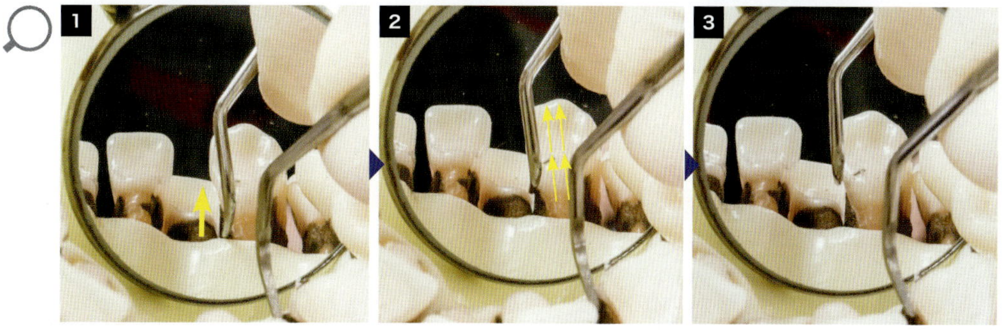

1 Blade를 넣고 끝 1/3 부분을 적합시켜서 수직 방향 stroke를 시작한다.
사용 curette: Gr. No. 13.

2 3 항상 terminal shank가 치근면과 평행한지를 확인한다.

3 하악 전치부 순측 시술 상세 ②

Arrangement

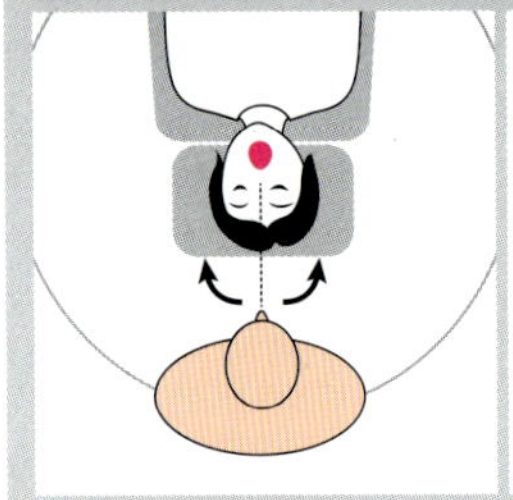

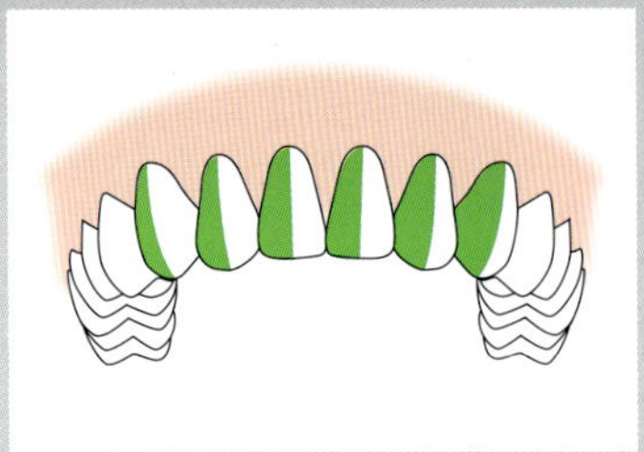

- 술자 위치: Back position.
- 환자 머리 위치: 턱을 당기고, 머리를 정면 또는 시술 부위를 보기 쉽도록 좌우로 살짝 기울인다.
- 시술 치근면: 술자 쪽에서 봤을 때 왼쪽.
- 사용 curette: Gr. No. 5, Gr. No. 11, Gr. No. 13.
- 술자 시선: 직시.

Technique

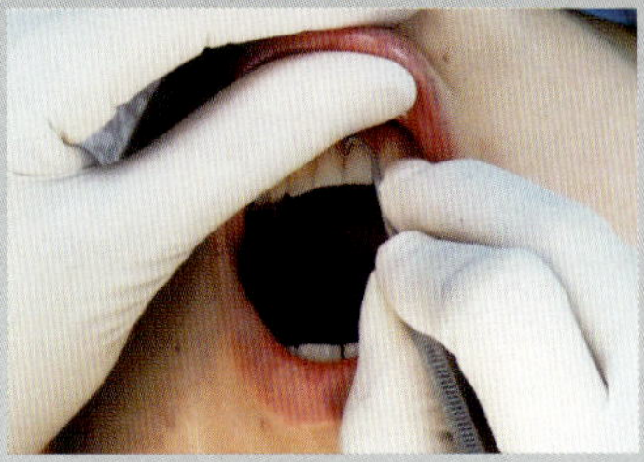

하악 전치부 순측 시술.
집게손가락 또는 엄지손가락으로 아랫입술을 리트랙션한다.
고정점: 대상 치아 또는 대상 치아에 근접한 치아 절단연에 finger rest를 둔다.

1 순면 시술(probing·치석 탐지)에서 finger rest를 두는 법

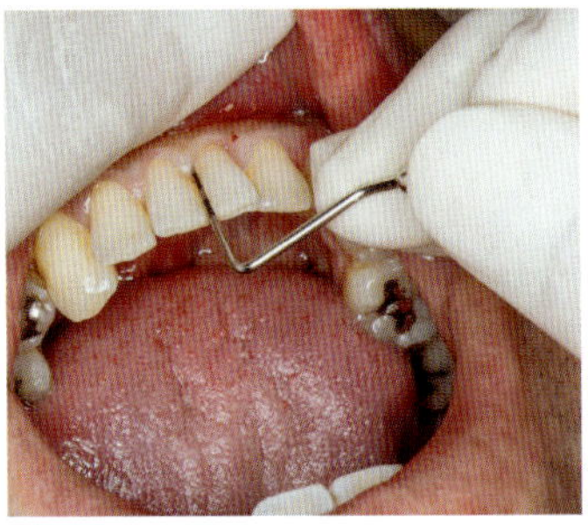

1 순측 probing.
엄지손가락으로 아랫입술을 리트랙션하고 probing을 한다. Probing을 할 때도 반드시 finger rest를 두어야 한다.
술자 시선: 직시.

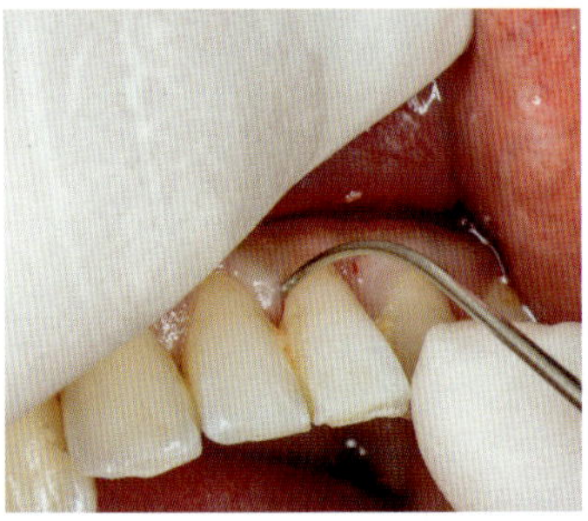

1 순측 치석 탐지.
엄지손가락으로 아랫입술을 리트랙션하고 3A 탐침을 이용해 치석을 탐지한다
인접치의 절단연에 finger rest를 두고 치근면을 탐지한다.
술자 시선: 직시.

Curette Course

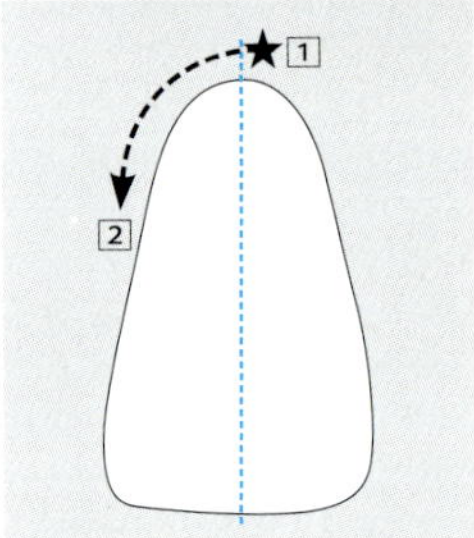

시작위치 ★는 2 중앙선보다 약간 우측(원심측). Blade는 순면에서 근심 인접면(1에서 2)으로 움직인다.

임상에서 2 순면 시술 모습

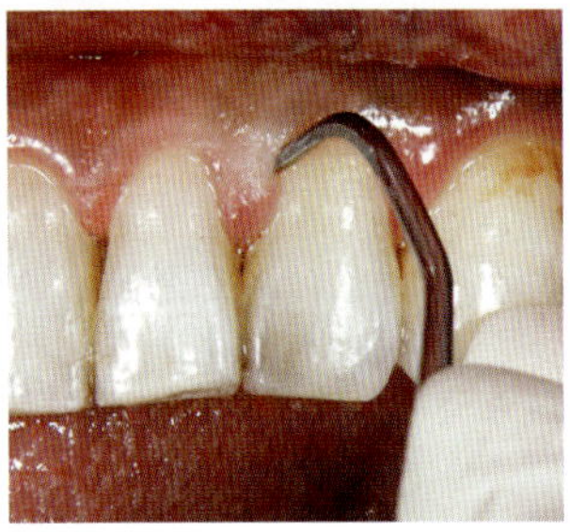

2의 직시하 시술.
사용 curette: Gr. No. 5.

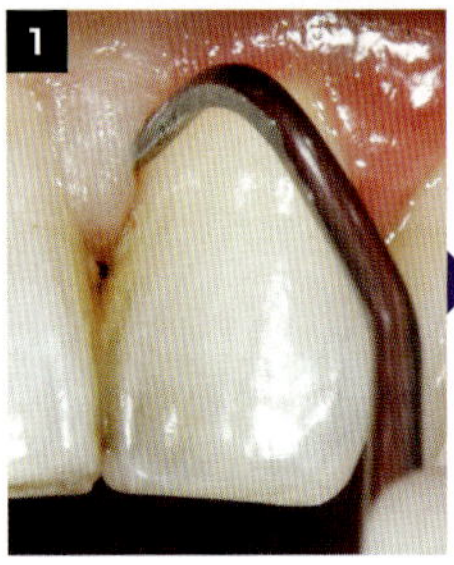

1 Blade의 face를 치근면을 향해 0°로 대고 치주낭 내로 넣는다.

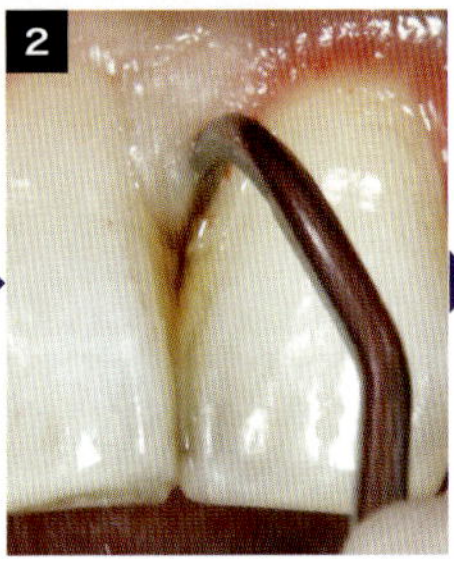

2 Blade의 끝 1/3을 치근면에 적합시킨다(terminal shank와 치근면을 평행하게 유지한다).

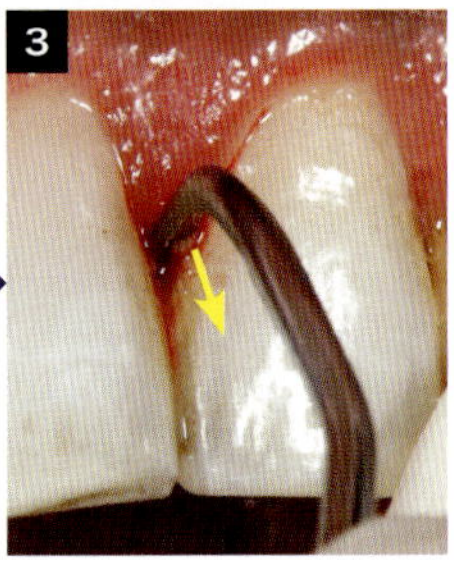

3 측방압을 가하면서 긁어 올린다.

3 시술에서 curette을 돌려 넣을 때 terminal shank와 치근면의 관계

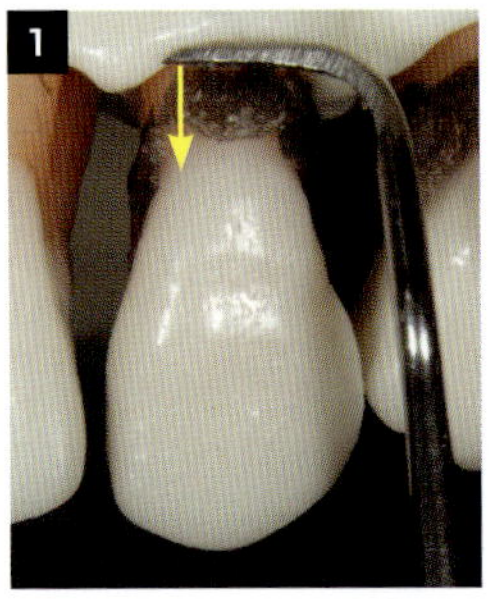

1 Blade를 넣고 끝1/3 부분을 적합시킨 상태.
사용 curette: Gr. No. 13.

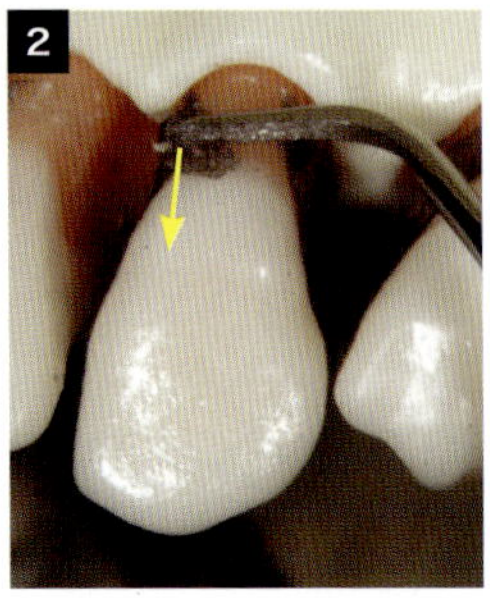

2 수직방향 stroke를 시작한다.

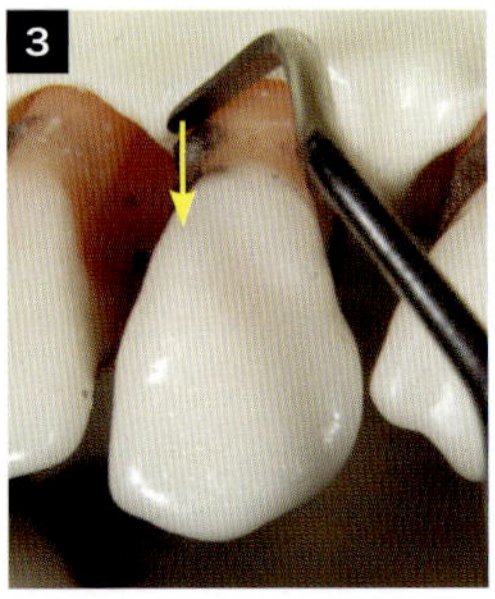

3 Handle을 살짝 돌리고, blade 끝 1/3을 치근면에 적합시킨 상태에서 순면에서 근심 인접면을 향해 진행한다.

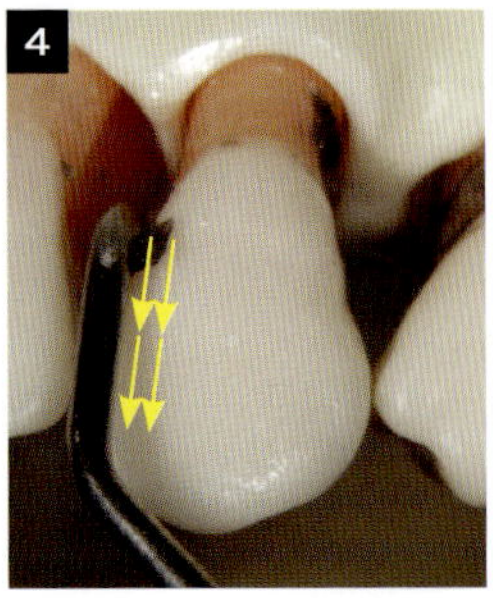

4 인접면은 순설폭의 절반 정도까지 stroke를 실시한다. Terminal shank와 치근면을 평행하게 유지한다.

초음파 scaler를 이용한 시술 예(back position · 직시)

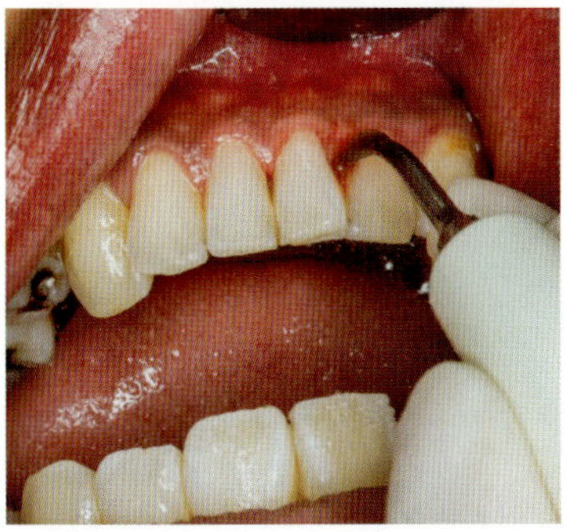

Back position에서 아랫입술을 치경으로 리트랙션한 상태에서 SRP를 한다. Handpiece를 변형 연필잡기법으로 잡고 인접치에 finger rest를 둔다. 치석이 많이 부착된 경우에는 우선 초음파 scaler로 치석을 제거한 후 SRP로 이행한다. 이렇게 하면 술자뿐만 아니라 환자의 부담도 줄어든다.

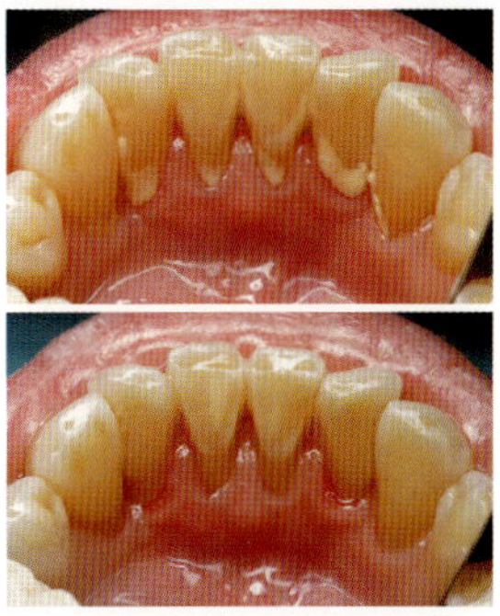

이렇게 많은 양의 치석이 부착되어 있는 경우에는 초음파 scaler 또는 air scaler를 이용하면 효과적으로 치은 변연 부근의 치석을 제거할 수 있다(왼쪽 사진과는 다른 환자의 구강 내 설측).

위: 술전
아래: 술후

초음파 scaler tip을 치근면에 대는 방법

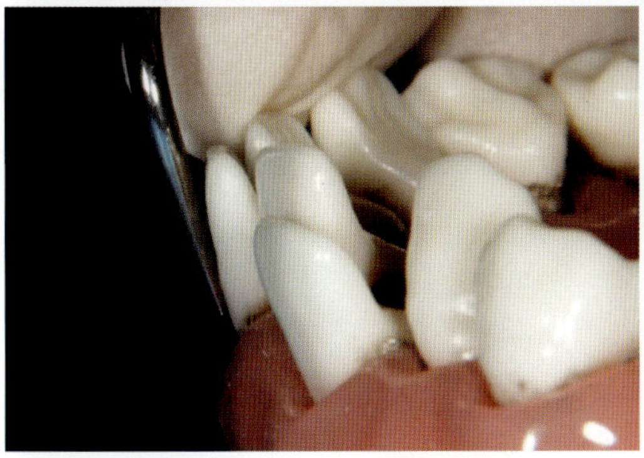

○ 올바른 방법.
초음파 scaler tip의 측면을 치근면에 평행에 가까운 상태로 접촉시킨다.

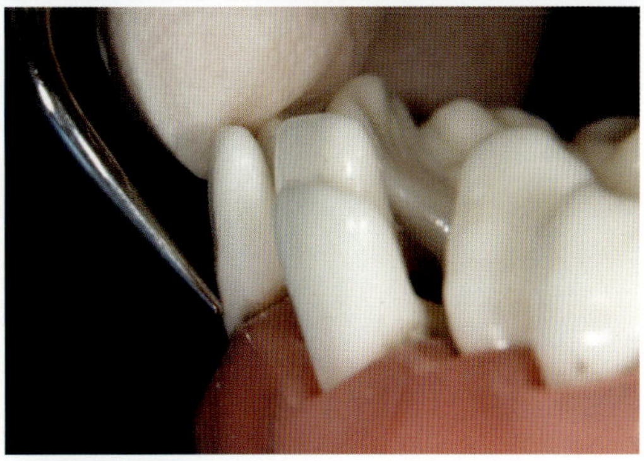

✕ 틀린 방법.
초음파 tip의 끝 부분을 치근면에 대해 큰 각도로 대고 사용하고 있다. 힘이 집중되어 환자가 불쾌함을 느끼거나 치근면을 손상시킬 위험이 있다.

초음파 scaler(위)와 curette(아래)을 이용한 stroke의 차이(1 순측 예)

초음파 scaler

변형 연필잡기법으로 잡고 tip의 측면을 사용해 수평으로 흔들면서 stroke를 실시한다.

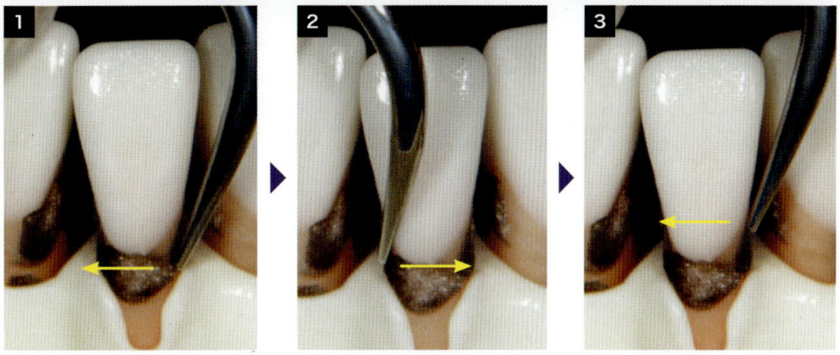

Curette

Curette은 치주낭 기저부에서 CEJ(cemento-enamel junction)를 향해 수직방향 stroke를 실시한다.

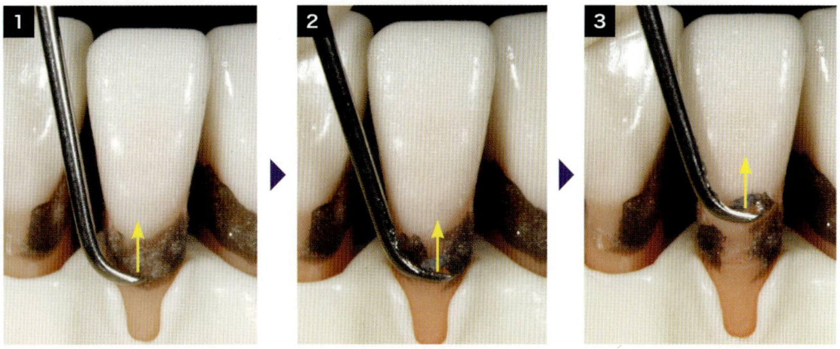

★중요

초음파 scaler와 curette의 stroke 차이에 주목

4 하악 전치부 설측 시술 상세 ②

Arrangement

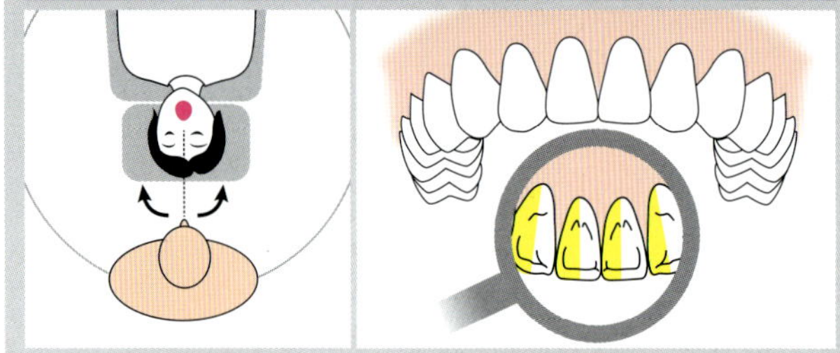

- 술자 위치: Back position(치경).
- 환자 머리 위치: 턱을 당기고, 머리를 정면 또는 시술 부위를 보기 쉽도록 좌우로 살짝 기울인다.
- 시술 치근면: 술자 쪽에서 치경을 봤을 때 왼쪽.
- 사용 curette: Gr. No. 6, Gr. No. 12, Gr. No. 14.
- 술자 시선: 치경.

Technique

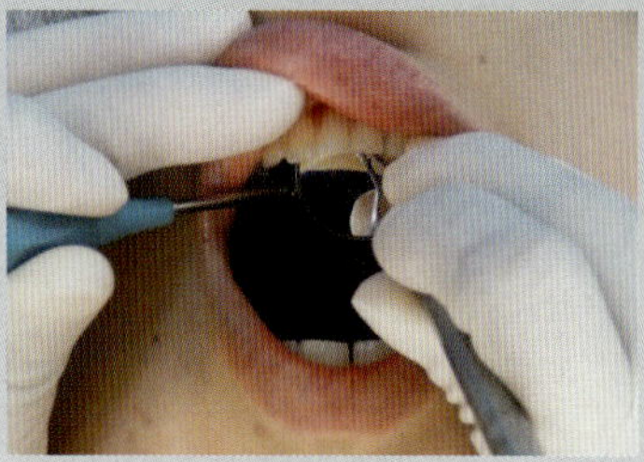

하악 전치부 설측 시술.
치경을 이용해 빛을 반사시켜 간접조명으로 사용한다.
고정점: 대상 치아 또는 대상 치아에 근접한 치아 절단연에 finger rest를 둔다.

Curette Course

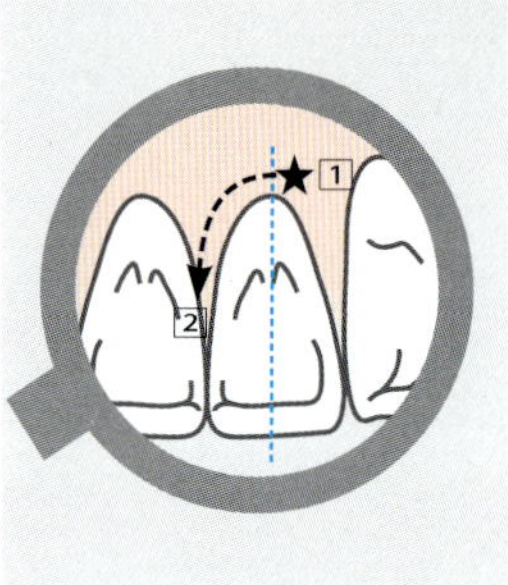

시작위치 ★는 ⊤1중앙선보다 약간 우측(원심측).
설면에서 근심 인접면(1에서 2)으로 blade를 움직인다.

임상에서 1 설면 시술 모습

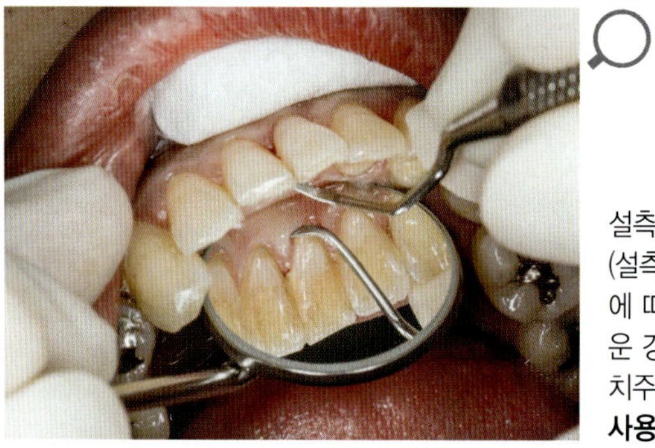

설측 시술은 치경을 사용한다(설측은 치열 상태나 치축 경사에 따라 직시하에서 시술이 어려운 경우가 많다).
치주낭 내에 blade를 넣은 상태.
사용 curette: Gr. No. 14.

ADVANCE 하악 전치부 crowding 치열 SRP에서 curette의 선택

순측전위나 설측전위 등 이소맹출한 치아에서는 칫솔모의 도달성이 좋지 않으므로 환자 스스로의 self care가 어렵다. 따라서 치은에 염증이 발생하기 쉽고 돌출된 치근의 순측이나 설측에서 골흡수가 일어나, 치은퇴축 및 치주낭 형성이 일어나기 쉽다.
치석을 제거할 때 기구의 도달성이 좋지 않으므로 그 부위에 적합한 blade 형태를 가지는 curette의 선택이 중요하고, 환자의 self care를 지도할 때도 고안이 필요하다.

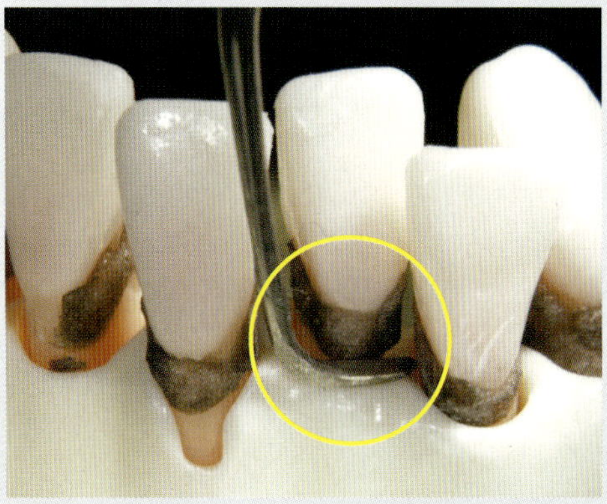

사용 curette: Gr. No. 5의 경우
치근폭에 대해 적절한 blade 형태를 가진 curette이 아니므로 치근면에 적합되지 않고 인접치 치근면에 닿아 제대로 된 stroke를 할 수 없다. 이처럼 crowding 치열에서는 사용하는 curette의 선택이 중요하다.

2 하악 전치부 설측 시술 상세 ①

Arrangement

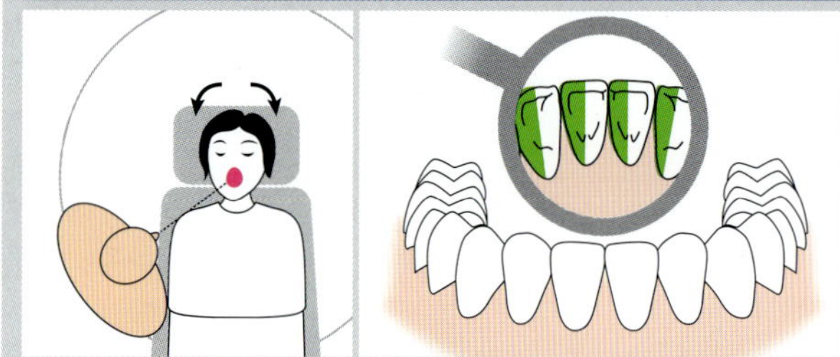

- 술자 위치: Front position.
- 환자 머리 위치: 턱을 당기고, 머리를 정면 또는 시술 부위를 보기 쉽도록 좌우로 살짝 기울인다.
- 시술 치근면: 술자 쪽에서 치경을 봤을 때 왼쪽.
- 사용 curette: Gr. No. 5, Gr. No. 11, Gr. No. 13.
- 술자 시선: 치경.

Technique

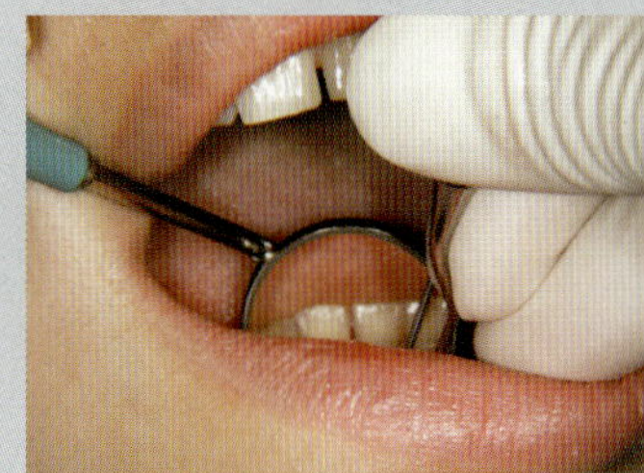

하악 전치부 설측 시술.
치경을 이용해 빛을 반사시켜 간접조명으로 사용한다. 치경의 finger rest는 구강 외에 둔다.
고정점: 대상 치아 또는 대상 치아에 근접한 치아 절단연에 finger rest를 둔다.

Curette Course

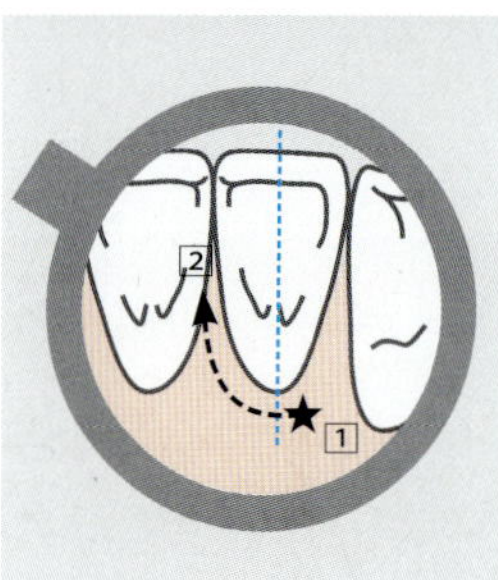

시작위치 ★는 ⌈1 중앙선보다 약간 우측(원심측).
설면에서 근심 인접면(1에서 2)으로 blade를 움직인다.

임상에서 ⌈1 설면 시술 모습

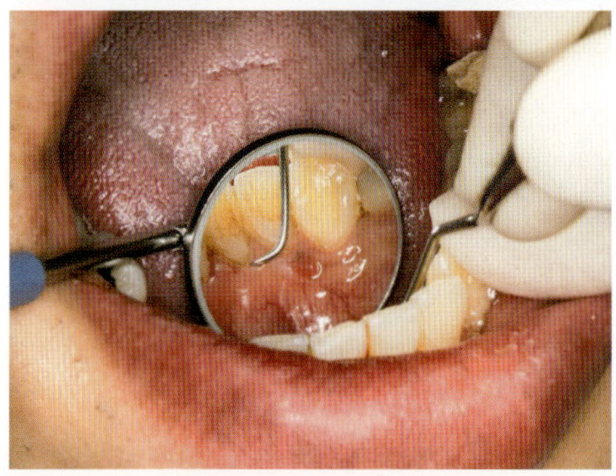

설측 시술은 치경을 사용한다. 치경의 finger rest는 구강 외에 둔다.
⌈3 에 finger rest를 두고 ⌈1 치주낭 내에 blade를 넣은 상태.
사용 curette: Gr. No. 13.

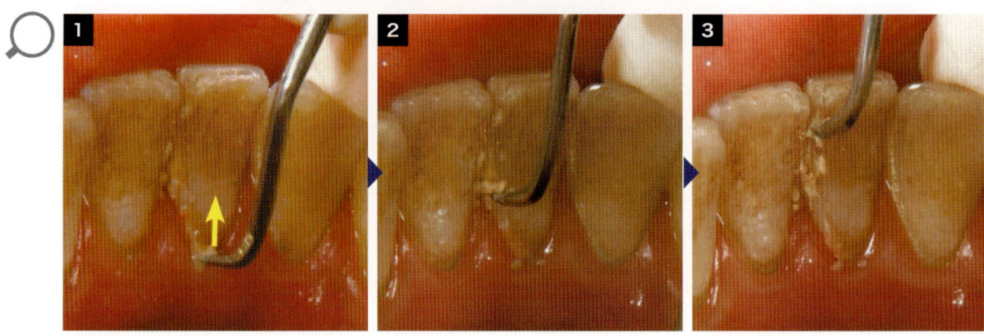

1 Blade를 치아의 중앙선 부근에서 약간 원심에 넣고 끝 1/3 부분을 적합시킨다.
수직방향 stroke를 시작한다.

2 3 항상 terminal shank가 치근면과 평행한지를 확인한다.

⌈3 시술에서 치경을 사용할 때, 근심 인접면에서 terminal shank와 치근면의 관계

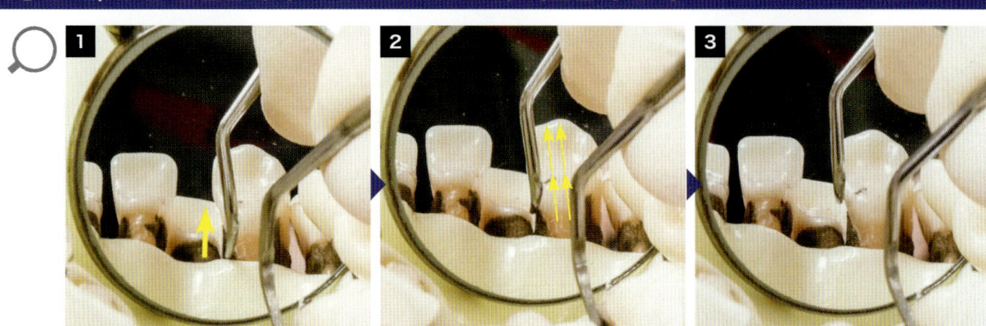

1 Blade를 넣고 끝 1/3 부분을 적합시켜서 수직 방향 stroke를 시작한다.
사용 curette: Gr. No. 13.

2 3 항상 terminal shank가 치근면과 평행한지를 확인한다.

3 하악 전치부 순측 시술 상세 ②

Arrangement

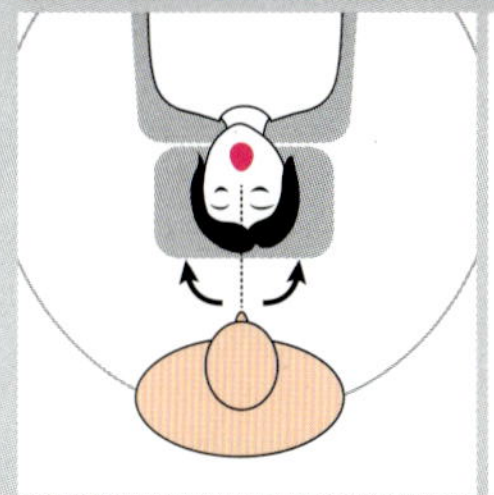

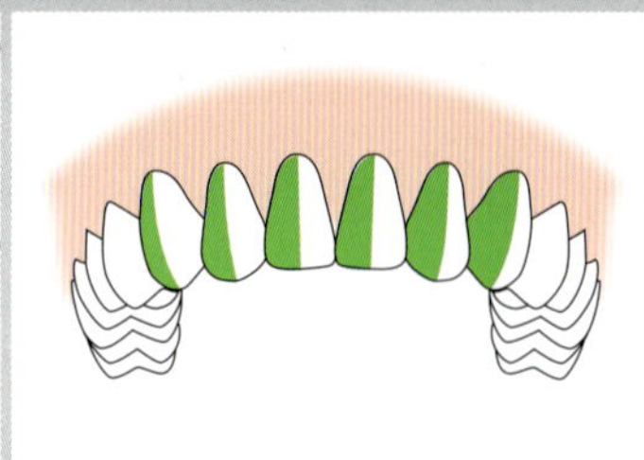

- 술자 위치: Back position.
- 환자 머리 위치: 턱을 당기고, 머리를 정면 또는 시술 부위를 보기 쉽도록 좌우로 살짝 기울인다.
- 시술 치근면: 술자 쪽에서 봤을 때 왼쪽.
- 사용 curette: Gr. No. 5, Gr. No. 11, Gr. No. 13.
- 술자 시선: 직시.

Technique

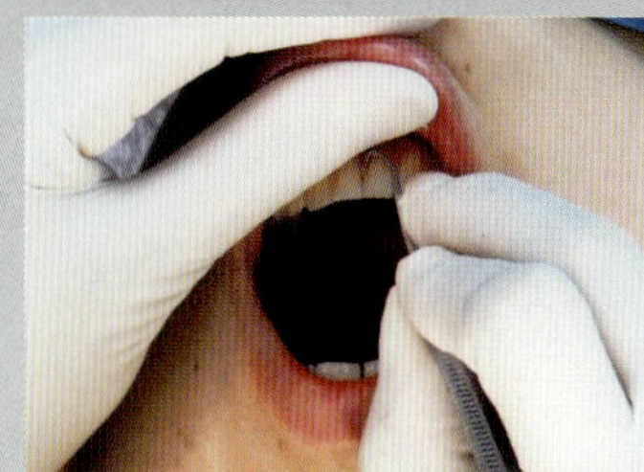

하악 전치부 순측 시술.
집게손가락 또는 엄지손가락으로 아랫입술을 리트랙션한다.
고정점: 대상 치아 또는 대상 치아에 근접한 치아 절단연에 finger rest를 둔다.

1 순면 시술(probing·치석 탐지)에서 finger rest를 두는 법

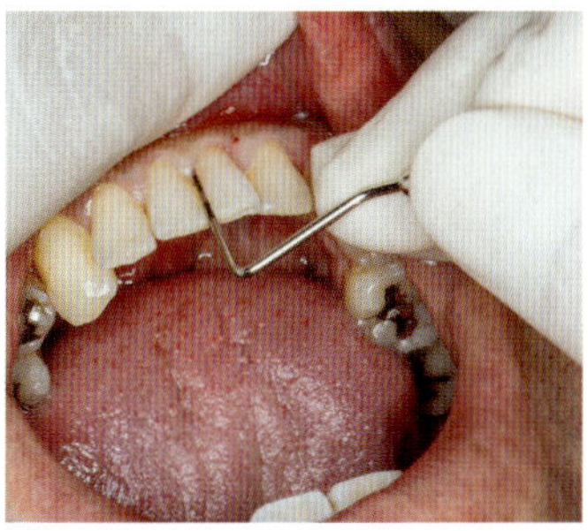

1 순측 probing.
엄지손가락으로 아랫입술을 리트랙션하고 probing을 한다. Probing을 할 때도 반드시 finger rest를 두어야 한다.
술자 시선: 직시.

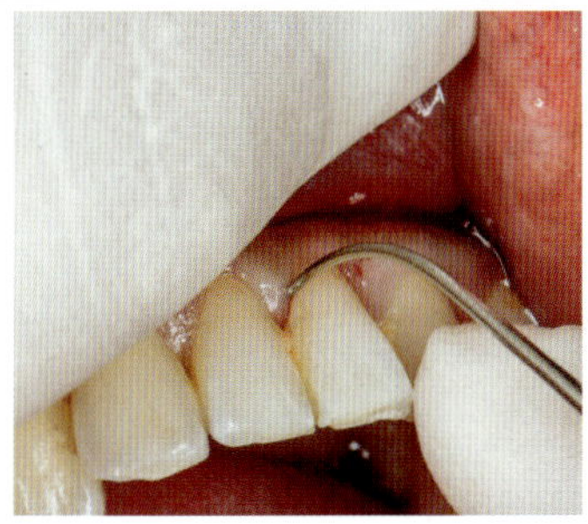

1 순측 치석 탐지.
엄지손가락으로 아랫입술을 리트랙션하고 3A 탐침을 이용해 치석을 탐지한다
인접치의 절단연에 finger rest를 두고 치근면을 탐지한다.
술자 시선: 직시.

Curette Course

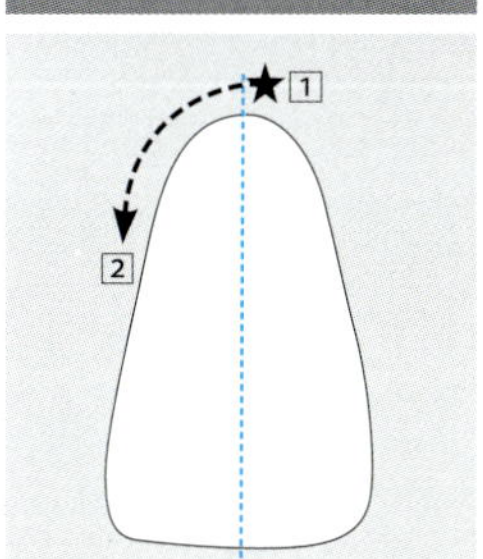

시작위치 ★는 2 중앙선보다 약간 우측(원심측). Blade는 순면에서 근심 인접면(1에서 2)으로 움직인다.

임상에서 2 순면 시술 모습

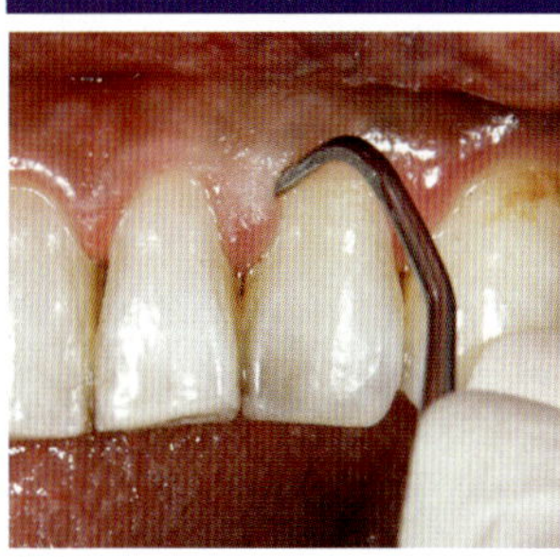

2의 직시하 시술.
사용 curette: Gr. No. 5.

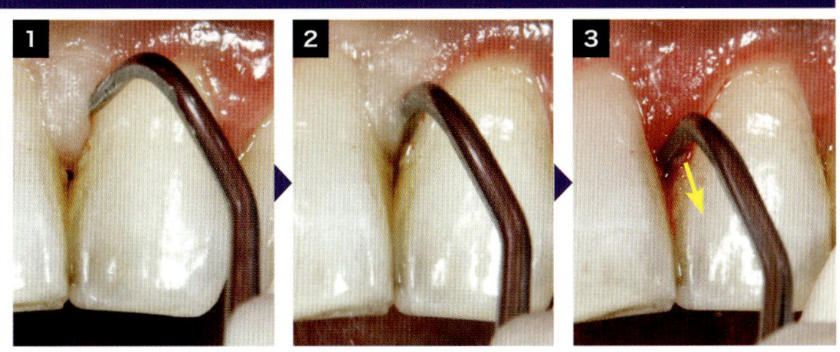

1 Blade의 face를 치근면을 향해 0°로 대고 치주낭 내로 넣는다.

2 Blade의 끝 1/3을 치근면에 적합시킨다(terminal shank와 치근면을 평행하게 유지한다).

3 측방압을 가하면서 긁어 올린다.

3 시술에서 curette을 돌려 넣을 때 terminal shank와 치근면의 관계

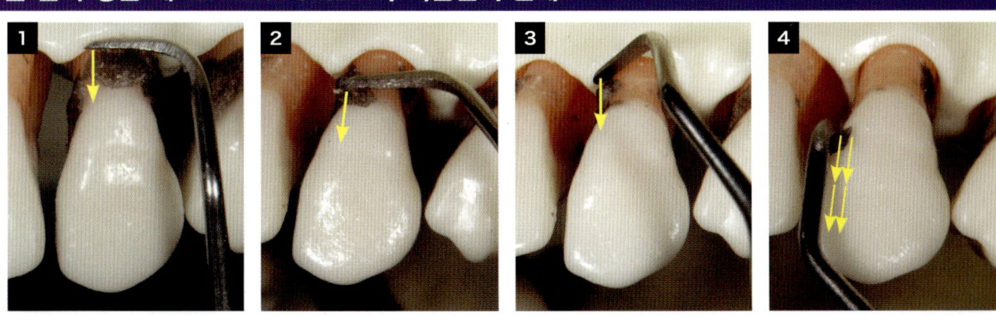

1 Blade를 넣고 끝1/3 부분을 적합시킨 상태.
사용 curette: Gr. No. 13.

2 수직방향 stroke를 시작한다.

3 Handle을 살짝 돌리고, blade 끝 1/3을 치근면에 적합시킨 상태에서 순면에서 근심 인접면을 향해 진행한다.

4 인접면은 순설폭의 절반 정도까지 stroke를 실시한다. Terminal shank와 치근면을 평행하게 유지한다.

서로 다른 curette에서 blade를 넣을 때와 수직방향 stroke를 시작할 때의 차이점

1 순측 치면 중앙보다 약간 원심 쪽에서 blade를 넣은 상태

A Gr. Mini F. No. 6의 경우

Blade를 넣을 때

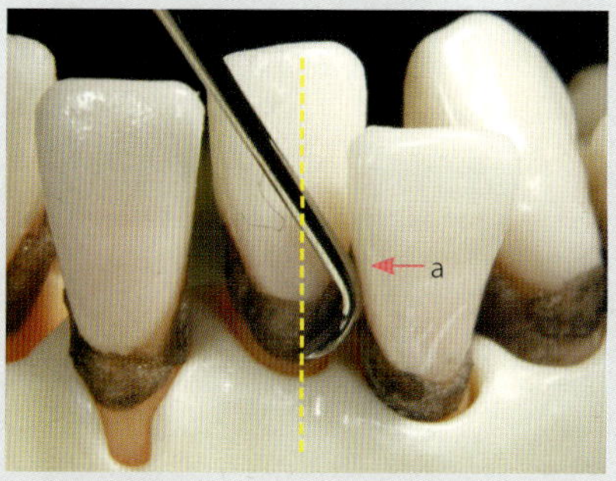

수직방향 stroke를 시작할 때

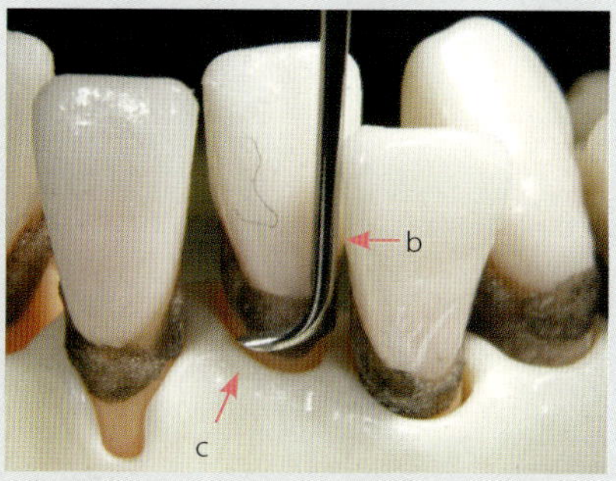

B Gr. Mini F. No. 12의 경우

Blade를 넣을 때

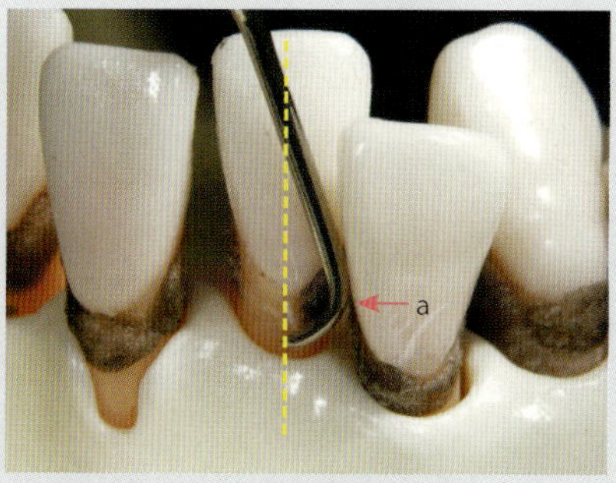

수직방향 stroke를 시작할 때

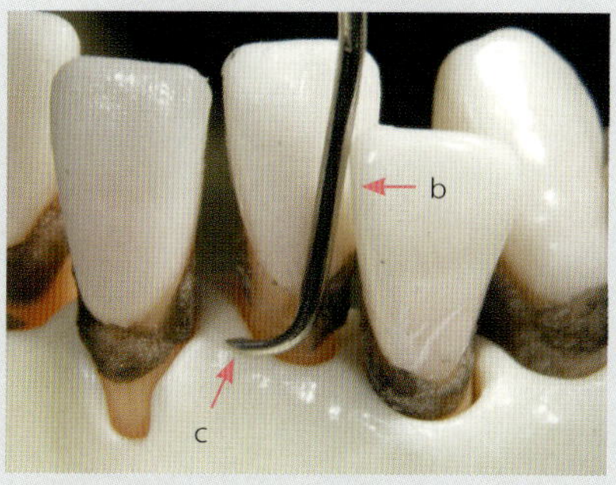

원심 쪽에서 넣으면 curette의 heel 부분이 인접치에 부딪친다(a). 넣는 위치를 치면 중앙 쪽으로 옮길 필요가 있다. 수직방향 stroke를 시작할 때(b), terminal shank가 인접치의 인접면에 부딪쳐 stroke가 어렵고(c) toe 부분이 치은을 손상시킬 위험이 있다.

C Gr. Mini F. No. 14의 경우

Blade를 넣을 때

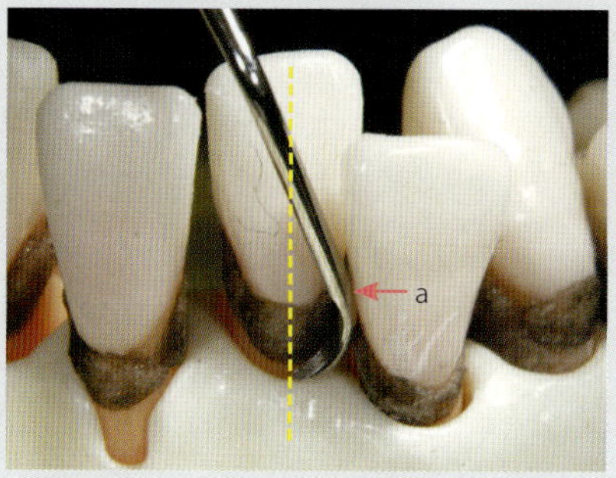

수직방향 stroke를 시작할 때

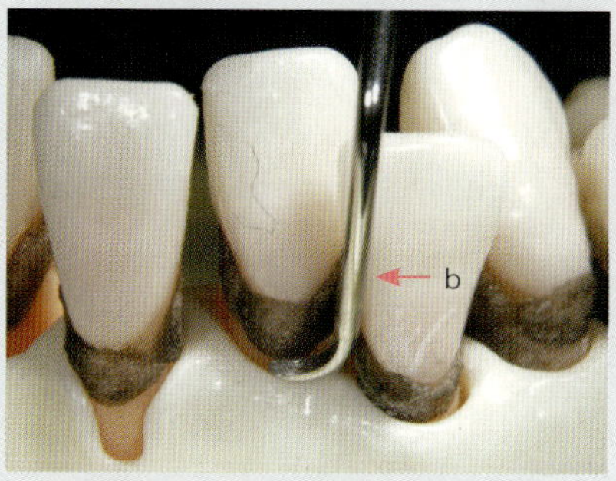

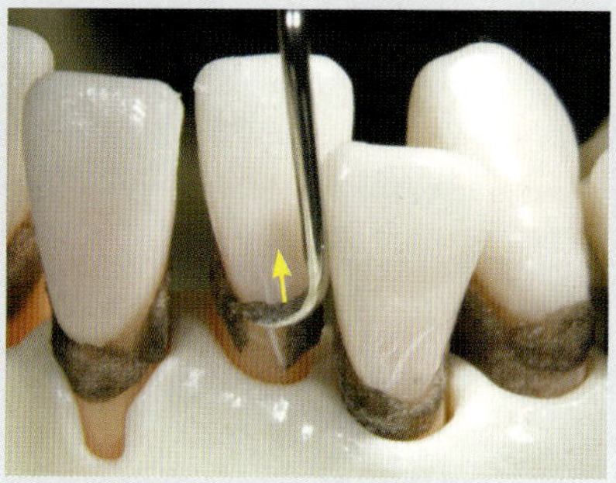

중앙보다 원심에 넣을 수 있다(a). Terminal shank가 인접치의 인접면에 부딪치지 않으므로(b) 수직방향으로 무리 없이 stroke 할 수 있다.

결론

AB에서는 Gr. Mini F. No. 6와 Gr. Mini F. No. 12를 사용하고 있는데, 이상적인 각도로 치근면에 cutting edge를 댈 수 없다.
C의 Gr. Mini F. No. 14는 cutting edge를 쉽게 치근면에 댈 수 있으므로 하악 전치부 crowding 치열 SRP에서는 적절한 선택이다.

Clinical Case 하악 전치부 SRP

초진부터 치주 외과 처치 후까지의 경과

술전

순측

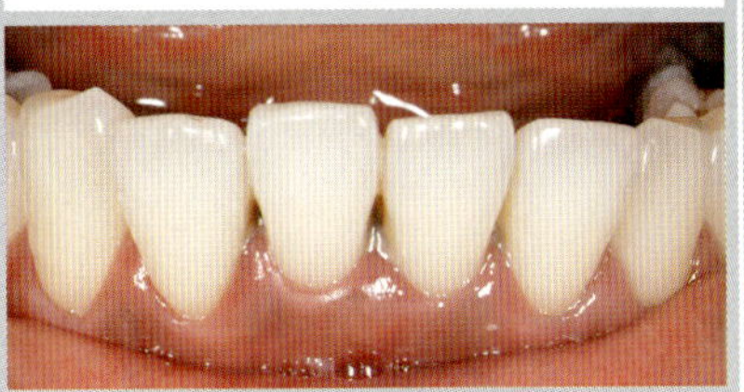

설측

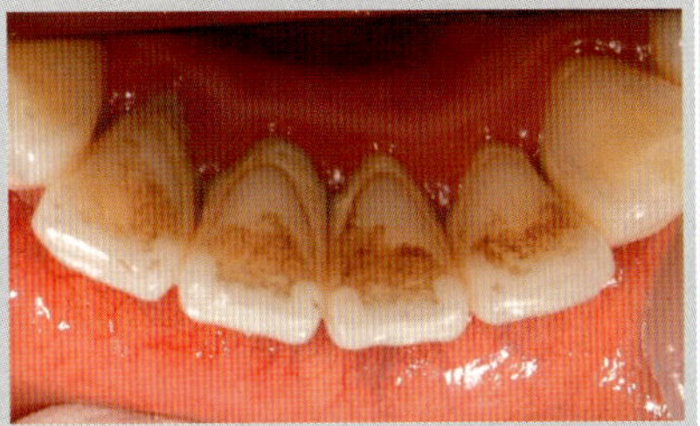

치간부에 많은 치석이 있고, 특히 설측에는 많은 양의 치석으로 인해 치은의 염증이 심하다.

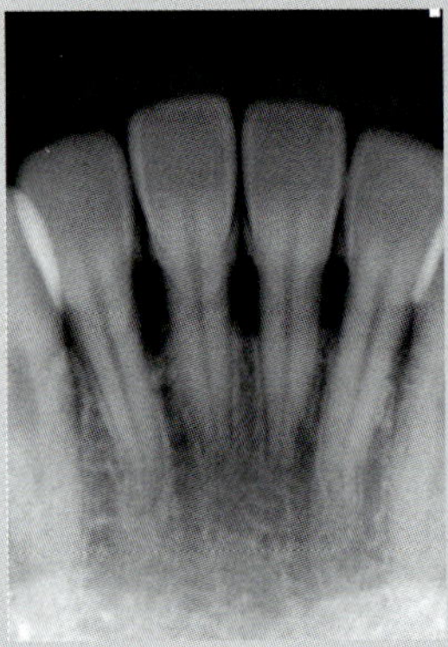

인접면에는 많은 치석이 부착되어 있고 치근면도 매끈하지 않은 상태이다. 치근 길이의 1/2 이상 골흡수가 보인다. 이렇게 치조골의 흡수량이 많은 경우 반드시 EPT(전기 치수 검사)를 실시할 필요가 있다.

SRP 5개월 후

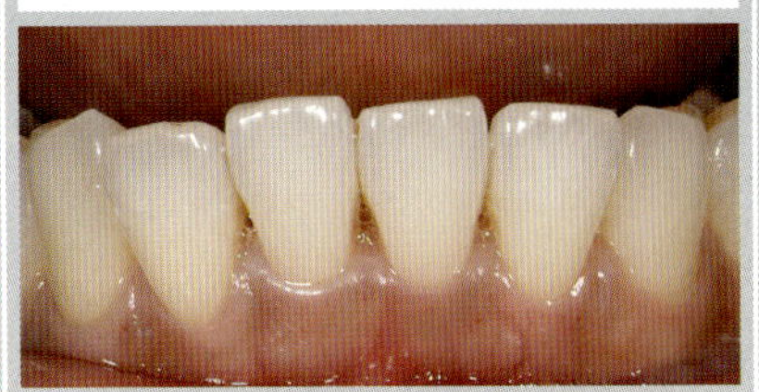

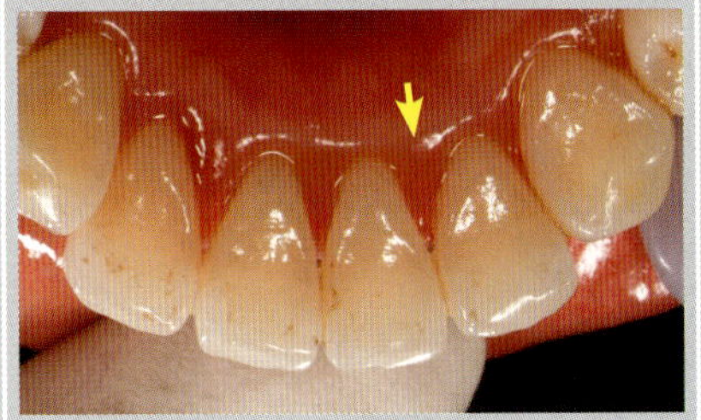

화살표 부분에 특히 염증이 심하게 남아 있다. 설측은 321|123 치은 변연에 염증이 남아있다.

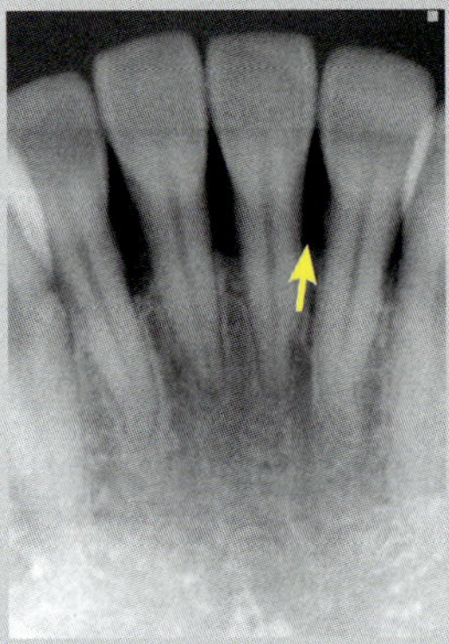

⌈2 의 근심측에 잔존치석이 보인다. 21|12 치근면은 매끈하지 않은 상태이다.

치주 외과 처치 5개월 후

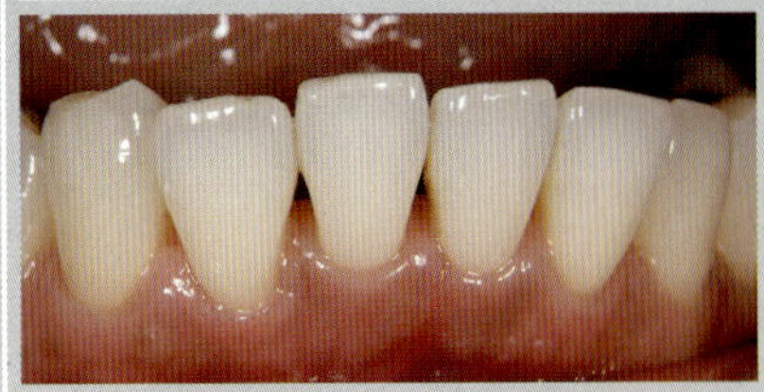

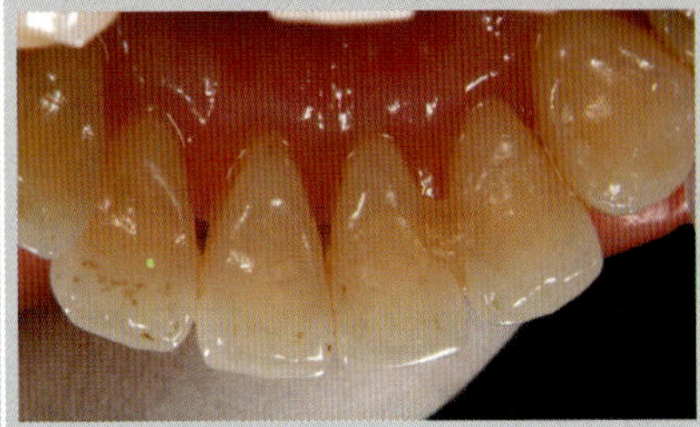

염증이 사라졌다. ⌈1과 ⌈2는 고정을 위한 레진이 남아 있다.

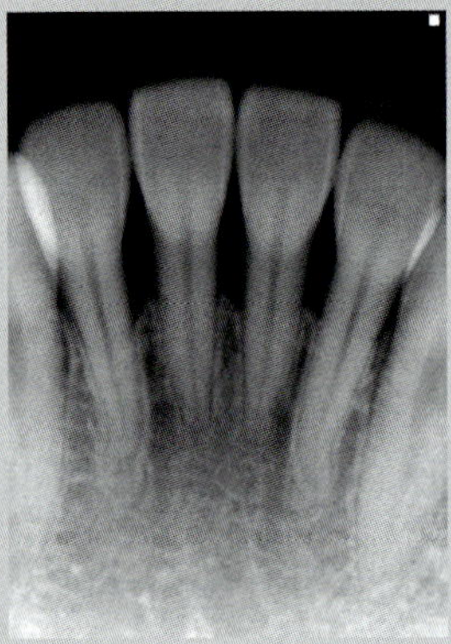

치조백선(lamina dura)이 뚜렷해졌고 21|12 치근면 또한 매끈한 상태이다.

Probing 수치

(파란색: 배농 있음, 빨간색: 출혈 있음)

술전

	3⌉	2⌉	1⌉	⌈1	⌈2	⌈3
설측	5 3 4	5 4 6	5 4 4	5 4 4	5 4 4	6 4 4
순측	4 3 4	4 3 6	5 3 5	6 4 5	6 4 6	6 3 5

설측은 모든 치아에서 배농이 보이고 순측은 모든 치아에서 출혈이 보인다.

SRP 5개월 후

	3⌉	2⌉	1⌉	⌈1	⌈2	⌈3
설측	3 2 2	2 2 6	3 2 3	3 2 3	3 3 3	3 3 4
순측	3 2 3	4 3 6	3 2 6	4 2 3	6 2 3	6 2 3

특히 인접면에 깊은 치주낭이 남아 있다.

치주 외과 처치 5개월 후

	3⌉	2⌉	1⌉	⌈1	⌈2	⌈3
설측	2 2 2	2 2 2	2 2 2	2 2 2	2 2 2	2 2 3
순측	2 2 2	2 2 2	2 2 2	2 2 2	3 2 2	3 2 2

치주낭이 전체적으로 얕아졌고 출혈은 보이지 않는다.

치주 외과 처치

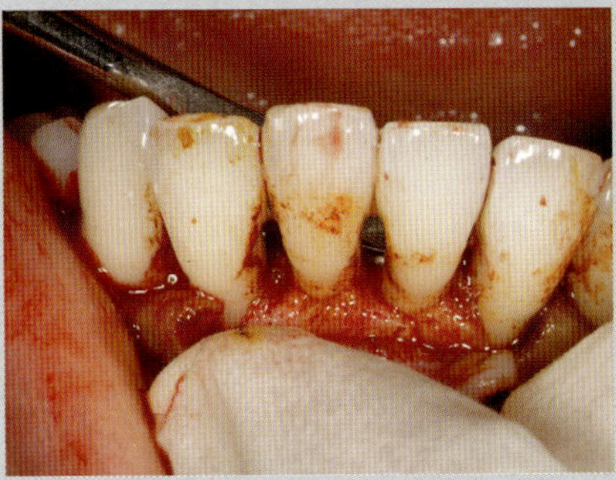

순측: 전층 판막으로 박리했을 때, 요오드 제제로 치근의 오염면을 염색한다.

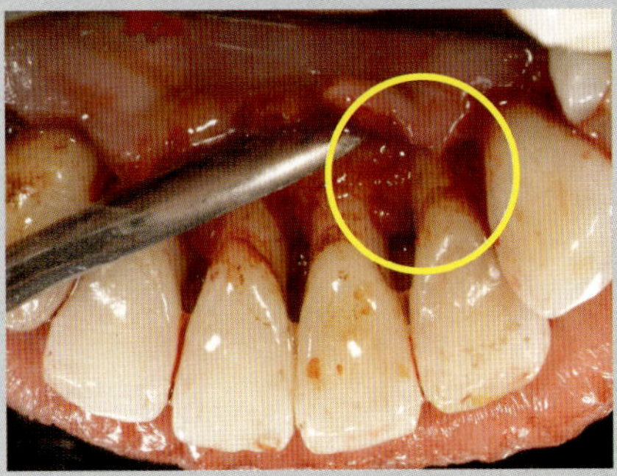

설측: ○표시 부분에 얇게 치석이 남아있는 것을 직접 눈으로 확인할 수 있다.

Maintenance(치주 외과 처치 11개월 후)

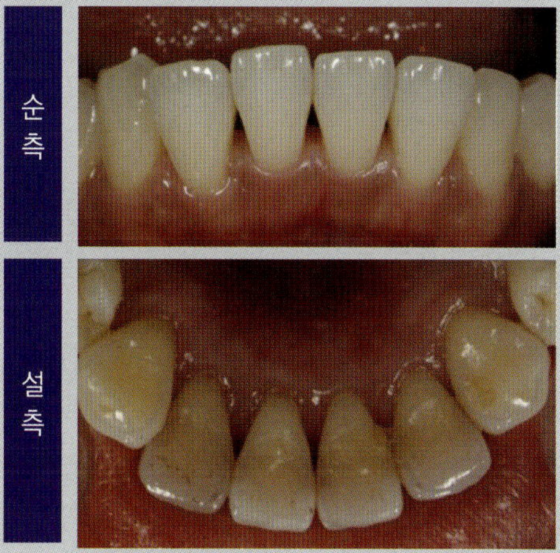

치은의 염증은 사라지고 안정된 상태.
|1 과 |2 의 설측은 고정을 위한 레진이 남아 있다.

Probing 수치 [빨간색: 출혈 있음]

	3|	2|	1|	|1	|2	|3
설측	3 2 3	3 2 3	3 2 3	3 2 3	3 2 3	2 2 2
순측	3 2 3	3 2 3	3 2 2	3 2 3	2 2 3	3 2 2

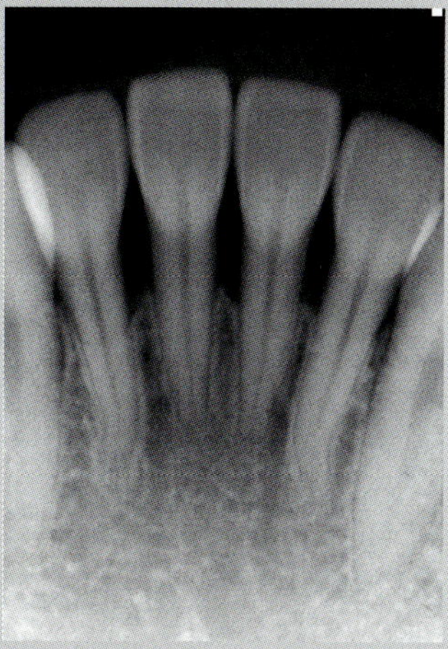

치주 외과 처치 11개월 경과 후의 2 1|1 2 X-ray 사진, 치조백선(lamina dura)이 뚜렷하게 보인다.

하악 6전치부(3+3)에서 효율적으로 SRP를 진행하는 방법

Front position

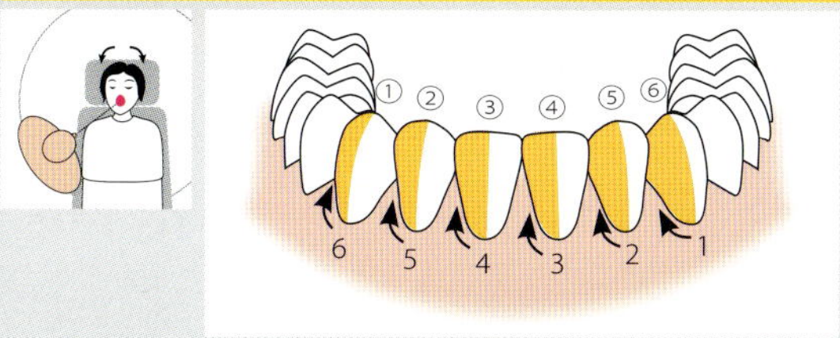

Front position에서 순면을 |3 에서 3| 까지, 술자 쪽에서 봤을 때 왼쪽(노란색)을 1→6의 순서로 SRP를 시행한다.
다음으로 치경을 사용해 설면을 3|에서 |3 을 향해, 술자 쪽에서 봤을 때 왼쪽을 ①→⑥의 순서로 진행한다.

▼ Position 변경

Back position

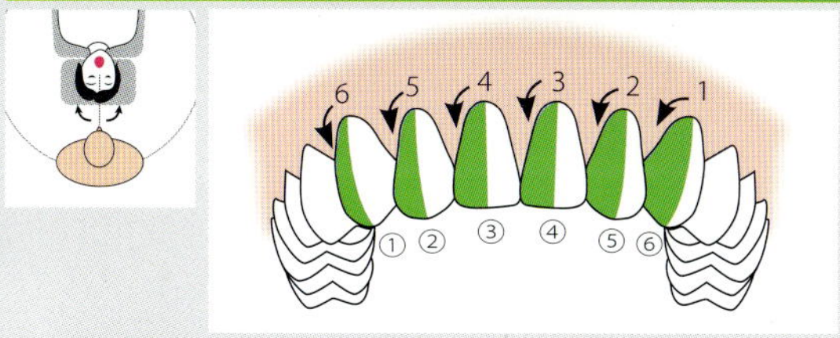

Back position에서 순면을 3|에서 |3 까지, 술자 쪽에서 봤을 때 왼쪽(녹색)을 1→6의 순서로 SRP를 시행한다.
다음으로 치경을 사용해 설면을 |3 에서 3|을 향해, 술자 쪽에서 봤을 때 왼쪽을 ①→⑥의 순서로 진행한다.

하악 전치부 SRP 실전 테크닉의 포인트(좌우 공통)

순측·설측 positioning

- 환자에게 턱을 아래로 당기도록 요청한다.
- 아랫입술의 긴장이 강한 경우, 구강전정에 집게손가락을 두고 컨트롤하면 시술이 쉽다.

치근면의 해부학적 형태에 대한 접근

- 설측의 기저결절은 매우 좁으므로 Gr. Mini F를 사용하면 시술이 쉽다.
- 원심 치근면의 함몰 부분도 마찬가지로 Gr. Mini F를 사용하면 접근하기 쉽다.

필자들은 구강 내의 상황에 맞게 terminal shank와 치근면의 관계가 무리 없이 평행을 이룰 수 있는 curette을 선택한다. 그러므로 많은 증례에서 복굴곡형(No. 11/12, No. 13/14) curette을 주로 사용한다.

실제 임상에서는 술자 자신이 사용하기 쉬운 curette을 선택하기 바란다.

상하악 전치부 SRP

2 상악 전치부

※ 이상적인 positioning을 전제로, 치근면을 중앙에서 반으로 나누어 반쪽씩 해설한다. 또한 치경 사용을 권장하는 부위는 치경을 사용한 방법만 해설한다.

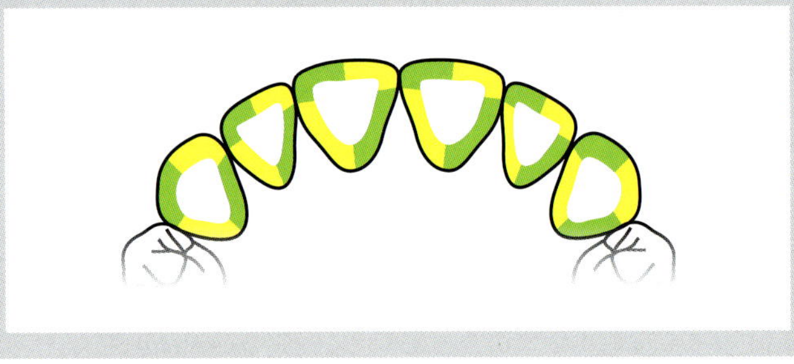

상악 전치부 사용 curette

색	부위	Curette
녹색	우측 원심 순측 · 좌측 근심 순측 우측 근심 설측 · 좌측 원심 설측	Gr. No. 5/6 의 **No. 5** Gr. No. 11/12 의 **No. 11** Gr. No. 13/14 의 **No. 13**
노란색	우측 근심 순측 · 좌측 원심 순측 우측 원심 설측 · 좌측 근심 설측	Gr. No. 5/6 의 **No. 6** Gr. No. 11/12 의 **No. 12** Gr. No. 13/14 의 **No. 14**

상악 전치부 순측 시술①

Arrangement

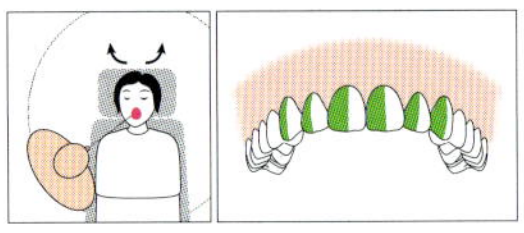

Curette
Gr. No. 5, Gr. No. 11, Gr. No. 13

술자 위치: Front position.
환자 머리 위치: 턱을 위로 올리고, 머리는 정면 또는 시술 부위를 보기 쉽도록 좌우로 기울인다.
시술 치근면: 술자 쪽에서 봤을 때 왼쪽.

Technique

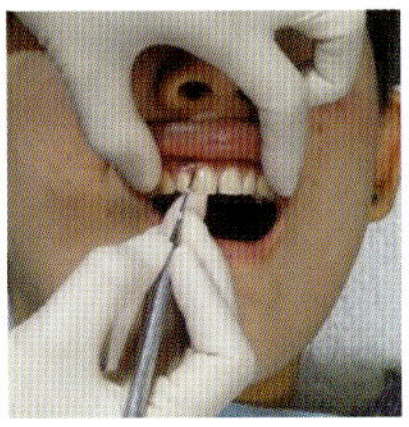

집게손가락과 엄지손가락으로 윗입술을 리트랙션한다.

술자 시선: 직시.

상악 전치부 설측 시술①

Arrangement

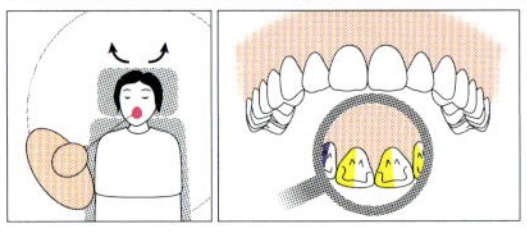

Curette
Gr. No. 6, Gr. No. 12, Gr. No. 14

술자 위치: Front position.
환자 머리 위치: 턱을 위로 올리고, 머리는 정면 또는 시술 부위를 보기 쉽도록 좌우로 기울인다.
시술 치근면: 술자 쪽에서 치경을 봤을 때 왼쪽. ※치경 사용만 해설

Technique

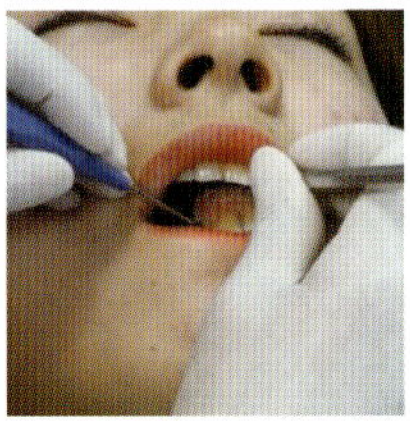

치경을 직접 보거나, 빛을 반사시켜 간접조명으로 사용한다.
치경의 finger rest는 구강 외에 둔다.

술자 시선: 치경.

상악 전치부 순측 시술②

Arrangement

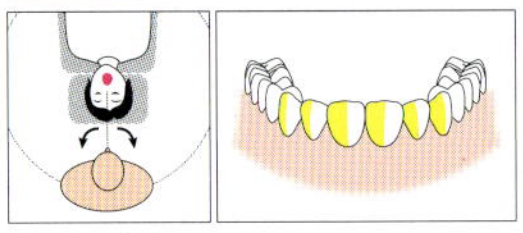

Curette
Gr. No. 6, Gr. No. 12, Gr. No. 14

술자 위치: Back position.
환자 머리 위치: 턱을 위로 올리고, 머리는 정면 또는 시술 부위를 보기 쉽도록 좌우로 기울인다.
시술 치근면: 술자 쪽에서 봤을 때 왼쪽.

Technique

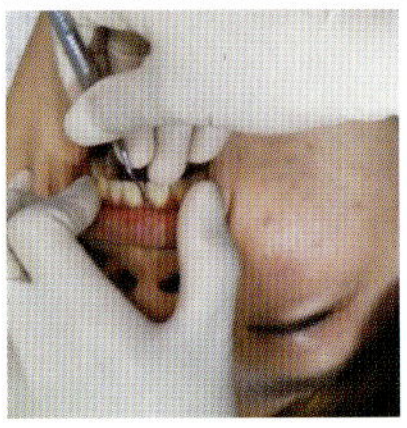

집게손가락과 엄지손가락으로 윗입술을 리트랙션한다.

술자 시선: 직시.

상악 전치부 설측 시술②

Arrangement

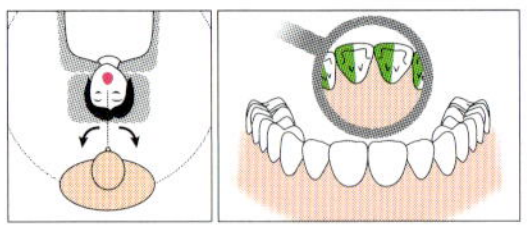

Curette
Gr. No. 5, Gr. No. 11, Gr. No. 13

술자 위치: Back position.
환자 머리 위치: 턱을 위로 올리고, 머리는 정면 또는 시술 부위를 보기 쉽도록 좌우로 기울인다.
시술 치근면: 술자 쪽에서 치경을 봤을 때 왼쪽. ※치경 사용만 해설

Technique

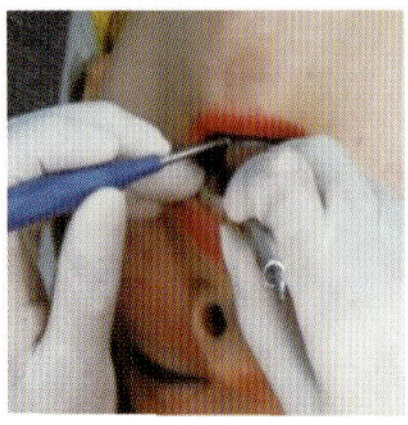

치경을 직접 보거나, 빛을 반사시켜 간접조명으로 사용한다.
치경의 finger rest는 구강 외에 둔다.

술자 시선: 치경.

상악 전치부 SRP에서 사용 기구에 따른 조작성의 차이

1 순측 원심 인접면 시술. Back position

단굴곡형(Gr. No. 6) 사용

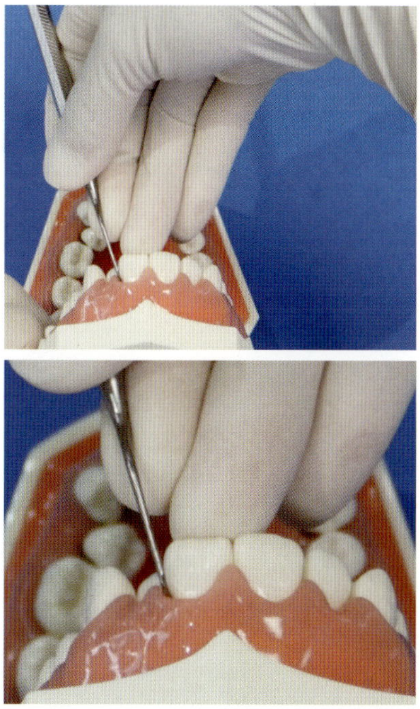

Terminal shank와 치근면을 평행하게 유지하기 쉽다.

복굴곡형(Gr. No. 14) 사용

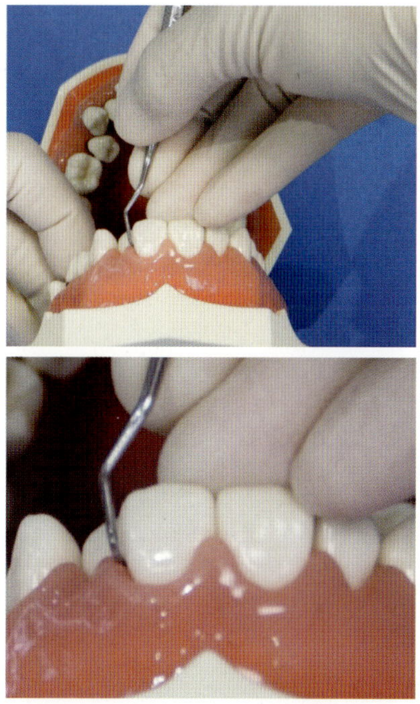

Terminal shank와 치근면을 평행하게 유지하기 쉽다.

복굴곡형(Gr. No. 12) 사용

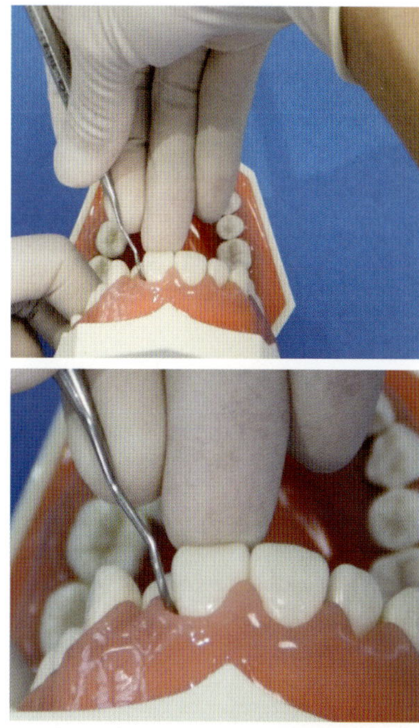

Terminal shank와 치근면을 평행하게 유지하기 위해 curette을 약간 기울일 필요가 있다.

1 설측 근심 인접면 시술. Back position

단굴곡형(Gr. No. 5) 사용

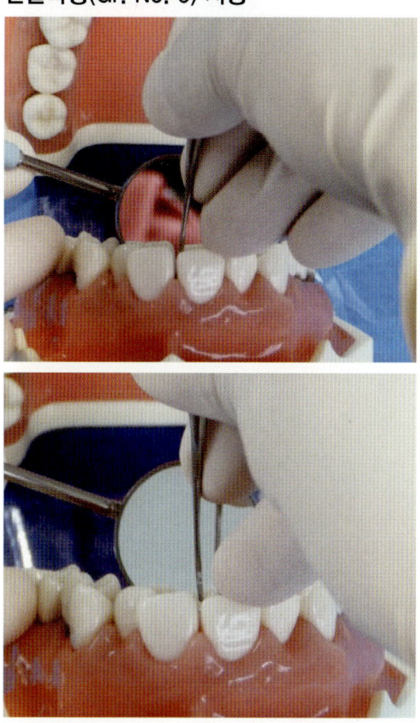

Terminal shank와 치근면을 평행하게 유지하기 쉽다.

복굴곡형(Gr. No. 13) 사용

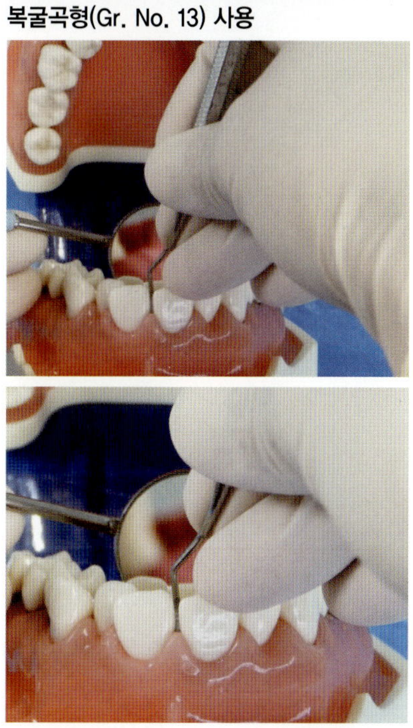

Terminal shank와 치근면을 평행하게 유지하기 쉽다.

복굴곡형(Gr. No. 11) 사용

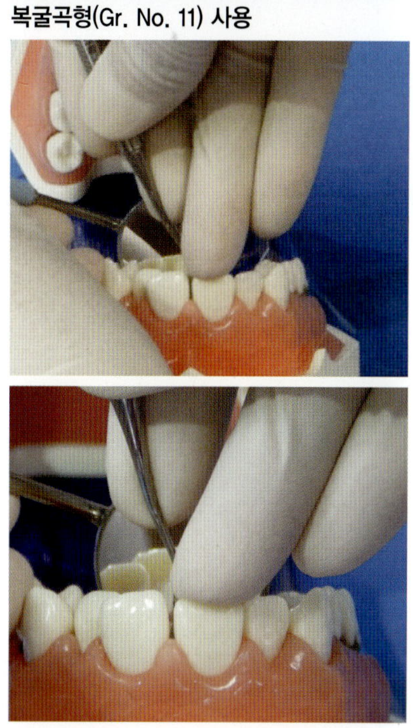

Terminal shank와 치근면을 평행하게 유지하기 위해 curette을 약간 기울일 필요가 있다.

사용 기구의 차이에 따라 finger rest의 위치나 손목의 부담에 차이가 있는 것을 알 수 있다.

결론 이러한 점을 고려해, 필자들은 전치부의 경우에도 대부분 Gr. No. 13/14를 사용한다(Gr. No. 11/12 및 Gr. No. 13/14의 사용빈도가 높다).

1 상악 전치부 순측 시술 상세 ①

Arrangement

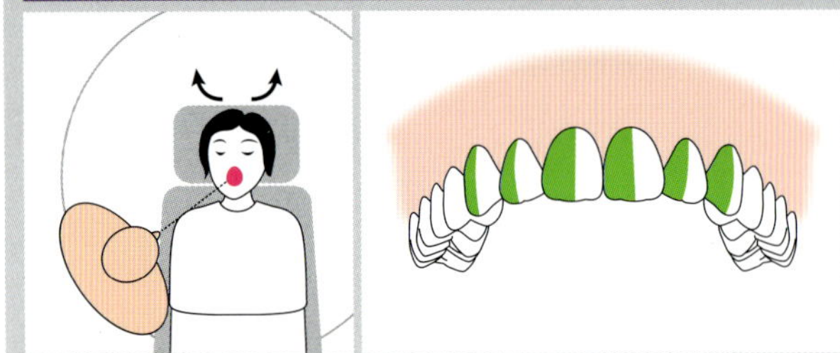

- 술자 위치: Front position.
- 환자 머리 위치: 턱을 위로 올리고, 머리는 정면 또는 시술 부위를 보기 쉽도록 좌우로 기울인다.
- 시술 치근면: 술자 쪽에서 봤을 때 왼쪽.
- 사용 curette: Gr. No. 5, Gr. No. 11, Gr. No. 13.
- 술자 시선: 직시.

Technique

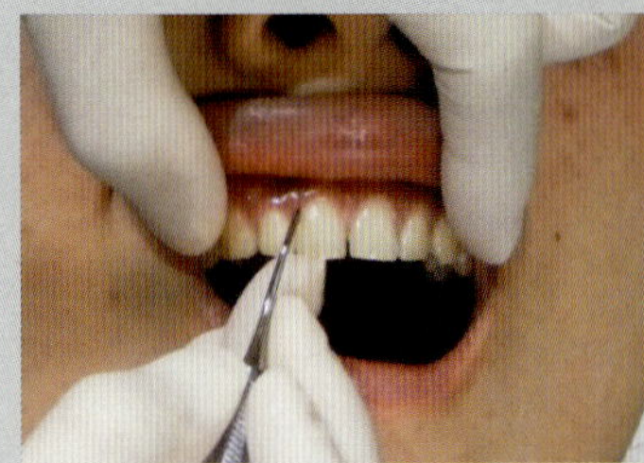

상악 전치부 순측 시술.
집게손가락과 엄지손가락으로 윗입술을 리트랙션한다.
고정점: 대상 치아 또는 대상 치아에 근접한 치아 절단면에 finger rest를 둔다.

Curette Course

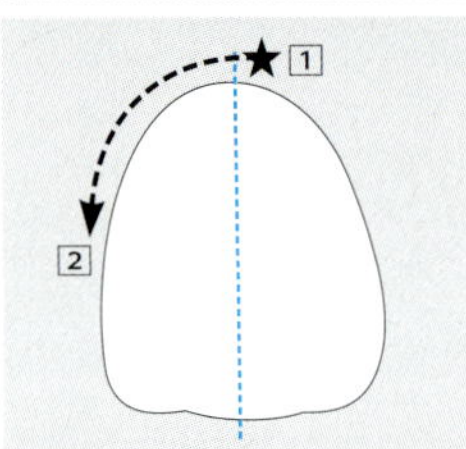

시작위치 ★는 1| 중앙선보다 약간 우측(근심측). 순면에서 원심 인접면(1에서 2)으로 blade를 움직인다.

임상에서 1| 순면 시술 모습

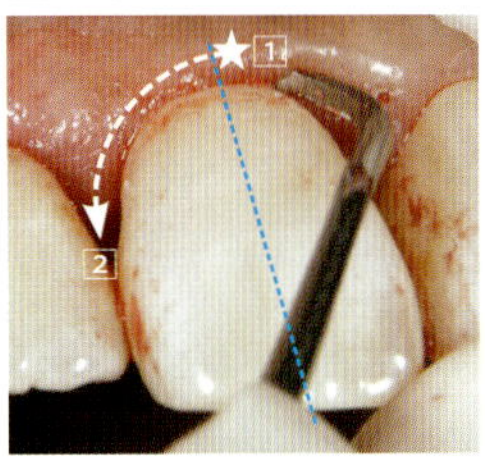

대상 치아의 절단연에 finger rest를 둔다.
사용 curette: Gr. No. 13.

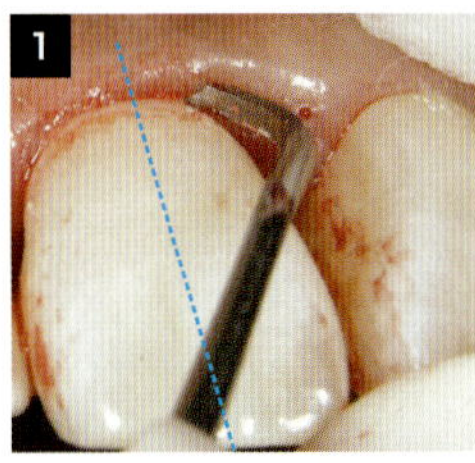

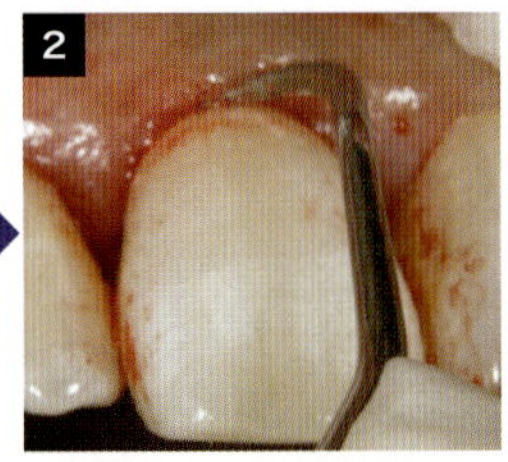

1 2 Blade를 치아의 중앙선보다 약간 우측(근심측)의 치주낭 내에 넣고 blade 끝 1/3 부분을 치근면에 적합시켜서 수직방향 stroke를 시작한다.

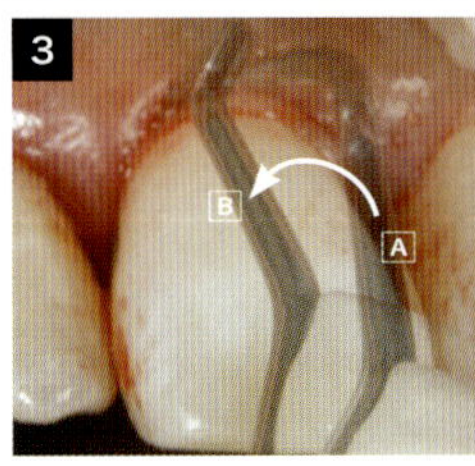

3 Handle을 A에서 B로 살짝 돌리고, blade 끝 1/3을 치근면에 적합시킨 상태로 순면에서 원심 인접면을 향해 진행한다.

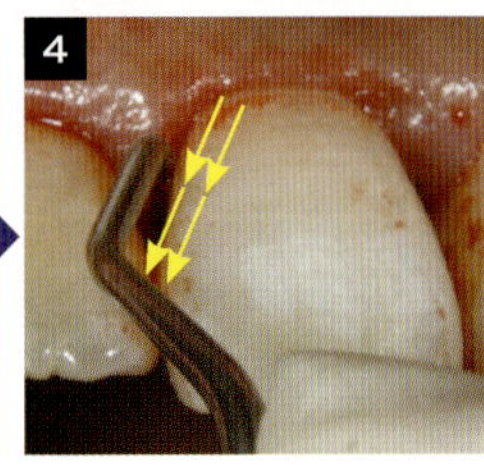

4 항상 terminal shank가 치근면과 평행하도록 유지한다.

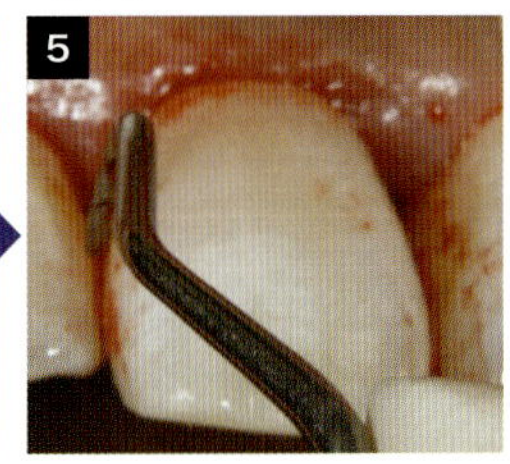

5 인접면에서는 1|순설폭의 절반 정도까지 stroke를 실시하고 끝마친다.

1| 시술에서 사용 curette의 차이에 따른 cutting edge와 치근면의 관계

사용 curette: Gr. No. 5의 경우

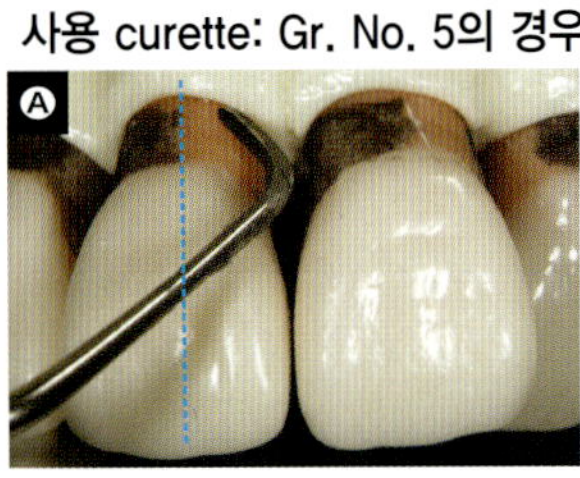

Blade를 넣었을 때.

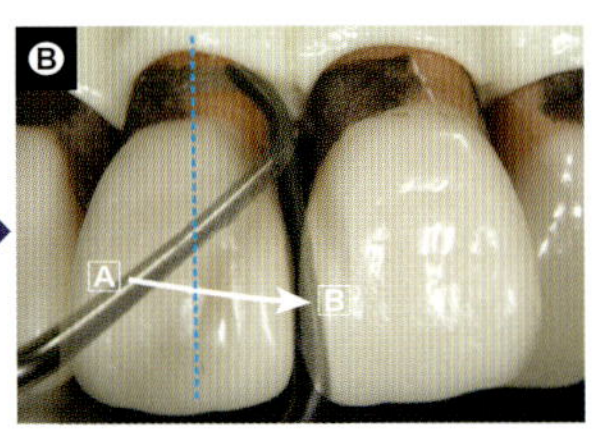

Blade를 넣은 후 stroke를 시작할 때.

사용 curette: Gr. No. 11의 경우

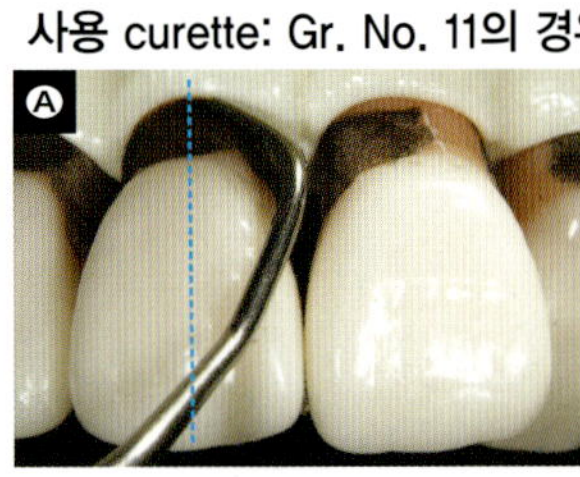

Blade를 넣었을 때.

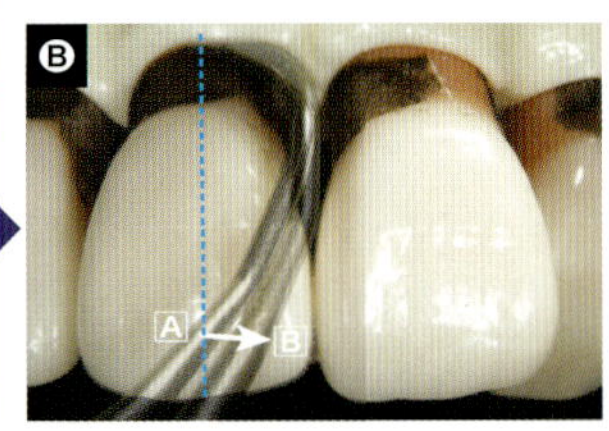

Blade를 넣은 후 stroke를 시작할 때.

A :Blade를 치아의 정중선 부근에서 약간 근심에 넣은 상태. B : A에서 B로 handle을 세우고 blade 끝 1/3을 치근면에 적합시킨 상태.

시술할 때 blade의 형태와 치은의 관계

두껍다

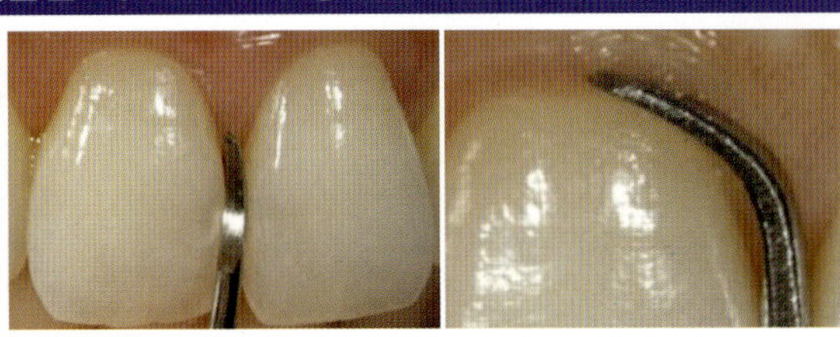

Blade의 폭이 넓고 두껍기 때문에 치주낭 내에 넣을 수 없다.

가늘다

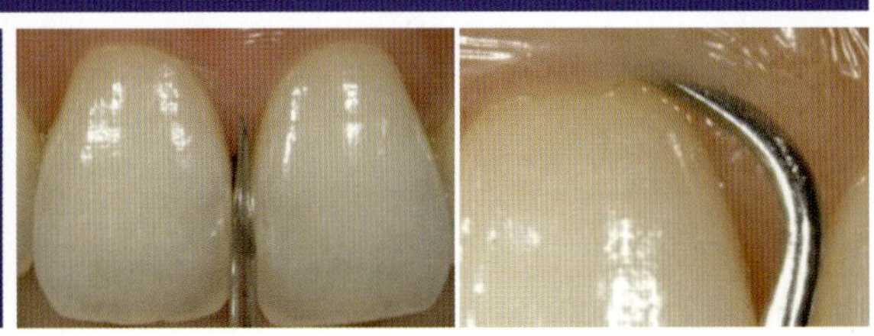

Blade의 폭이 좁고 가늘어서 blade 끝 부분을 치주낭 내에 넣을 수 있다.

결론 치은의 상태에 맞춰 적절한 blade 폭을 가지는 curette을 선택할 필요가 있다.

2 상악 전치부 설측 시술 상세 ①

Arrangement

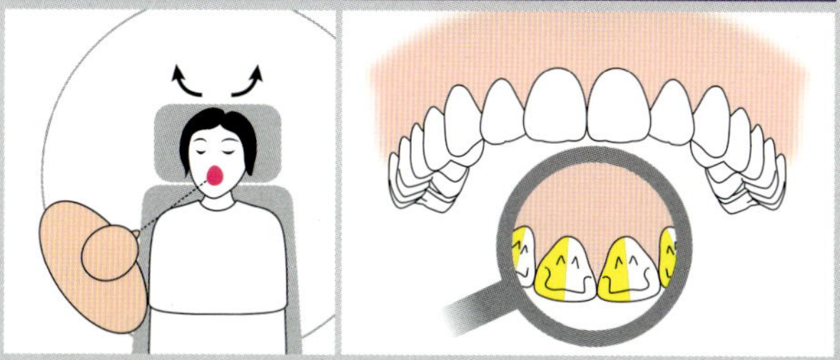

- 술자 위치: Front position.
- 환자 머리 위치: 턱을 위로 올리고, 머리는 정면 또는 시술 부위를 보기 쉽도록 좌우로 기울인다.
- 시술 치근면: 술자 쪽에서 치경을 봤을 때 왼쪽.
- 사용 curette: Gr. No. 6 , Gr. No. 12, Gr. No. 14.
- 술자 시선: 치경.

Technique

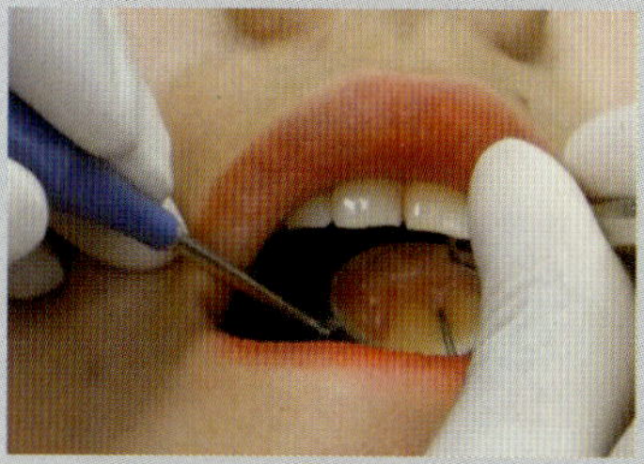

상악 전치부 설측 시술.
치경을 이용해 빛을 반사시켜 간접조명으로 사용한다.
고정점: 대상 치아 또는 대상 치아에 근접한 치아 절단연에 finger rest를 둔다.

Curette Course

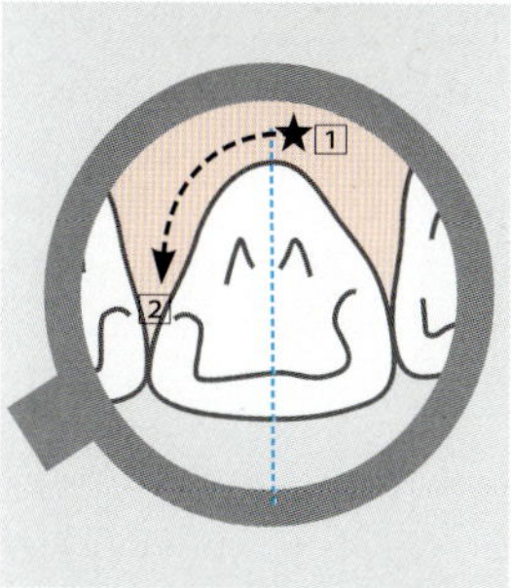

시작위치 ★는 1 중앙선보다 약간 우측(원심측).
구개면에서 근심 인접면(1)에서 2)으로 blade를 움직인다.

임상에서 1 설면 시술 모습

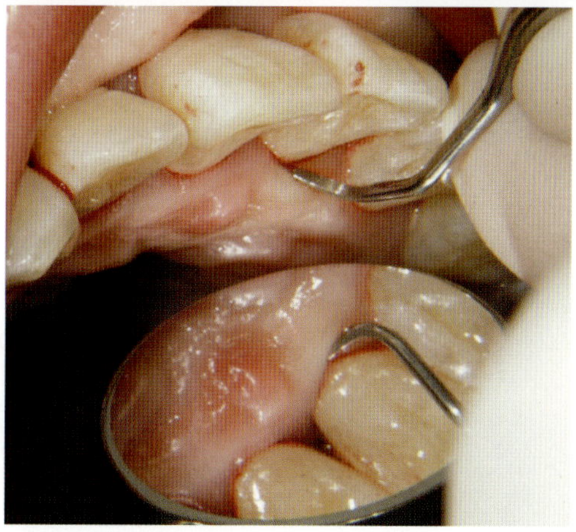

대상 치아에 가까운 치아의 절단연에 finger rest를 둔다.
사용 curette: Gr. No. 14.

1 설면 시술에서 치경을 보고 실시하는 stroke

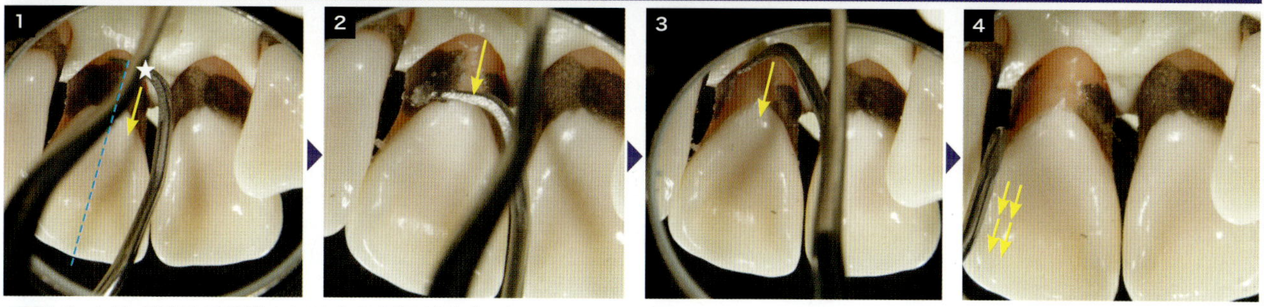

1 **2** Blade를 치아의 중앙선보다 약간 우측(근심측)에 넣고 blade 끝 1/3 부분을 치근면에 적합시켜서 수직방향 stroke를 시작한다.
사용 curette: Gr. No. 12.

3 Handle을 살짝 돌리고, blade 끝 1/3을 치근면에 적합시킨 상태로 설면에서 인접면을 향해 진행한다.

4 항상 terminal shank가 치근면과 평행하도록 유지한다.
인접면에서는 순설폭의 절반 정도까지 stroke를 실시하고 끝마친다.

3 상악 전치부 순측 시술 상세 ②

Arrangement

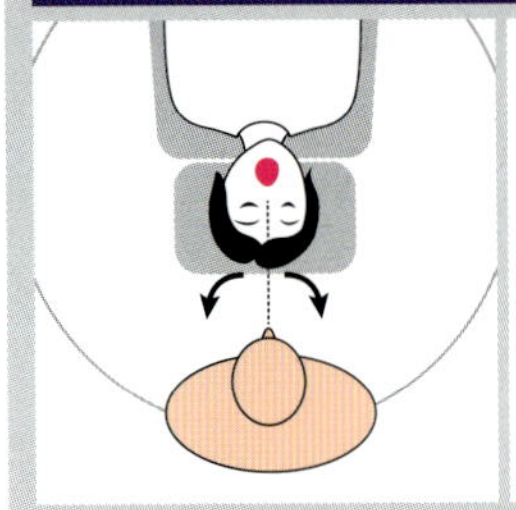

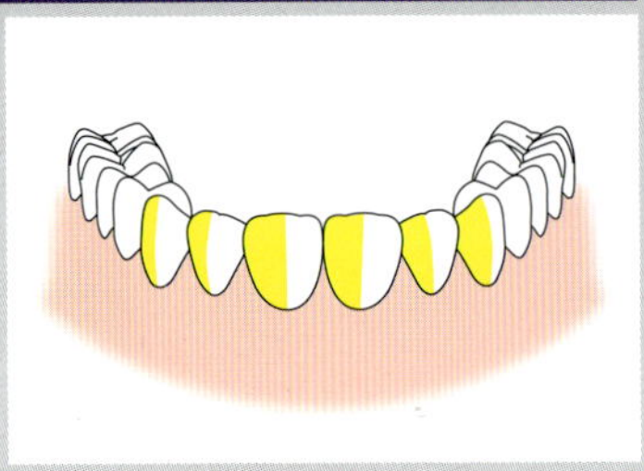

- 술자 위치: Back position.
- 환자 머리 위치: 턱을 위로 올리고, 머리는 정면 또는 시술 부위를 보기 쉽도록 좌우로 기울인다.
- 시술 치근면: 술자 쪽에서 봤을 때 왼쪽.
- 사용 curette: Gr. No. 6, Gr. No. 12, Gr. No. 14.
- 술자 시선: 직시.

Technique

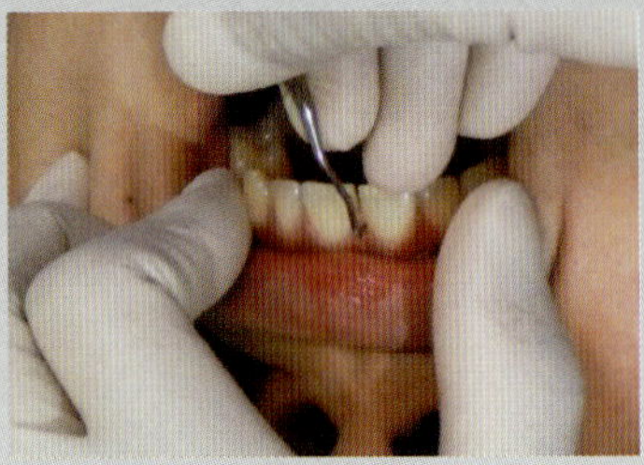

상악 전치부 순측 시술.
집게손가락과 엄지손가락으로 윗입술을 리트랙션한다.
고정점: 대상 치아 또는 대상 치아에 근접한 치아 절단연에 finger rest를 둔다.

Curette Course

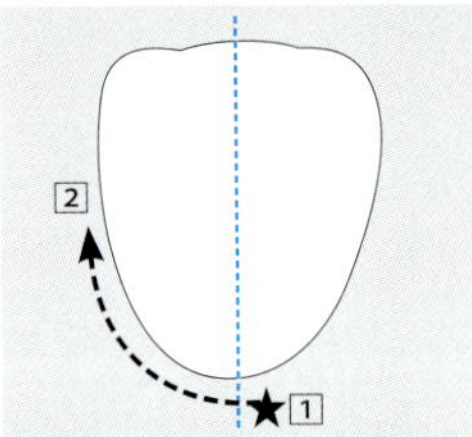

시작위치 ★는 1| 중앙선보다 약간 우측(원심측). 순면에서 근심 인접면(1에서 2)으로 blade를 움직인다.

임상에서 1| 순면 시술 모습

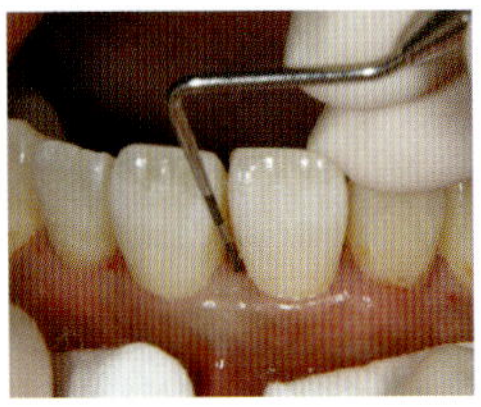

1|의 순측의 probing. Contact area 직하방을 측정할 때는 probe에 각도를 준다.

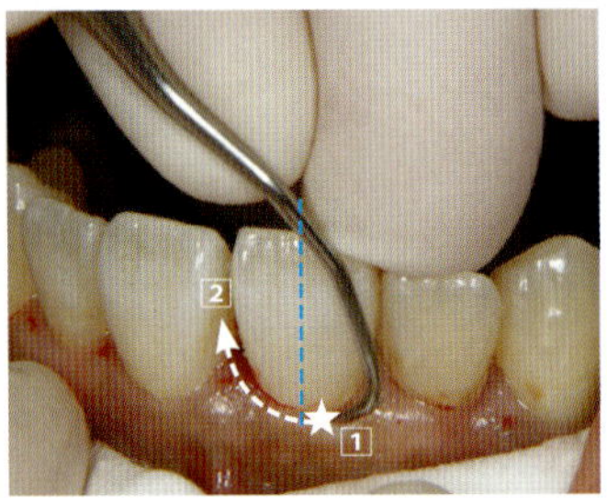

대상 치아와 인접치의 절단면에 finger rest를 둔다.
사용 curette: Gr. No. 12.

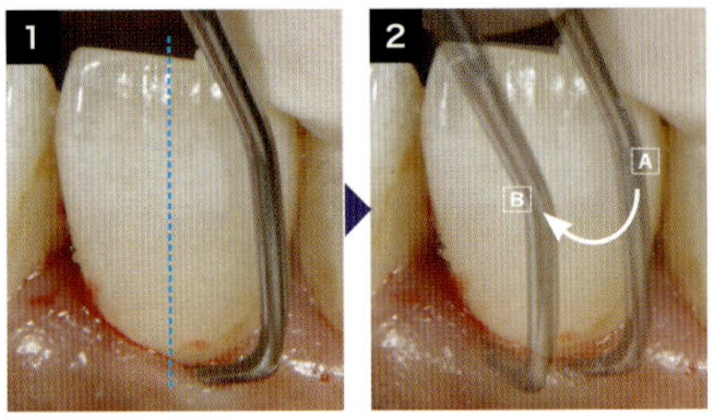

1 2 Blade를 치아의 중앙선보다 약간 우측(원심측) 치주낭에 넣고 blade 끝 1/3을 치근면에 적합시켜서 수직방향 stroke를 시작한다. A에서 B로 handle을 살짝 돌려 blade 끝 1/3을 치근면에 적합시킨 상태로 순면에서 근심 인접면으로 진행한다.

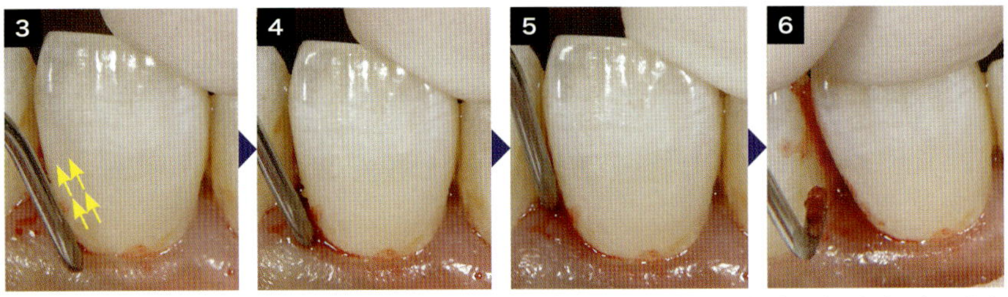

3 4 항상 terminal shank가 치근면과 평행하도록 유지한다.

5 6 인접면에서는 순설폭의 절반 정도까지 stroke를 실시하고 끝마친다.

1| 순면에서 근심 인접면으로 진행하는 시술

사용 curette: Gr. No. 6.

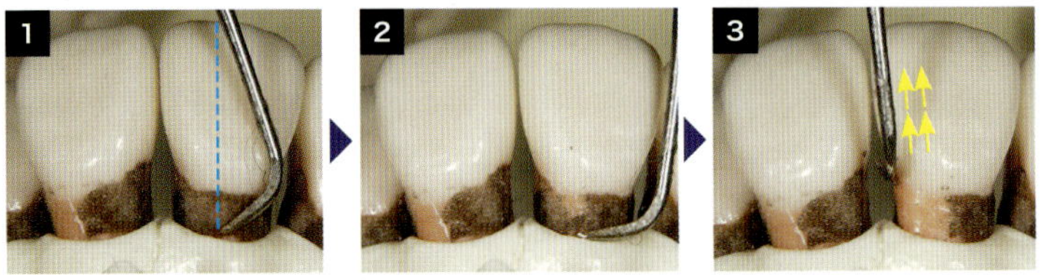

사용 curette: Gr. No. 14.

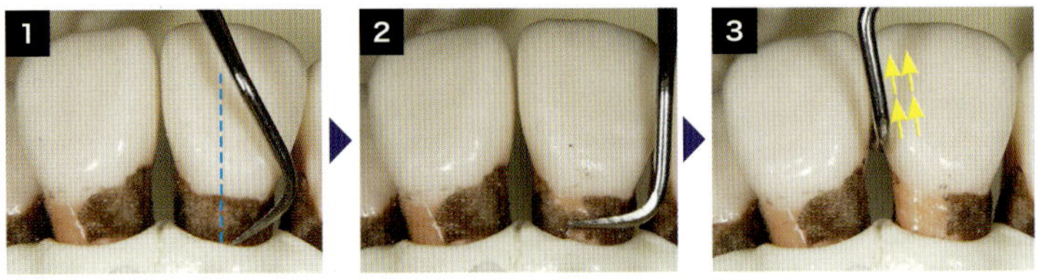

1 Blade를 치아의 중앙선보다 약간 우측(원심측)에 넣은 상태.

2 치주낭 기저부에 도달한 handle을 약간 세워서 stroke를 시작하는 상태(terminal shank와 치근면을 평행하게 유지).

3 인접면에서 terminal shank가 치근면과 평행하게 유지된 상태.

3| 순면에서 근심 인접면으로 기구 돌려 넣는 방법(blade 부위 확대)

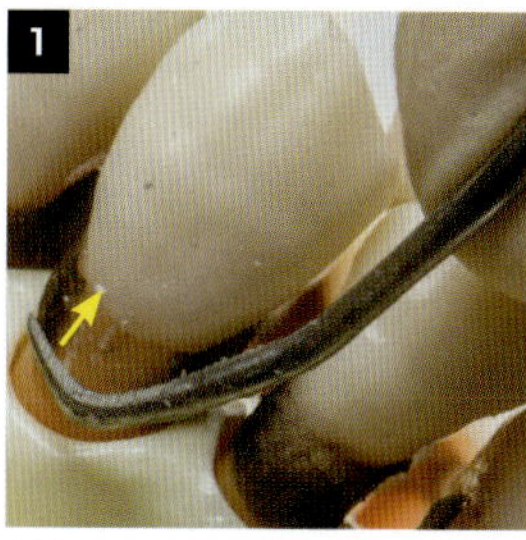

1 Blade 끝 1/3을 치근면에 적합시켜서 수직방향 stroke를 시작.
사용 curette: Gr. No. 12.

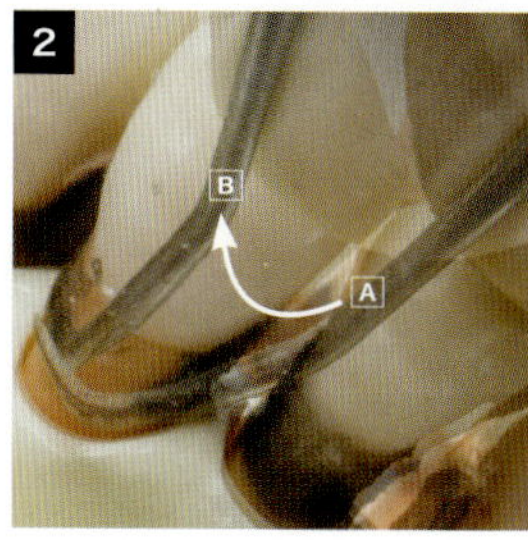

2 Ⓐ에서 Ⓑ로 handle을 돌려 blade 끝 1/3을 치근면에 적합시킨 상태로 순면에서 근심 인접면으로 진행한다.

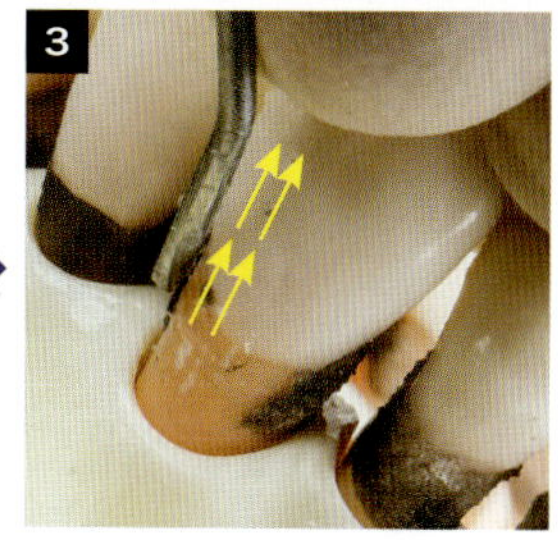

3 인접면은 순설폭의 절반 정도까지 stroke를 실시한다. Terminal shank가 치근면과 평행하도록 유지한다.

순면에서 근심 인접면으로 기구를 돌려 넣을 때의 움직임

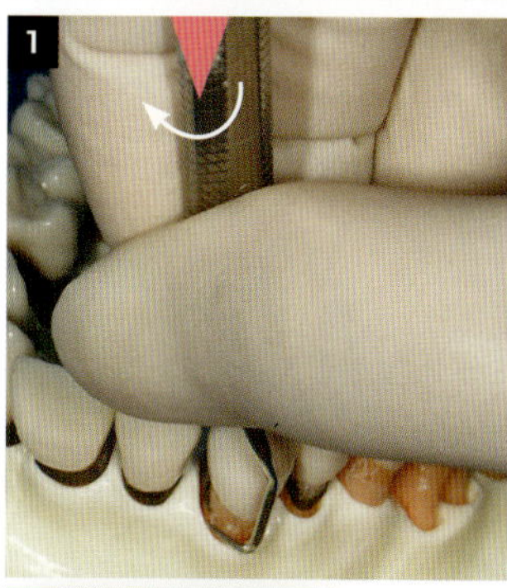

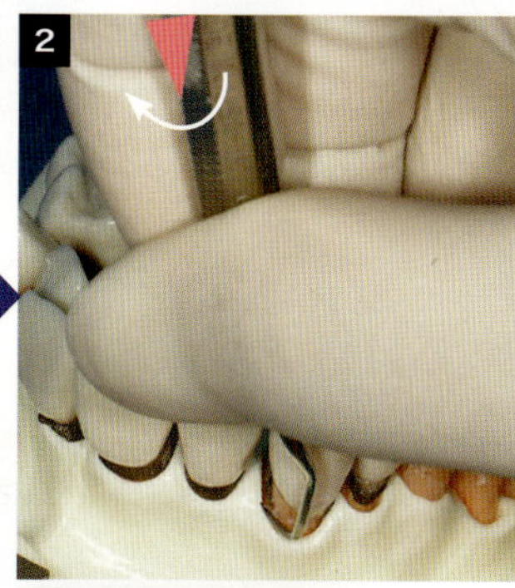

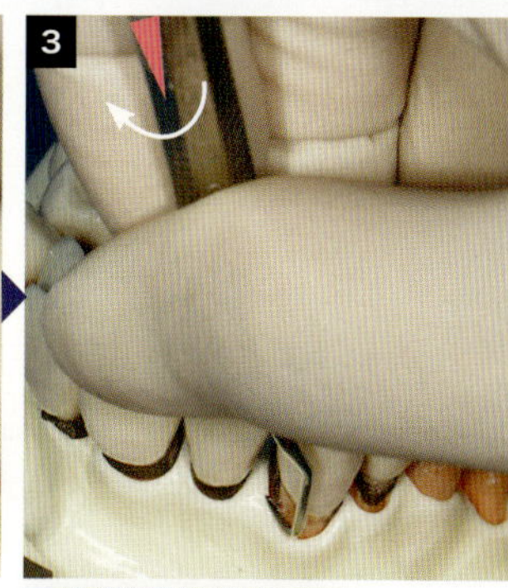

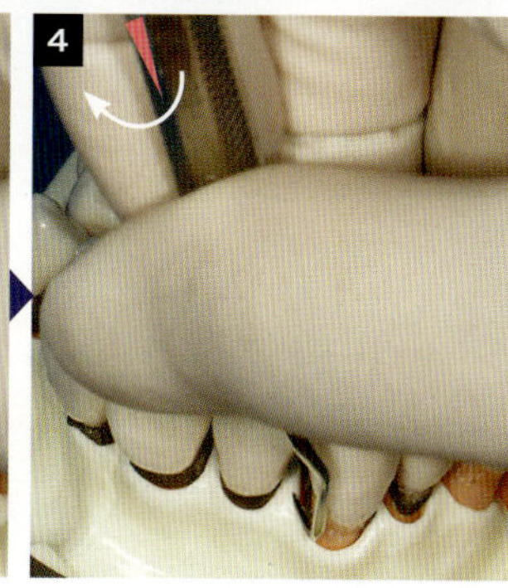

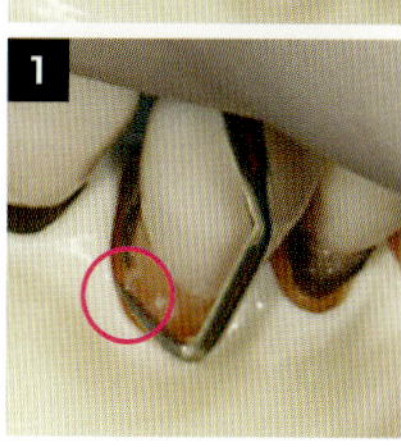

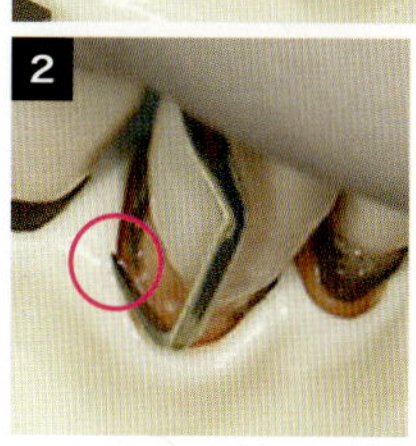

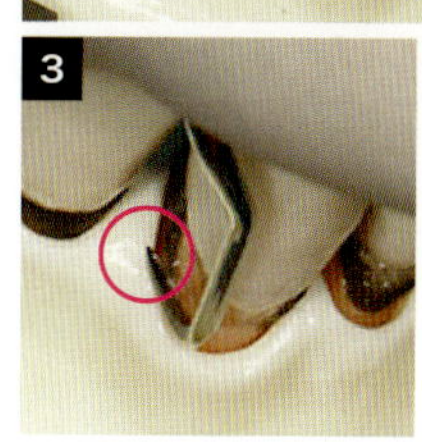

엄지손가락과 집게손가락을 이용해 handle을 조금씩 돌린다(**1**~**4**). **1**에서 **4**로 진행하는 과정에서 curette의 marking 부분(▼)이 점점 보이지 않게 되는데 handle을 적절하게 돌리고 있음을 알 수 있다. 이 때 blade 끝 1/3은 치근면에 적합시킨 상태를 유지한다(**1**~**3**).

1| 순면 시술 모습

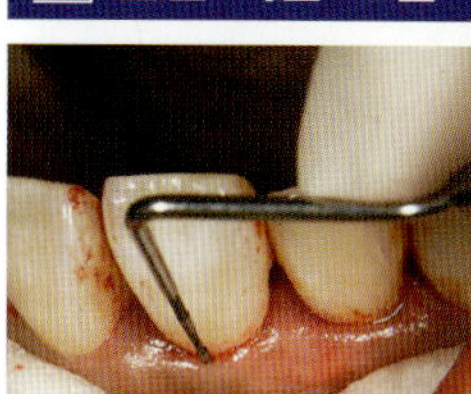

1| 순측의 probing.
되도록 치근면에 평행하게 치주낭 내에 probe를 넣는다.

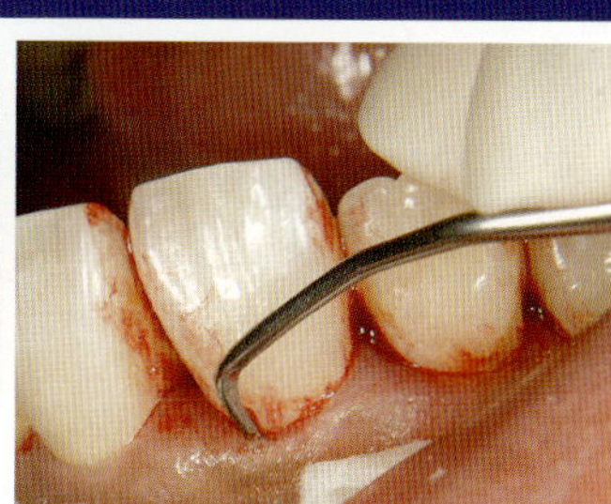

대상 치아에 가까운 치아의 절단연에 finger rest를 둔다.
되도록 치근면에 평행하게 blade를 넣는다.
사용 curette: Gr. No. 11.

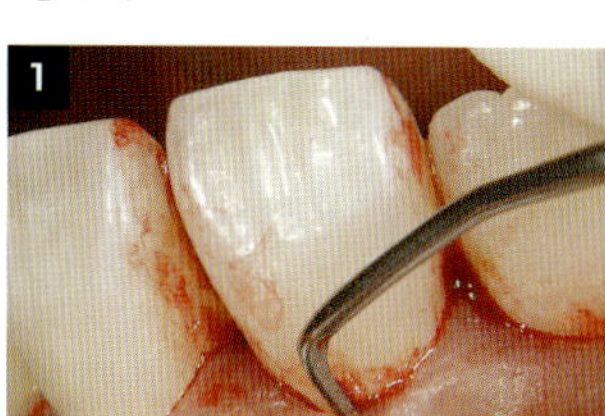

1 치면 중앙부에 수평방향 stroke를 할 경우에는 blade의 끝 1/3을 치근면에 적합시켜서 실시한다.

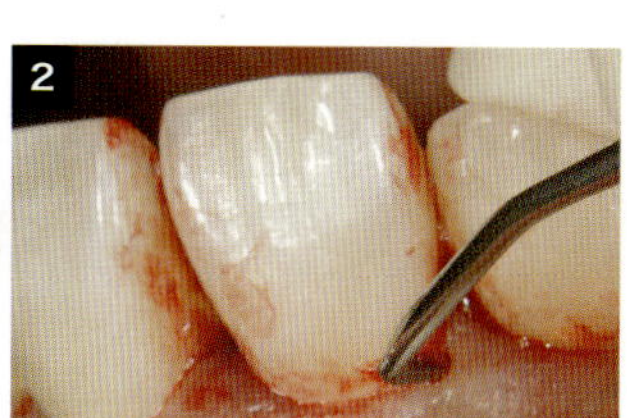

2 치주낭 기저부를 손상시키지 않도록 주의한다.

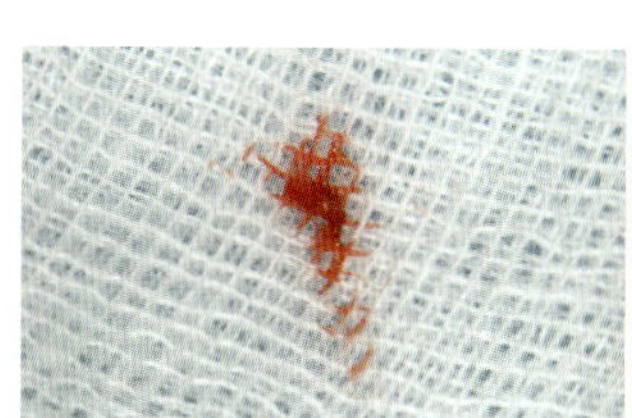

SRP 후에는 제거된 치석을 확인한다.

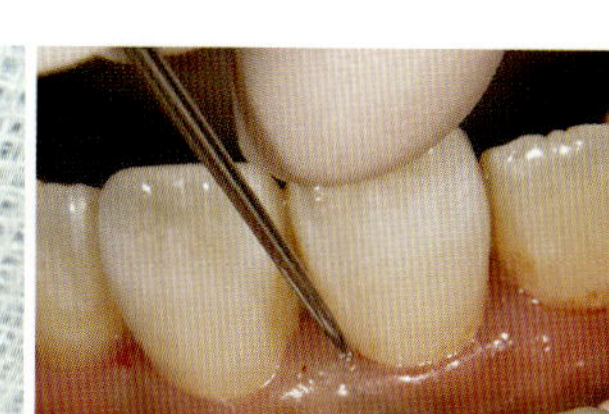

SRP 후에는 3A 탐침을 이용해 치근면의 상태를 확인한다.

4 상악 전치부 설측 시술 상세 ②

Arrangement

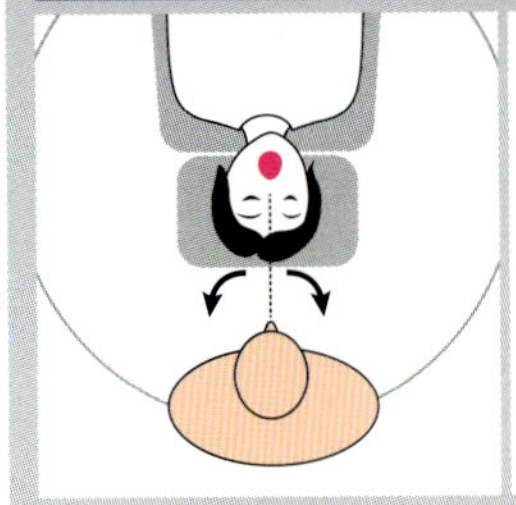

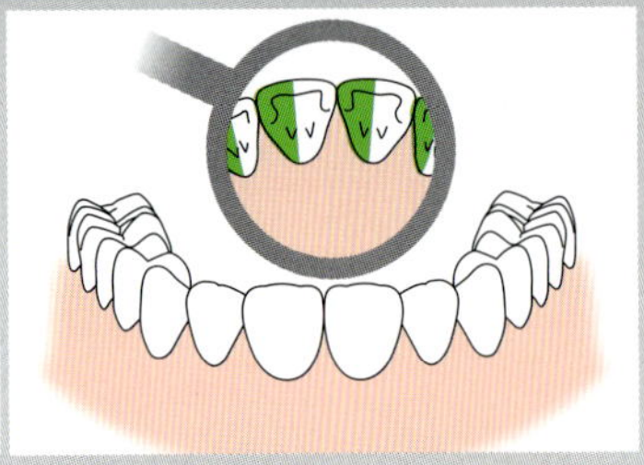

- 술자 위치: Back position.
- 환자 머리 위치: 턱을 위로 올리고, 머리는 정면 또는 시술 부위를 보기 쉽도록 좌우로 기울인다.
- 시술 치근면: 술자 쪽에서 치경을 봤을 때 왼쪽.
- 사용 curette: Gr. No. 5, Gr. No. 11, Gr. No. 13.
- 술자 시선: 치경

Technique

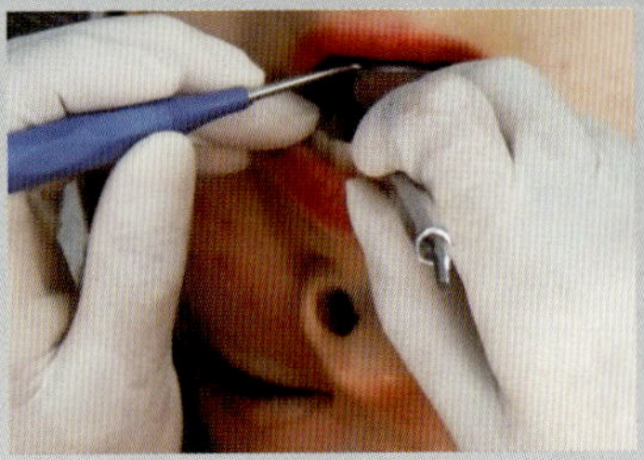

상악 전치부 설측 시술.
치경을 이용해 빛을 반사시켜 간접조명으로 사용한다.
고정점: 대상 치아 또는 대상 치아에 근접한 치아 절단연에 finger rest를 둔다.

Curette Course

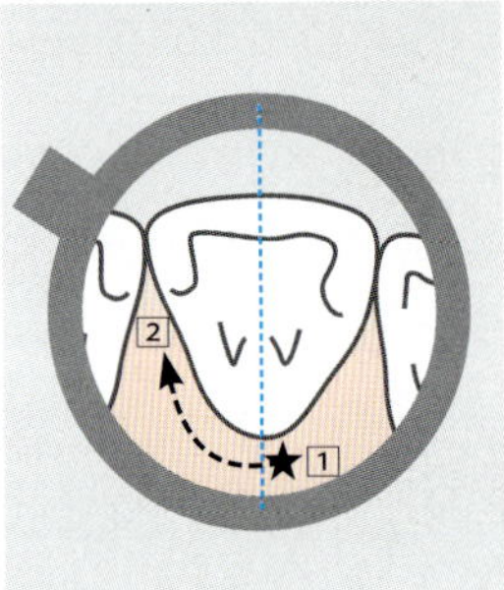

시작위치 ★는 1| 중앙선보다 약간 우측(원심측).
순면에서 근심 인접면(1에서 2)으로 blade를 움직인다.

임상에서 1| 설면 시술 모습

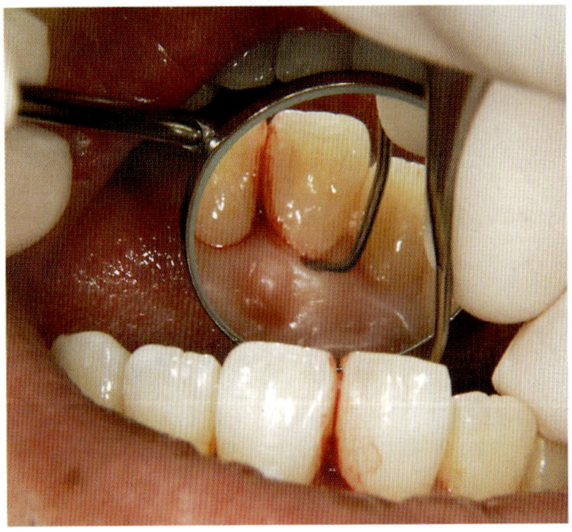

설측은 치경을 이용해 빛을 반사시켜 간접조명을 얻는다.
치주낭 내에 blade를 넣은 상태를 보인다.
대상 치아에 가까운 치아 절단연에 finger rest를 둔다.
사용 curette: Gr. No. 11.

1| 설측 시술에서 치경을 사용할 때 blade를 치주낭에 넣는 방법

사용 curette:
Gr. Mini F. No. 5의 blade를 치주낭에 넣을 때.

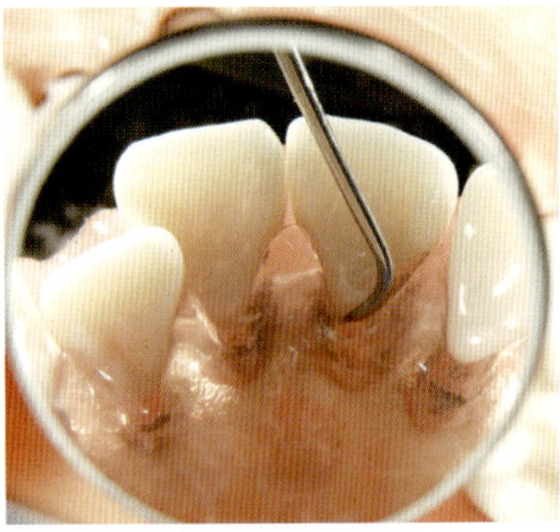

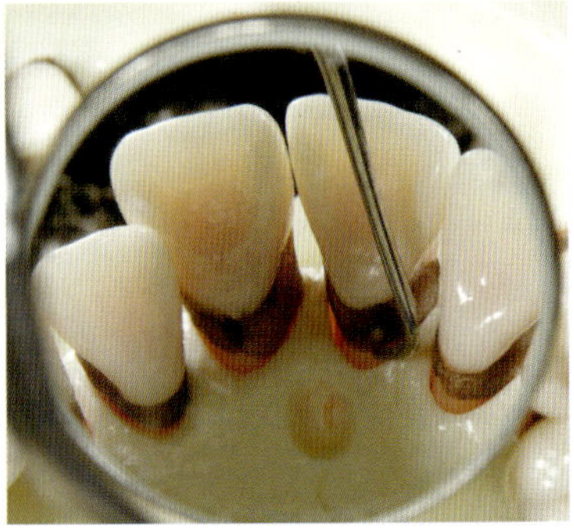

사용 curette:
Gr. Mini F. No. 13의 blade를 치주낭에 넣을 때.

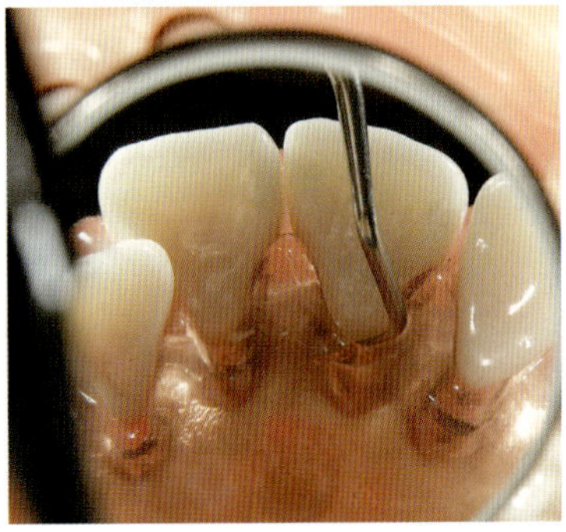

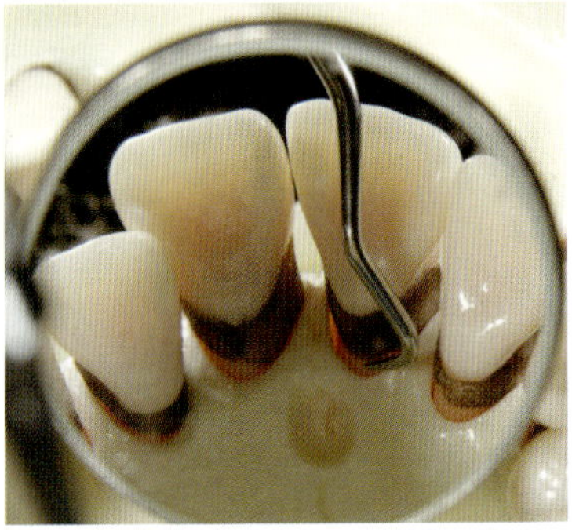

ADVANCE 상악 전치부에 보이는 특징적 형태: 사절흔(linguogingival fissure)

기저결절과 변연융선의 경계에 존재하는 뚜렷한 절흔을 의미한다. 중절치에서는 근심에 존재하는 경우도 있지만, 측절치에서는 원심에 있는 경우가 많다. 절흔의 방향은 일정하며, 정중부에 존재하는 경우에는 기저결절과 연결되어 치근까지 이어지는 경향이 많다. 이 fissure 부분의 청소는 매우 어렵다.
설측 치경구(linguogingival fissure)(Black, 1981)라고도 한다.

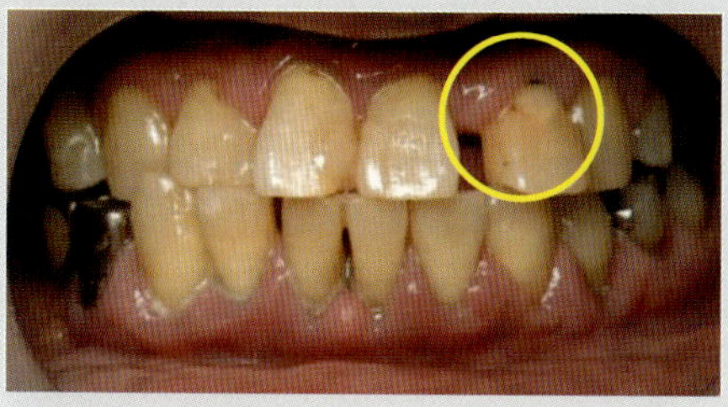

초진의 정면 모습.

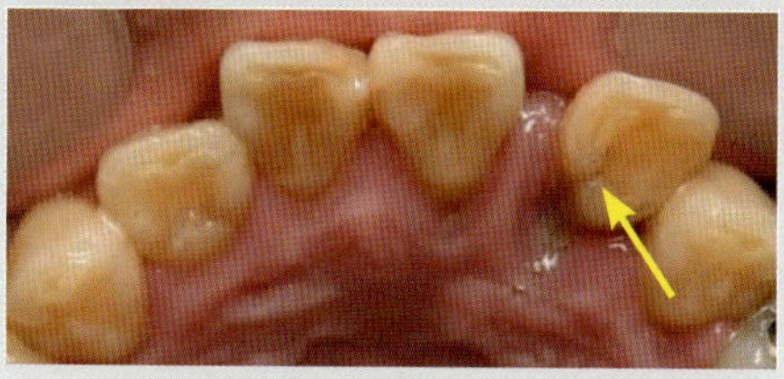

초진의 교합면 모습. 화살표 부분에 사절흔이 보인다.

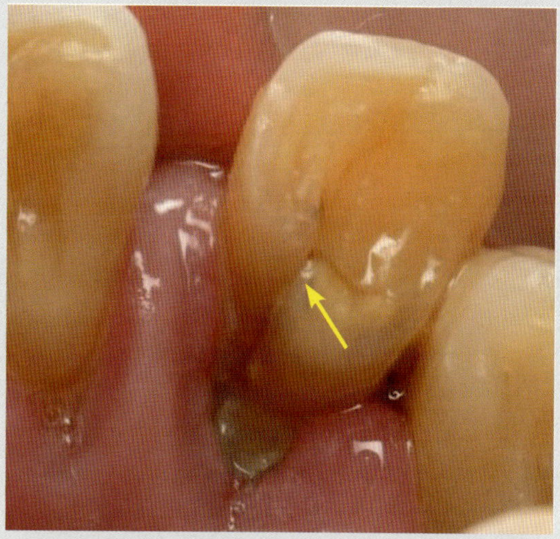

초진의 교합면 모습 확대.

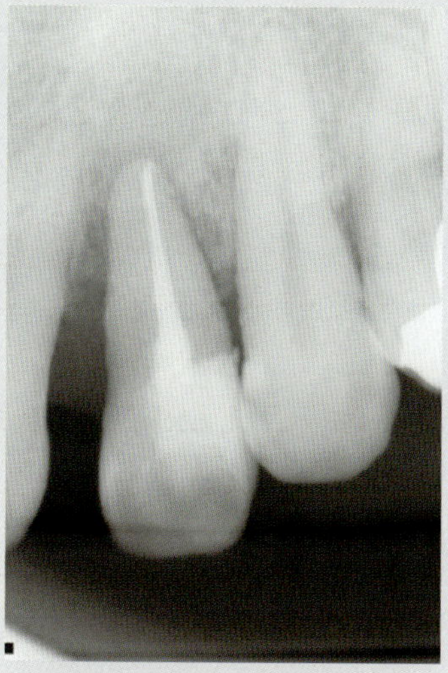

동일 부위 방사선사진. 치근의 1/2까지 골흡수가 진행되어 있다.

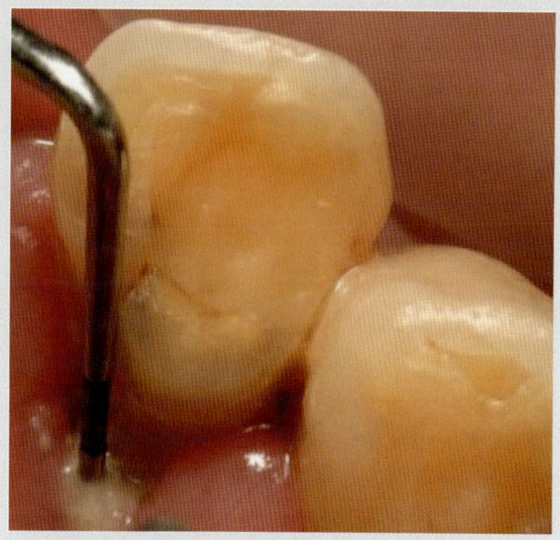

동일 부위. 치주낭 내에 probe를 넣은 상태. 배농이 보인다.

Clinical Case 상악 전치부 SRP

술전부터 치주 외과 처치 후까지의 경과

술전

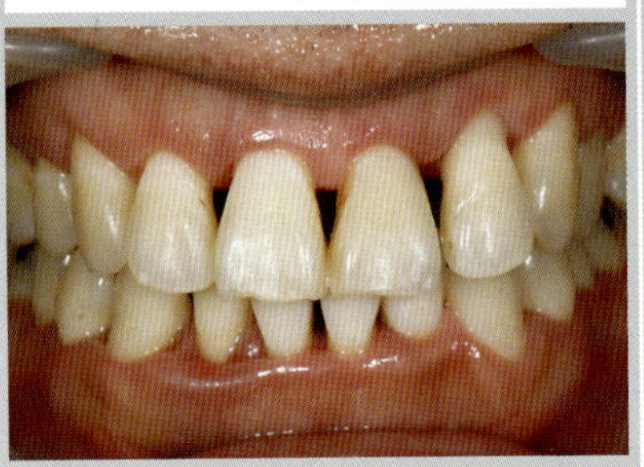

상하악 모두 치은에 현저한 염증이 보인다.

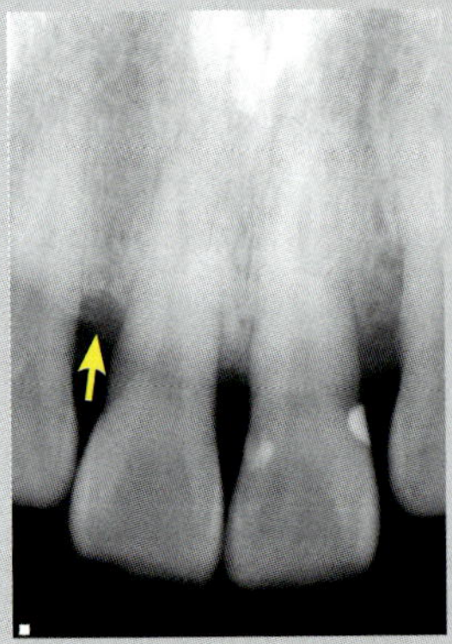

치조백선(lamina dura)이 뚜렷하지 않고, 화살표 부분에 골결손이 있는 것을 알 수 있다.

SRP 5개월 후

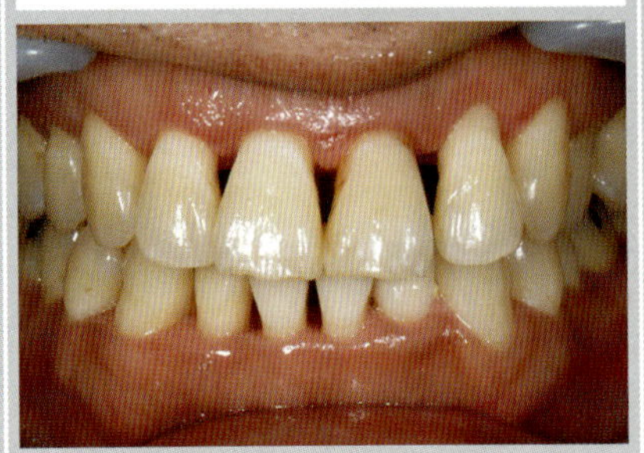

술전과 비교해 치은의 염증이 개선 되었다.

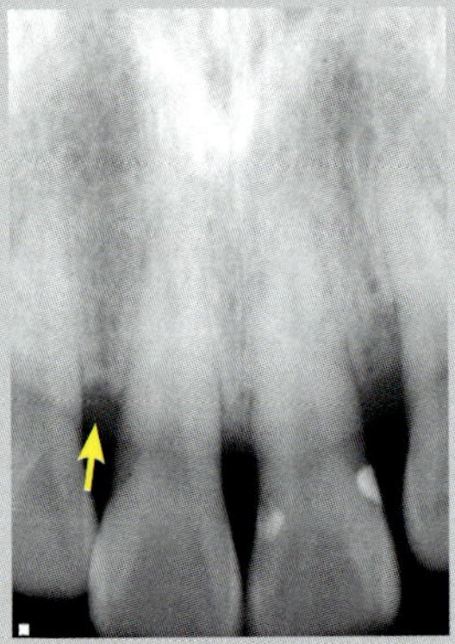

치조백선(lamina dura)이 뚜렷하지 않고 화살표 부분에 골결손이 남아 있다.

치주 외과 처치 5개월 후

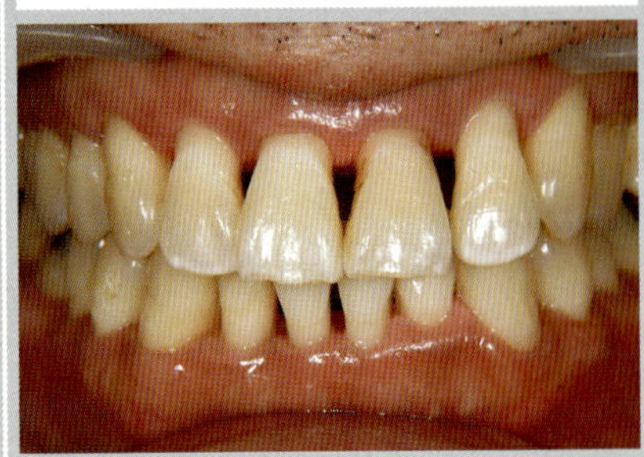

치은에 염증의 징후는 보이지 않는다.

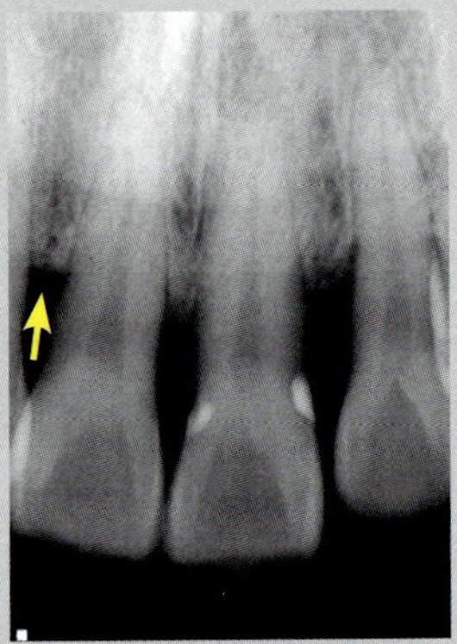

치조백선(lamina dura)과 화살표 부분의 trabecular pattern도 뚜렷해졌다.

Probing 수치

(파란색: 배농 있음, 빨간색: 출혈 있음)

술전

	3┘	2┘	1┘	└1	└2	└3
순측	3 3 4	3 3 4	6 3 3	3 3 5	7 4 5	4 3 3
설측	4 3 4	4 3 4	5 3 4	4 3 4	6 4 6	5 5 4

깊은 치주낭이 존재하고 배농과 출혈을 보이는 곳이 있다.

SRP 5개월 후

	3┘	2┘	1┘	└1	└2	└3
순측	2 2 2	2 2 3	3 2 3	2 2 2	3 3 3	2 2 3
설측	2 2 3	3 2 2	2 2 3	2 2 3	3 3 3	3 3 3

Probing 수치와 배농은 개선되었으나 출혈을 보이는 곳이 많다.

치주 외과 처치 5개월 후

	3┘	2┘	1┘	└1	└2	└3
순측	2 2 2	2 2 2	3 2 3	2 2 2	3 2 3	2 2 2
설측	2 2 2	2 2 2	2 2 2	3 2 3	2 2 3	2 2 2

Probing 수치가 개선되었고 출혈을 보이는 곳도 없다.

SRP와 치주 외과 처치

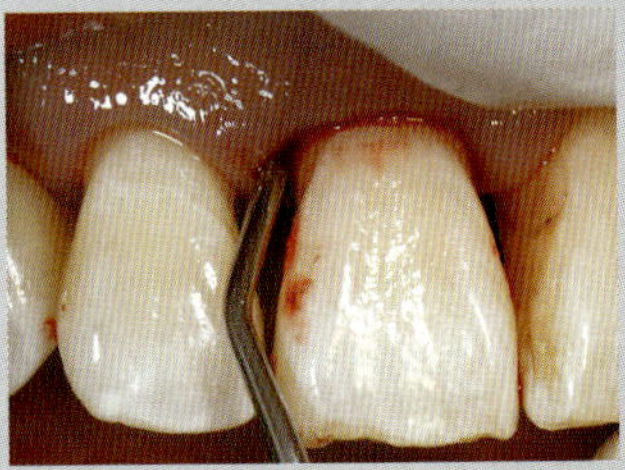

SRP(1┘ 원심 인접면 시술)를 시행할 때 terminal shank가 치근면과 평행하게 유지되어 있다.
사용 curette: Gr. No. 13.

치주 외과 처치(사진은 전층 판막으로 치은을 박리한 상태 A B)

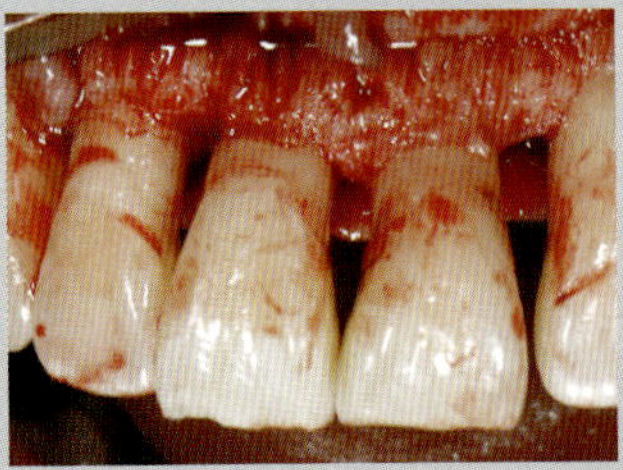

A 순측.

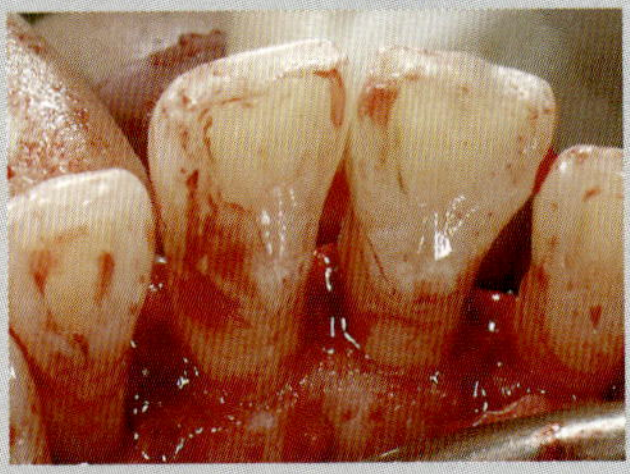

B 설측.

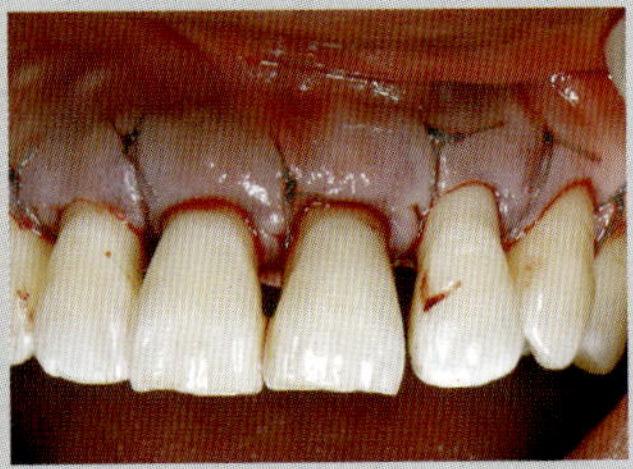

치주 외과 처치 후.

Maintenance(치주 외과 처치 17개월 후)

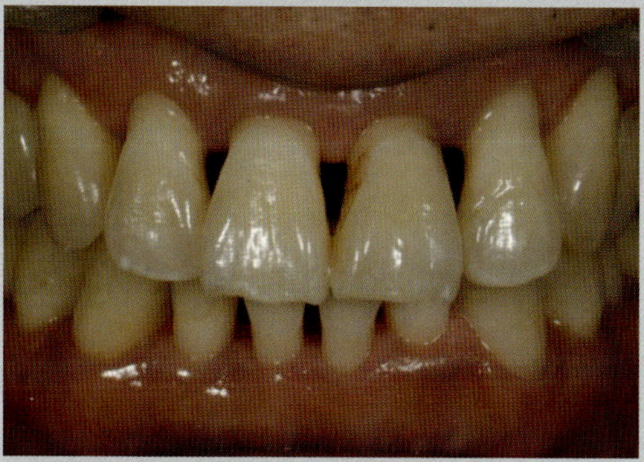

염증은 보이지 않고 관리 상태는 양호하다.

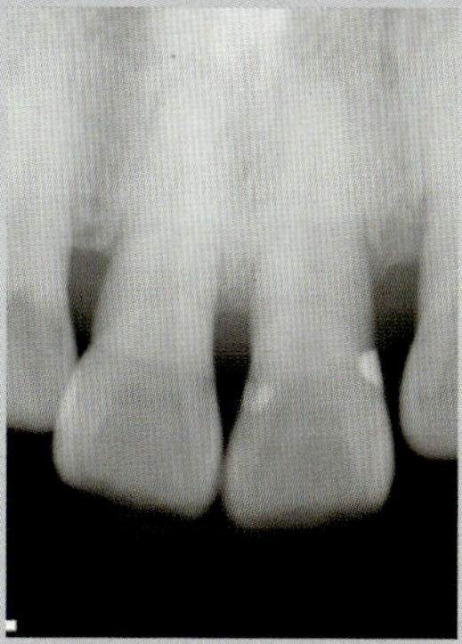

2 1|1 2 부위 치조백선은 뚜렷하다.

Probing 수치 (빨간색: 출혈 있음)

	3|	2|	1|	|1	|2	|3
순측	3 3 3	2 2 2	3 2 3	2 2 2	3 2 3	2 2 2
설측	2 2 3	2 2 3	3 2 3	2 2 2	3 2 2	2 2 2

상악 6전치부(3┼3)에서 효율적으로 SRP를 진행하는 방법

Front position

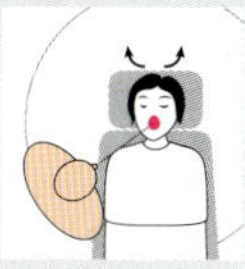

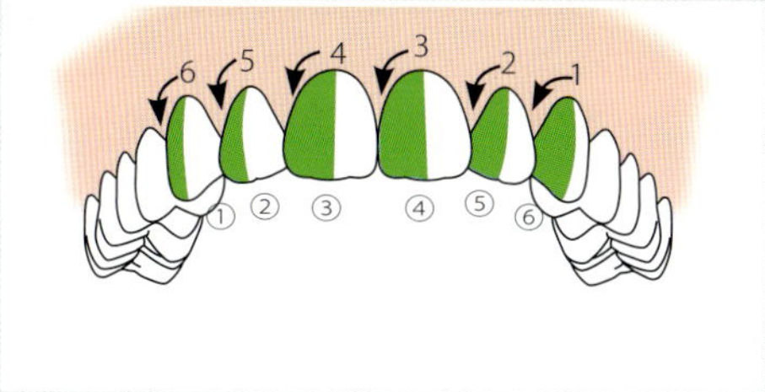

Front position에서 순면을 |3 에서 3|까지, 술자 쪽에서 봤을 때 왼쪽(녹색)을 1→6의 순서로 SRP를 시행한다.
다음으로 치경을 사용해 설면을 3|으로 |3 을 향해, 술자 쪽에서 봤을 때 왼쪽을 ①→⑥의 순서로 진행한다.

Position 변경

Back position

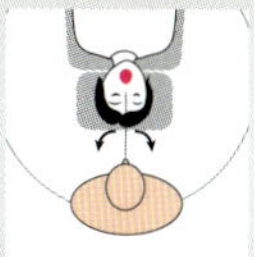

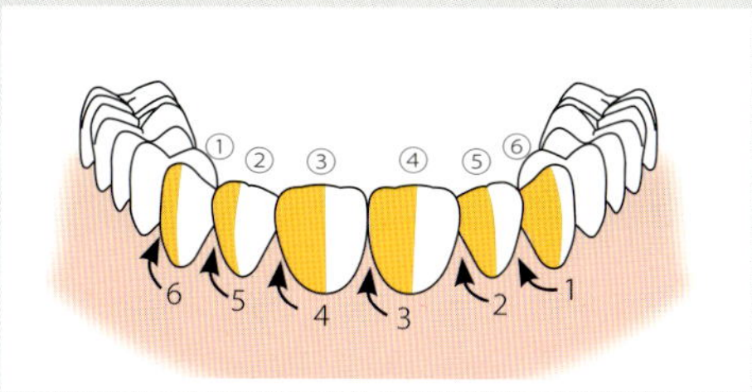

Back position에서 순면을 3|에서 |3 까지, 술자 쪽에서 봤을 때 왼쪽(노란색)을 1→6의 순서로 SRP를 시행한다.
다음으로 치경을 사용해 설면을 |3 에서 3|을 향해, 술자 쪽에서 봤을 때 왼쪽을 ①→⑥의 순서로 진행한다.

상악 전치부 SRP 실전 테크닉의 포인트(좌우 공통)

순측·설측 positioning

- 시술 부위를 시야의 중심에 오도록 유지한다.
- 설측은 치경을 사용. 환자의 턱을 약간 올리면 시술하기 쉽다.

치근면의 해부학적 형태에 대한 접근

- 설측의 기저결절이나 근원심 치경선에 함몰 부위가 있으므로 3way 시린지로 가볍게 air를 불면 확인하기 쉽다.
- 상악 측절치는 사절흔(linguogingival fissure)이 존재하는 경우가 있으므로 더 정밀하게 검사한다.

중급편 : 단근치-다근치 마스터

하악 구치부 SRP

하악 우측 소구치부 협측 시술

Arrangement

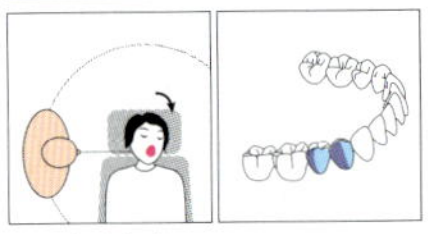

Curette
근심 : Gr. No. 11
원심 : Gr. No. 14

술자 위치: Side position.
환자 머리 위치: 턱을 아래로 당기고, 머리는 시술 부위를 보기 쉽도록 술자 반대쪽으로 기울인다.

Technique

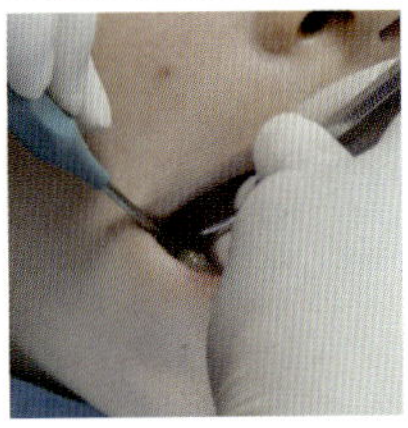

치경을 이용해 협점막을 리트랙션한다.
치경의 finger rest는 구강 외(환자 뺨)에 둔다.

술자 시선: 직시(원심면은 치경).

하악 우측 대구치부 협측 시술

Arrangement

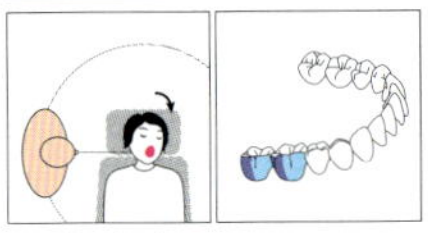

Curette
근심 : Gr. No. 11
원심 : Gr. No. 14

술자 위치: Side position.
환자 머리 위치: 턱을 아래로 당기고, 머리는 시술 부위를 보기 쉽도록 술자 반대쪽으로 기울인다.

Technique

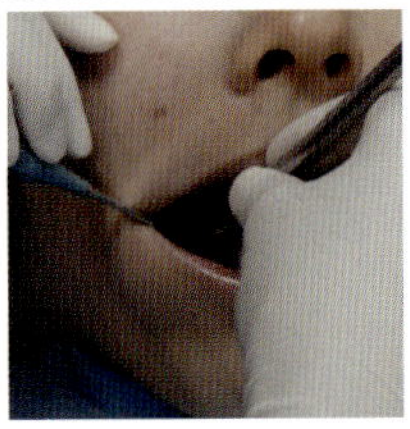

치경을 이용해 협점막을 리트랙션한다.
치경의 finger rest는 구강 외(환자 뺨)에 둔다.

술자 시선: 직시(원심면은 치경).

하악 좌측 소구치부 협측 시술

Arrangement

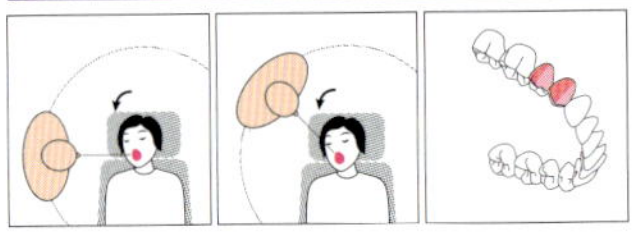

Curette
근심 : Gr. No. 12
원심 : Gr. No. 13

술자 위치: Side position.
환자 머리 위치: 턱을 아래로 당기고, 머리는 시술 부위를 보기 쉽도록 술자 쪽으로 기울인다.

Technique

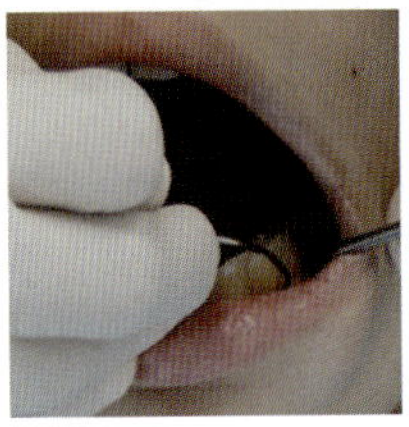

치경은 빛을 반사시켜 간접조명으로 사용하거나 치경을 직접 본다.
환자의 구강 내 상황에 따라 10~11시 방향으로 이동하면 시술이 쉽다.

술자 시선: 직시 또는 치경.

하악 좌측 대구치부 협측 시술

Arrangement

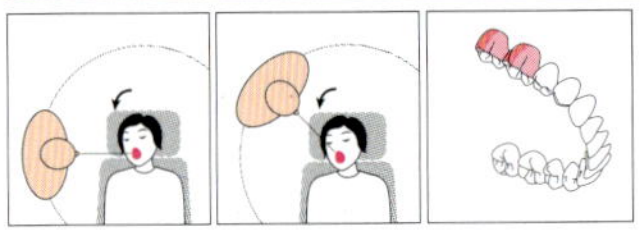

Curette
근심 : Gr. No. 12
원심 : Gr. No. 13

술자 위치: Side position.
환자 머리 위치: 턱을 아래로 당기고, 머리는 시술 부위를 보기 쉽도록 술자 쪽으로 기울인다.

Technique

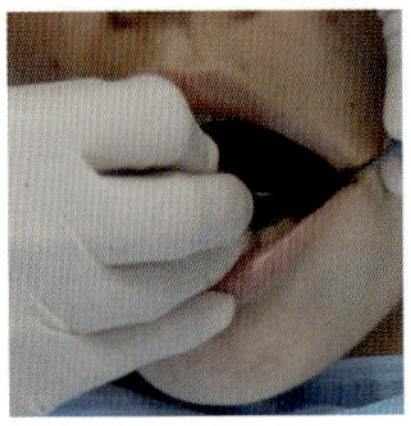

치경은 빛을 반사시켜 간접조명으로 사용하거나 치경을 직접 본다.
환자의 구강 내 상황에 따라 10~11시 방향으로 이동하면 시술이 쉽다.

술자 시선: 직시 또는 치경.

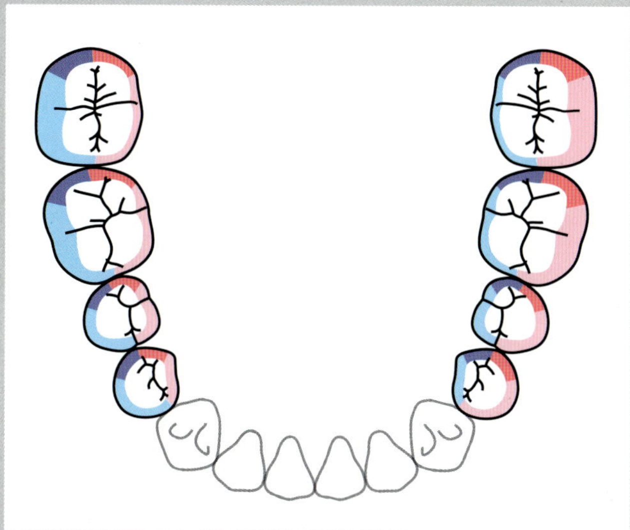

하악 구치부 사용 curette

부위	Curette
원심 우각부에서 근심	Gr. No. 11/12의 **No. 11**
원심 우각부에서 원심	Gr. No. 13/14의 **No. 14**
원심 우각부에서 근심	Gr. No. 11/12의 **No. 12**
원심 우각부에서 원심	Gr. No. 13/14의 **No. 13**

하악 우측 소구치부 설측 시술

Arrangement

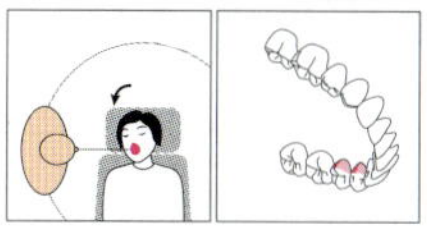

Curette
근심 : Gr. No. 12
원심 : Gr. No. 13

술자 위치: Side position.
환자 머리 위치: 턱을 아래로 당기고, 머리는 시술 부위를 보기 쉽도록 술자 쪽으로 기울인다.

Technique

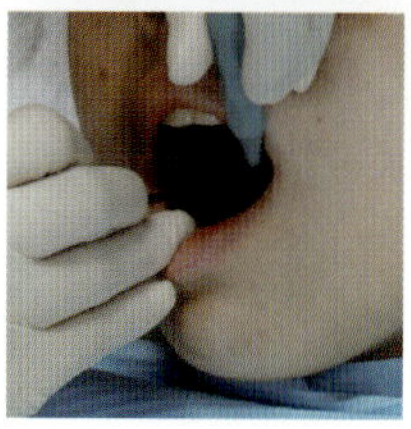

치경은 빛을 반사시켜 간접조명으로 사용하거나 치경을 직접 본다.
환자의 구강 내 상황에 따라 front position에서도 시행한다.

술자 시선: 직시 또는 치경.

하악 우측 대구치부 설측 시술

Arrangement

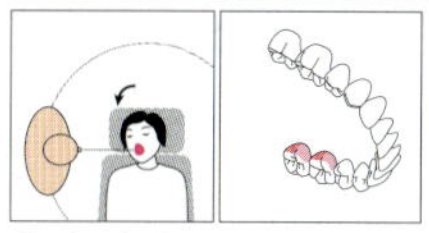

Curette
근심 : Gr. No. 12
원심 : Gr. No. 13

술자 위치: Side position.
환자 머리 위치: 턱을 아래로 당기고, 머리는 시술 부위를 보기 쉽도록 술자 쪽으로 기울인다.

Technique

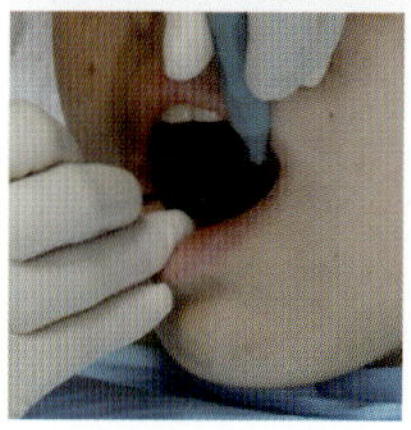

치경은 빛을 반사시켜 간접조명으로 사용하거나 치경을 직접 본다.
환자의 구강 내 상황에 따라 front position에서도 시행한다.

술자 시선: 직시 또는 치경.

하악 좌측 소구치부 설측 시술

Arrangement

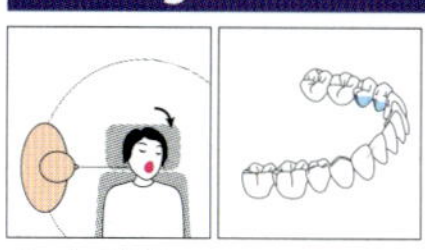

Curette
근심 : Gr. No. 11
원심 : Gr. No. 14

술자 위치: Side position.
환자 머리 위치: 턱을 아래로 당기고, 머리는 시술 부위를 보기 쉽도록 술자 반대쪽으로 기울인다.

Technique

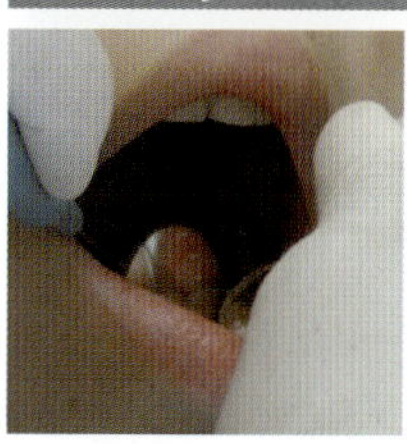

치경을 이용해 혀를 리트랙션한다.

술자 시선: 직시. 잘 보이지 않는 곳은 치경.

하악 좌측 대구치부 설측 시술

Arrangement

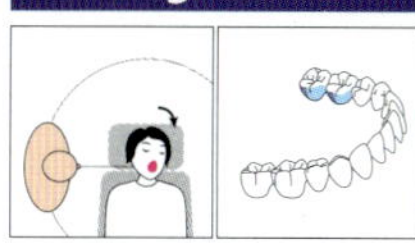

Curette
근심 : Gr. No. 11
원심 : Gr. No. 14

술자 위치: Side position.
환자 머리 위치: 턱을 아래로 당기고, 머리는 시술 부위를 보기 쉽도록 술자 반대쪽으로 기울인다.

Technique

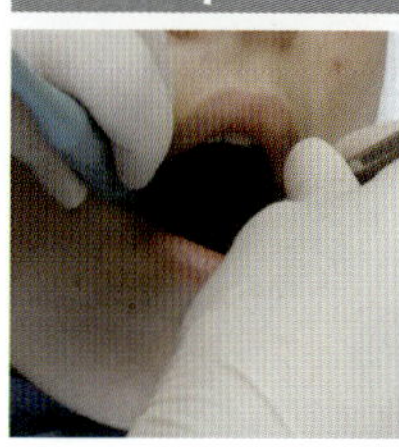

치경을 이용해 혀를 리트랙션한다.

술자 시선: 직시. 잘 보이지 않는 곳은 치경.

1 하악 우측 소구치부 협측 시술 상세

Arrangement

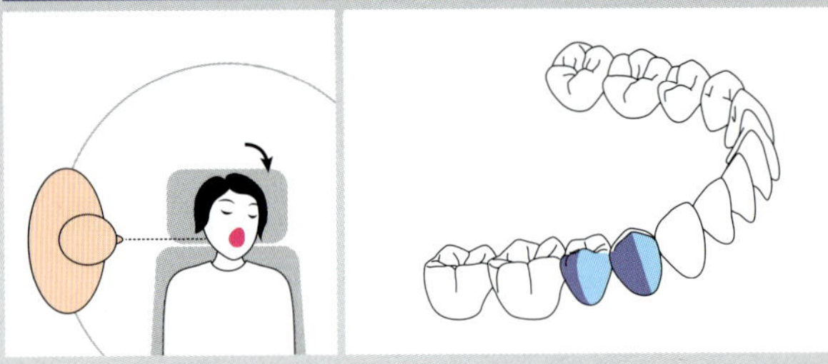

- 술자: Side position.
- 환자 위치: 턱을 아래로 당기고 머리는 시술 부위를 보기 쉽도록 술자 반대쪽으로 기울인다.
- 사용 curette: 근심 Gr. No. 11, 원심 Gr. No. 14.
- 술자 시선: 직시(원심면은 치경).

Technique

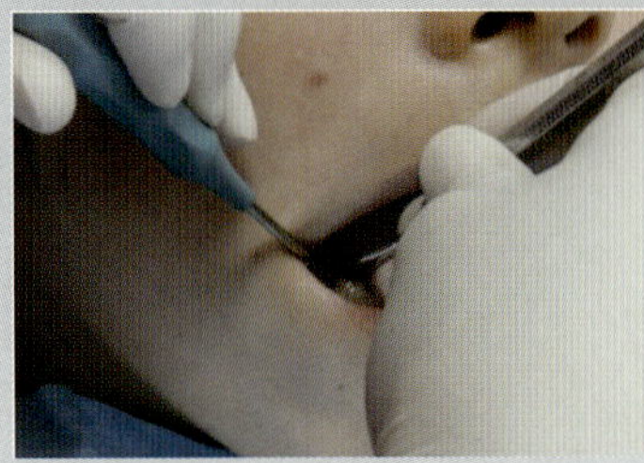

하악 우측 소구치부 협측 시술.
치경을 이용해 협점막을 리트랙션한다.
치경의 finger rest는 구강 외(환자의 뺨)에 둔다.
고정점: 전치의 절단연 혹은 소구치의 교합면에 finger rest를 둔다.

5 협면에서 인접면으로 진행하는 stroke

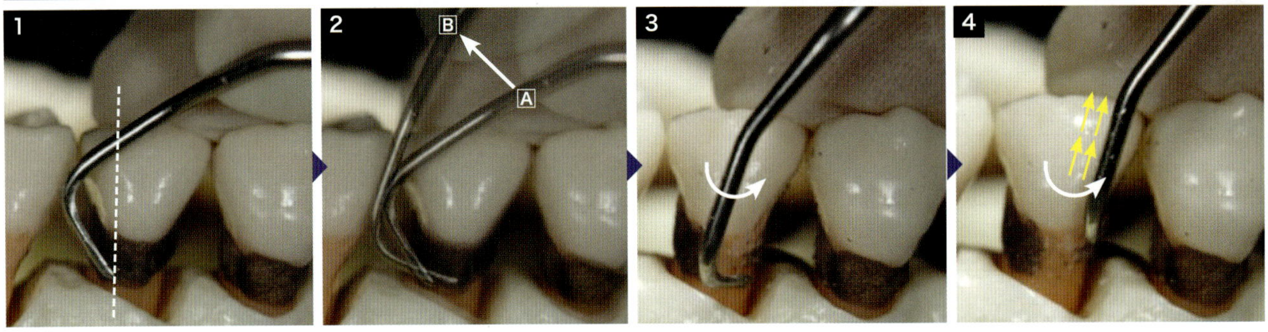

1 대상 치아와 인접치에 finger rest를 둔다. 치근 원심 우각부에서 blade의 face를 치근면에 대해 0° 로 넣는다.
사용 curette: Gr. No. 11.

2 치주낭 기저부에 도달하면 face와 치근면의 각도가 70°가 되도록 (terminal shank와 치근면이 평행) handle을 세운다(A에서 B로). Blade 끝 1/3이 치근면에 적합하도록 위치시킨다. **중요 테크닉!**

3 치근 근심 우각부에 도달하면, blade가 치근면에 적합된 상태에서 handle을 돌려 협면에서 근심 인접면으로 이동한다. **중요 테크닉!**

4 Curette이 인접면에 제대로 들어가 있고 terminal shank와 치근면이 평행한 것을 확인한다. **중요 테크닉!**

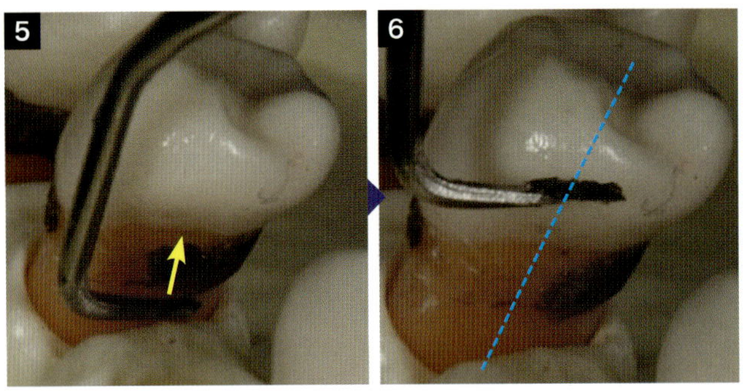

근심 치근면 다른 각도(협측에서 접근). Contact point 직하방까지 stroke를 시행한다.

손목의 움직임 [위 그림 1 → 2의 움직임]

❗ 손가락을 따로따로 움직이지 않는다

약손가락, 새끼손가락을 rest로 하고, 엄지손가락, 집게손가락, 가운뎃손가락, 약손가락, 새끼손가락의 5개가 일체가 된다.

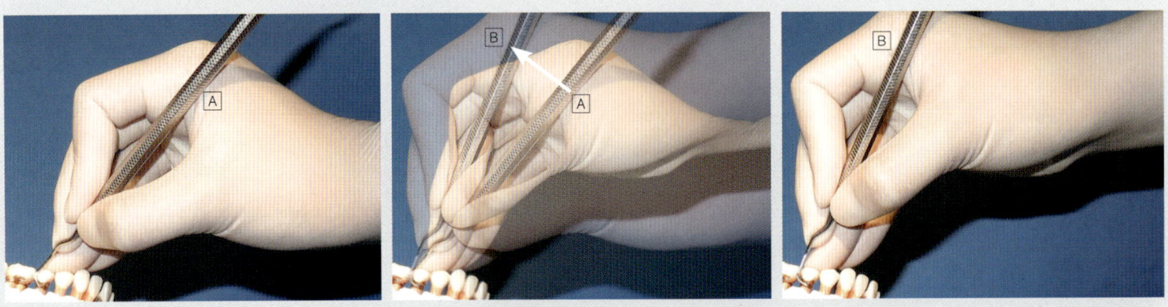

① Blade를 넣었을 때(handle의 위치 A).
② A(Blade를 넣었을 때의 handle 위치)에서 B로 세운다.
③ 수직방향 stroke를 시작할 때(handle의 위치 B).

Column

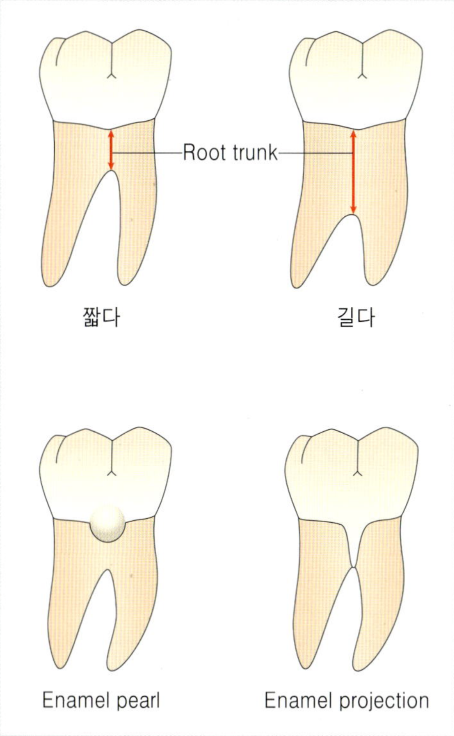

Root trunk

CEJ(백악질-법랑질 경계)에서 치근분지부까지의 거리를 말합니다.

Root trunk가 짧으면 치주질환이 진행되었을 때, root trunk가 긴 치아에 비해서 분지부 병변이 심해집니다.

Enamel pearl(법랑진주)

치경부 또는 그보다 아래의 치근부에서 보이는 반구형의 진주처럼 보이는 법랑질 덩어리로 크기는 다양합니다. 대구치 중에서 제3대구치에 가장 많으며 다음으로 제2대구치에서 보이나 제1대구치에서는 드물게 보입니다.

상악과 하악을 비교하면 상악에서 현저히 많이 보이며, 그 형태 때문에 probing할 때나 SRP를 시행할 때 치석으로 오인하는 경우도 많으므로 주의가 필요합니다.

Enamel projection(법랑돌기)

대구치의 치근분지부에서 볼 수 있고, 법랑질의 작은 돌기가 치근 사이에 침입한 상태로 그 발달의 정도는 다양합니다.

Enamel projection과 치은은 상피부착만으로 이루어지며 결합조직 부착이 없으므로 염증이 생기면 부착이 금방 파괴됩니다. 보통 enamel pearl이나 enamel projection은 치과의사가 제거해 약간 신선한 상아질 면을 노출시키도록 합니다.

2 하악 우측 대구치부 협측 시술 상세

Arrangement

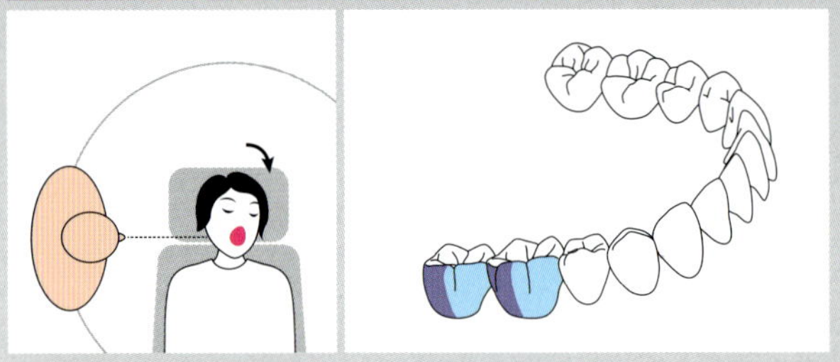

- 술자 위치: Side position.
- 환자 머리 위치: 턱을 아래로 당기고, 머리는 시술 부위를 보기 쉽도록 술자 반대쪽으로 기울인다.
- 사용 curette: 근심 Gr. No. 11, 원심 Gr. No. 14.
- 술자 시선: 직시(원심면은 치경).

Technique

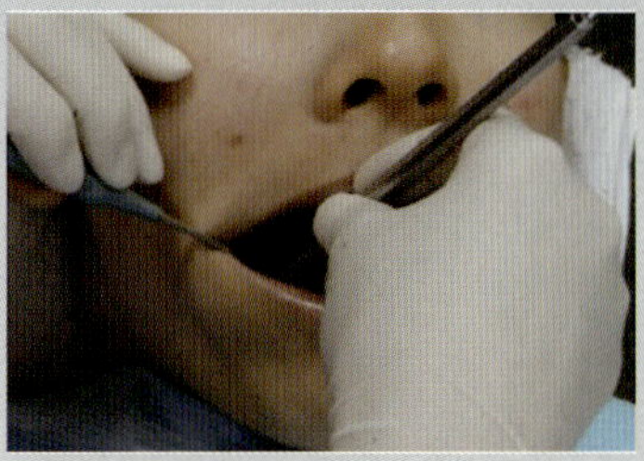

하악 우측 대구치부 협측 시술.
치경을 이용해 협점막을 리트랙션한다.
치경의 finger rest는 구강 외(환자의 뺨)에 둔다.
고정점: 소구치의 교합면 혹은 대구치의 교합면에 finger rest를 둔다.

6 치근 원심 우각부에서 근심 인접면으로 진행하는 stroke

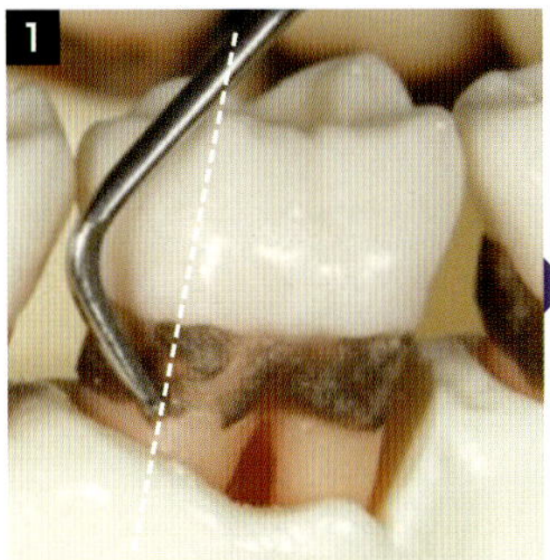
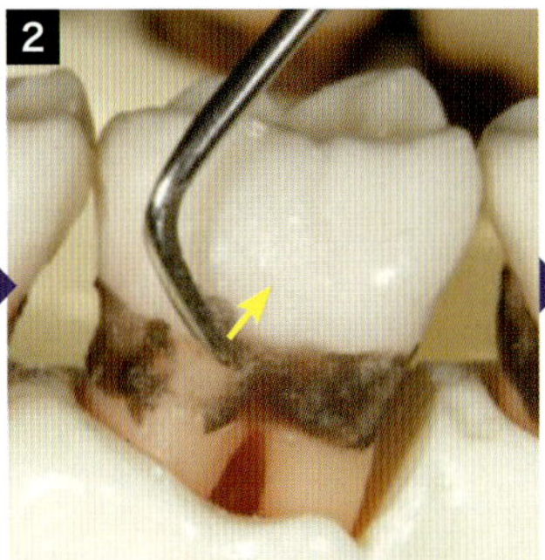
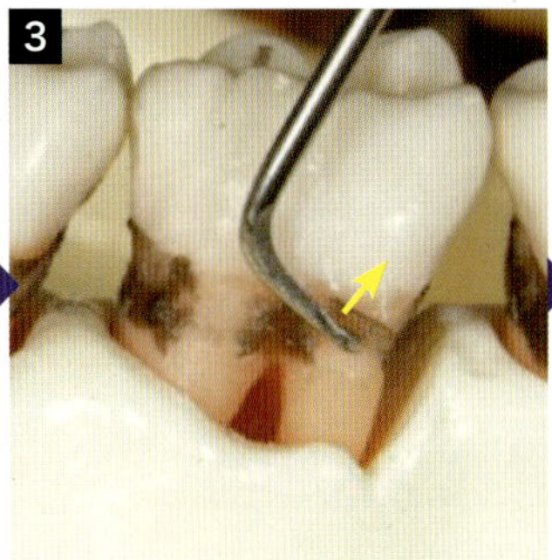
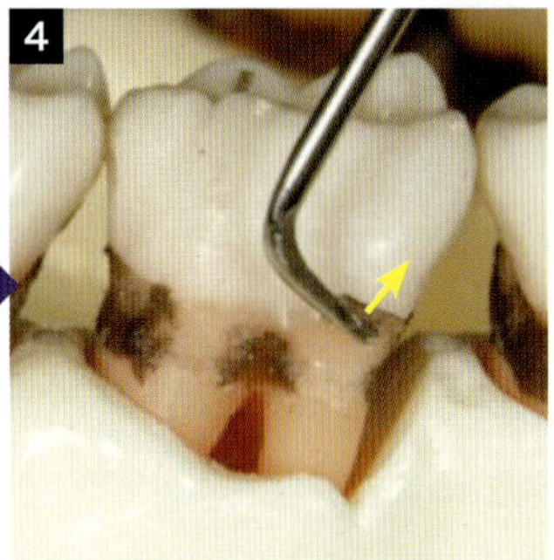

1 치근 원심 우각부 부근에서 치은연하에 blade의 face를 치근면에 대해 0°로 넣는다.
사용 curette: Gr. No. 11.

2 3 치근 원심 우각부 부근에서 근심 인접면을 향해서 대각선으로 stroke를 시작한다(치석을 제거할 때는 짧게 stroke). 치석이 남지 않도록 치근면을 오버랩핑 하면서 조금씩 움직인다.

4 치근 우각부의 치석을 제거하거나 침착물의 가장자리 부분을 제거할 경우는 blade의 끝 1/3을 사용한다.

6 치근 근심 우각부에서 근심 인접면으로 진행하는 stroke

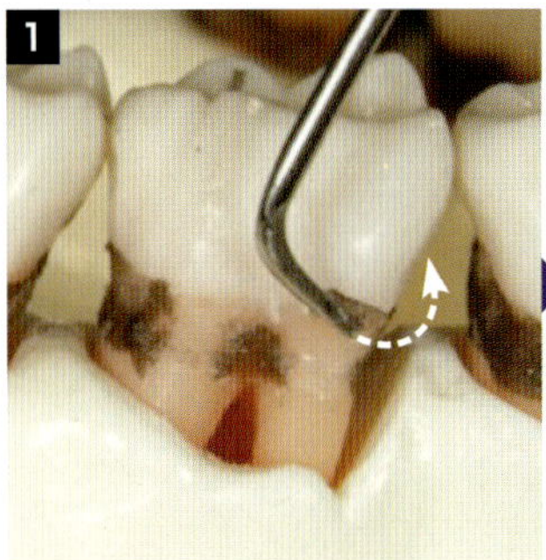
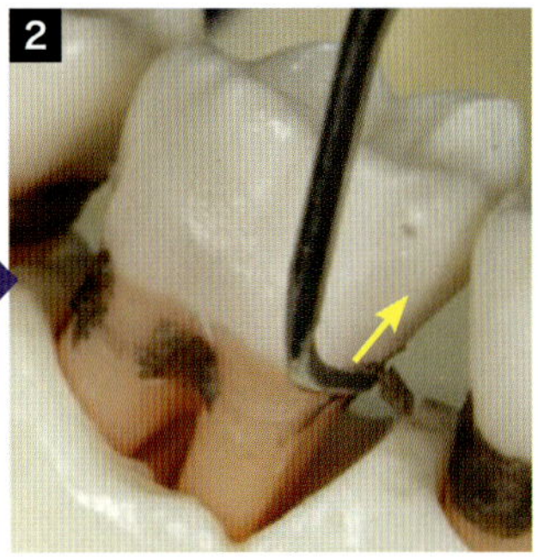
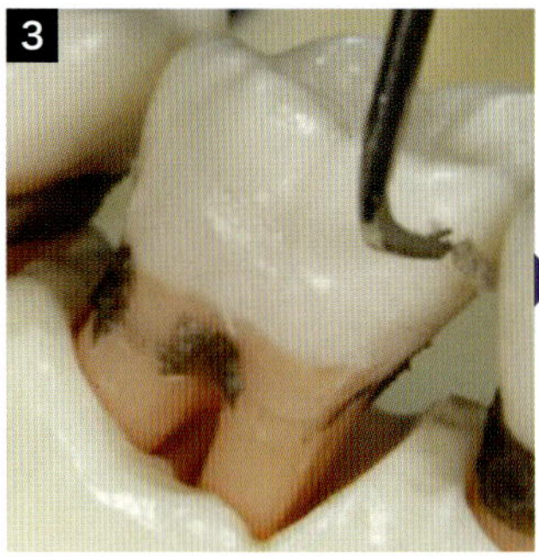
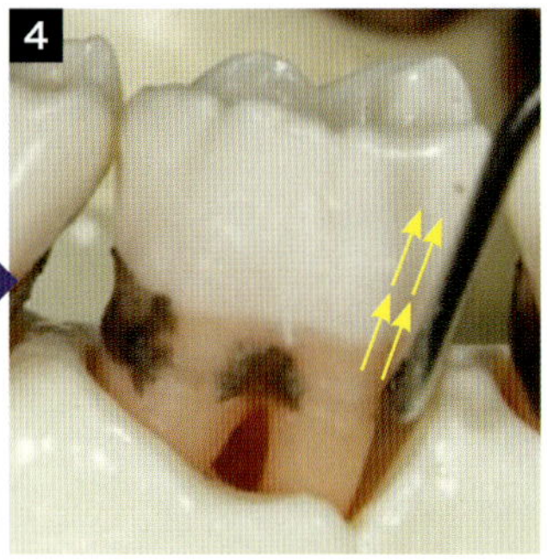

1 협면에서 근심 인접면으로 blade를 움직인다. Stroke는 수직방향.
사용 curette: Gr. No. 11.

2 3 Contact point의 직하방까지 stroke를 진행한다. 항상 terminal shank와 치근면이 평행한 것을 확인한다.

4 인접면 협설폭의 절반 정도까지 stroke를 실시한다.
Terminal shank와 치근면이 평행한 것을 확인한다.
중요 테크닉 !

6 협면에서 원심 인접면으로 진행하는 stroke

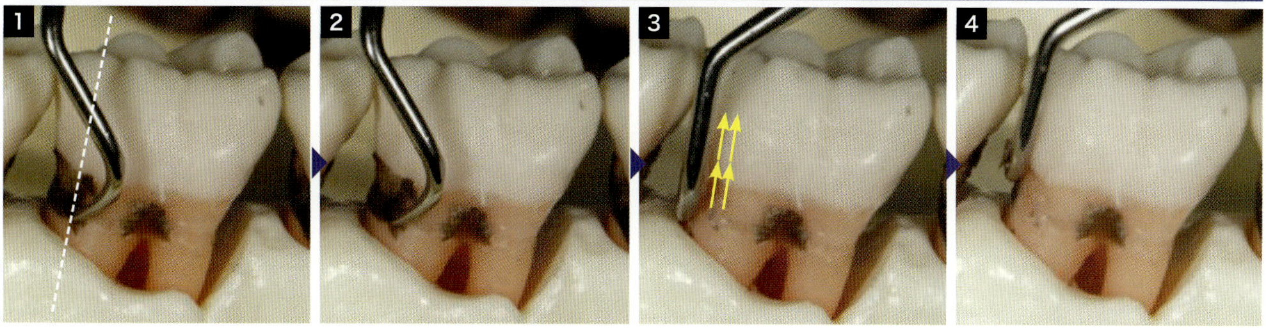

1 치근 원심 우각부 부근에서 치은연하에 blade의 face를 치근면에 대해 0°로 넣는다.
사용 curette: Gr. No. 14.

2 치주낭 기저부에 도달하면 face와 치근면의 각도가 70°가 되도록 (terminal shank와 치근면이 평행) handle을 세운다.
Blade의 끝 1/3이 치근면에 적합하도록 위치시킨다.

3 4 원심면의 contact point 직하방까지 stroke를 시행한다.
Terminal shank와 치근면이 평행한 것을 확인한다.

손목의 움직임 [위 그림 3 → 4의 움직임]

측방 손목전완운동

Rest를 중심으로 해서 손과 전완을 좌우로 돌리듯이(문고리를 돌리듯) 움직인다.
손가락, 손, 손목, 팔이 일체가 된다(A → B로 움직인다).

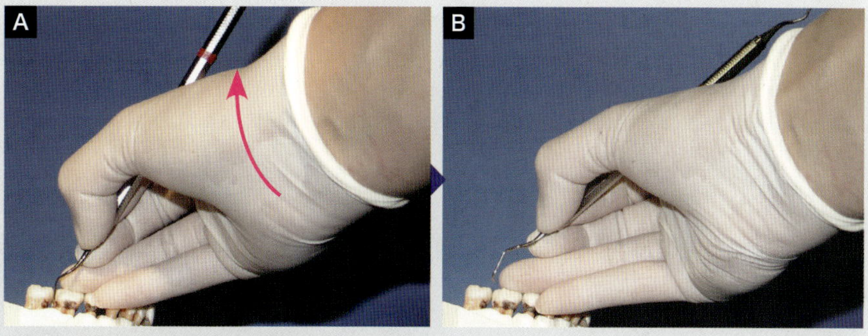

협측에서 본 손과 손가락의 움직임.

좁은 골연하 치주낭의 stroke(6)

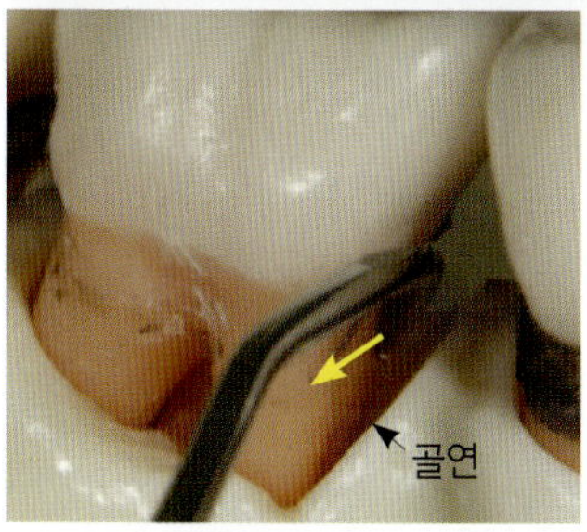

보통의 수직방향 stroke로는 치주낭 기저부까지 도달하기 어려운 좁은 골연하 치주낭의 경우, toe 부분을 아래로 향하게 한 수평방향 stroke가 효과적이다.
사용 curette: Gr. No. 12.

Curette의 blade 형태와 치은의 관계

Blade: 두껍다

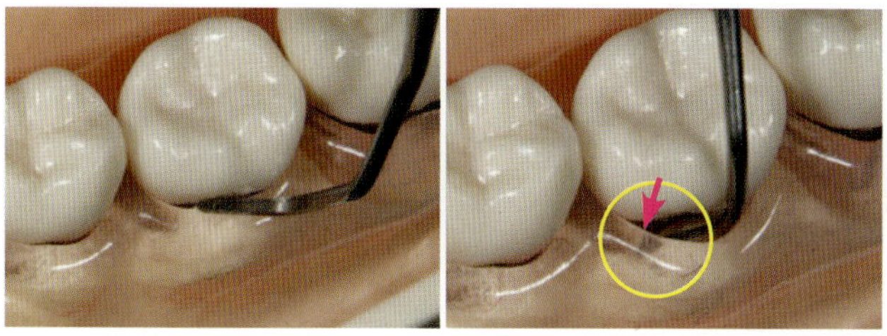

Blade의 폭이 넓고 두꺼우므로 curette을 조작할 때 치주 조직에 부담이 된다.
단단한 치주 조직의 경우 부적질한 선택이라고 할 수 있다.
사용 curette: Gr. No. 14.

Blade: 가늘다

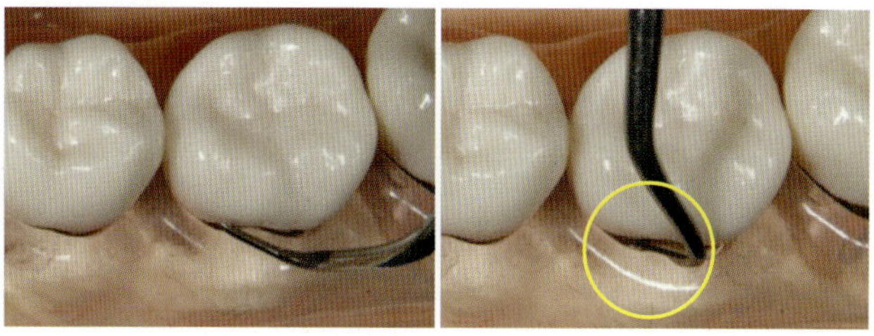

Blade의 폭이 좁아서 curette을 조작할 때 치주 조직에 부담이 되지 않는다. 하지만 치석이 많은 경우에는 강한 힘으로 조작하기 어렵기 때문에 치석제거의 효율이 떨어진다.
사용 curette: Gr. No. 14.

6| 치근분지부의 stroke

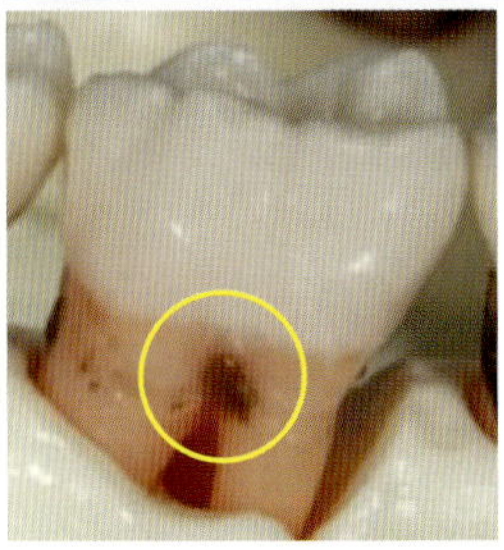

6| 치근분지부.

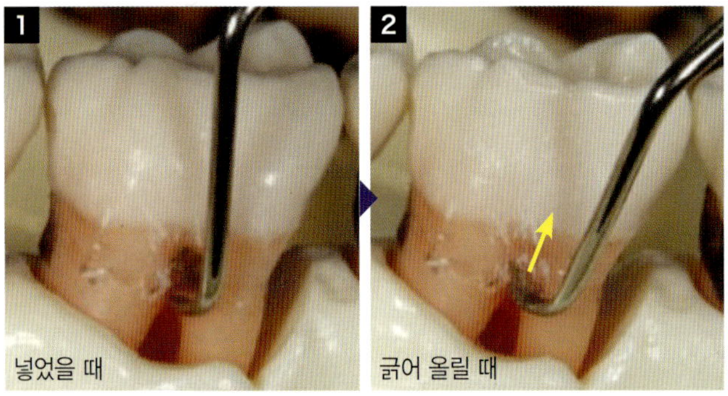

근심 치근 원심면 사용 curette: Gr. Mini F. No. 14.

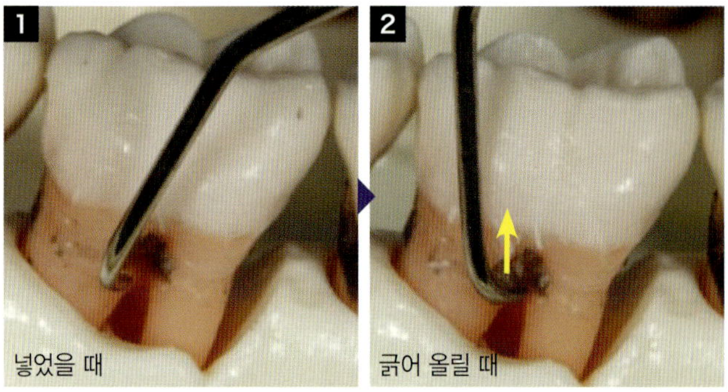

원심 치근 근심면 사용 curette: Gr. Mini F. No. 11.

6| 협면의 수평방향 stroke

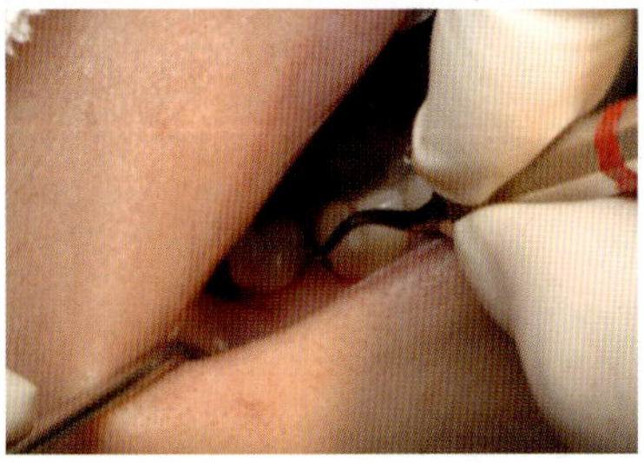

이 stroke를 할 때는 finger rest를 측절치와 중절치의 절단연에 둔다.

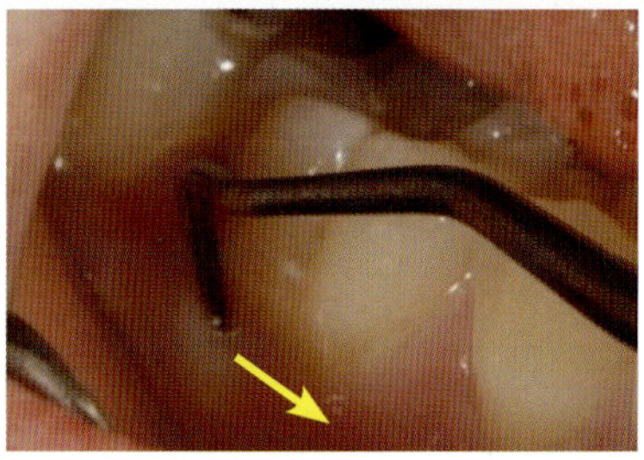

6| 협면의 수평방향 stroke.
사진은 Gr. No. 13을 사용(Gr. No. 11을 사용하는 경우도 있음).
치은 변연을 따라 curette blade를 잡아당기는 느낌으로 stroke를 시행한다.

치주 외과 처치에서 6| 치근분지부의 stroke

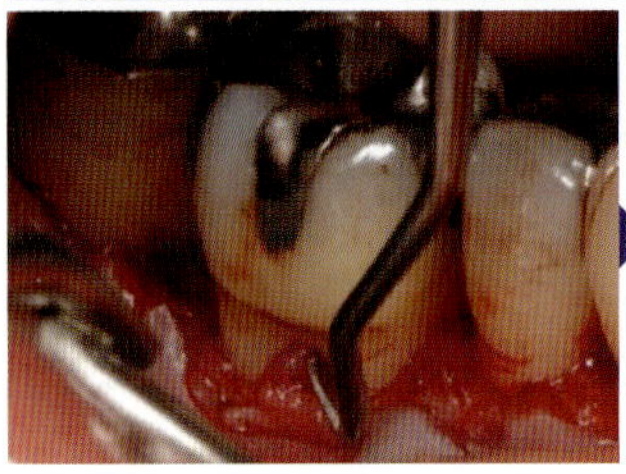

6| 근심 치근 원심면에 수직 stroke를 하고 있다. 골표면에 상처를 주지 않도록 조심한다.
사용 curette: Gr. No. 14.

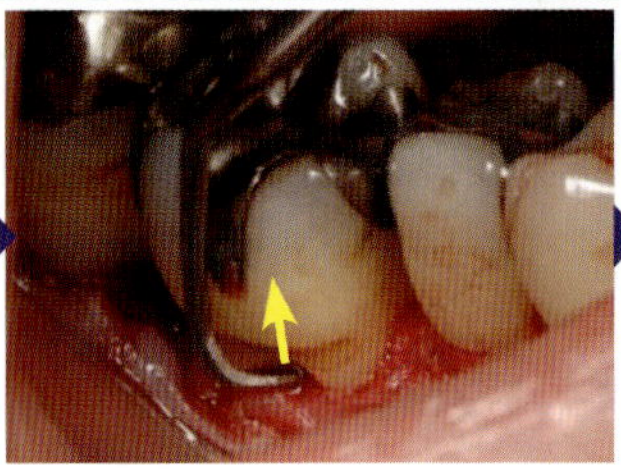

6| 원심 치근 근심면에 수직 stroke를 하고 있다.
사용 curette: Gr. No. 11.

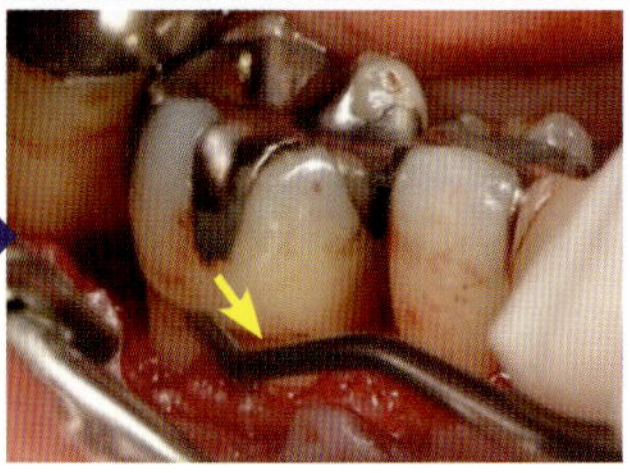

6| 근심 치근 원심면에 curette의 toe 부분을 아래로 향하게 한 상태에서 수평방향 stroke를 하고 있다.
사용 curette: Gr. No. 13.

포인트!

하악 대구치 치근분지부는 근심 치근과 원심 치근의 내면에 함몰된 부분이 있다.

함몰부에 blade를 적합시켜 오버랩핑 하면서 stroke를 하는 것이 포인트.

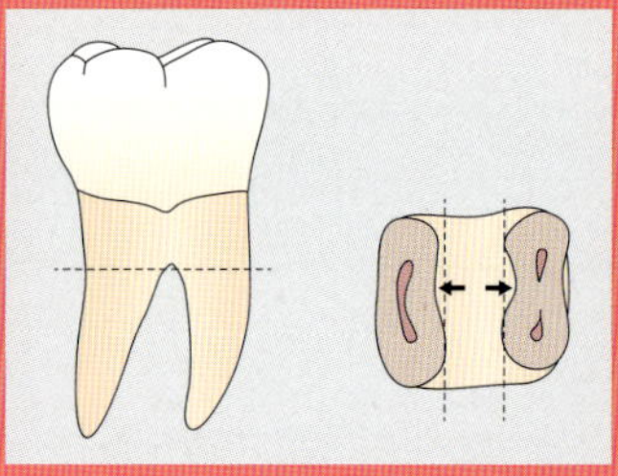

7| 최후방 구치 원심면의 stroke

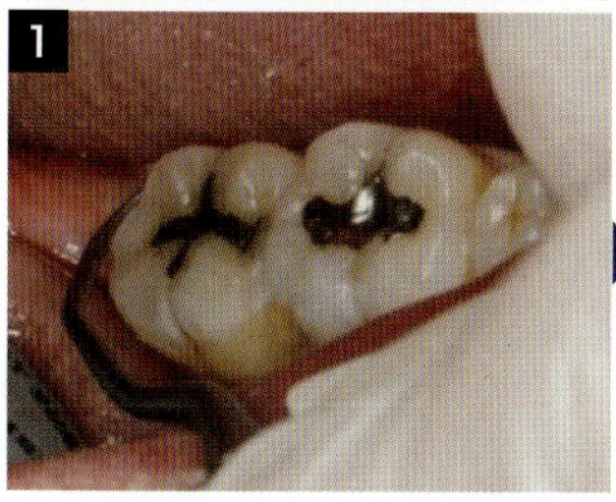

1 Curette blade의 face를 0°로 넣는다.

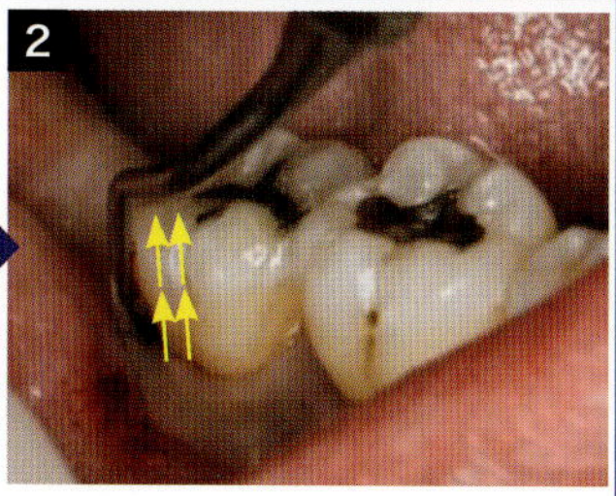

2 Cutting edge를 세워서 terminal shank가 치근면과 평행하도록 긁어 올린다.

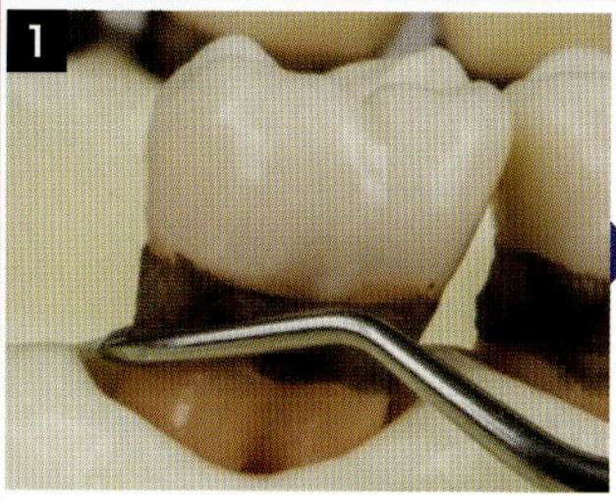

1 왼쪽 사진과 동일 부위 다른 각도 모형. Curette blade의 face를 0°로 넣는다.

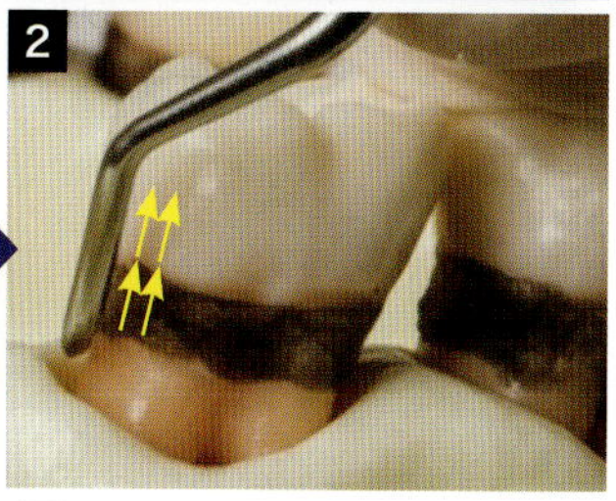

2 Cutting edge를 세워서 terminal shank가 치근면과 평행하도록 위치시킨다.

손목의 움직임 [위 그림 1 → 2의 움직임]

최후방 구치 원심면 치주낭에 기구를 넣을 때, curette의 face와 치근면이 형성하는 각도가 0°가 되기 위해서는 **1**과 같이 손목을 아래로 내리는 이미지가 된다.

치석의 아래에 curette이 도달하는 감각이 있을 때 handle을 세워 원심 치근면과 terminal shank를 평행하게 유지하면 cutting edge와 치근면의 각도가 70°가 된다. Cutting edge가 효과적으로 작용하므로 적절한 SRP를 시행할 수 있다.

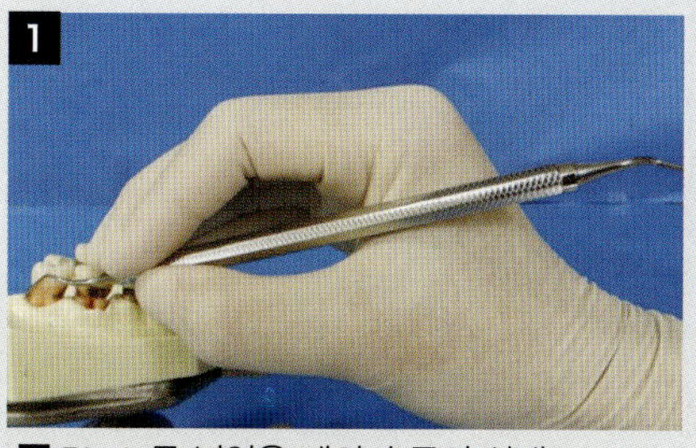

1 Blade를 넣었을 때의 손목의 상태.

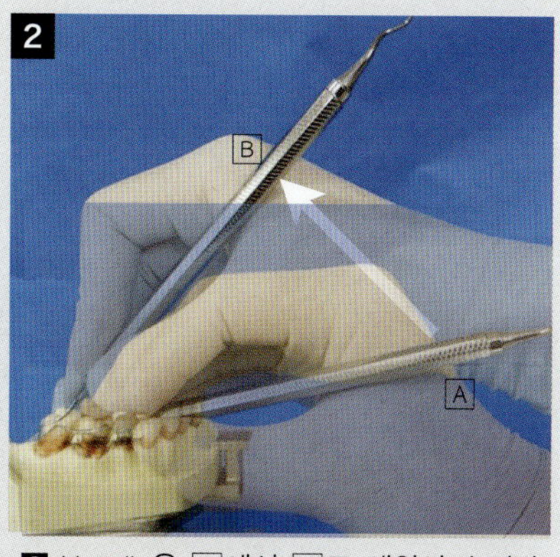

2 Handle을 A에서 B로 세워서 수직방향 stroke를 시작한다.

7| 최후방 구치 원심면의 수평방향 stroke

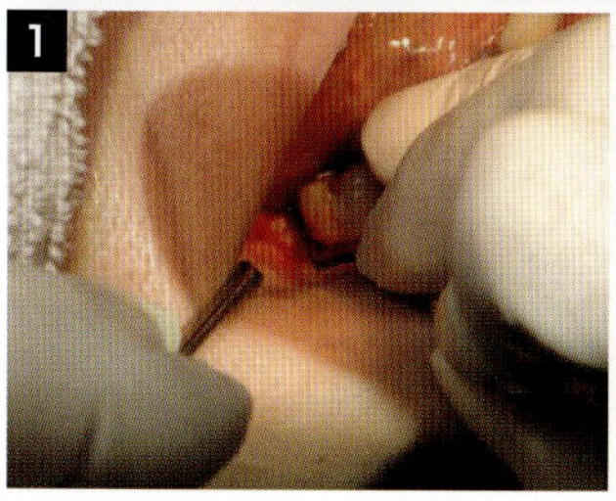

1 Finger rest를 대구치와 소구치의 교합면에 둔다.

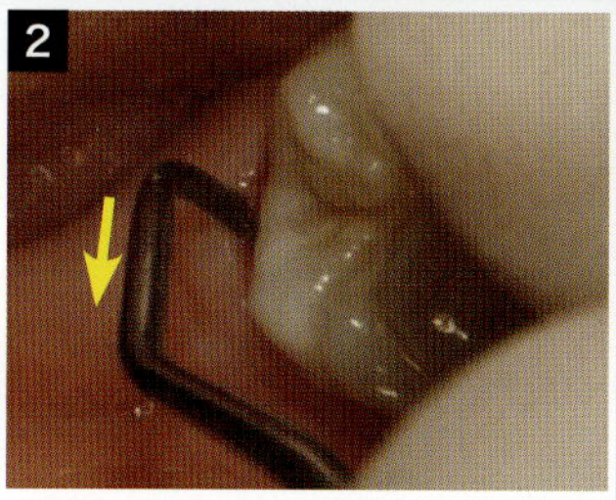

2 Blade의 toe 부분이 근첨부를 향하도록 치주낭에 넣는다.
Blade 끝이 근첨부를 향해 있어 연조직에 상처를 주기 쉬우므로 주의한다.
사용 curette: Gr. No. 13.

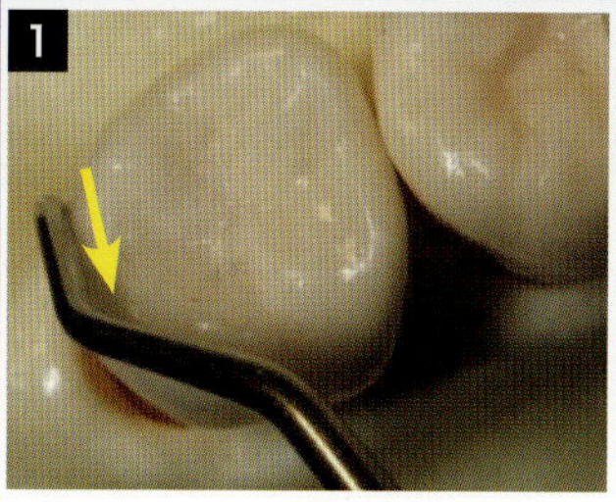

1 왼쪽 사진과 동일 부위 다른 각도 모형.
Blade 전체를 평행하게 당긴다.

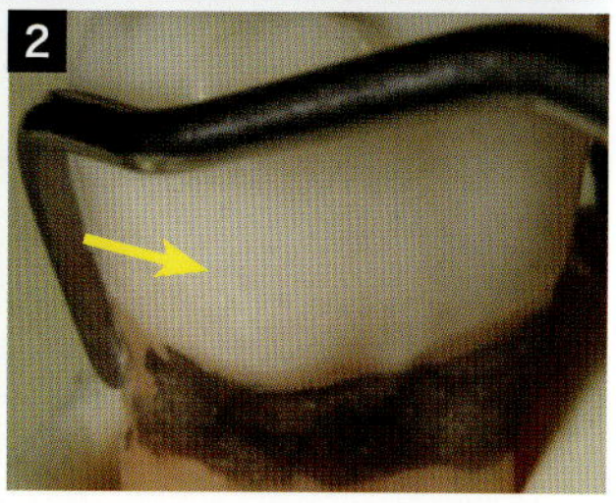

2 Stroke의 처음부터 끝까지 작업 각도는 같다.

손목의 움직임 [위 그림 1 → 2의 움직임]

! 손가락관절운동

제한된 부위에서 stroke의 길이를 정확히 조절하기 위해서는 손가락관절운동(손가락을 당기는 동작)이 효과적이다.

이러한 움직임을 할 때는 구강 외에 rest를 두는 경우도 있다.

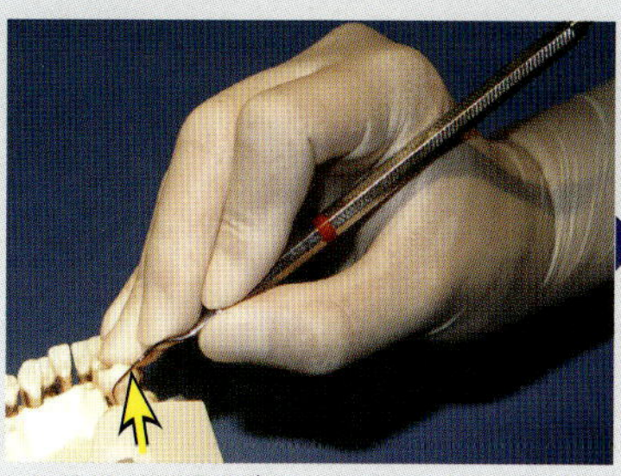

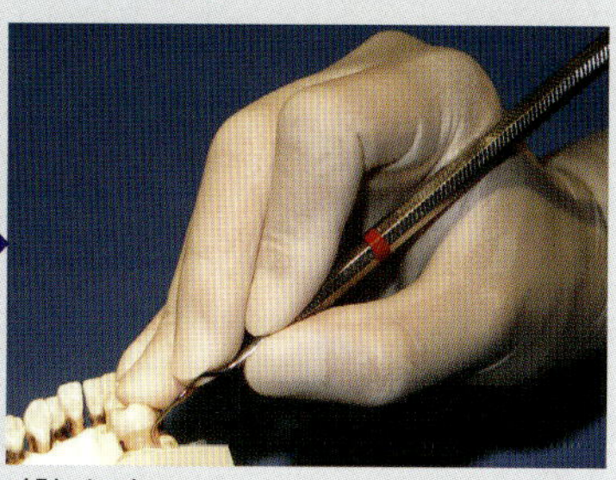

손가락관절운동(손가락을 당기는 동작)에 의한 수평 stroke.

3 하악 우측 소구치부 설측 시술 상세

Arrangement

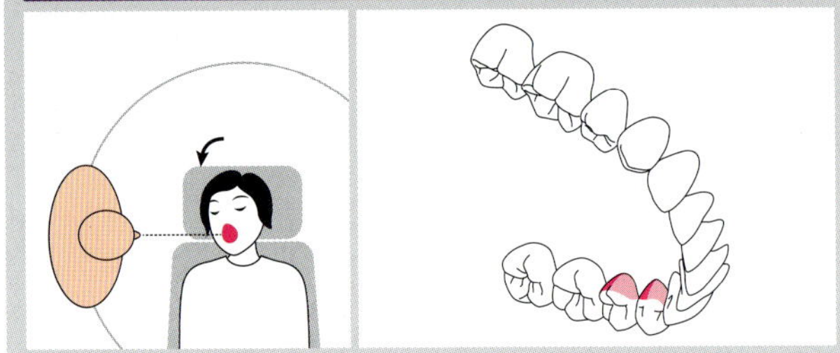

- 술자: Side position(상황에 따라서 front position에서도 시행한다).
- 환자 위치: 턱을 아래로 당기고, 시술 부위를 보기 쉽도록 환자의 머리를 술자 쪽으로 기울인다.
- 사용 curette: 근심 Gr. No. 12, 원심 Gr. No. 13.
- 술자 시선: 직시 또는 치경.

Technique

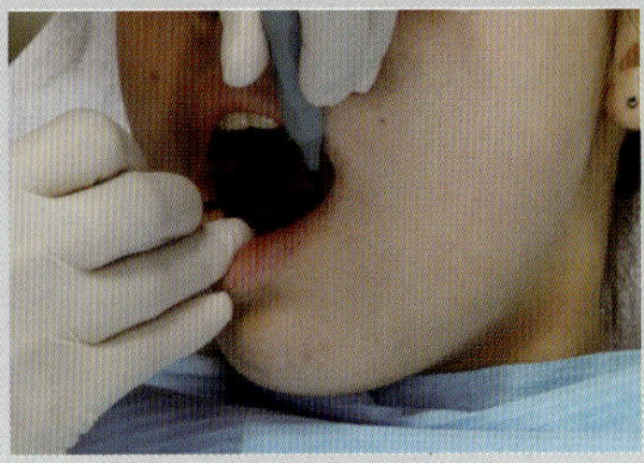

하악 우측 소구치부 설측 시술.
치경은 빛을 반사시켜 간접조명으로 사용하거나 치경을 직접 본다.
고정점: 전치의 절단연 혹은 소구치의 교합면에 finger rest를 둔다.

5| 설측 원심 인접면 시술(술자 시선: 직시)

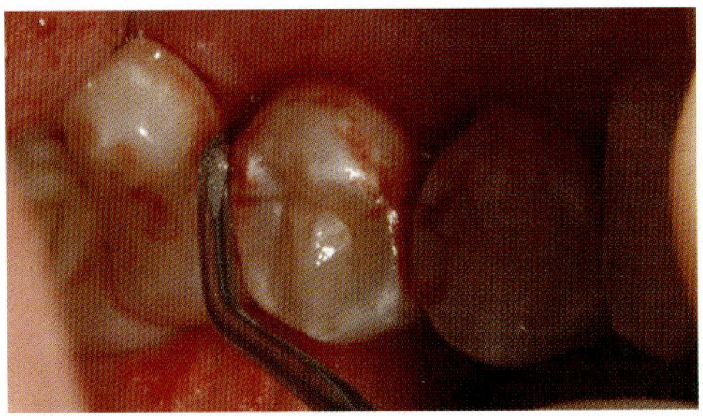

구강 내에서 원심면의 curette 적합상태를 보인다. 인접면은 접촉점 직하방까지 움직인다.
사용 curette: Gr. No. 13.

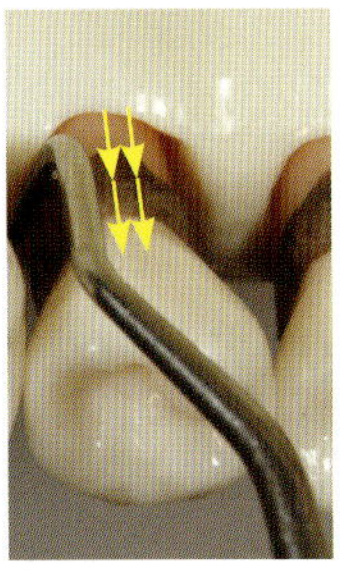

동일부위 모형.
Terminal shank가 치근면과 평행한 것을 알 수 있다. 이 상태에서 접촉점 바로 아래까지 curette blade를 긁어 올린다.

5| 설면 시술(술자 시선: 치경)

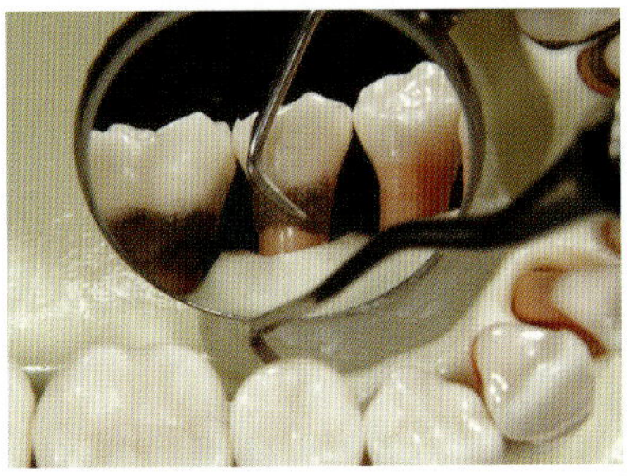

Stroke 시작.
사용 curette: Gr. Mini F. No. 12.

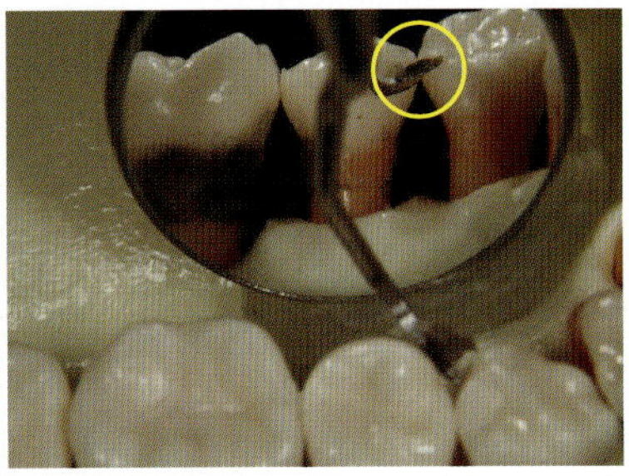

근심 인접면을 향하는 stroke(○표는 치경 내의 blade 부분).

5| 설면 시술(술자 시선: 직시)

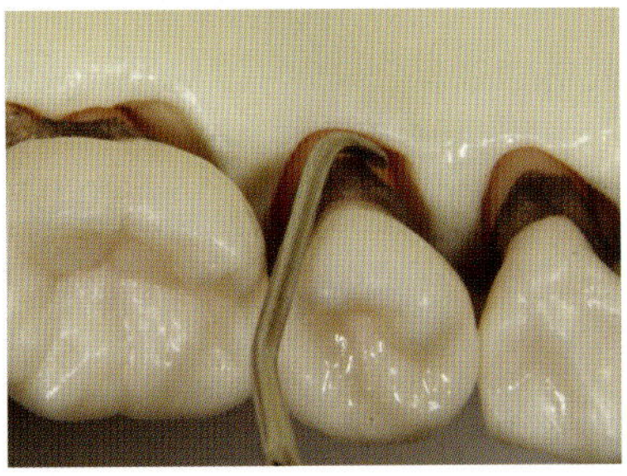

Stroke 시작.
사용 curette: Gr. Mini F. No. 12.

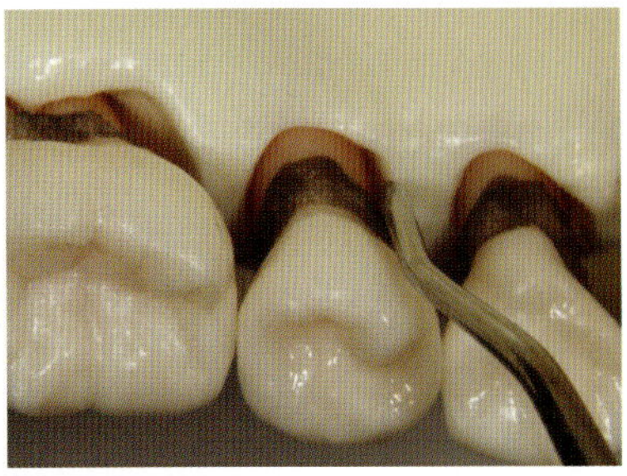

근심 인접면의 stroke.

4 하악 우측 대구치부 설측 시술 상세

Arrangement

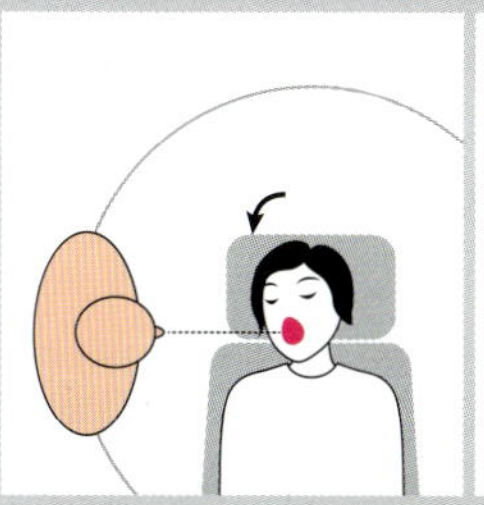

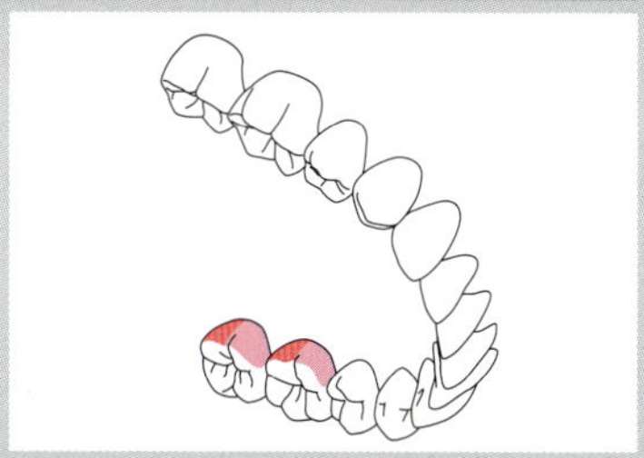

- 술자: Side position(상황에 따라서 front position에서도 시행한다).
- 환자 위치: 턱을 아래로 당기고, 시술 부위를 보기 쉽도록 환자의 머리를 술자 쪽으로 기울인다.
- 사용 curette: 근심 Gr. No. 12, 원심 Gr. No. 13.
- 술자 시선: 직시 또는 치경.

Technique

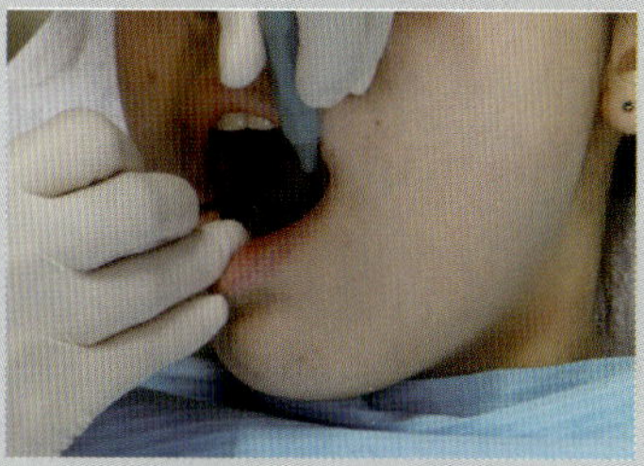

하악 우측 대구치부 설측 시술.
치경은 빛을 반사시켜 간접조명으로 사용하거나 치경을 직접 본다.
고정점: 소구치 또는 대구치의 교합면에 finger rest를 둔다.

7| 설측 최후방 구치 원심면 시술(술자 시선: 치경)

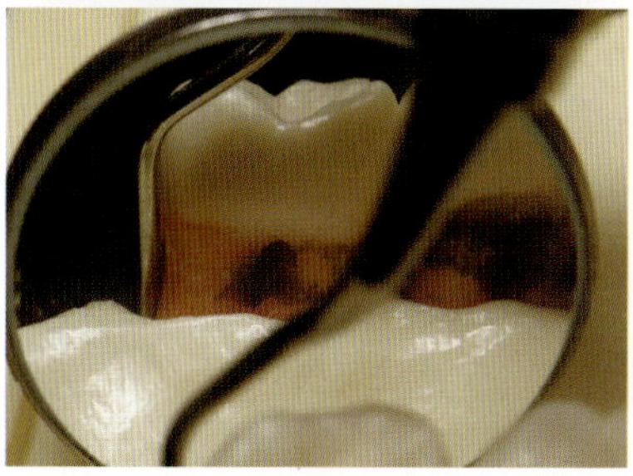

Blade의 끝 1/3을 치면에 적합시킨다.
사용 curette: Gr. No. 13.

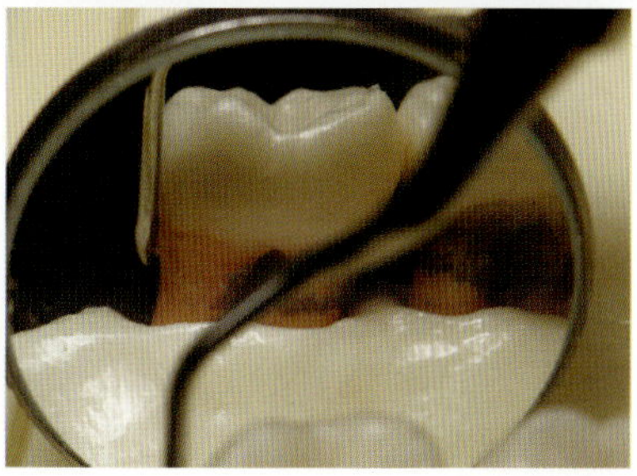

Stroke를 할 때는 측방압과 작업 각도를 일정하게 유지한다.

손목의 움직임

Stroke의 처음부터 끝까지 terminal shank가 치근면과 평행하도록 유지하는 것이 중요하다.
손목전완운동이나 수평방향 stroke가 어려운 부위 또는 좁은 부위는 손가락관절운동을 이용한다.

손가락관절운동

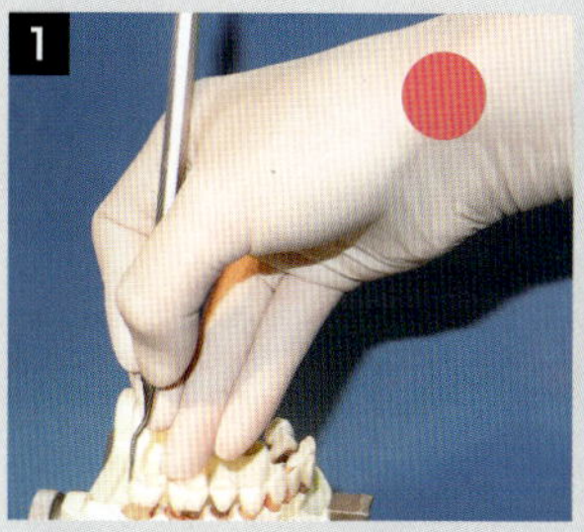

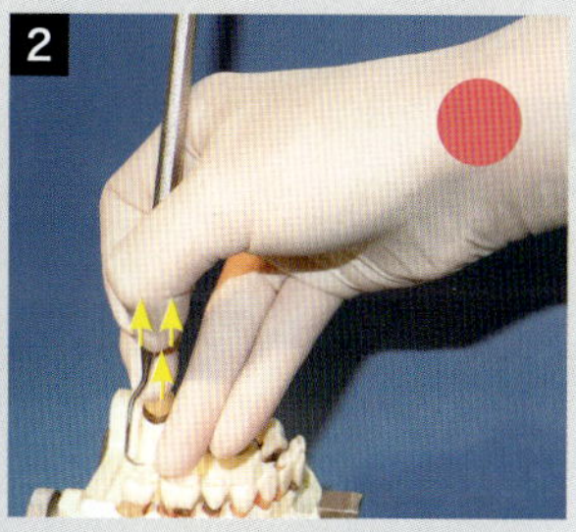

1에서 2의 화살표 방향으로 엄지손가락, 집게손가락, 가운뎃손가락으로 당기는 동작을 하고, 손목(●부분)은 움직이지 않는다(사진은 7| 설면의 시술이다).

하악 우측 구치부(7~4|)에서 효율적으로 SRP를 진행하는 방법

협측

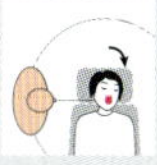

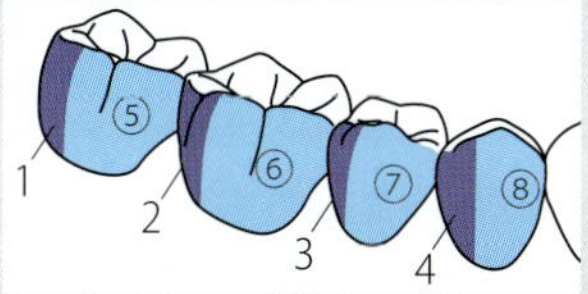

Gr. No. 14의 curette을 이용하고, 제2대구치 원심면에서 시작해 제1소구치 원심면 (1→4)으로 SRP를 시행한다.
그 후 Gr. No. 11의 curette을 이용해 제2대구치 근심면에서 제1소구치 근심면(⑤→⑧)의 순서로 진행한다.

환자의 머리 방향을 변경

설측

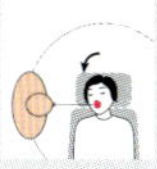

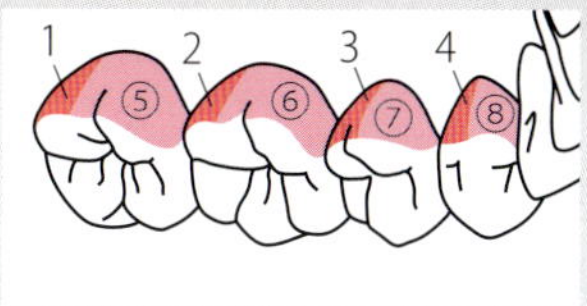

Gr. No. 13 curette을 이용하고, 제2대구치 원심면에서 시작해 제1소구치 원심면(1→4)으로 SRP를 시행한다.
그 후 Gr. No. 12의 curette을 이용해 제2대구치 근심면에서 제1소구치 근심면(⑤→⑧) 의 순서로 진행한다.

5 하악 좌측 소구치부 협측 시술 상세

Arrangement

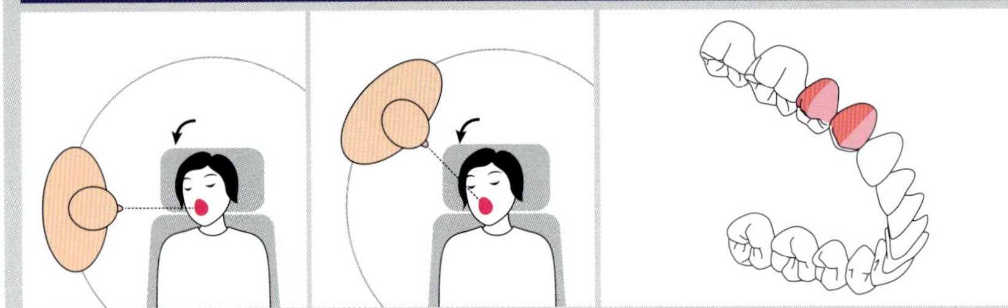

- 술자: Side position(상황에 따라 10~11시 방향으로 이동).
- 환자 위치: 턱을 아래로 당기고, 시술 부위를 보기 쉽도록 환자의 머리를 술자 쪽으로 기울인다.
- 사용 curette: 근심 Gr. No. 12, 원심 Gr. No. 13.
- 술자 시선: 직시 또는 치경.

Technique

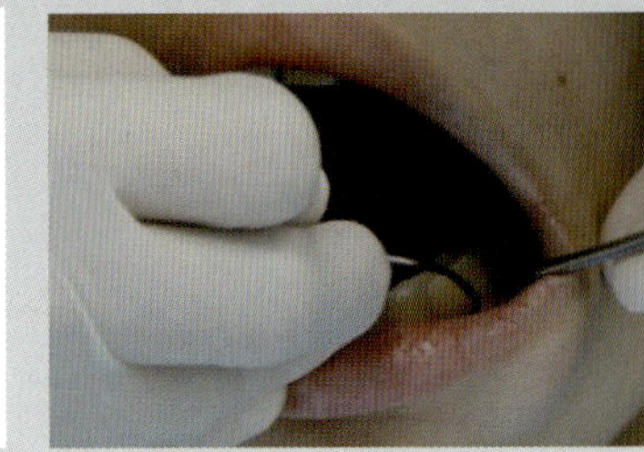

하악 좌측 소구치부 협측 시술.
치경은 빛을 반사시켜 간접조명으로 사용하거나 치경을 직접 본다.
고정점: 전치의 절단연 혹은 소구치의 교합면에 finger rest를 둔다.

5 협측 원심 인접면 시술

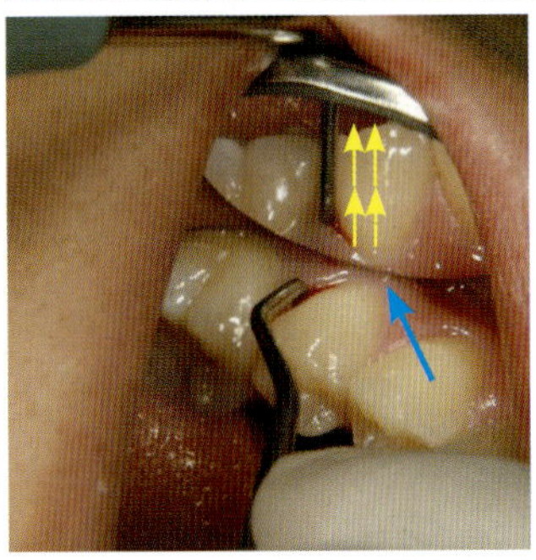

협측 원심 인접면 시술.
Terminal shank가 치근면과 평행한 것을 볼 수 있다. 치경을 이용해 협점막을 리트랙션하고 동시에 terminal shank가 치근면과 평행한지를 치경으로 보면서 확인한다. 치경의 끝부분(←)으로 치은을 누르면 환자가 아프기 때문에 조심한다.
사용 curette: Gr. No. 13.

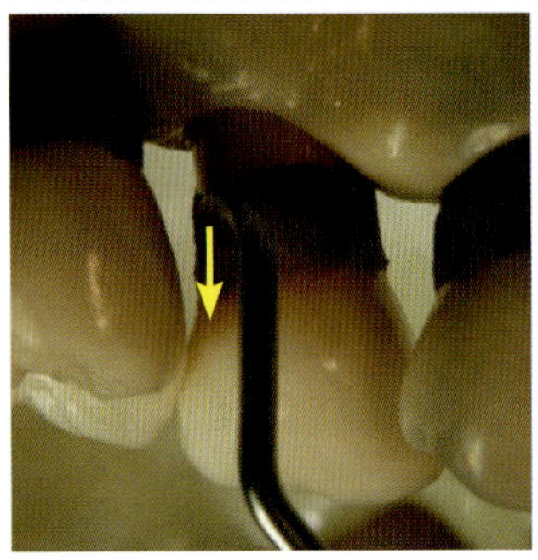

동일 부위 모형을 술자의 시선에서 봤을 때.
수직방향으로 curette을 긁어 올린다.
사용 curette: Gr. No. 13.

5 협면에서 근심 인접면으로 진행하는 stroke

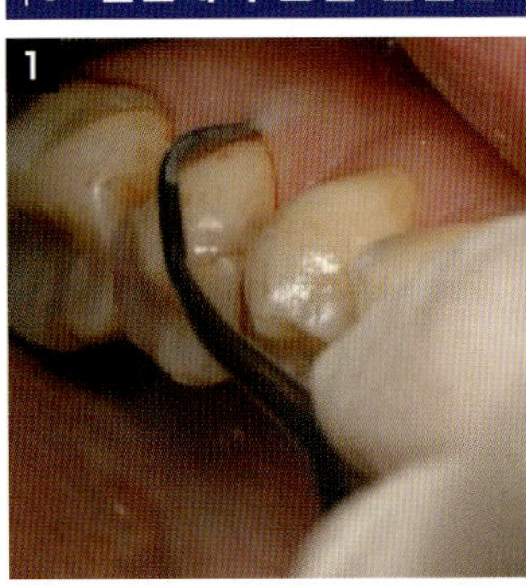

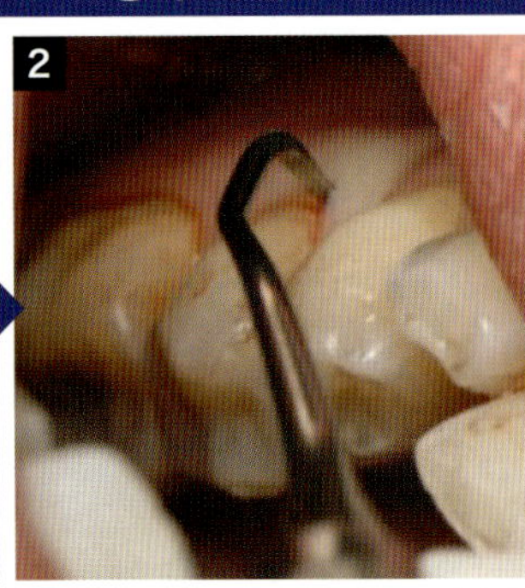

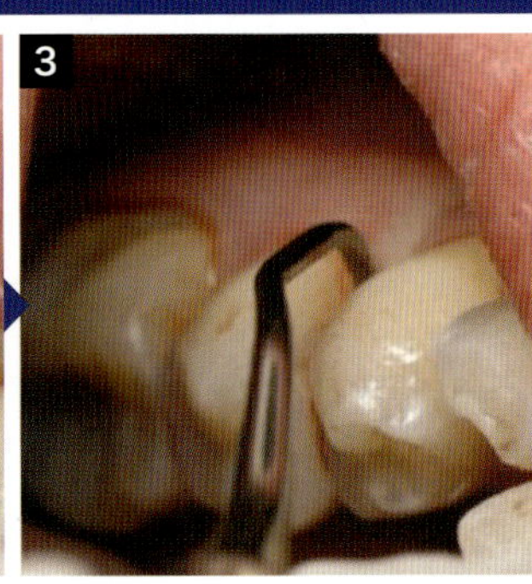

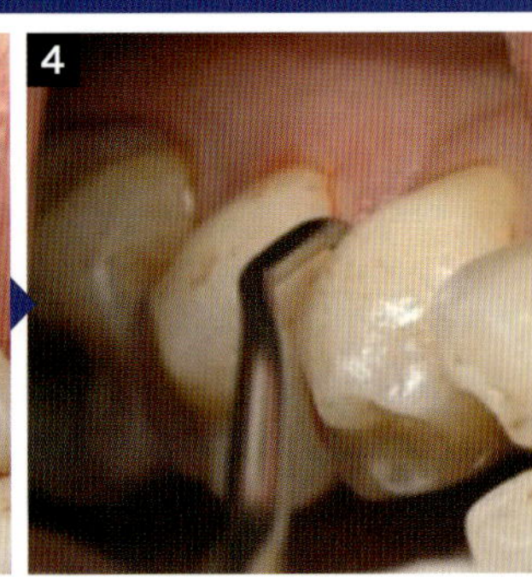

1 협측 치근 원심 우각부에서 blade를 치주낭에 넣고 blade의 끝 1/3을 치근면에 적합시킨다.
Finger rest는 하악 전치부 절단연에 둔다.
사용 curette: Gr. No. 12.

2 Handle을 세워서 수직방향 stroke를 시작한다.

3 협면에서 근심 인접면으로 움직인다.

4 근심면은 협설폭의 절반 정도까지 blade를 움직인다.

6 하악 좌측 대구치부 협측 시술 상세

Arrangement

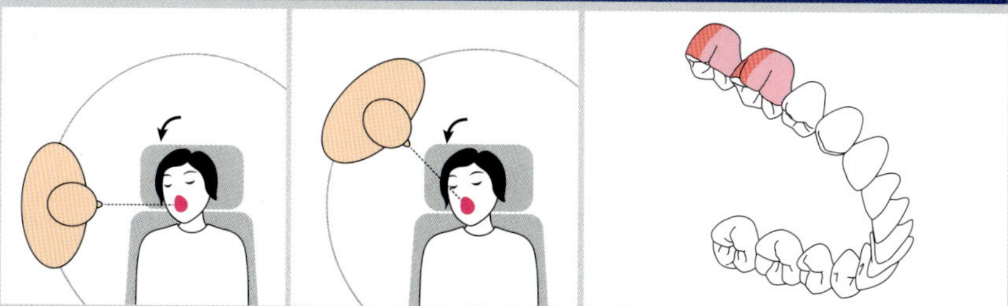

- 술자: Side position(상황에 따라서 10~11시 방향으로 이동).
- 환자 위치: 턱을 아래로 당기고, 시술 부위를 보기 쉽도록 환자의 머리를 술자 쪽으로 기울인다.
- 사용 curette: 근심 Gr. No. 12, 원심 Gr. No. 13.
- 술자 시선: 직시 또는 치경.

Technique

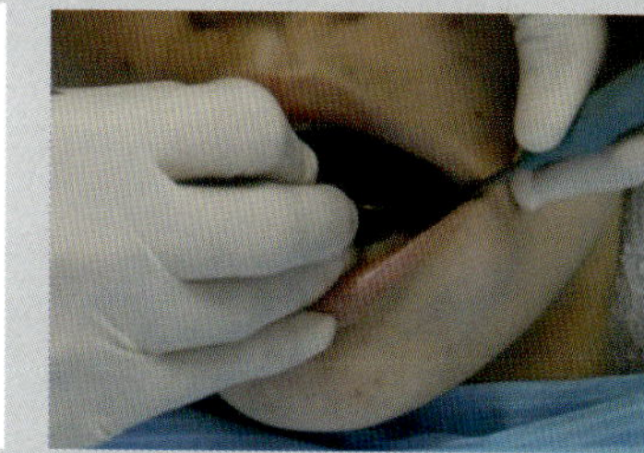

하악 좌측 대구치부 협측 시술.
치경은 빛을 반사시켜 간접조명으로 사용하거나 치경을 직접 본다.
고정점: 소구치나 대구치의 교합면에 finger rest를 둔다.

⌈6 협측 치근분지부의 stroke(치주 외과 처치, 술자 시선: 직시)

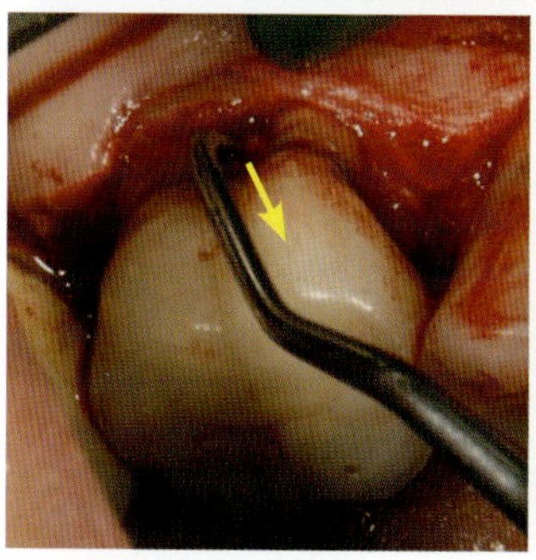

⌈6 원심 치근의 근심면.
수직방향 stroke를 한다.
사용 curette: Gr. No. 12.

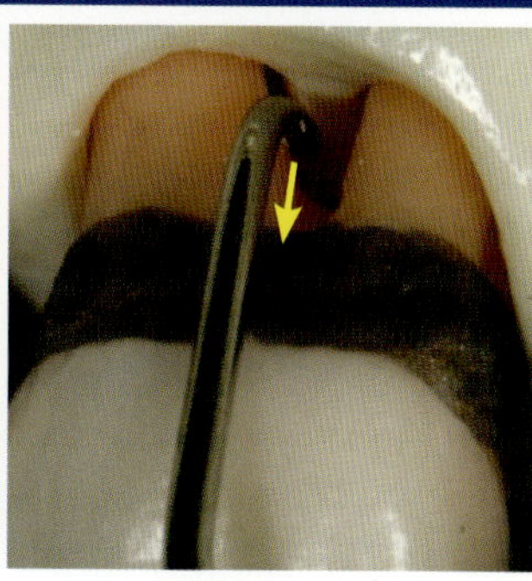

동일 부위 모형 확대.

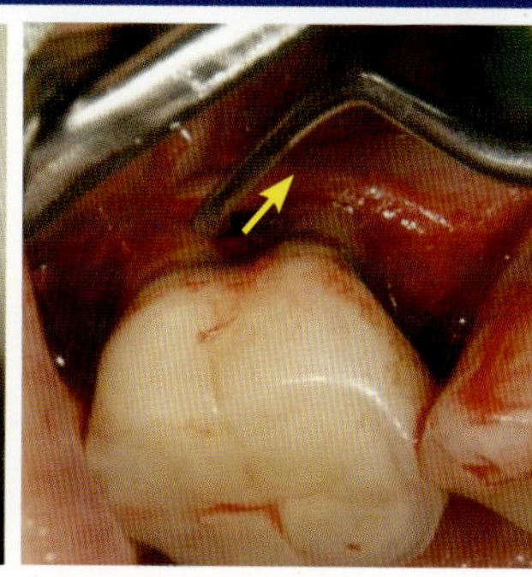

⌈6 근심 치근의 원심면.
수평방향 stroke를 한다.
치경을 이용해 치근분지부의 상태를 확인한다.
사용 curette: Gr. No. 14.

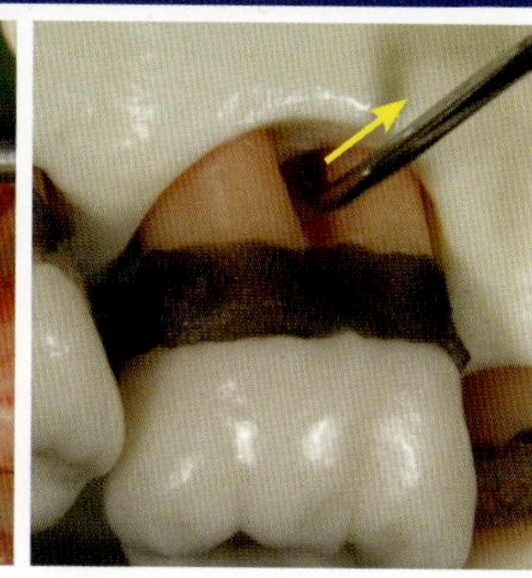

동일 부위 모형 이미지.

포인트!

수평방향 stroke … **수직이나 대각선 방향의 stroke를 사용하기 어려운 부위에 적합하다.**
(치근 우각부, 치근분지부, 깊고 좁은 치주낭, 치근면에 발달한 함몰 등)
Blade의 toe를 근첨부로 향하게 해 수평방향 stroke를 사용하면 blade를 치근면의 요철면에 잘 적합시킬 수 있다.

이 stroke의 주의점

- **Blade의 toe가 근첨부를 향하고 있으므로 연조직에 상처를 주기 쉽다.**
- **치석제거를 할 경우 손가락관절운동은 힘이 가장 약하기 때문에 수직 혹은 대각선 방향의 stroke에 비해 효과적이지 않다.**

수평방향 stroke는 일반적인 scaling에는 효과적이지 않으므로 한정된 부위에서만 이용한다.

7 하악 좌측 소구치부 설측 시술 상세

Arrangement

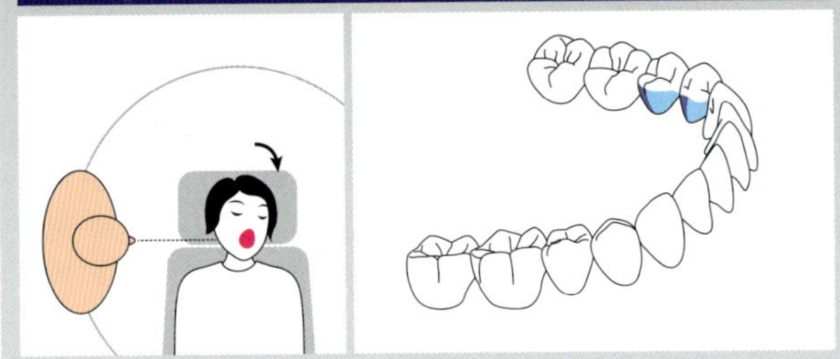

- 술자: Side position.
- 환자 위치: 턱을 아래로 당기고, 시술 부위를 보기 쉽도록 환자의 머리를 술자 반대쪽으로 기울인다.
- 사용 curette: 근심 Gr. No. 11, 원심 Gr. No. 14.
- 술자 시선: 직시. 잘 보이지 않는 곳은 치경.

Technique

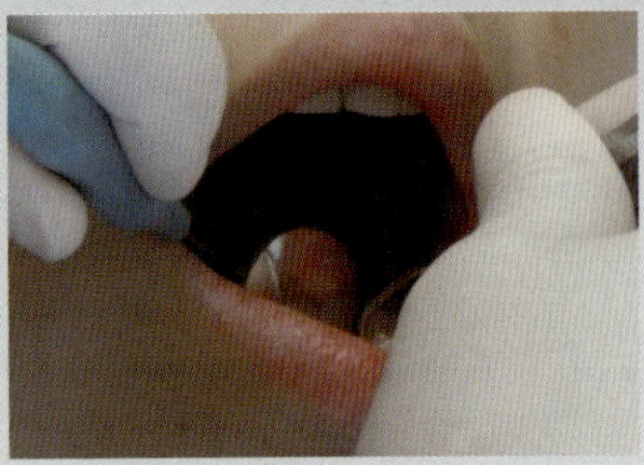

하악 좌측 소구치부 설측 시술.
치경은 혀의 리트랙션이나 간접조명으로 이용한다.
고정점: 견치의 절단연 혹은 소구치의 협측 교두에 finger rest를 둔다.

5 설면 시술

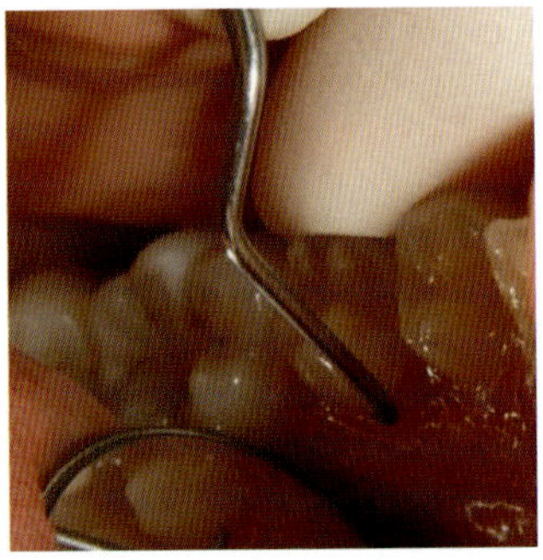

Blade의 끝 1/3을 치근면에 적합시켜, 설측에서 원심 인접면으로 stroke를 한다. 치경을 사용할 때에는 구강저 부분을 누르지 않도록 주의한다.
사용 curette: Gr. No. 14.

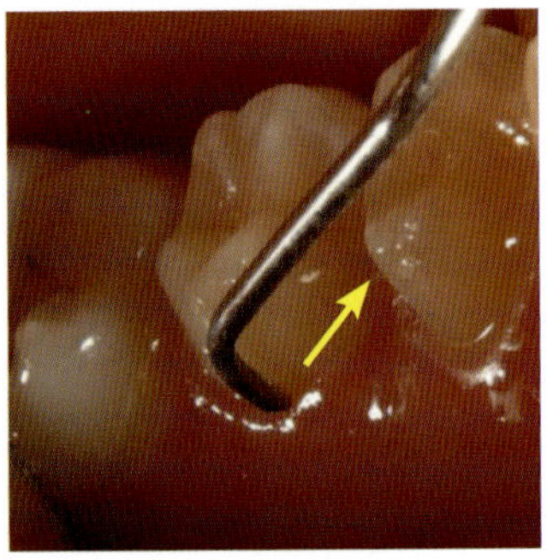

Blade의 끝 1/3을 치면에 적합시켜 수평방향 stroke를 한다.
사용 curette: Gr. No. 11.

6 설면에서 근심 인접면으로 진행하는 stroke

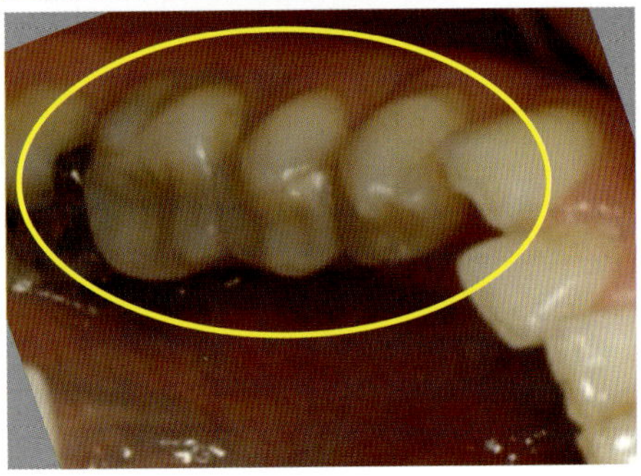

시술 부위 교합면 모습.

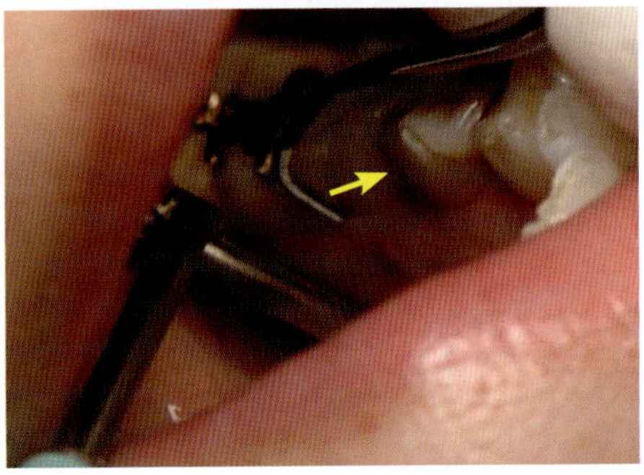

Blade의 끝 1/3을 치근면에 적합시켜 설면에서 근심 인접면으로 수평방향 stroke를 한다. Finger rest를 측절치와 중절치의 절단연에 둔다. 치경을 사용할 때는 구강저를 누르지 않도록 주의한다.
사용 curette: Gr. No. 11.

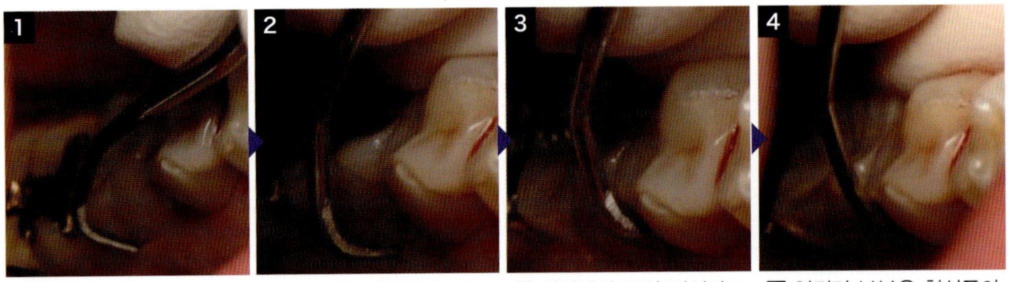

1 2 치근 원심 우각부부터 blade를 치주낭에 넣고 blade 끝 1/3을 치근면에 적합시킨다.
Handle을 세워 수직방향 stroke를 시작한다.
사용 curette: Gr. No. 11.

3 설면에서 근심 인접면으로 blade를 움직인다.

4 인접면 부분은 협설폭의 절반 정도까지 blade를 움직인다.

8 하악 좌측 대구치부 설측 시술 상세

Arrangement

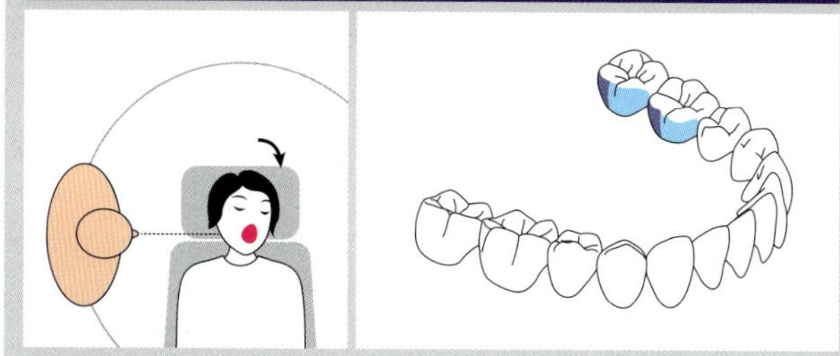

- 술자: Side position.
- 환자 위치: 턱을 아래로 당기고, 시술 부위를 보기 쉽도록 환자의 머리를 술자 반대쪽으로 기울인다.
- 사용 curette: 근심 Gr. No. 11, 원심 Gr. No. 14.
- 술자 시선: 직시. 잘 보이지 않는 곳은 치경.

Technique

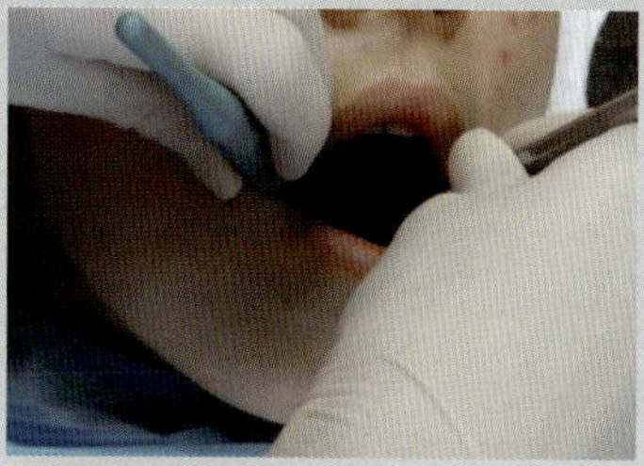

하악 좌측 대구치부 설측 시술.
치경을 이용해 혀를 리트랙션한다.
고정점: 소구치 또는 대구치의 협측 교두에 finger rest를 둔다.

7 최후방 구치 원심면의 stroke

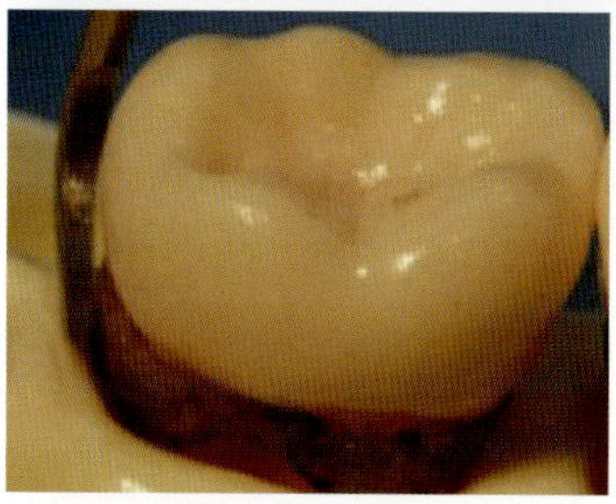

사용 curette: Gr. No. 13.
수직방향 stroke.

사용 curette:
Gr. No. 13.
수평방향 stroke.

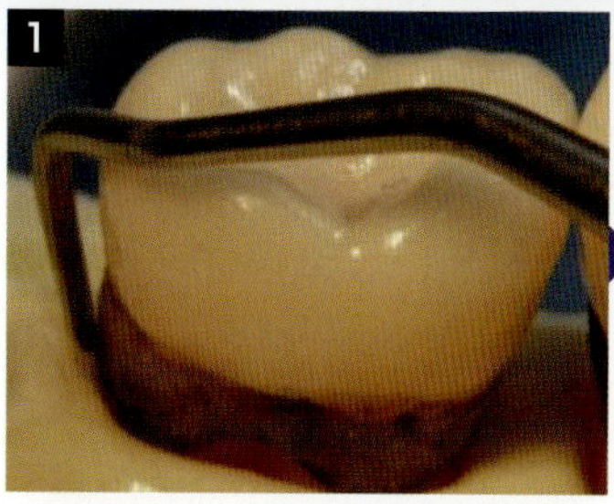

1 Blade의 toe가 근첨부를 향하도록 넣는다.

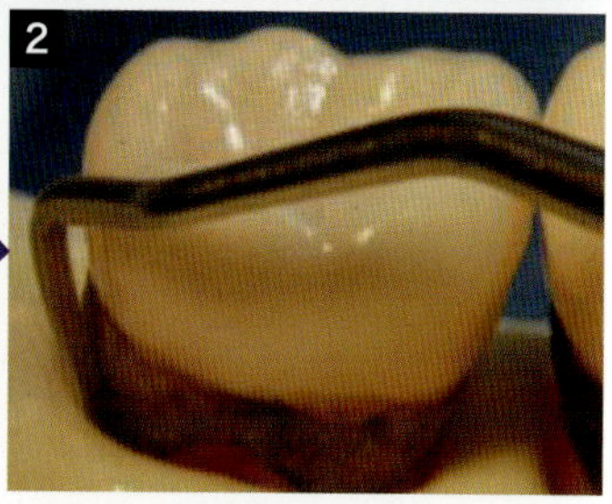

2 Blade 전체를 평행하게 당긴다.

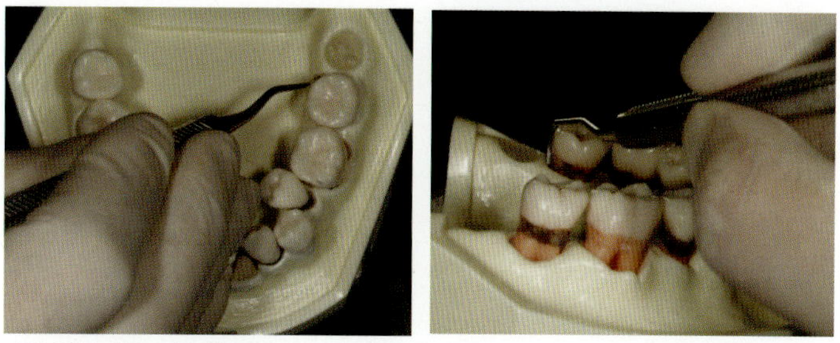

7 원심면을 시술할 때 finger rest의 위치를 보인다. 반대쪽 치열의 하악 교합면 또는 절치의 절단연에 finger rest를 둔다.

하악 좌측 최후방 구치부 원심면:	수평방향 stroke	협측에서 설측으로 향한다.	Gr. No. 13
	수직방향 stroke	toe를 설측으로 향하게 한다.	Gr. No. 13
		toe를 협측으로 향하게 한다.	Gr. No. 14

Clinical Case 1 하악 우측 구치부 SRP

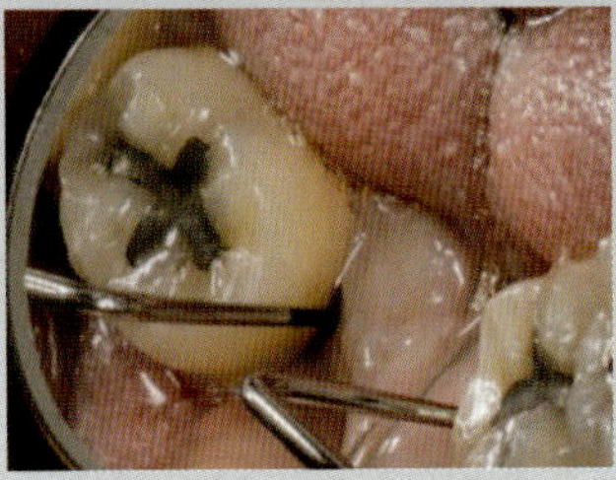

⌈7 원심면. 깊은 치주낭을 볼 수 있다(9mm). 치경을 사용해 치경을 직접 보면 치주낭을 더 정확하게 측정할 수 있다.

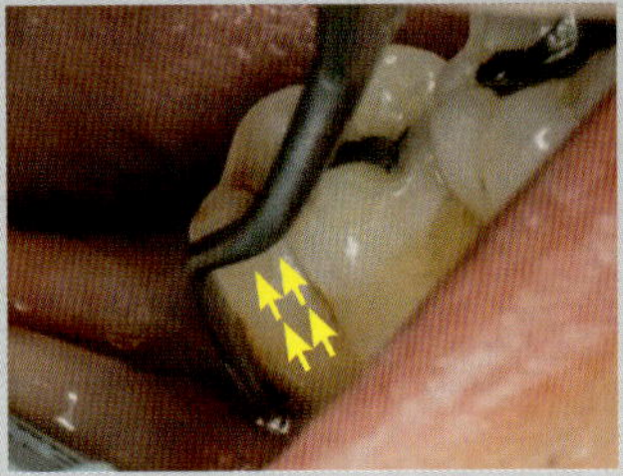

Terminal shank가 치근면과 평행하므로 치석을 정확하게 제거할 수 있다.

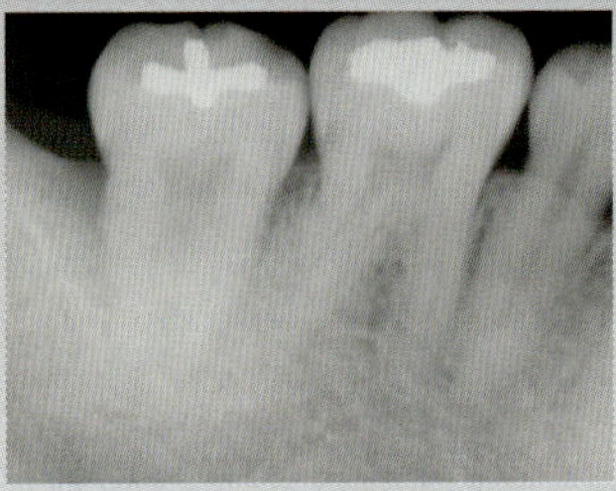

SRP 전. 원심에서 3벽성의 골결손을 볼 수 있다.

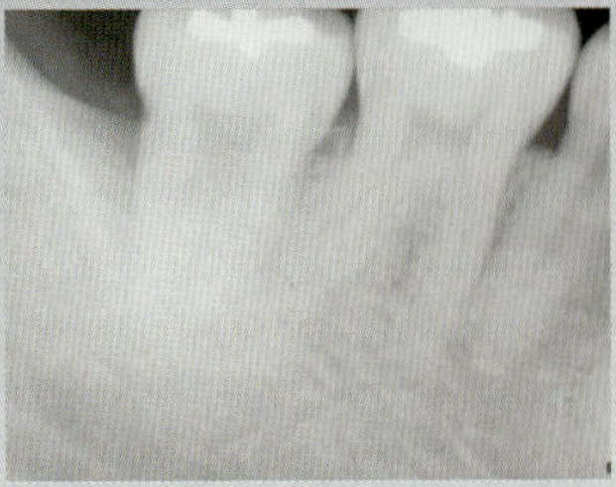

SRP 실시 2개월 후.
골결손부에서 골의 재생을 볼 수 있다. 치주낭은 5mm까지 개선되었다.

Clinical Case 2 하악 좌측 구치부 SRP

치료 경과

SRP 전

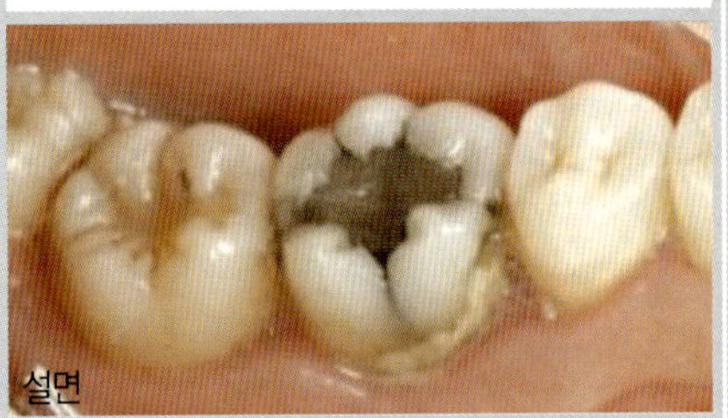

치은 변연은 발적과 종창이 보이며 치석이 많이 부착되어 있다.

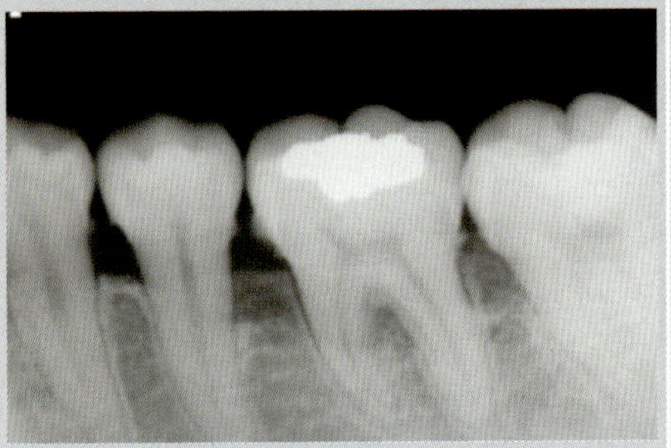

인접면에 많은 치석 부착이 보인다. ⌈6 에 치근분지부 병변이 보인다.

SRP 시행 5개월 후

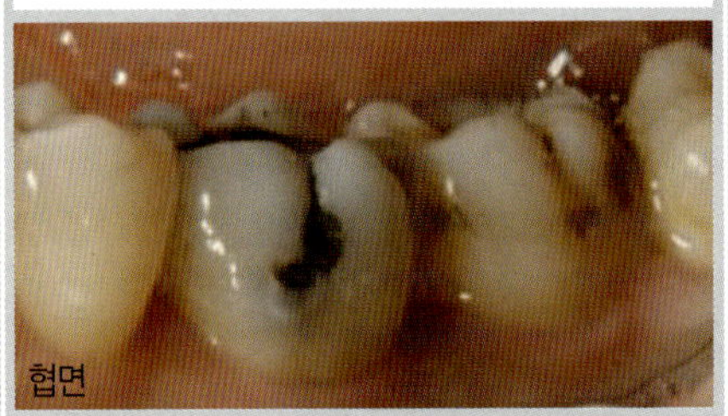

치은 변연의 염증은 사라졌다.

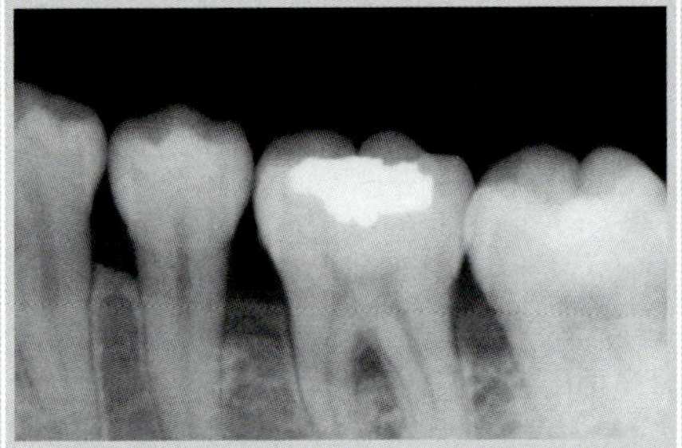

⌈6 원심에는 치석의 잔존이 보인다. 치근분지부 병변도 확인된다.

치주 외과 처치 3개월 후

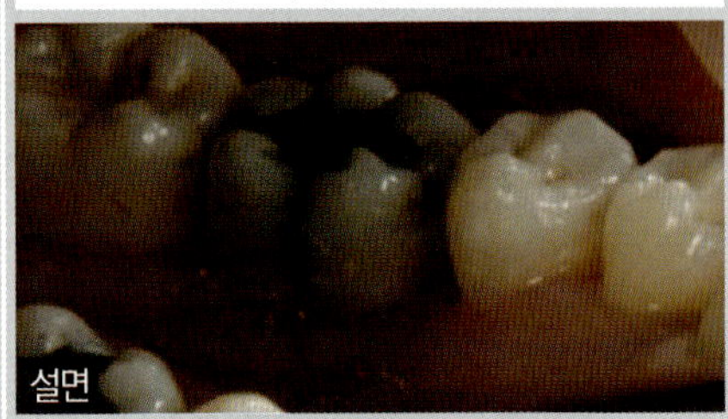

치은 변연의 염증은 사라졌다(치주 외과 처치를 할 때 제3대구치를 발치했다).

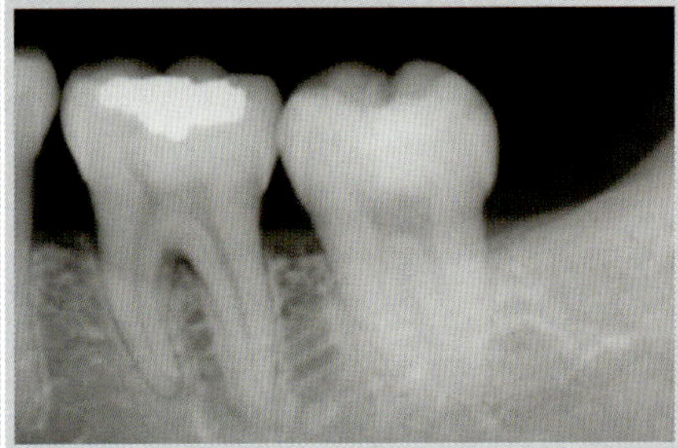

치조백선이 뚜렷해진 것을 확인할 수 있다.

Probing 수치

(파란색: 배농 있음, 빨간색: 출혈 있음)

SRP 전

	⌈4	⌈5	⌈6	⌈7	⌈8
설측	645	668	647	748	856
협측	455	477	857	678	8566

동요도: 모두 1도.
치근분지부 병변: ⌈67 설측 Class Ⅰ.
⌈6 협측 Class Ⅱ, ⌈7 협측 Class Ⅰ.

SRP 시행 5개월 후

	⌈4	⌈5	⌈6	⌈7	⌈8
설측	323	335	446	336	466
협측	223	324	333	328	6566

동요도: 없음.
치근분지부 병변: ⌈67 설측 Class Ⅰ.
⌈6 협측 Class Ⅱ, ⌈7 협측 Class Ⅰ.

치주 외과 처치 3개월 후

	4	⌈5	⌈6	⌈7	
설측	333	333	333	333	6
협측	222	323	323	323	

동요도: 없음.
치근분지부 병변: ⌈67 설측 Class Ⅰ.
⌈6 협측 Class Ⅱ, ⌈7 협측 Class Ⅰ.

치주 외과 처치와 SRP 시술

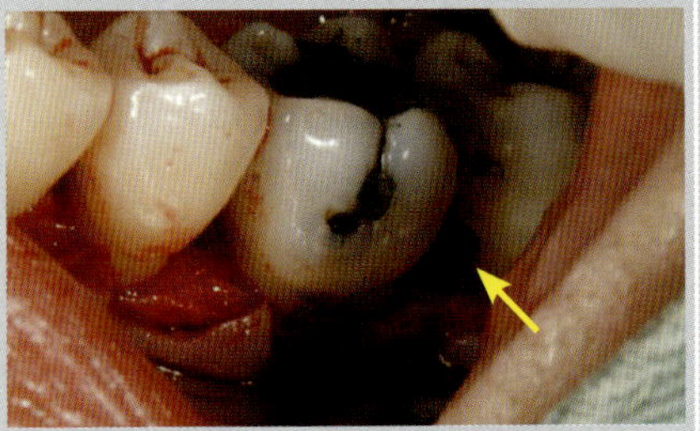

하악 좌측 구치부의 치주 외과 처치(사진은 전층 판막으로 치은을 박리했을 때의 협면). 치석의 잔존을 볼 수 있다(화살표).

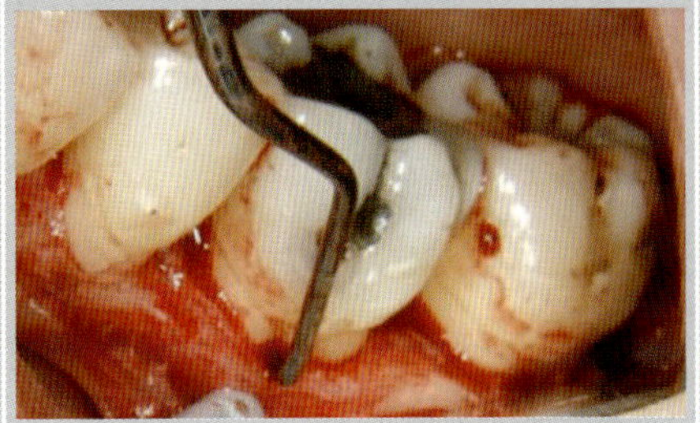

치근분지부의 근심 치근 원심면에 Gr. No. 13 curette을 사용.

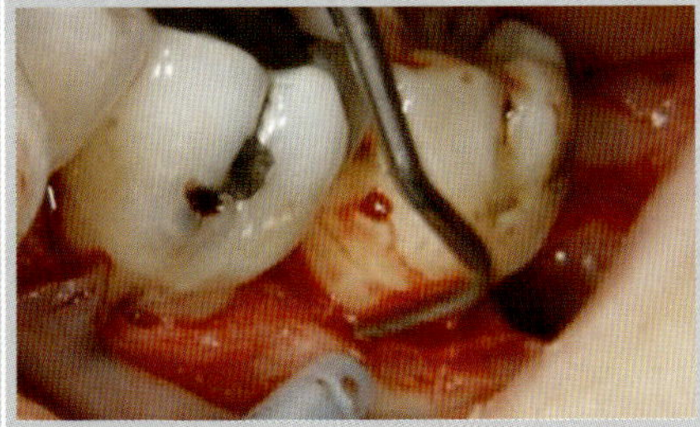

⌈7 부위의 수평방향 stroke. 치주 외과 처치를 할 때 ⌈8 도 동시에 발치했다.
사용 curette: Gr. No. 14.

Advance Case 1 하악 구치부 crowding 부위 SRP

Crowding의 상태

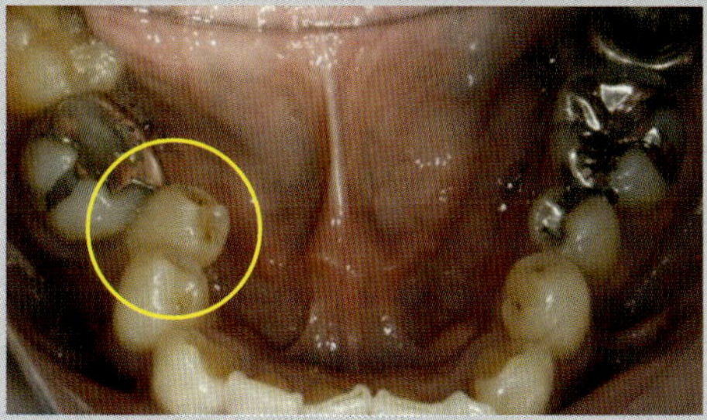

하악 교합면 모습. 5|는 설측으로 전위되어 있다. 그러므로 환자의 self care가 어렵고 치주낭 깊이가 깊다.

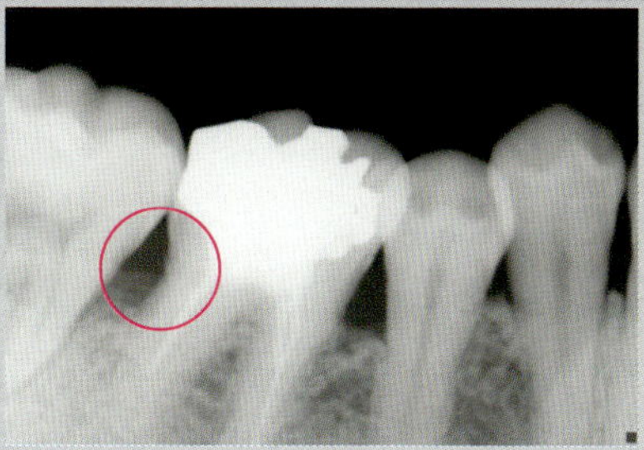

동일 부위 방사선사진. 6|과 7| 사이에 치조골의 흡수 및 치석의 부착을 볼 수 있다.

6 5|의 probing 수치

	6|	5|
설측	5 4 5	5 4 5
협측	5 3 4	4 3 4

5|의 방사선사진 진단에 기초한 기구의 선택

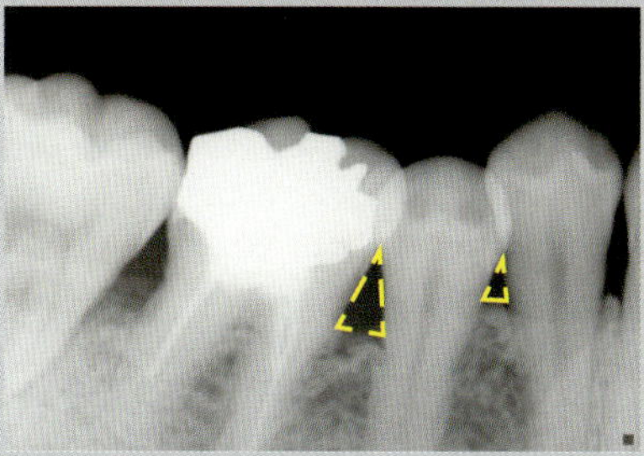

✔ 포인트!

이 증례와 같이 crowding이 있는 경우는 기구의 선택이 중요하다. 우선 방사선사진에서 인접치아와 치간공극을 확인(△표시)한다. 원심에는 Gracey curette standard를 사용할 수 있다고 판단했고, 근심에는 mini five를 선택했다. 협설측 치경부는 치근에 기구가 적합되기 쉽도록 blade 폭이 좁은 mini five를 선택했다.

SRP 전 probing 수치의 측정

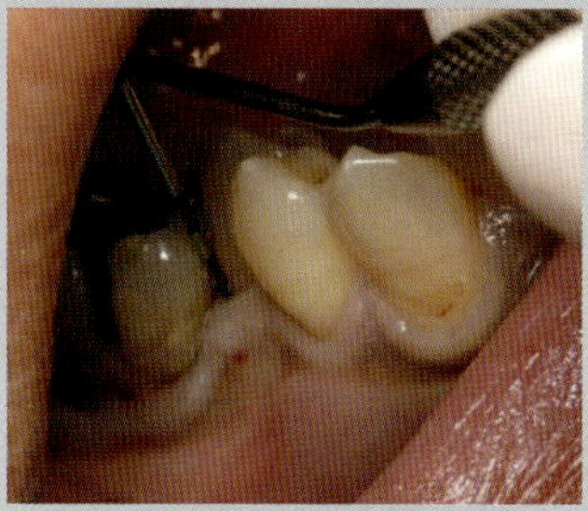

침윤마취 된 상태에서 SRP 전에 한 번 더 정확한 probing 수치를 측정할 필요가 있다. 칫솔질 습관의 정착으로 probing 수치는 술전보다 개선되었다.

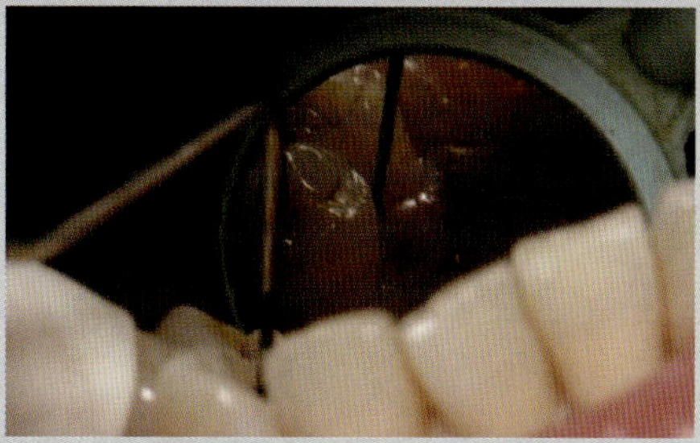

5|는 설측전위로 인해 정확한 측정이 어렵다. 그러므로 치경을 이용해 수치를 측정하면 더 확실하다.

SRP의 실시

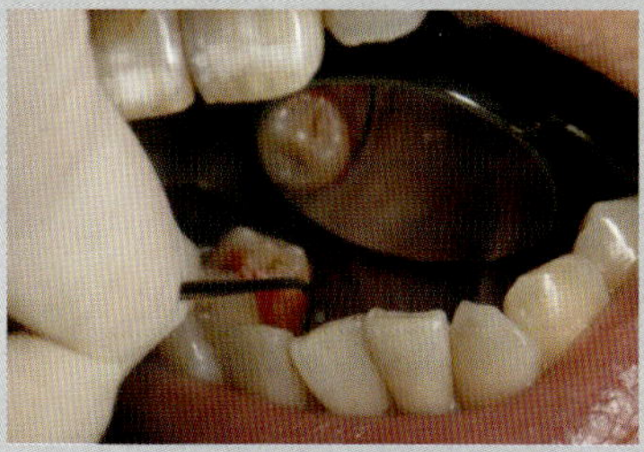

5|는 설측전위로 인해 설측 SRP를 할 때 환자의 얼굴을 술자 쪽으로 많이 기울이게 하면 시술하기 편하다. 사진은 3A탐침을 이용해 치석을 탐지하는 모습.

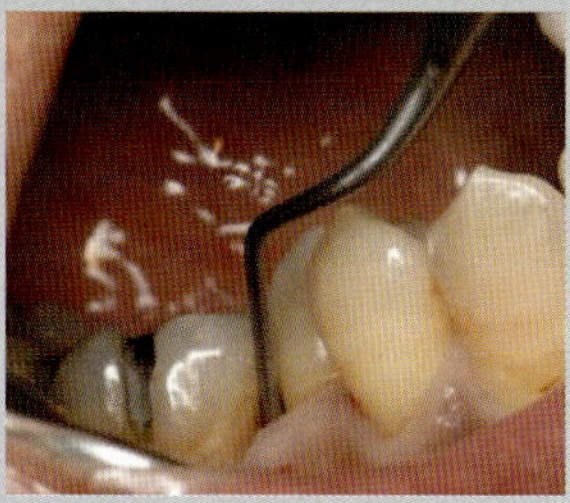

5| 원심면. 수직방향 stroke.
사용 curette: Gr. No. 14.

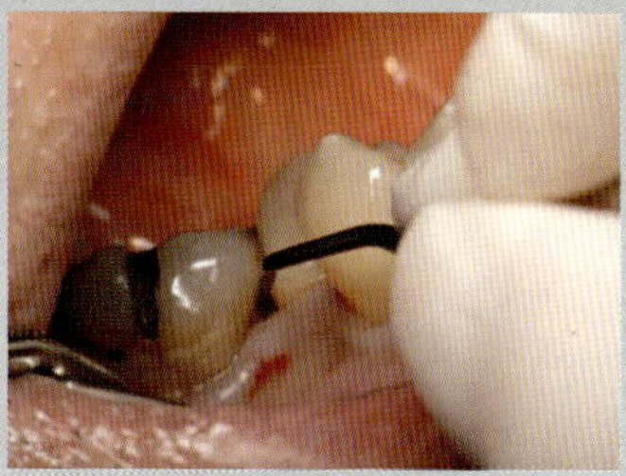

5| 원심면의 수평방향 stroke.
사용 curette: Gr. No. 13.

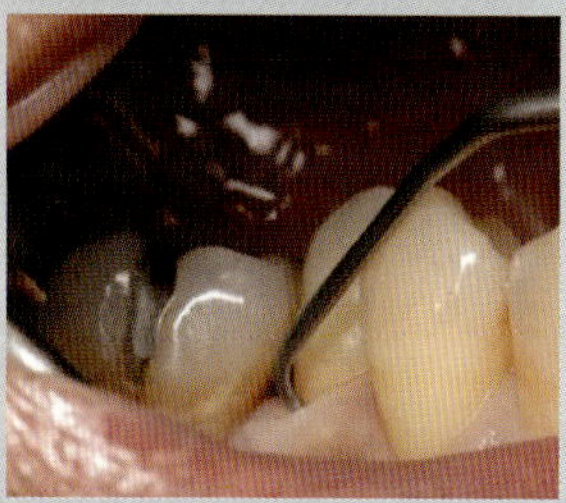

5| 치경부. 경사방향 stroke.
사용 curette: Gr. No. Mini F. 11.

Advance Case 2 하악 우측 구치부 cervical abfraction 부위 SRP

Cervical abfraction의 상태

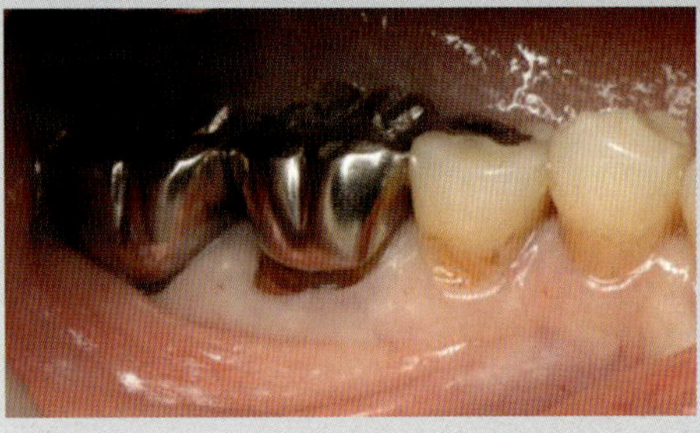

시술 전 하악 우측 구치부의 협측. ‾5|에 현저한 cervical abfraction이 보인다. 침윤마취 된 상태이므로 치은에는 빈혈대가 보인다.

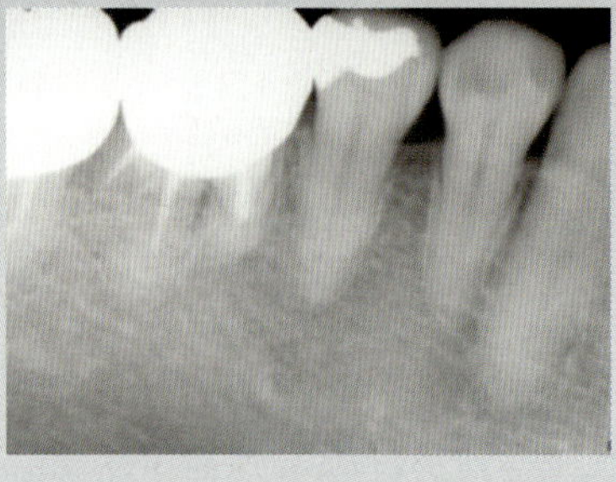

동일 부위 방사선 사진.
‾5|의 probing 수치는 협측 원심부터 4 3 4.

Cervical abfraction 부위 SRP의 포인트

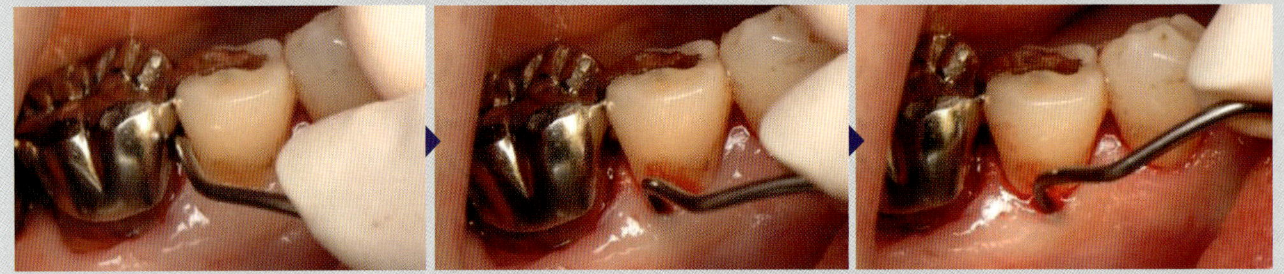

사용 curette: Gr. No. 13.
수평방향 stroke

포인트!

치경부에 cervical abfraction이 있는 경우, blade 넣었을 때에 결손 부분에 상처를 주지 않도록 주의한다(지각과민을 유발하기 때문). 또한 stroke는 짧고 세심하게 시행한다.

SRP 후의 경과

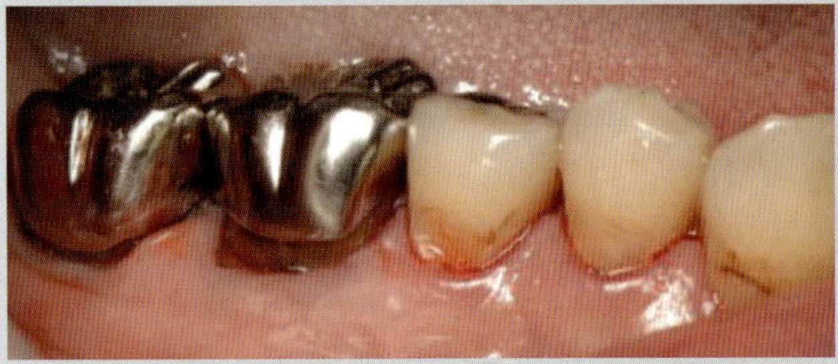

SRP 직후의 하악 우측 구치부 협면.

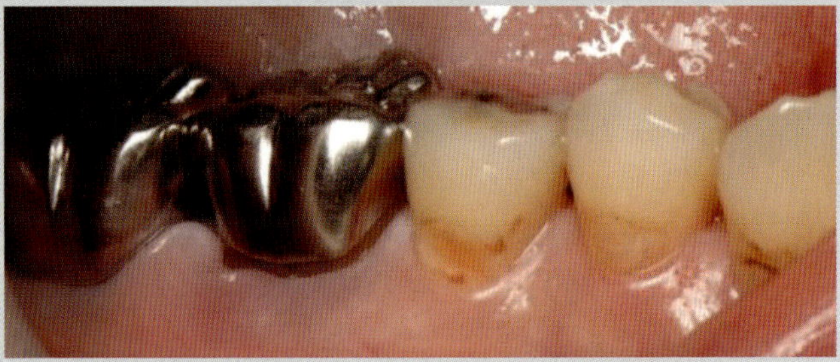

SRP 1주 후 동일 부위의 상태.

하악 좌측 구치부(⌈4~7)에서 효율적으로 SRP를 진행하는 방법

협측

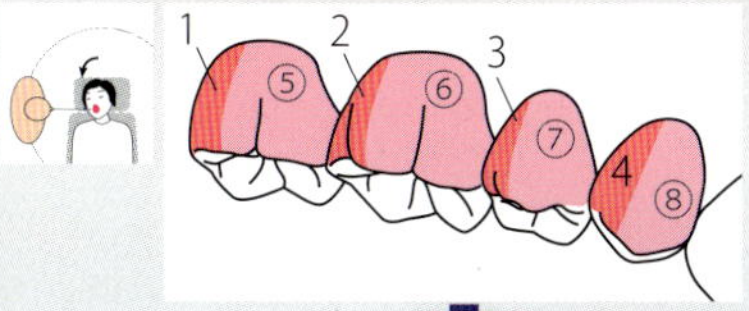

Gr. No. 13 curette을 이용해, 제2대구치 원심면에서 시작해 순서대로 제1소구치 원심면(1→4)으로 SRP를 시행한다.
그 후 Gr. No. 12 curette을 이용해, 제2대구치 근심면에서 제1소구치 근심면(⑤→⑧)의 순서로 진행한다.

▼ **환자의 머리 방향을 변경**

설측

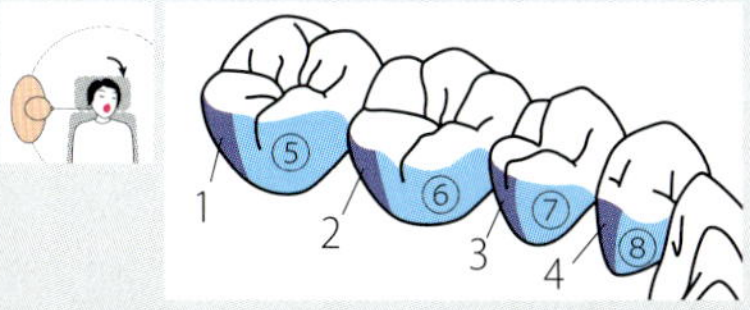

Gr. No. 14 curette을 이용해, 제2대구치 원심면에서 시작해 순서대로 제1소구치 원심면(1→4)으로 SRP를 시행한다.
그 후 Gr. No. 11 curette을 이용해, 제2대구치 근심면에서 제1소구치 근심면(⑤→⑧)의 순서로 진행한다.

하악 구치부 SRP 실전 테크닉의 포인트(좌우 공통)

협측·설측 positioning

- 환자에 따라서 tongue habit, 구토 반사, 과다한 타액 분비가 있는 것에 유의한다.
- 개구 제한이 있는 경우는 positioning이나 finger rest를 조정한다.
- 입을 작게 벌리도록 하면 협점막을 리트랙션하기 쉽다.

치근면의 해부학적 형태에 대한 approach

- 치근분지부 병변에 주의한다.
- 대구치의 경우는 handle을 쥐고 있는 손가락의 위치를 조정해 받침점을 길게 하면 대구치에 도달하기 쉽다.

상급편 : 다근치 마스터

상악 구치부 SRP

상악 우측 소구치부 협측

Arrangement

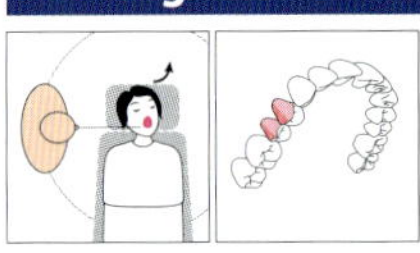

Curette
근심 : Gr. No. 12
원심 : Gr. No. 13

술자 위치: Side position.
환자 머리 위치: 턱을 위로 올리고, 시술 부위를 보기 쉽도록 환자의 머리를 술자 반대쪽으로 기울인다.

Technique

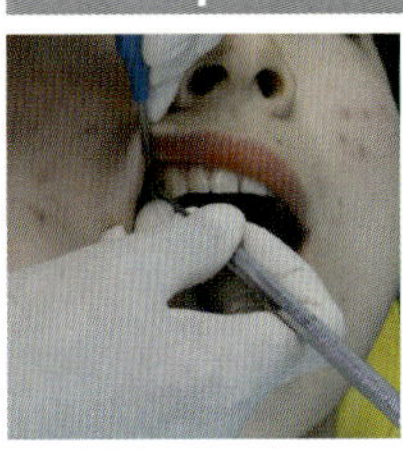

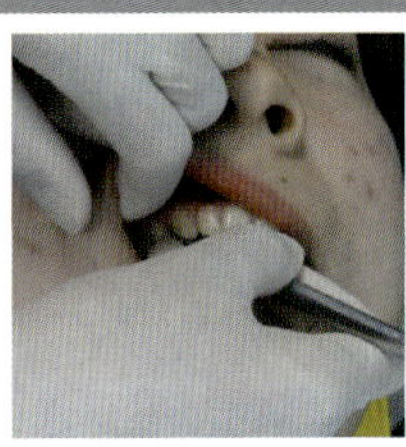

치경을 이용해 협점막을 리트랙션 한다. 치경의 finger rest는 구강 외에 둔다. 입을 작게 벌리도록 하면 협점막을 리트랙션하기 쉽다.

술자 시선: 직시 또는 치경(원심면).

상악 우측 대구치부 협측

Arrangement

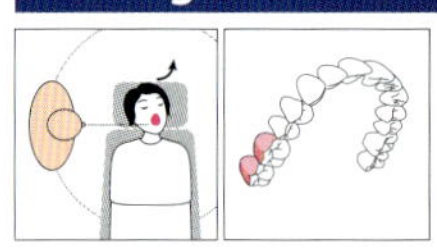

Curette
근심 : Gr. No. 12
원심 : Gr. No. 13

술자 위치: Side position.
환자 머리 위치: 턱을 위로 올리고, 시술 부위를 보기 쉽도록 환자의 머리를 술자 반대쪽으로 기울인다.

Technique

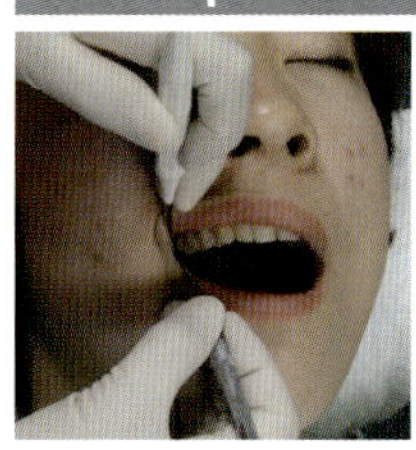

치경은 빛을 반사시켜 간접조명으로 사용하거나 치경을 직접 본다.

술자 시선: 직시 또는 치경(원심면).

상악 좌측 소구치부 협측

Arrangement

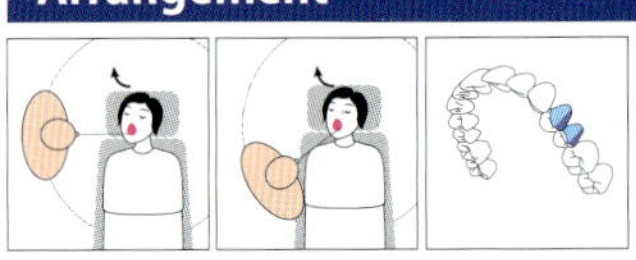

Curette
근심 : Gr. No. 11
원심 : Gr. No. 14

술자 위치: Side position 혹은 front position.
환자 머리 위치: 턱을 위로 올리고, 시술 부위를 보기 쉽도록 환자의 머리를 술자 쪽으로 기울인다.

Technique

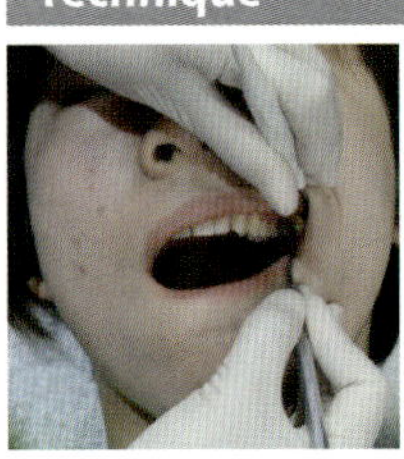

치경을 이용해 협점막을 리트랙션한다.
환자의 구강 내 상황에 따라 front position에서도 시행한다.

술자 시선: 직시 또는 치경(원심면).

상악 좌측 대구치부 협측

Arrangement

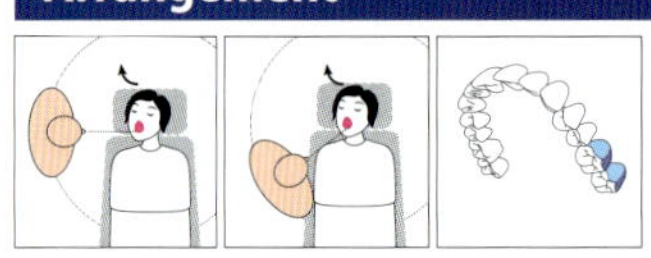

Curette
근심 : Gr. No. 11
원심 : Gr. No. 14

술자 위치: Side position 혹은 front position.
환자 머리 위치: 턱을 위로 올리고, 시술 부위를 보기 쉽도록 환자의 머리를 술자 쪽으로 기울인다.

Technique

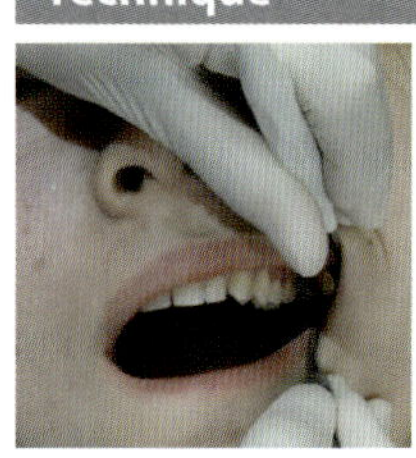

환자의 구강 내 상황에 따라 front position에서도 시행한다.
치경을 이용해 원심면을 확인한다.

술자 시선: 직시 또는 치경(원심면).

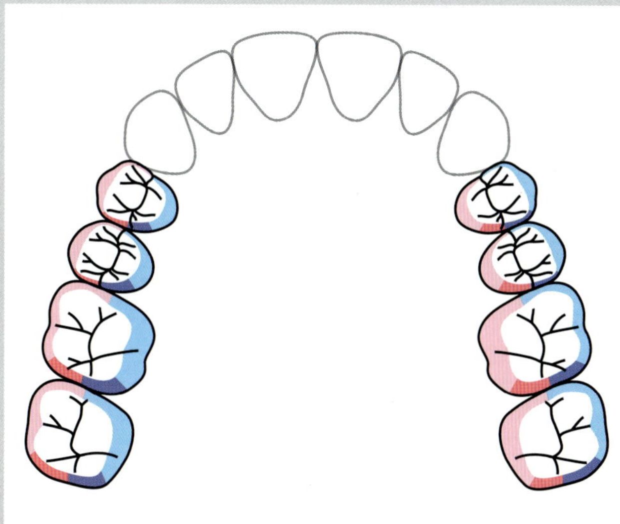

상악 구치부 사용 curette

색	부위	기구
하늘색	원심 우각부에서 근심	Gr. No. 11/12의 **No. 11**
남색	원심 우각부에서 원심	Gr. No. 13/14의 **No. 14**
분홍색	원심 우각부에서 근심	Gr. No. 11/12의 **No. 12**
빨간색	원심 우각부에서 원심	Gr. No. 13/14의 **No. 13**

상악 우측 소구치부 구개측

Arrangement

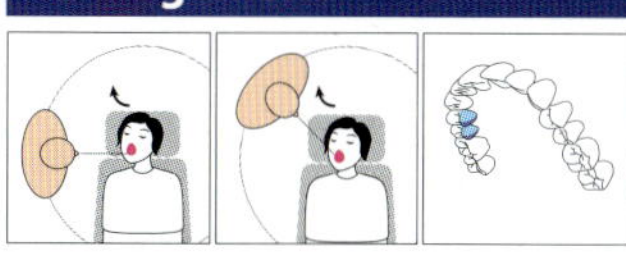

Curette
근심 : Gr. No. 11
원심 : Gr. No. 14

술자 위치: Side position.
환자 머리 위치: 턱을 위로 올리고, 시술 부위를 보기 쉽도록 환자의 머리를 술자 쪽으로 기울인다.

Technique

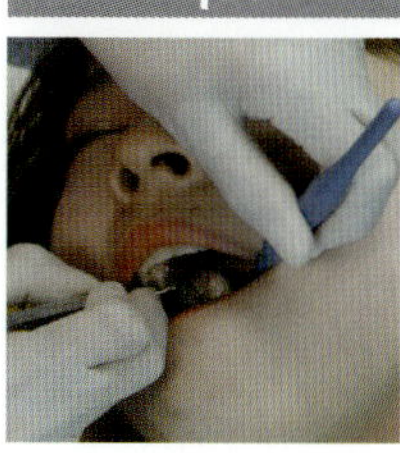

환자의 구강 내 상황에 따라 10~11시 방향으로 이동하면 시술이 쉽다.

술자 시선: 직시 또는 치경.

상악 우측 대구치부 구개측

Arrangement

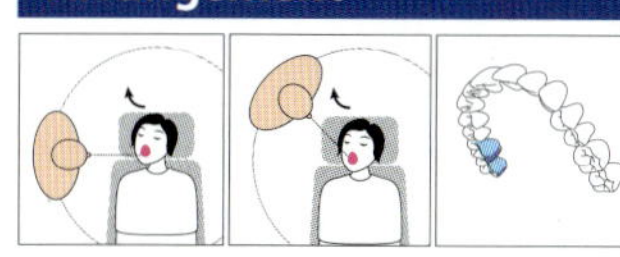

Curette
근심 : Gr. No. 11
원심 : Gr. No. 14

술자 위치: Side position.
환자 머리 위치: 턱을 위로 올리고, 시술 부위를 보기 쉽도록 환자의 머리를 술자 쪽으로 기울인다.

Technique

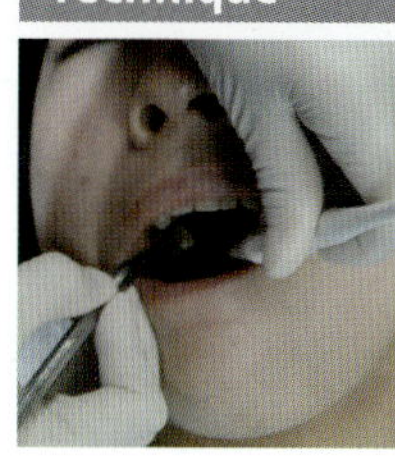

치경은 빛을 반사시켜 간접조명으로 사용하거나 치경을 직접 본다.
환자의 구강 내 상황에 따라 10~11시 방향으로 이동하면 시술이 쉽다.

술자 시선: 직시 또는 치경.

상악 좌측 소구치부 구개측

Arrangement

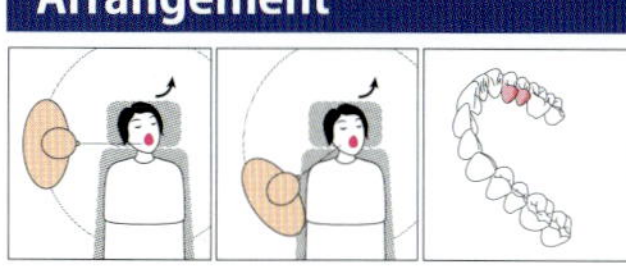

Curette
근심 : Gr. No. 12
원심 : Gr. No. 13

술자 위치: Side position 혹은 front position.
환자 머리 위치: 턱을 위로 올리고, 시술 부위를 보기 쉽도록 환자의 머리를 술자 반대쪽으로 기울인다.

Technique

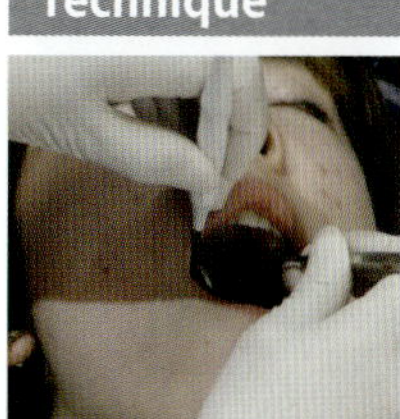

환자의 구강 내 상황에 따라 front position에서도 시행한다.

술자 시선: 직시 또는 치경(원심면).

상악 좌측 대구치부 구개측

Arrangement

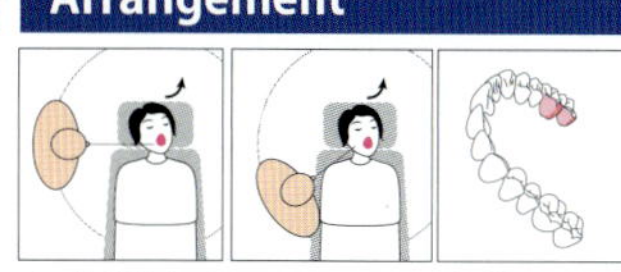

Curette
근심 : Gr. No. 12
원심 : Gr. No. 13

술자 위치: Side position 혹은 front position.
환자 머리 위치: 턱을 위로 올리고, 시술 부위를 보기 쉽도록 환자의 머리를 술자 반대쪽으로 기울인다.

Technique

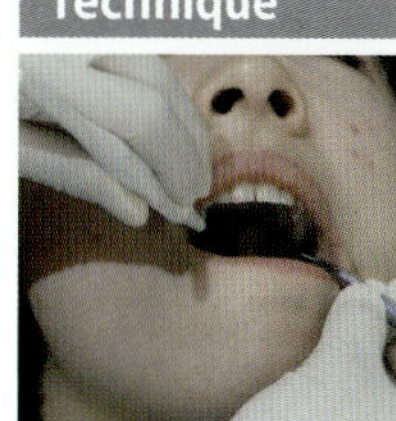

환자의 구강 내 상황에 따라 front position에서도 시행한다.
치경을 이용해 원심면을 확인한다.

술자 시선: 직시 또는 치경(원심면).

1 상악 우측 소구치부 협측 시술 상세

Arrangement

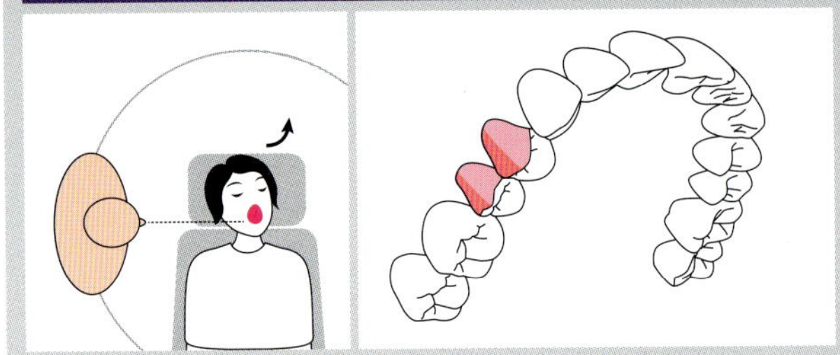

- 술자: Side position.
- 환자 머리 위치: 턱을 위로 올리고, 시술 부위를 보기 쉽도록 환자의 머리를 술자의 반대쪽으로 향하게 한다.
- 사용 curette: 근심 Gr. No. 12, 원심 Gr. No. 13.
- 술자 시선: 직시 또는 치경(원심면).

Technique

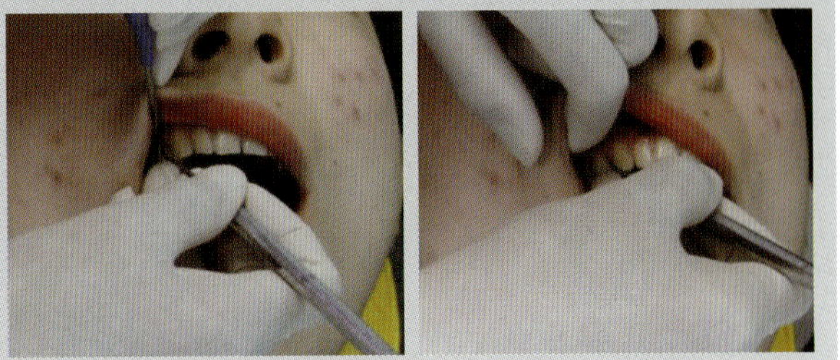

상악 우측 소구치부 협측 시술.
치경을 이용해 협점막을 리트랙션한다.
치경의 finger rest는 구강 외에 둔다.
입을 작게 벌리도록 하면 협점막을 리트랙션하기 쉽다.
고정점: 대상 치아 또는 되도록 대상 치아에서 가까운 협측 교두에 finger rest를 둔다.

4| 협면에서 근심 인접면으로 진행하는 stroke

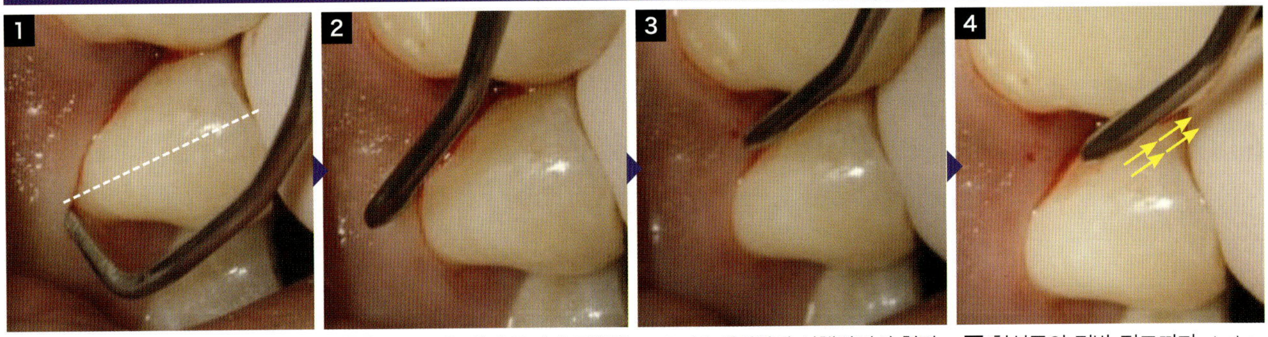

1 치근 원심 우각부에 blade를 넣는다. Blade의 끝 1/3이 치근면과 적합되도록 위치시킨다. Finger rest는 대상 치아에 둔다.
사용 curette: Gr. No. 12.

2 3 Handle을 살짝 돌려 수직방향 stroke를 세심하게 시행하면서 협면에서 근심 인접면으로 진행한다.

4 협설폭의 절반 정도까지 stroke를 실시한다. Terminal shank와 치근면이 평행한 것을 확인한다.

손목의 움직임 (4| 협측 시술) [위 그림 3 → 4의 움직임]

상하 손목전완운동

받침점(rest)을 이용하면서 손목과 전완을 살짝 내린다.
Blade를 상하·수직방향으로 움직인다(손목의 가벼운 상하운동을 계속한다).

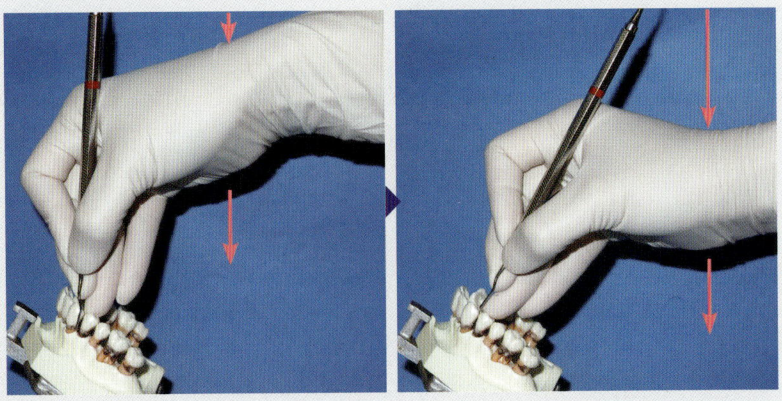

상하 손목전완운동으로 치석을 제거할 때, 손목은 화살표 방향으로 내려간다.

4| 원심 인접면의 stroke

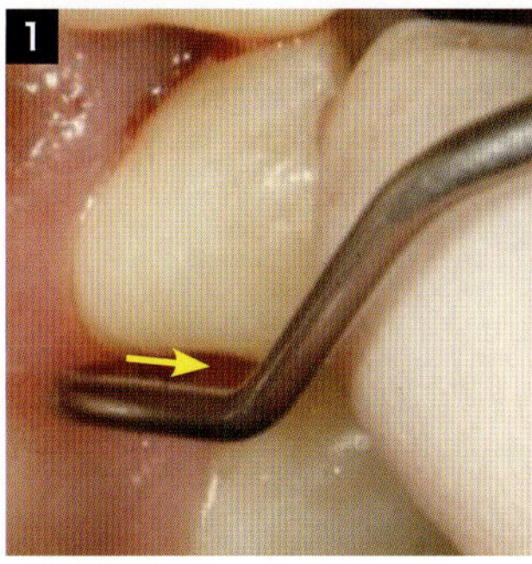

❶ Blade의 끝 1/3을 치근면에 적합시켜 수직방향 stroke로 긁어 올린다.
사용 curette: Gr. No. 13.

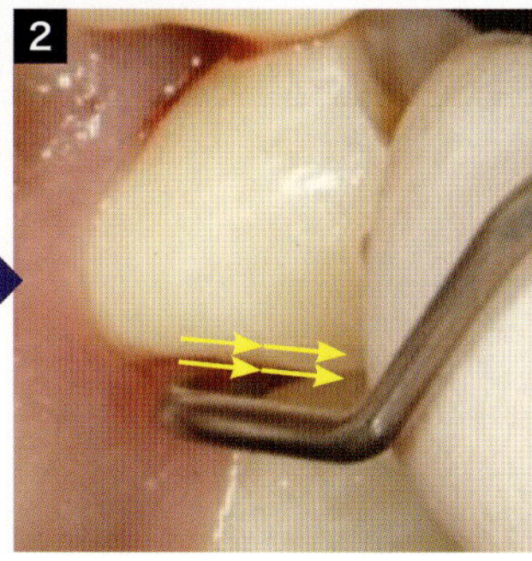

❷ Terminal shank와 치근면이 평행한 것을 확인한다.

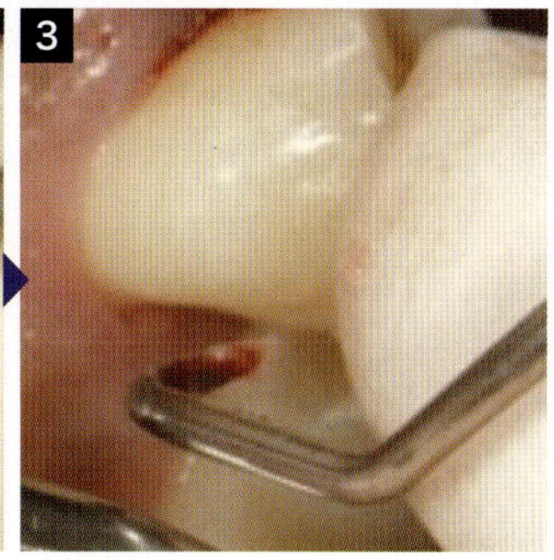

❷ 협설폭의 절반 정도까지 stroke를 실시한다.

손목의 움직임 (4| 원심 협측 시술) [위 그림 ❶ → ❸의 움직임]

❗ 손가락관절운동

수직방향 stroke(치근면과 terminal shank는 평행을 유지).
받침점(rest)을 중심으로 손가락관절운동을 한다(손가락을 따로따로 움직이지 말 것!).

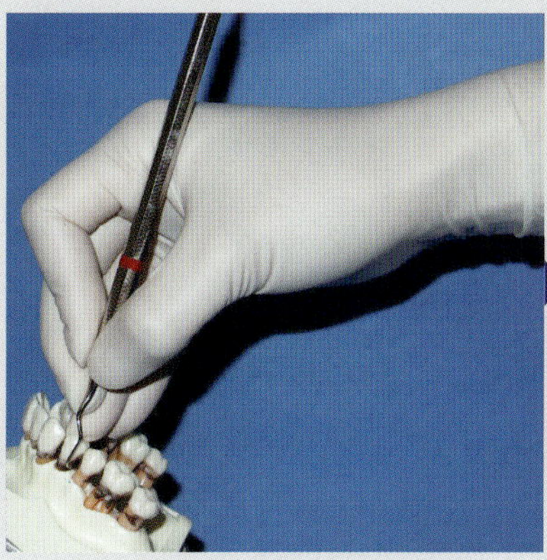

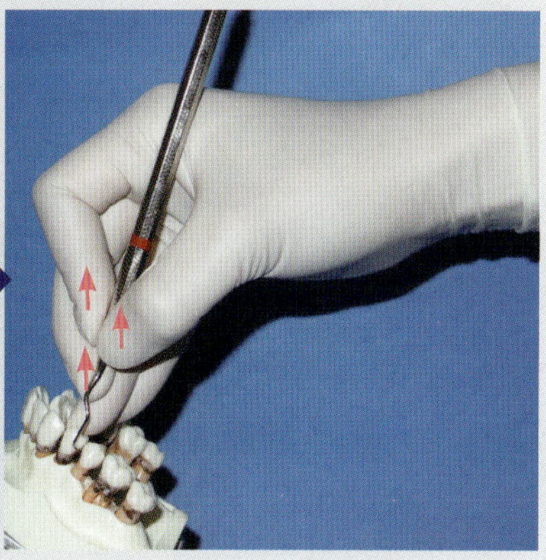

손가락관절운동으로 치석을 긁어 올리는 경우.
엄지손가락, 집게손가락, 가운뎃손가락으로 '당기는' 동작을 한다.

5| 협면에서 근심 인접면으로 돌려 넣는 동작

○

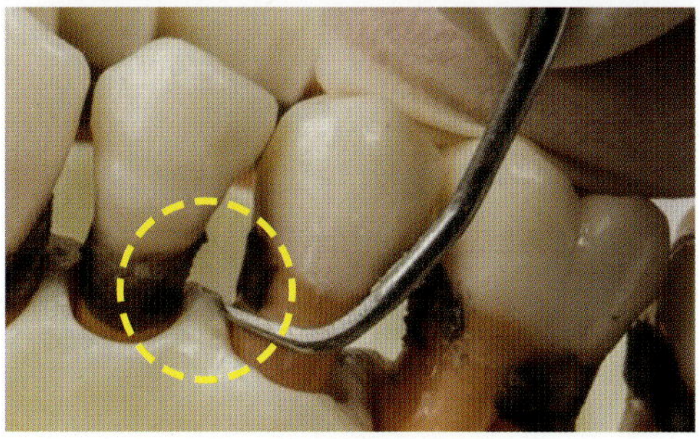

Blade의 끝 1/3을 치근면에 적합시킨 상태로 치근 우각부에서 인접면을 향해 돌려 넣는다.
사용 curette: Gr. No. 12.

×

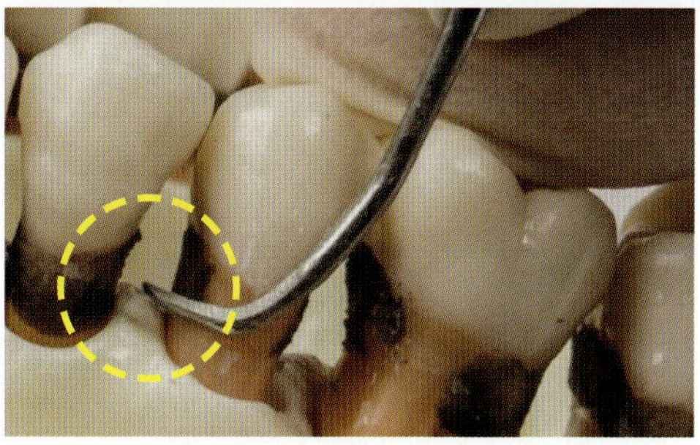

치근 우각부에서 handle을 돌리지 않으면 blade의 끝 1/3이 치근면에서 떨어진 상태가 되어 치은을 손상시킬 위험이 있다.

2 상악 우측 대구치부 협측 시술 상세

Arrangement

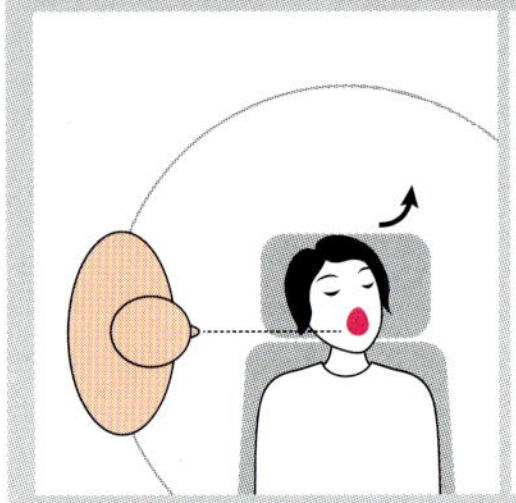

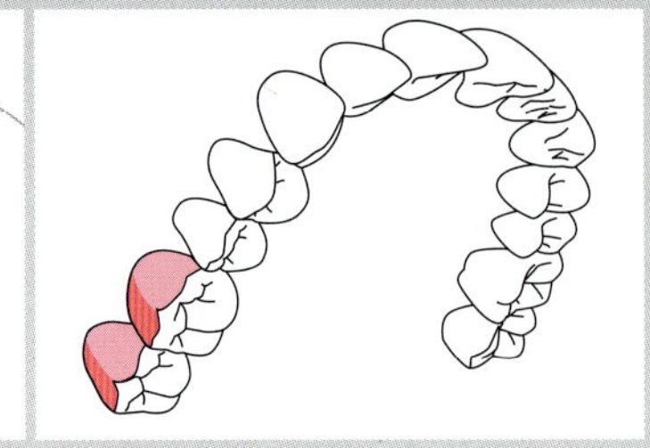

- 술자: Side position.
- 환자 머리 위치: 턱을 위로 올리고, 시술 부위를 보기 쉽도록 환자의 머리를 술자의 반대쪽으로 기울인다.
- 사용 curette: 근심 Gr. No. 12, 원심 Gr. No. 13.
- 술자 시선: 직시 또는 치경(원심면).

Technique

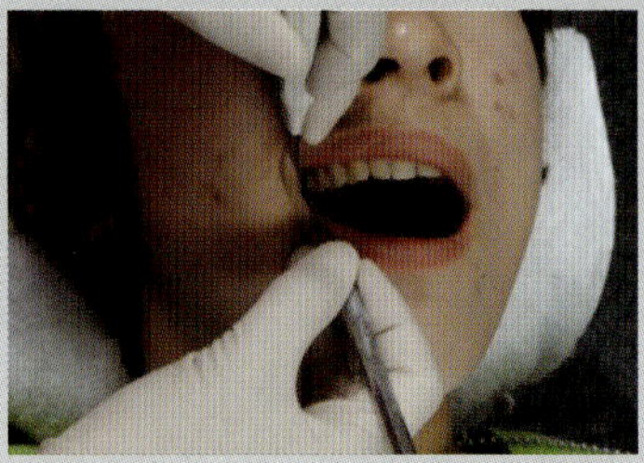

상악 우측 대구치부 협측 시술.
치경을 이용해 협점막을 리트랙션한다.
치경의 finger rest는 구강 외에 둔다.
고정점: 되도록 대상 치아에서 가까운 협측 교두에 finger rest를 둔다. 구강 외에 고정하는 경우도 있다.

7| 협면에서 근심 인접면으로 진행하는 stroke

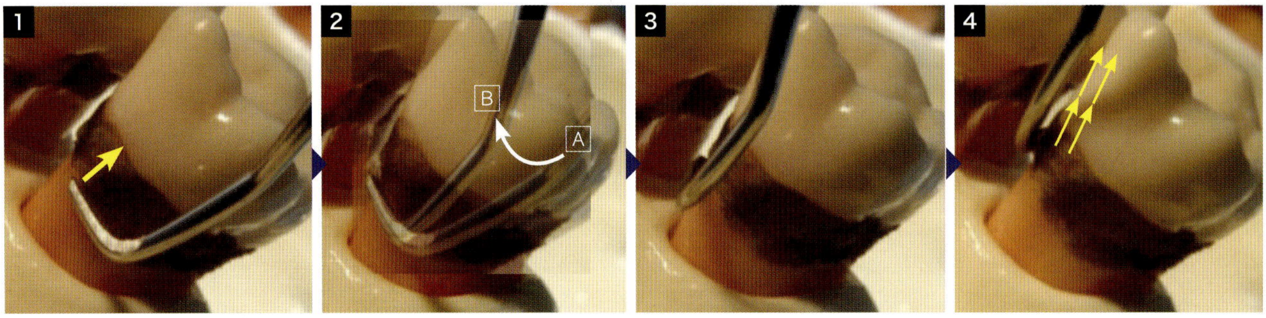

1 Blade의 끝 1/3이 치근면과 적합하도록 위치시켜 수직방향 stroke로 긁어 올린다.
사용 curette: Gr. No. 12.

2 3 A에서 B로 handle을 살짝 돌려 수직 방향 stroke를 세심하게 하면서 협면에서 근심 인접면으로 진행한다.

4 협설폭의 절반 정도까지 stroke를 실시한다. Terminal shank와 치근면이 평행한 것을 확인한다.

손목의 움직임(협측 시술) [위 그림 3 → 4의 움직임]

! A 측방 손목전완운동 • B 손가락관절운동

실제로 환자의 구강 내에서는 치열부정이나 개구량, 치관 수복물 등으로 인해 rest 확보와 curette의 움직임에 제한이 생긴다. 그러므로 상황에 따라 손목전완운동(측방·상하)·손가락관절운동 등 여러 가지를 조합해 응용한다.

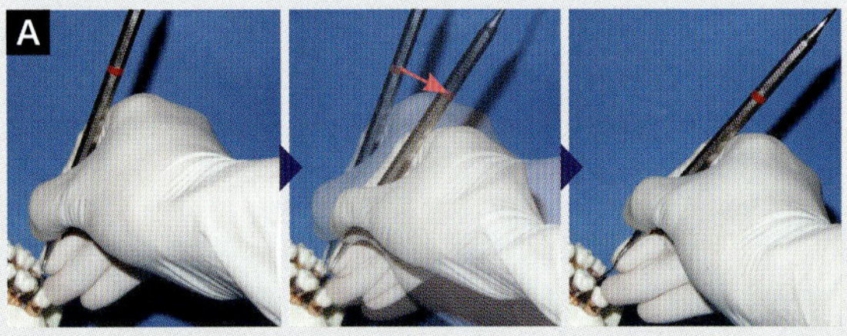

측방 손목전완운동으로 시술하는 경우(curette은 화살표 방향으로 움직인다).

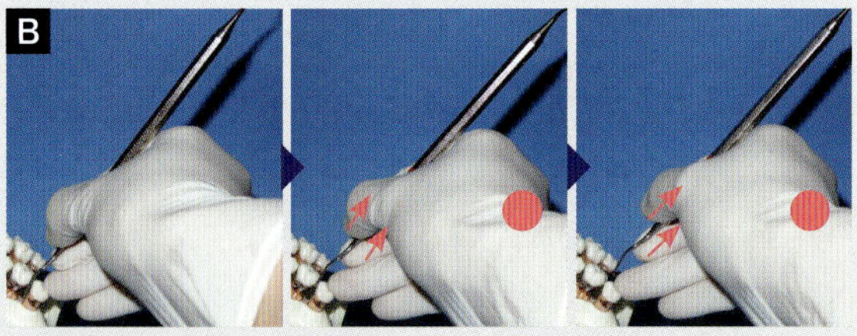

손가락관절운동을 하는 경우.
엄지손가락, 집게손가락, 가운뎃손가락으로 '당기는' 동작(→)을 하고, 손목(●)은 움직이지 않는다.

7| 협면에서 원심 인접면으로 진행하는 stroke

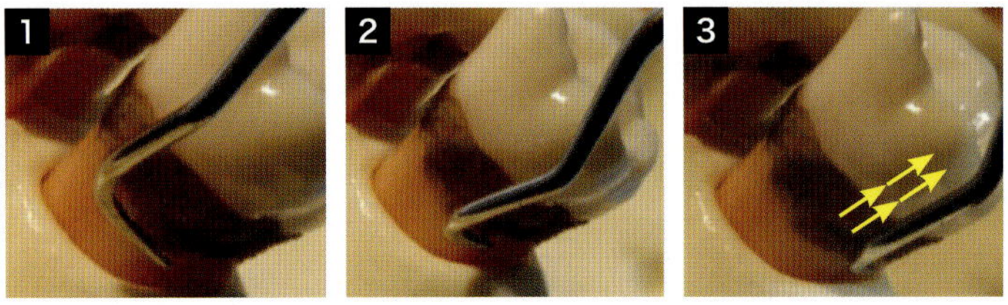

1 Blade의 끝 1/3이 치근면과 적합되도록 위치시켜 수직방향 stroke로 긁어 올린다.
사용 curette: Gr. No. 13.

2 Handle을 살짝 돌려 수직방향 stroke를 세심하게 하면서 치근 원심 우각부에서 원심면으로 진행한다.

3 협설폭의 절반 정도까지 stroke를 실시한다. Terminal shank와 치근면이 평행한 것을 확인한다.

손목의 움직임(7| 원심 협측 시술) [왼쪽 그림 2 → 3의 움직임]

! 손가락관절운동

손가락이 따로따로 움직이지 않도록 하고, stroke의 처음부터 끝까지 작업 각도를 유지하는 것이 가장 중요하다.

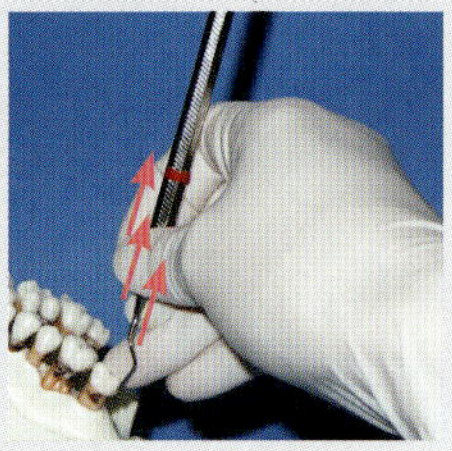

엄지손가락, 집게손가락, 가운뎃손가락으로 '당기는' 동작을 한다.

6 치근분지부 원심 협측 치근 근심면의 시술

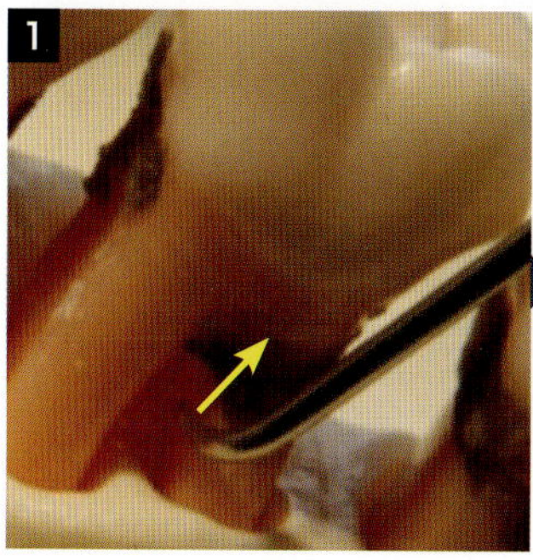

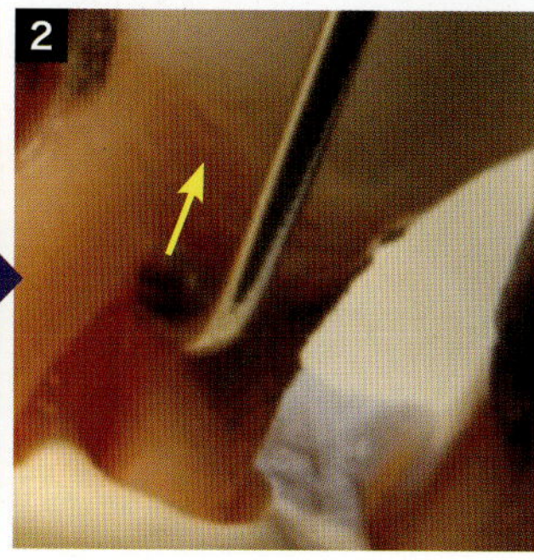

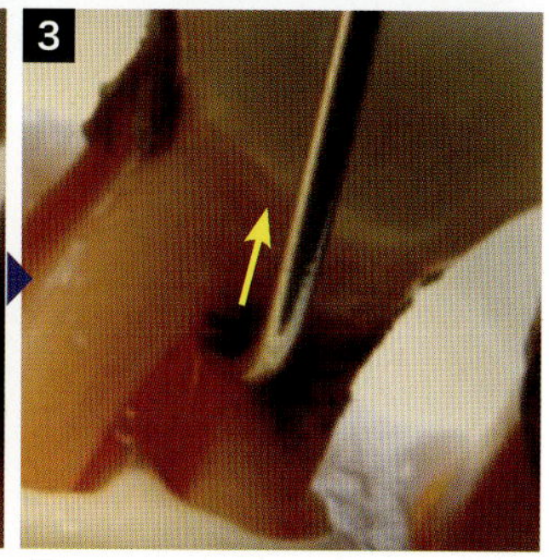

1 Blade의 끝 1/3을 치근면에 적합시킨다.
사용 curette: Gr. Mini F. No. 12.

2 수직방향 stroke로 긁어 올린다.

3 치근분지부 직하방을 향해 handle을 살짝 돌려 수직방향 stroke를 한다.

6 치근분지부 근심 협측 치근 원심면의 시술

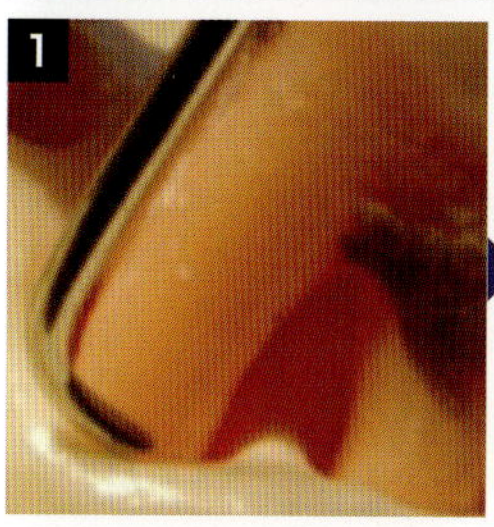

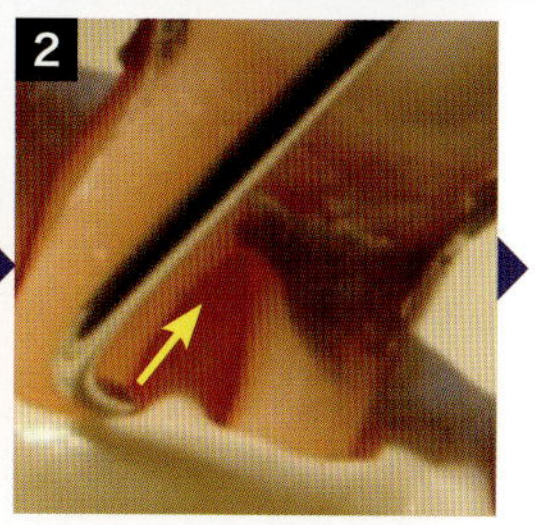

1 근심 협측 치근 원심 우각부에서 시작.
사용 curette:
Gr. Mini F. No. 13.

2 Handle을 살짝 돌려 원심면으로 진행한다.

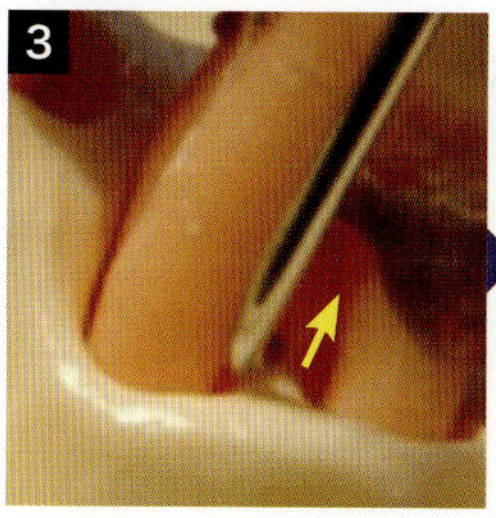

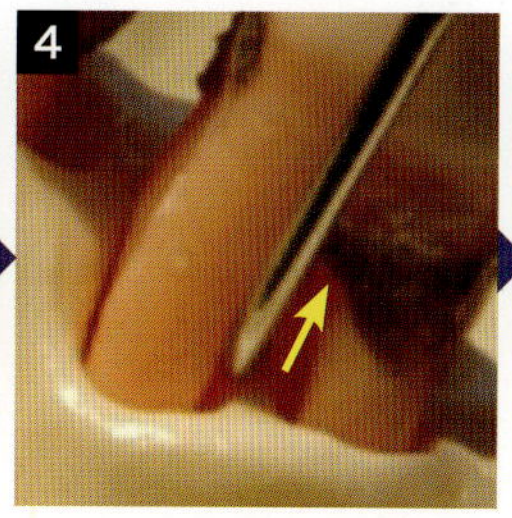

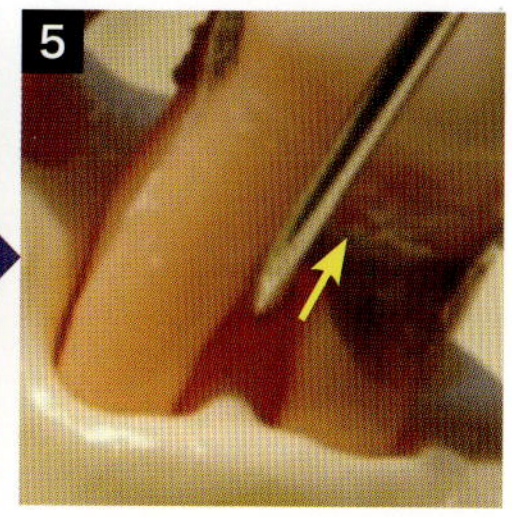

3 4 5 원심면을 따라서 분지부까지 수직방향 stroke로 긁어 올린다.

☑ 포인트!

새 curette을 사용하기에는 치근분지부가 너무 좁은 경우, sharpening을 몇 번 하여 blade의 폭이 좁아진 curette을 사용하면 좋다.

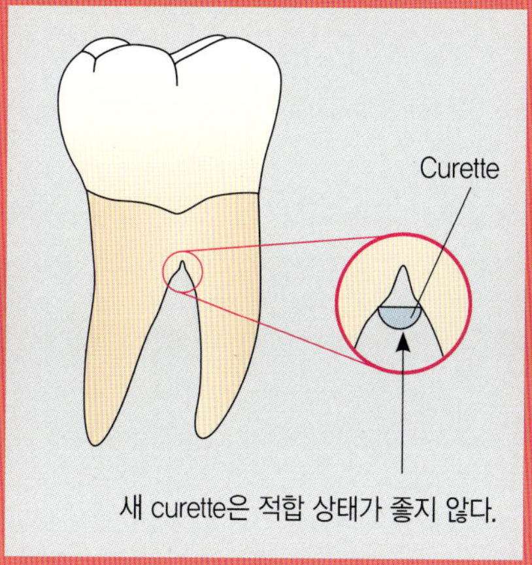

3 상악 우측 소구치부 구개측 시술 상세

Arrangement

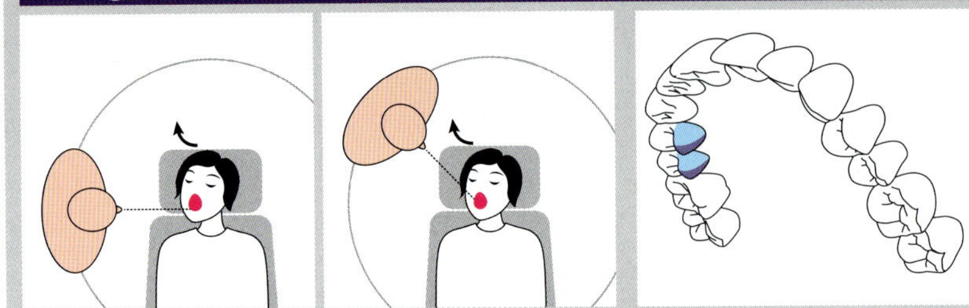

- 술자: Side position.
- 환자 위치: 턱을 위로 올리고, 시술 부위를 보기 쉽도록 환자의 머리를 술자 쪽으로 기울인다.
- 사용 curette: 근심 Gr. No. 11, 원심 Gr. No. 14.
- 술자 시선: 직시 또는 치경.

Technique

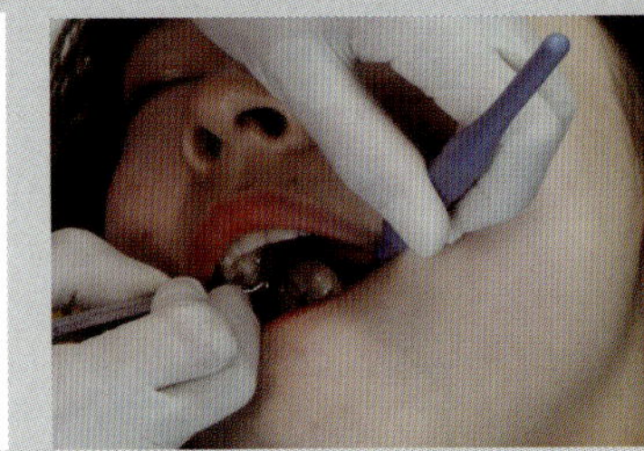

상악 우측 소구치부 구개측 시술.
환자의 구강 내 상황에 따라 10~11시 위치로 이동하면 시술하기 쉽다.
고정점: 되도록 대상 치아에서 가까운 구개측 교두에 finger rest를 둔다.

상악 우측 소구치부 구개측 시술

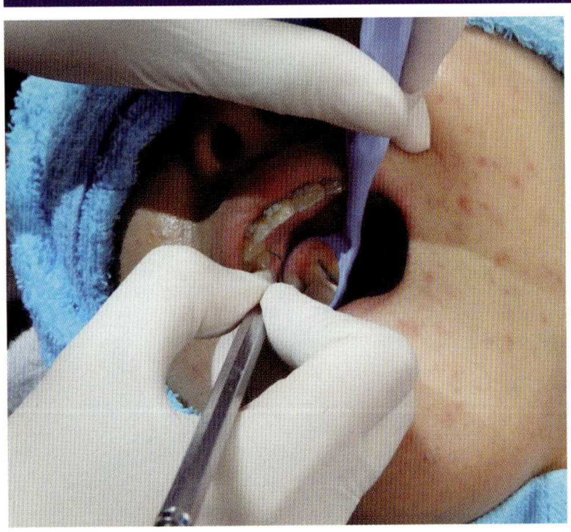

4] 의 시술 position.
환자의 머리를 술자 쪽으로 기울이고, 치경을 직접 보면서 시술한다.
Finger rest를 인접치에 둔다.

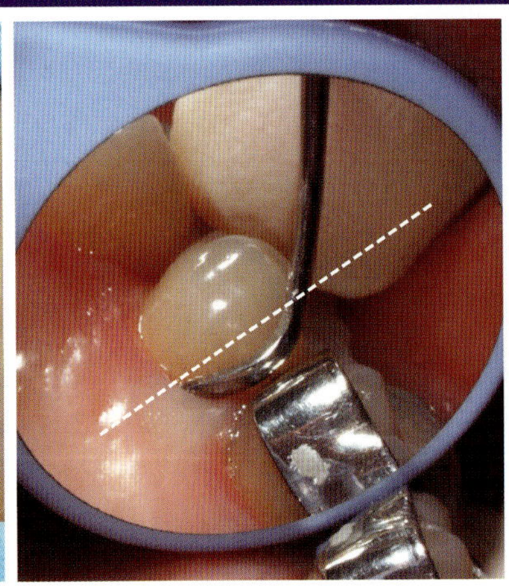

5] 원심 우각부에서 치주낭 내로 blade를 넣을 때.
대상 치아에 finger rest를 둔다.

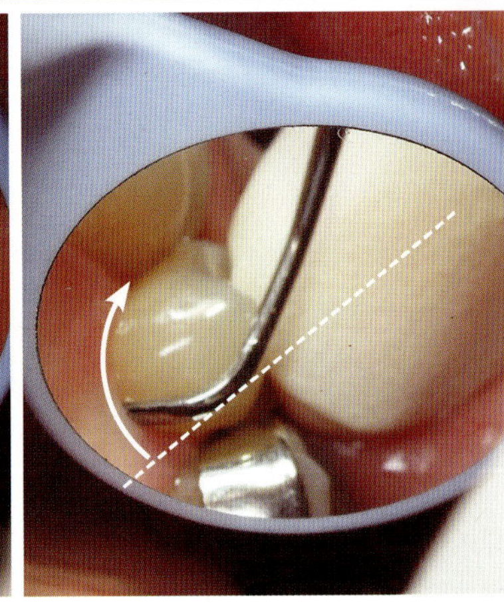

5] 원심 우각부에서 근심 인접면까지 blade를 움직인다.
사용 curette: Gr. No. 11.

포인트!

상악 제1소구치의 근심면은 어느 치아보다도 함몰도가 강하다.
따라서 플라크 조절이 어렵고 치주염이 악화되기 쉽다.

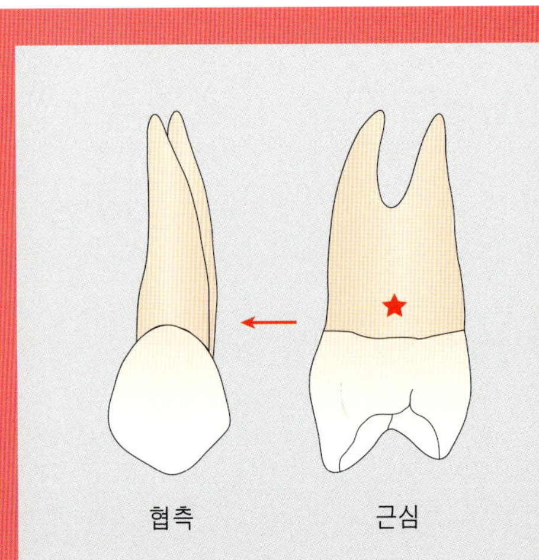

4 상악 우측 대구치부 구개측 시술 상세

Arrangement

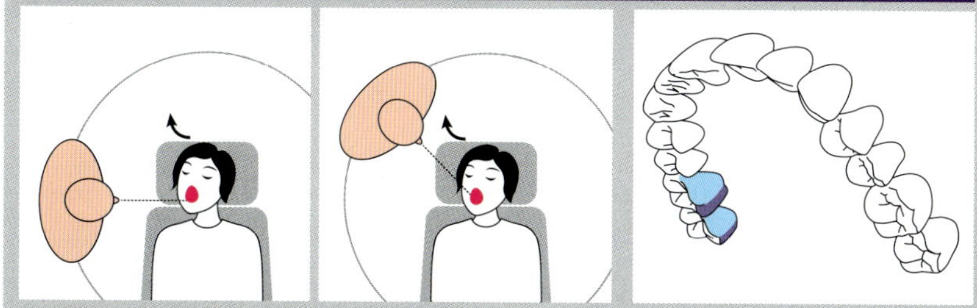

- 술자: Side position.
- 환자 위치: 턱을 위로 올리고, 시술 부위를 보기 쉽도록 환자의 머리를 술자 쪽으로 기울인다.
- 사용 curette: 근심 Gr. No. 11, 원심 Gr. No. 14.
- 술자 시선: 직시 또는 치경.

Technique

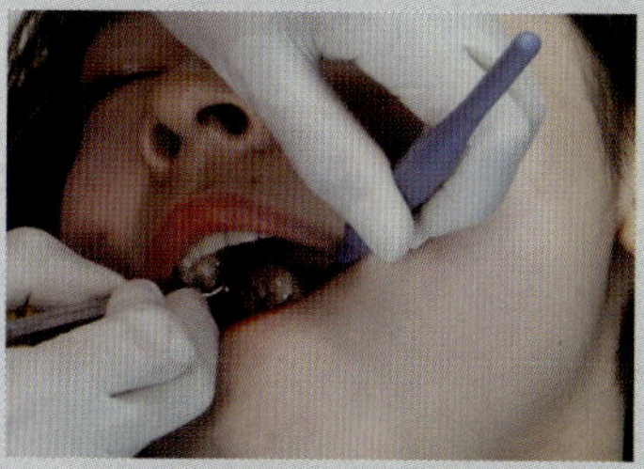

상악 우측 대구치부 구개측 시술.
치경은 빛을 반사시켜 간접조명으로 사용하거나 치경을 직접 본다. 환자의 구강 내 상황에 따라 10~11시 위치로 이동하면 시술하기 쉽다.
고정점: 되도록 대상 치아에서 가까운 구개측 교두에 finger rest를 둔다.

6 구개측에서 근심 인접면으로 진행하는 SRP

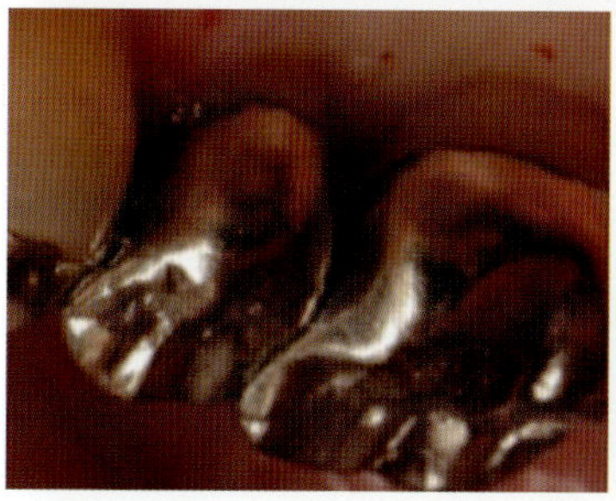

술전. 침윤마취 상태이므로 치은에 빈혈대가 보인다.
술자 시선: 직시.

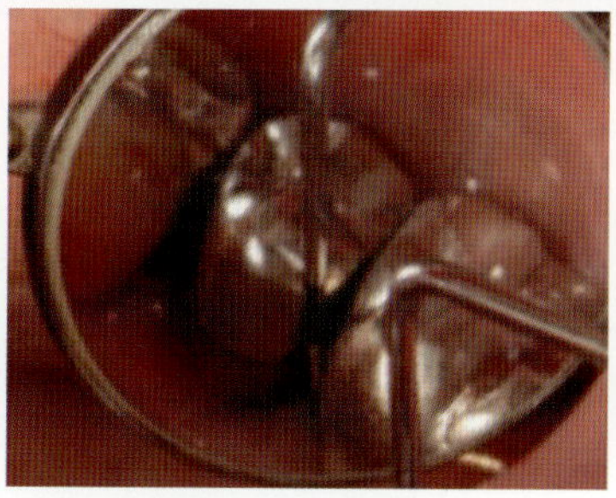

근심 우각부 부근의 probing.
술자 시선: 치경.

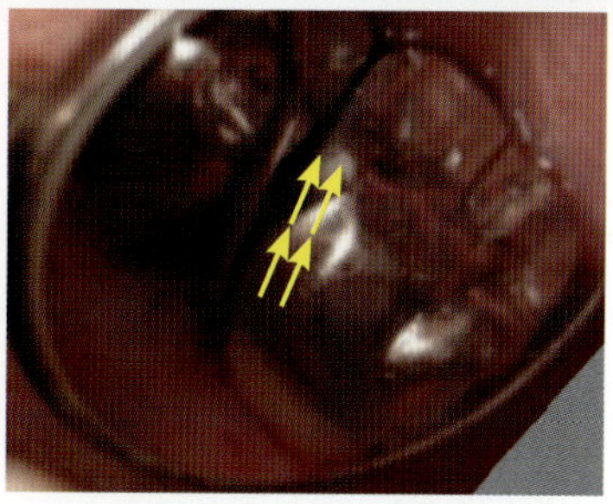

상악 대구치 근심면을 시술할 때의 거울상 확대. Terminal shank와 치근면은 평행하다.
사용 curette: Gr. No. 11.

상악 우측 구치부(7~4|)에서 효율적으로 SRP를 진행하는 방법

협측

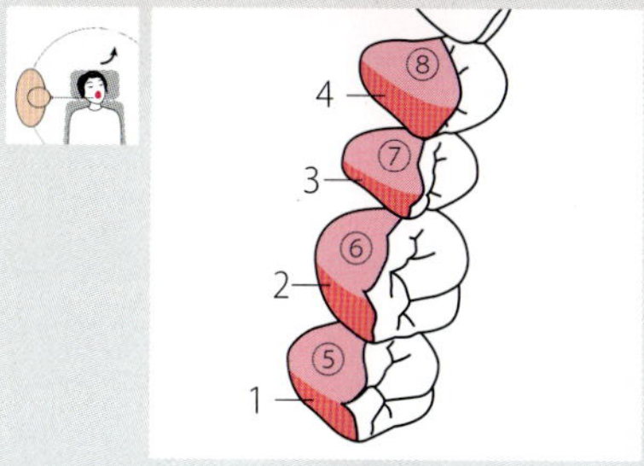

Gr. No. 13 curette을 이용해, 제2대구치 원심면에서 시작해 제1소구치 원심면(1→4)으로 SRP를 시행한다.
그 후 Gr. No. 12 curette을 이용해, 제2대구치 근심면에서 제1소구치 근심면(⑤→⑧)의 순서로 진행한다.

환자의 머리 방향을 변경

구개측

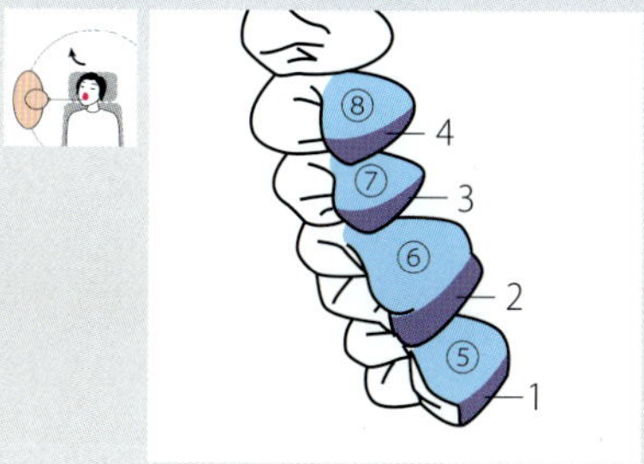

Gr. No. 14 curette을 이용해, 제2대구치 원심면에서 시작해 제1소구치 원심면(1→4)으로 SRP를 시행한다.
그 후 Gr. No. 11 curette을 이용해, 제2대구치 근심면에서 제1소구치 근심면(⑤→⑧)의 순서로 진행한다.

5 상악 좌측 소구치부 협측 시술 상세

Arrangement

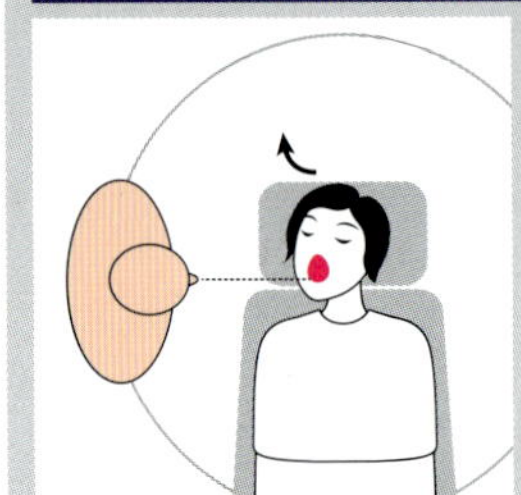
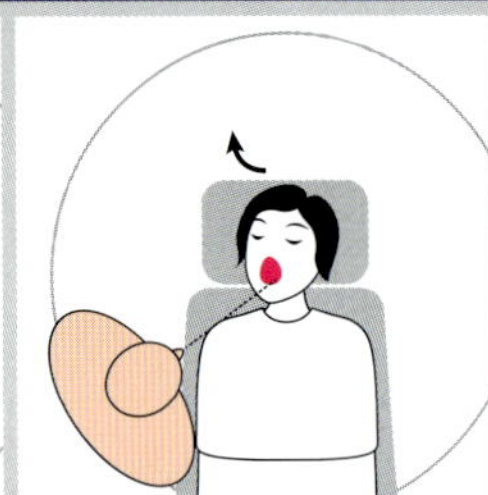
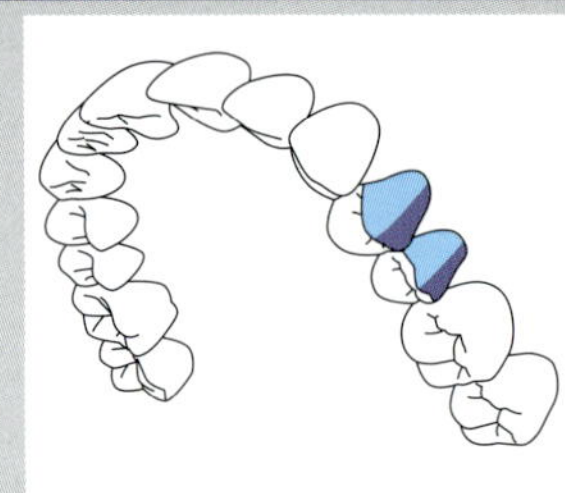

- 술자 위치: Side position 혹은 front position.
- 환자 머리 위치: 턱을 위로 올리고, 시술 부위를 보기 쉽도록 환자의 머리를 술자 쪽으로 기울인다.
- 사용 curette: 근심 Gr. No. 11, 원심 Gr. No. 14.
- 술자 시선: 직시 또는 치경(원심면).

Technique

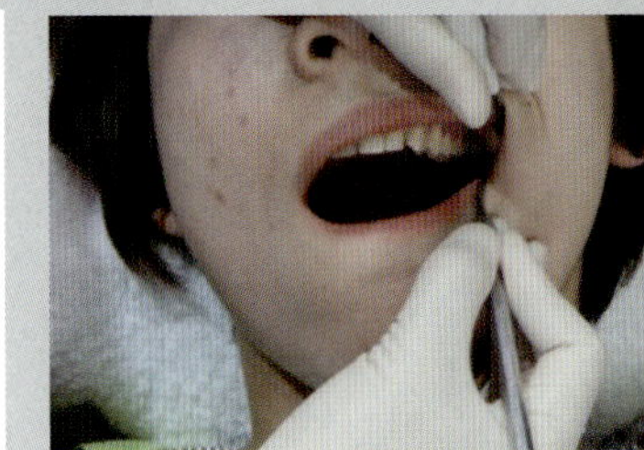

상악 좌측 소구치부 협측 시술.
치경을 이용해 협점막을 리트랙션한다. 환자의 구강 내 상태에 따라 front position에서도 시행한다.
고정점: 대상 치아 또는 되도록 대상 치아에서 가까운 협측 교두에 finger rest를 둔다. 구강 외에 고정하는 경우도 있다.

4 협면 시술

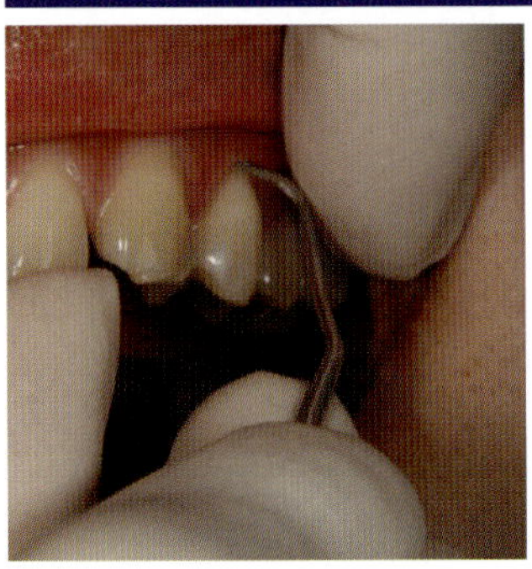

치은연하에 blade를 넣고 끝 1/3을 치근면에 적합시킨 상태.
집게손가락으로 협점막을 리트랙션하고, 상악 전치부 절단연에 finger rest를 둔다.
사용 curette: Gr. No. 11.

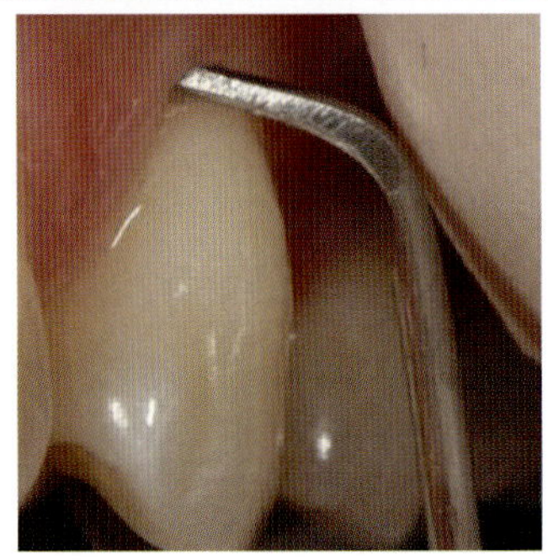

동일 부위 확대.

4 협면에서 근심 인접면의 시술

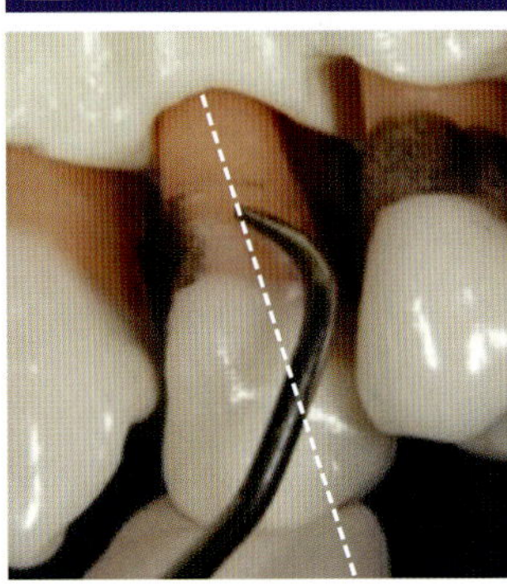

치근 원심 우각부에서 blade의 face가 치근면에 대해 0°가 되도록 치은연하에 curette을 넣는다.
사용 curette: Gr. No. 11.

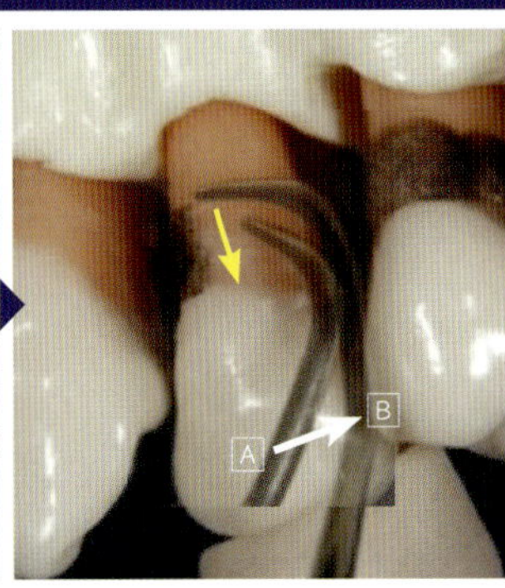

치주낭 기저부에 도달하면, face와 치근면의 각도가 70°가 되도록 handle을 살짝 세운다(A에서 B로, 즉 terminal shank와 치근면이 평행해진다). Blade 끝 1/3이 치근면에 적합되도록 위치시킨다. 화살표 방향으로 curette을 긁어 올린다.

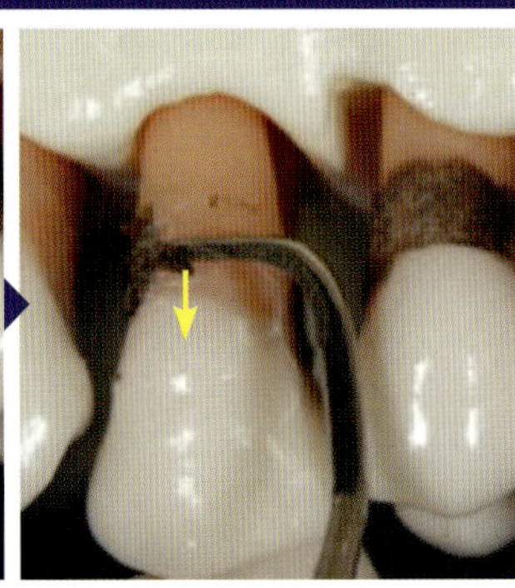

치석이 남지 않도록 치근면을 오버랩핑 하듯이 조금씩 세심하게 움직인다. 치주낭 기저부에서 CEJ를 향해 긁어 올린다.

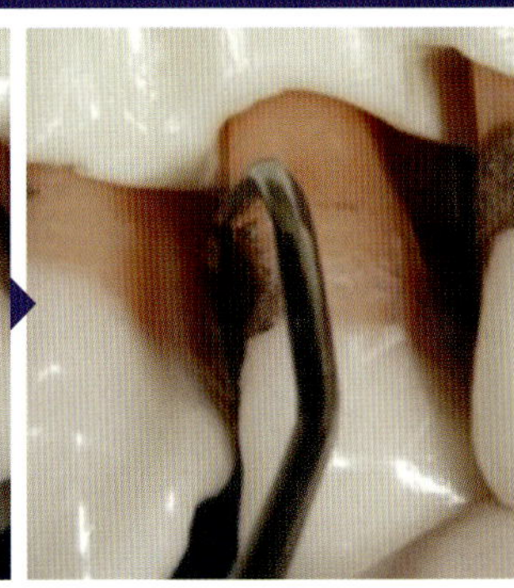

치근 근심 우각부에 도달하면 blade 끝 1/3을 치근면에 적합시킨 상태에서 handle을 약간 회전시켜 협면에서 근심 인접면으로 진행한다.

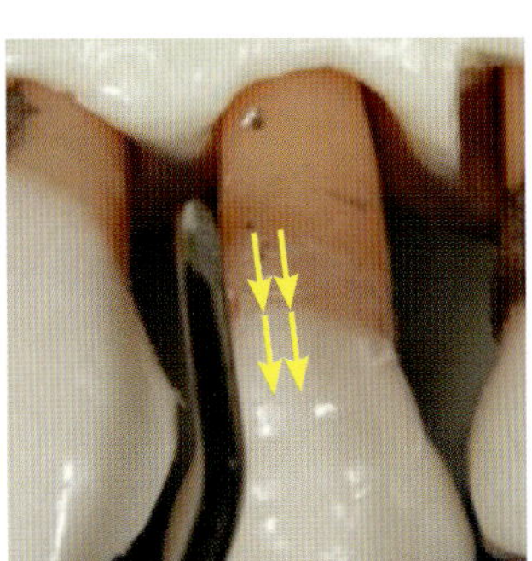

Terminal shank가 치근면과 평행한 것을 확인한다.
근심면 협설폭의 중앙 부근까지 blade를 움직인다.

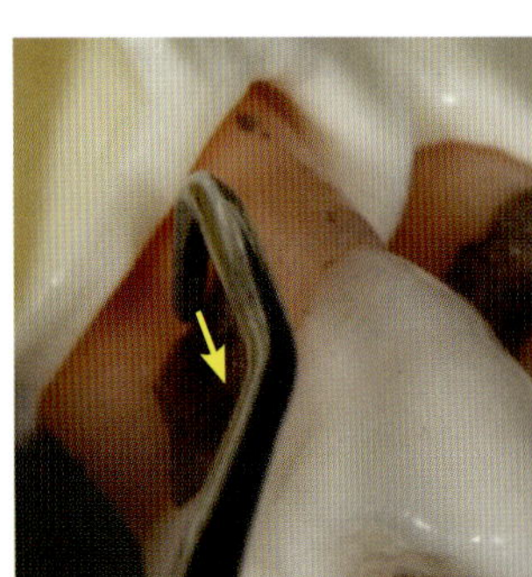

다른 각도에서 본 근심 치근면 함몰부로의 접근. Blade 끝 1/3을 치근면에 적합시킨 상태에서 curette을 긁어 올린다.

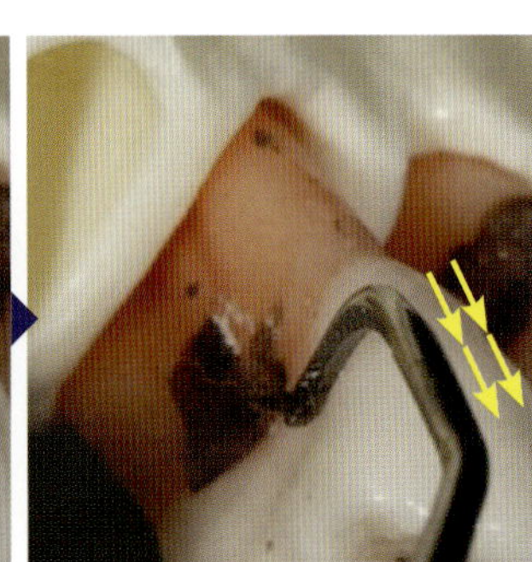

치근면과 terminal shank는 평행이 유지된 상태이다.

4 협측 원심 인접면 시술

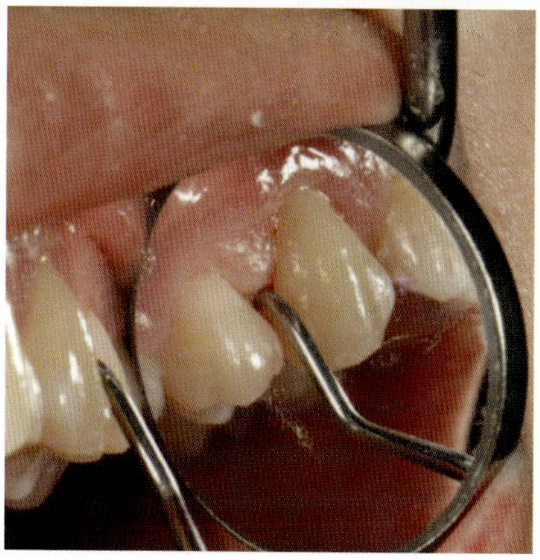

원심부는 직시할 수 없는 경우가 많으므로 치경을 직접 보면서 terminal shank가 치근면과 평행한 것을 확인한다.

사용 curette: Gr. No. 14.

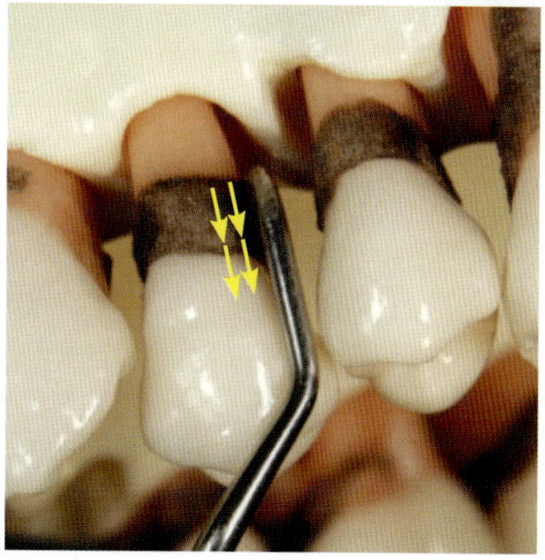

동일 부위를 직시하는 경우. Terminal shank와 치근면이 평행한 것을 항상 의식한다.

손목의 움직임(5 근심면 시술)

! A 측방 손목전완운동 · B 손가락관절운동

Rest를 받침점으로 한 손목전완운동(측방·상하)이 기본이다.
하지만 개구량(제한), 치열부정, 치열 결손 형태, 치관 수복물 등의 문제나 협점막, 혀 등 연조직이 개재되어, rest 확보나 curette의 움직임에 제한이 생기므로 손가락관절운동 등 여러 가지를 조합해 응용하게 된다.

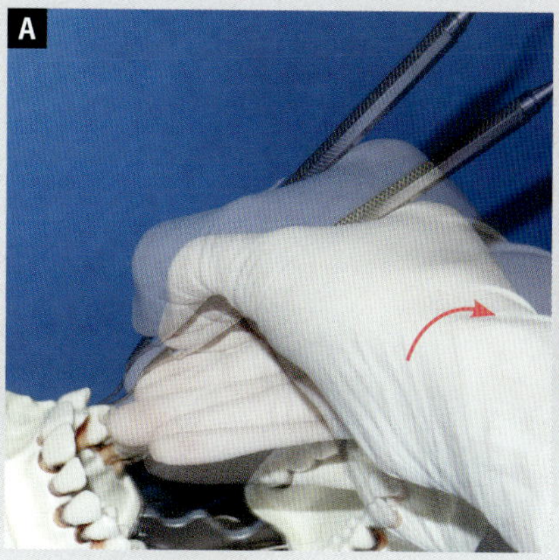

측방 손목전완운동.

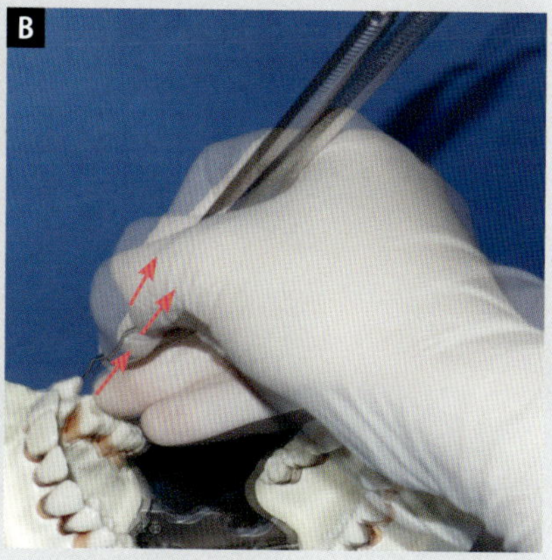

손가락관절운동.

6 상악 좌측 대구치부 협측 시술 상세

Arrangement

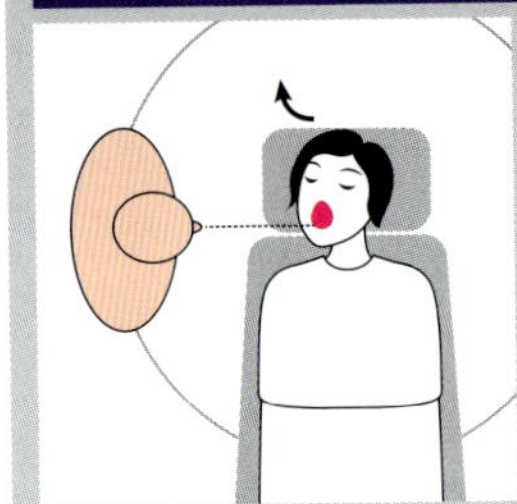
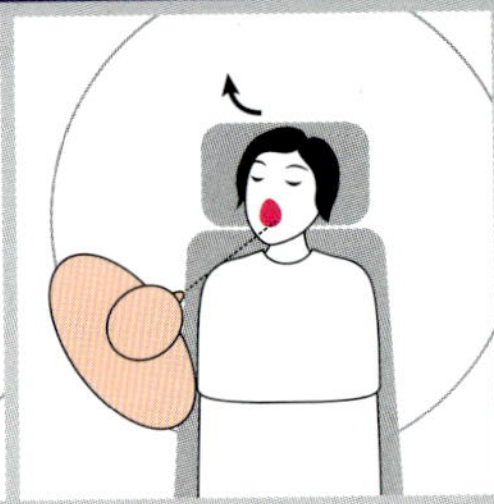
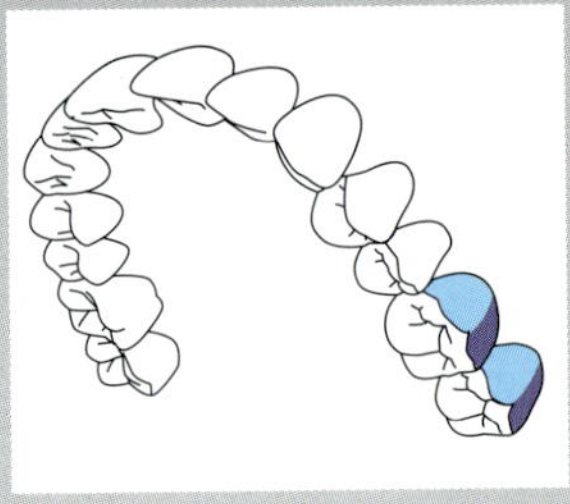

- 술자 위치: Side position 혹은 front position.
- 환자 머리 위치: 턱을 위로 올리고, 시술 부위를 보기 쉽도록 환자의 머리를 술자 쪽으로 기울인다.
- 사용 curette: 근심 Gr. No. 11, 원심 Gr. No. 14.
- 술자 시선: 직시 또는 치경(원심면).

Technique

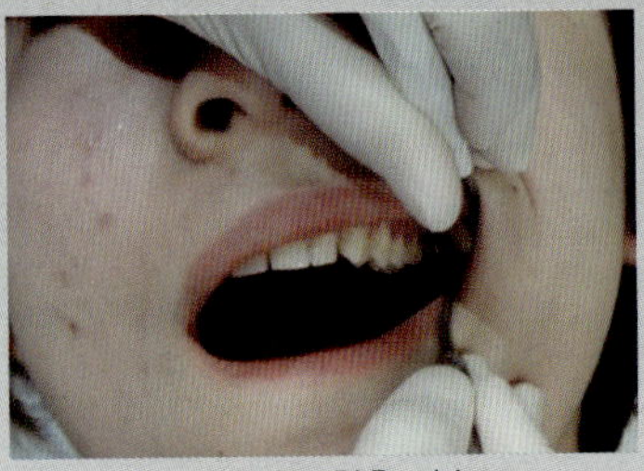

상악 좌측 대구치부 협측 시술.
치경을 이용해 협점막을 리트랙션한다. 환자의 구강 내 상태에 따라 front position에서도 시행한다.
고정점: 대상 치아 또는 되도록 대상 치아에서 가까운 협측 교두에 finger rest를 둔다. 구강 외에 고정하는 경우도 있다.

6 협면에서 원심 인접면으로 진행하는 stroke

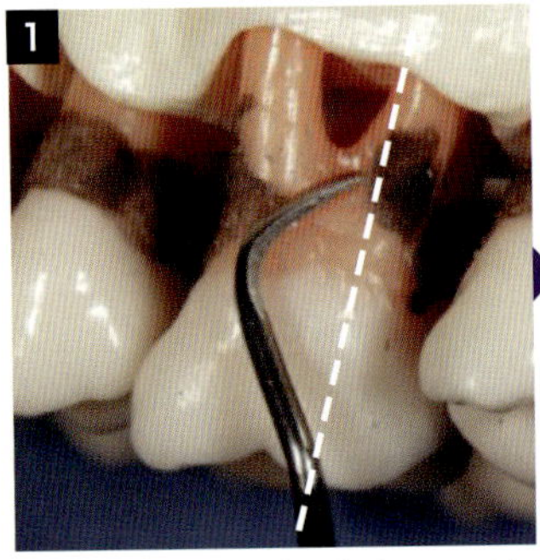
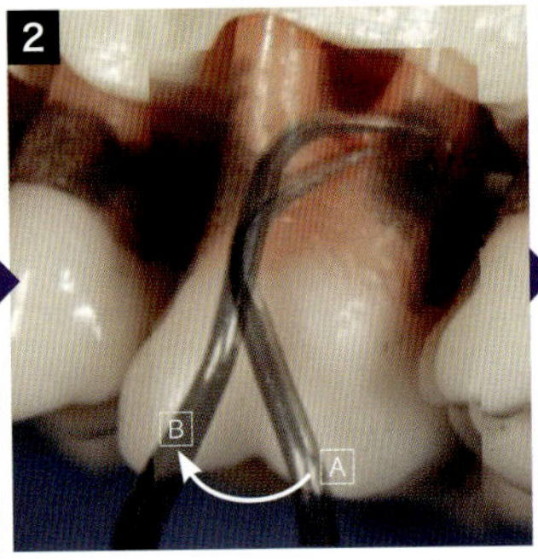

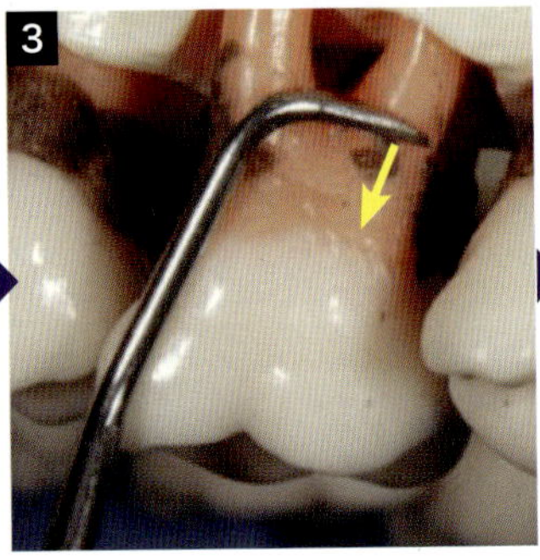
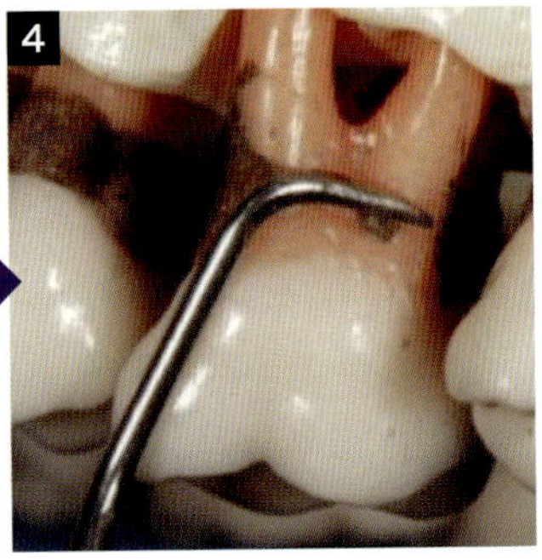

1 치근 원심 우각부에서 blade의 face가 치근면에 대해 0°가 되도록 치은연하에 curette을 넣는다.
사용 curette: Gr. No. 14.

2 치주낭 기저부에 도달하면, face와 치근면이 70°가 되도록 handle을 살짝 세운다(A에서 B로, 즉 terminal shank와 치근면이 평행해진다). Blade 끝 1/3이 치근면에 적합되도록 위치시킨다.

3 치석이 남지 않도록 치근면을 오버랩핑 하듯이 조금씩 세심하게 움직인다.

4 오염물질을 치주낭 기저부에 밀어 넣지 않도록 주의하면서 치주낭에서 긁어 낸다.

중요 치주낭 내에서 왕복운동은 하지 않는다!

6 치근분지부 원심 협측 치근의 시술

원심 협측 치근 원심면 사용 curette: Gr. Mini F. No. 14.

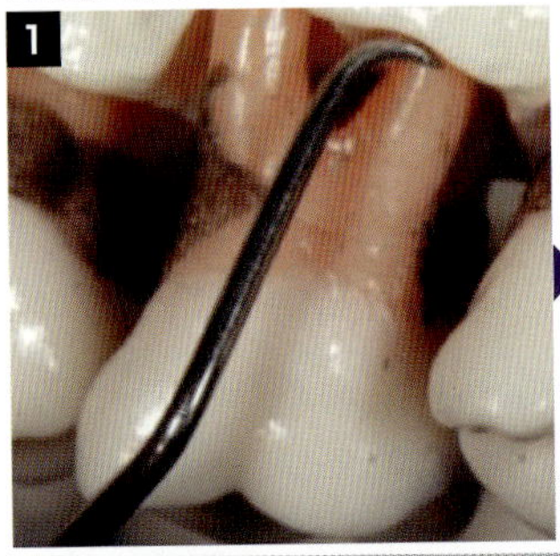
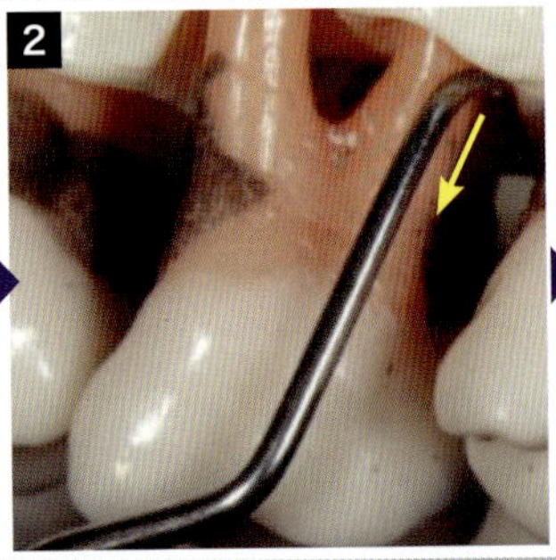
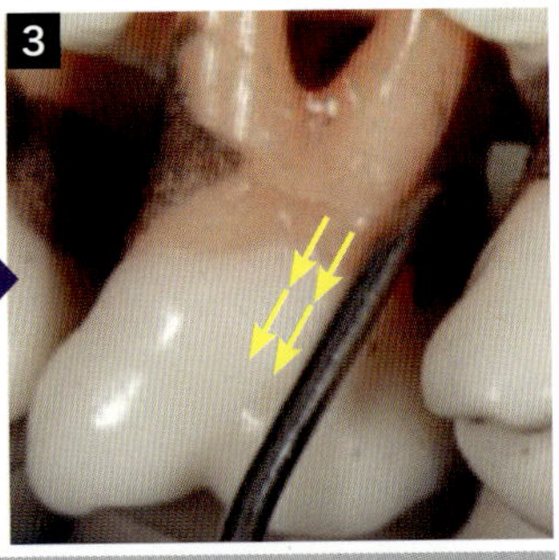

원심 협측 치근 근심면 사용 curette: Gr. Mini F. No. 11.

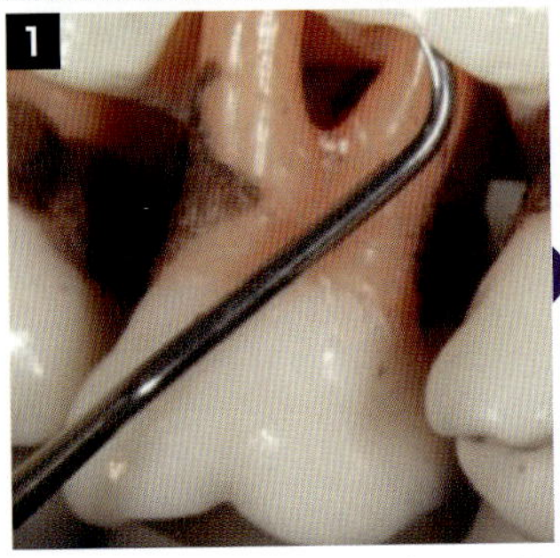
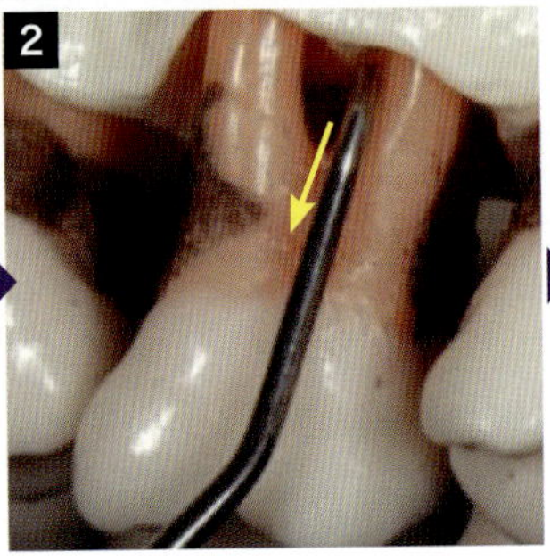
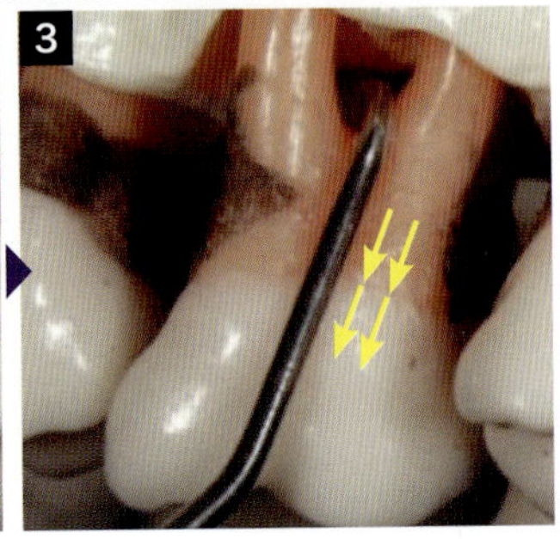

1 원심 치근 중앙 부분에 blade를 넣고 끝 1/3을 치근면에 적합시킨다.

2 화살표 방향으로 긁어 올린다.

3 Terminal shank와 치근면이 평행한 것을 확인한다.

☑ 포인트!

상악 제1대구치에서 협측과 구개측 치근은 근첨부로 가면서 협설적으로 벌어진다. 협측 근심 치근은 협설적으로 크고, 근심의 분지부는 구개 쪽에 훨씬 가깝게 존재한다.
복잡한 치근 형태이므로 blade를 협설방향에서 분지부로 각각 돌려 넣는 조작을 함으로써 치근면의 함몰면에 대응할 수 있다.

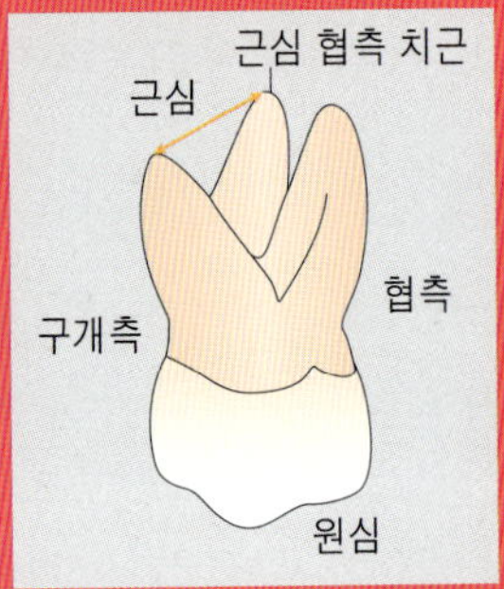

|6 원심 인접면의 stroke

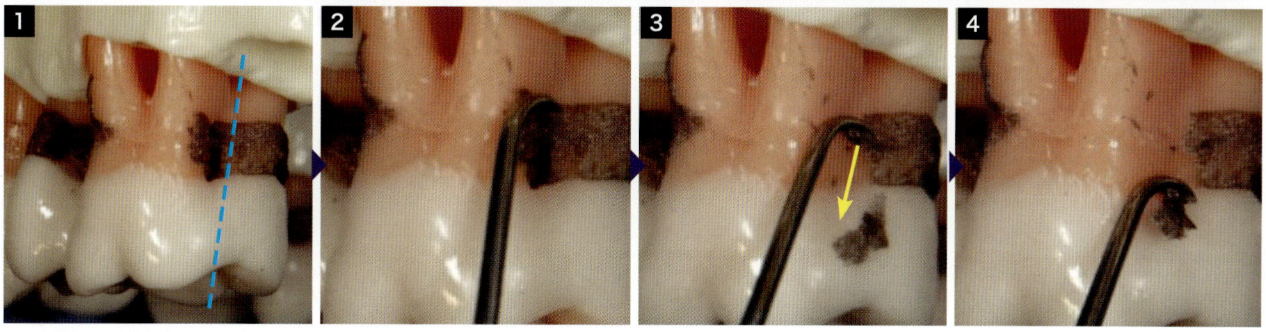

Stroke는 인접면의 중앙 부근까지 blade를 움직인다. 사진과 같이 치근면의 함몰 부분이 현저한 경우, blade가 짧은 mini five를 사용하면 치근면에 대한 적합성이 좋아진다.

사용 curette: Gr. Mini F. No. 14.

손목의 움직임(|6 원심 인접면) [위 그림 2 → 4의 움직임]

측방 손목전완운동

위치잡기 / Stroke 중 / Stroke 후

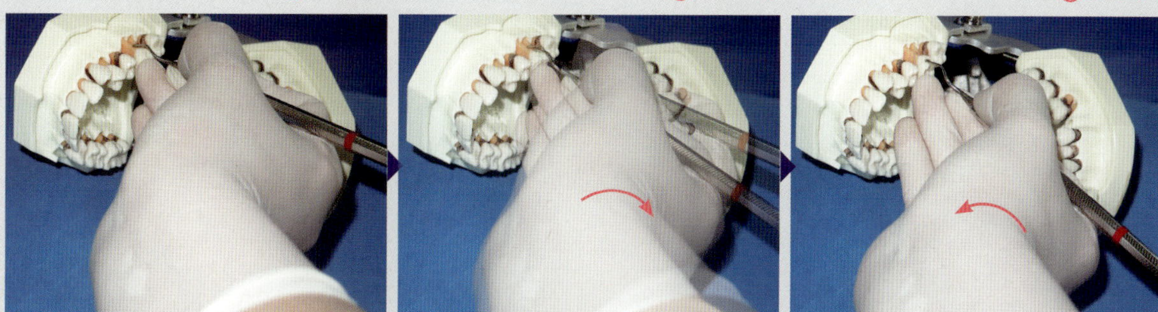

새끼손가락을 rest로 해, 엄지손가락, 집게손가락, 가운뎃손가락, 새끼손가락이 일체가 된다.

작업 각도를 유지하면서 rest를 중심으로 손과 전완을 약간 오른쪽으로 돌린다(문고리를 돌리듯이).

손목의 움직임이 커지지 않도록 주의하면서, rest를 중심으로 손과 전완을 약간 왼쪽으로 돌려 원상태로 되돌린다.

|6 치근분지부 근심 협측 치근의 시술

협측 근심 치근 근심면

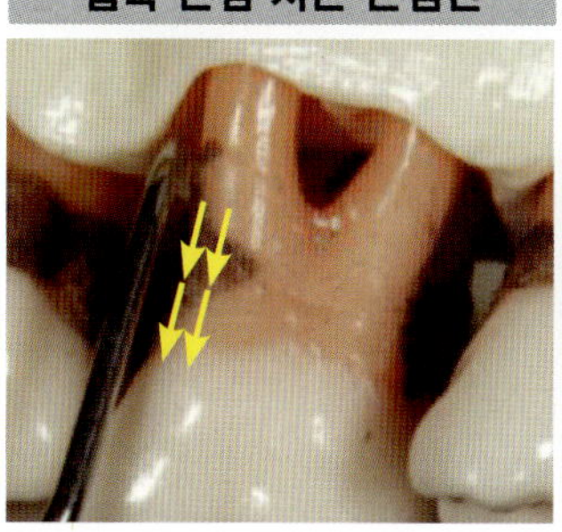

Terminal shank와 치근면이 평행하도록 curette을 긁어 올린다.

사용 curette: Gr. Mini F. No. 11.

협측 근심 치근 원심면

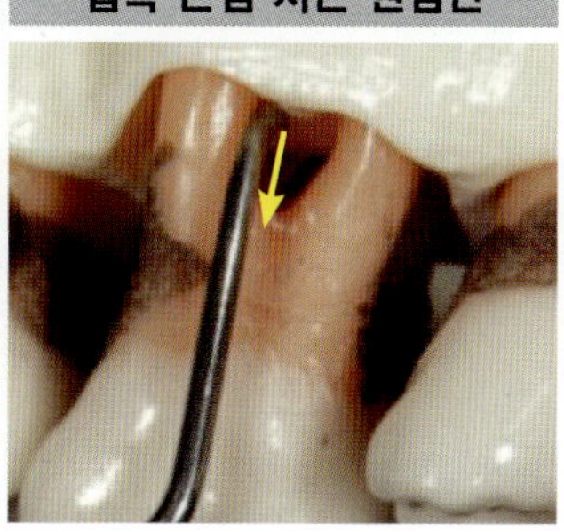

Terminal shank와 치근면이 평행하도록 curette을 긁어 올린다.

사용 curette: Gr. Mini F. No. 14.

상악 대구치부 협측의 거울상

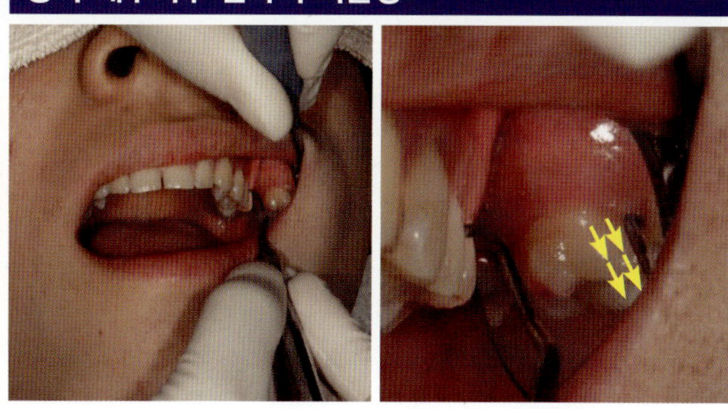

|6 근심면을 치경으로 보았을 때(오른쪽은 시술 부위의 확대 사진). 상악 협측 부위에서 치경을 보고 시술하는 경우는 협측에 치경을 두고 terminal shank와 치근면의 평행성을 확인한다. 최대개구가 아니라 입을 약간 벌리게 하면 치경을 부드럽게 넣을 수 있다.

상악 좌측 소구치부 구개측 시술 상세

Arrangement

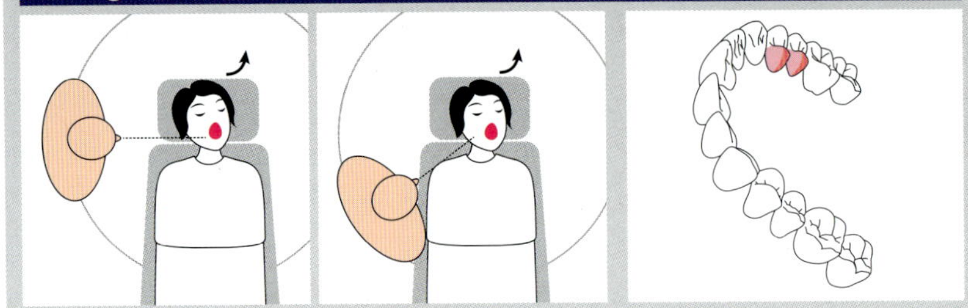

- 술자 위치: Side position 혹은 front position.
- 환자 머리 위치: 턱을 위로 올리고, 시술 부위를 보기 쉽도록 환자의 머리를 술자 반대쪽으로 기울인다.
- 사용 curette: 근심 Gr. No. 12, 원심 Gr. No. 13.
- 술자 시선: 직시 또는 치경(원심면).

Technique

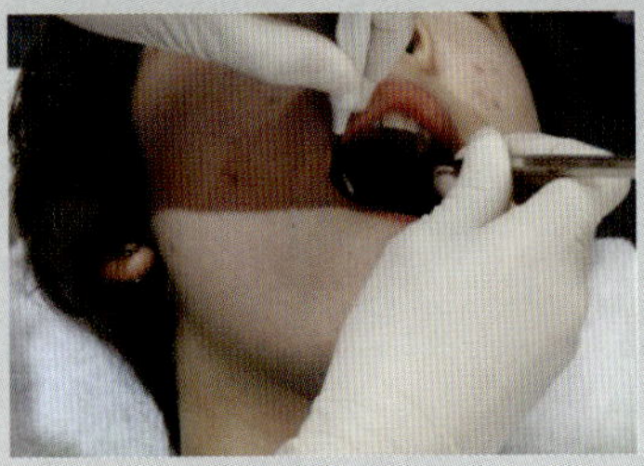

상악 좌측 소구치부 구개측 시술.
환자의 구강 내 상태에 따라 front position에서도 시행한다.
고정점: 대상 치아 또는 되도록 대상 치아에서 가까운 협측 교두에 finger rest를 둔다.

4 구개측 근심면 시술

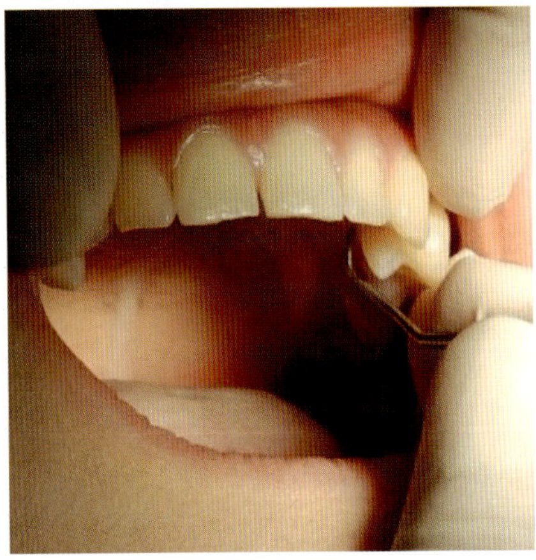

되도록 대상 치아에서 가까운 치아에 finger rest를 두고, 치은연하에 blade를 넣고 끝 1/3을 치근면에 적합시킨 상태.
사용 curette: Gr. No. 12.

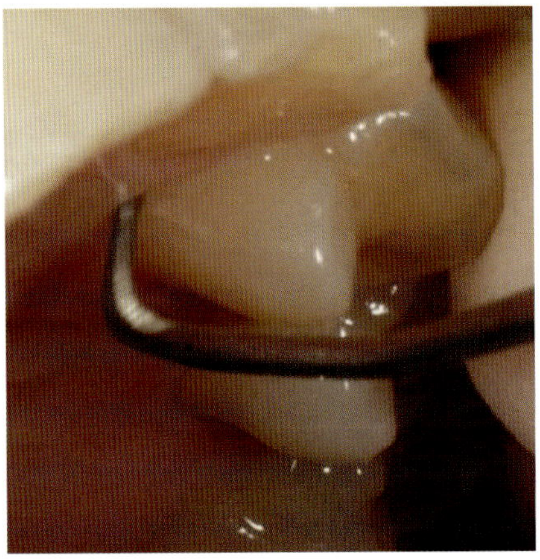

동일 부위 확대.

상악 소구치 근심 치근면 함몰부의 탐지

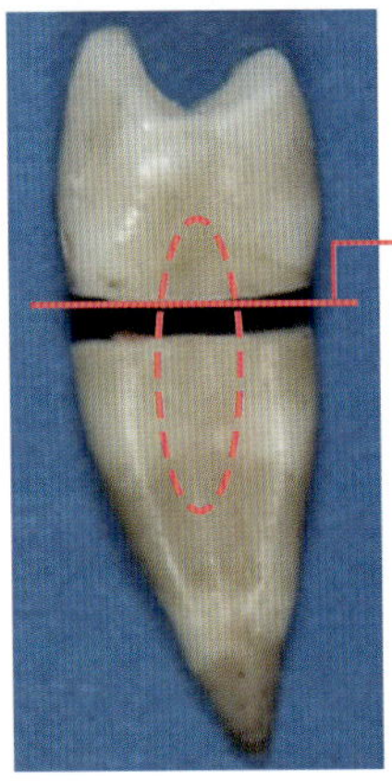

점선으로 둘러싸인 부분은 함몰되어 있다. 기구를 다룰 때 주의가 필요하다.

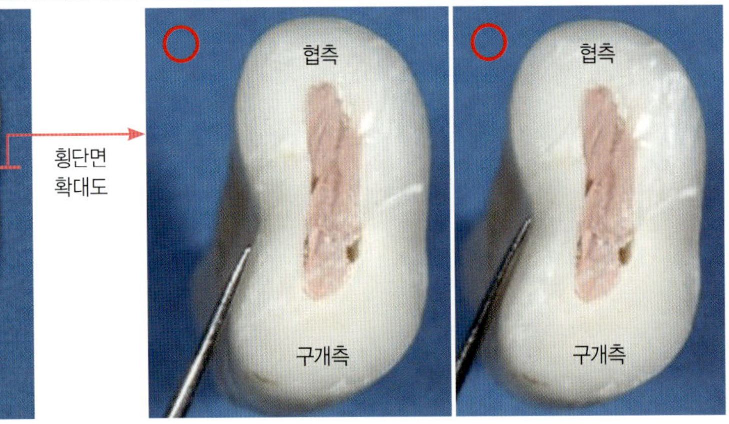

3A 탐침 끝이 함몰부에 닿아 있다.

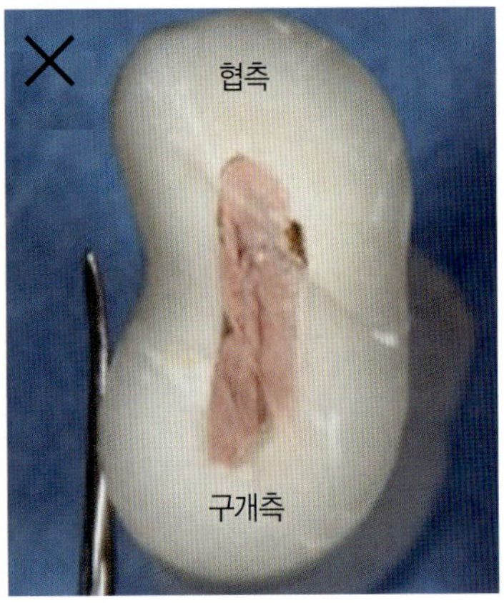

3A 탐침 끝이 함몰부에 닿아 있지 않으므로 치근면의 형태를 파악할 수 없다. 또한 잔류 치석도 탐지할 수 없다.

⌊4 구개면에서 근심 인접면으로 진행하는 stroke

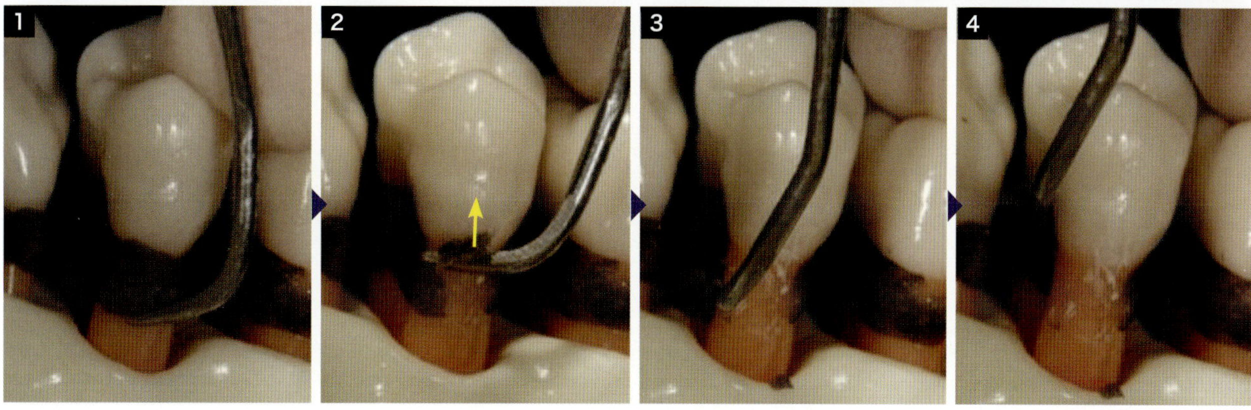

1 구개측 치근 원심 우각부에서 blade의 face가 치근면에 대해 0°가 되도록 치은연하에 curette을 넣는다.
치주낭 기저부에 도달하면, face와 치근면의 각도가 70°가 되도록 handle을 약간 세운다(terminal shank와 치근면이 평행하도록). Blade 끝 1/3이 치근면에 적합되도록 위치시킨다.
사용 curette: Gr. No. 12.

2 치석이 남지 않도록 치근면을 오버랩핑 하듯이 세심하게 움직인다. 치주낭 기저부에서 CEJ를 향해 긁어 올린다.

3 치근 근심 우각부에 도달하면 blade 끝 1/3이 치근면과 적합되도록 위치시킨 상태에서 handle을 약간 돌려 근심 인접면으로 진행한다.

4 근심 인접면 중앙 부근까지 blade를 움직인다. 함몰부에 적합되어 있다.

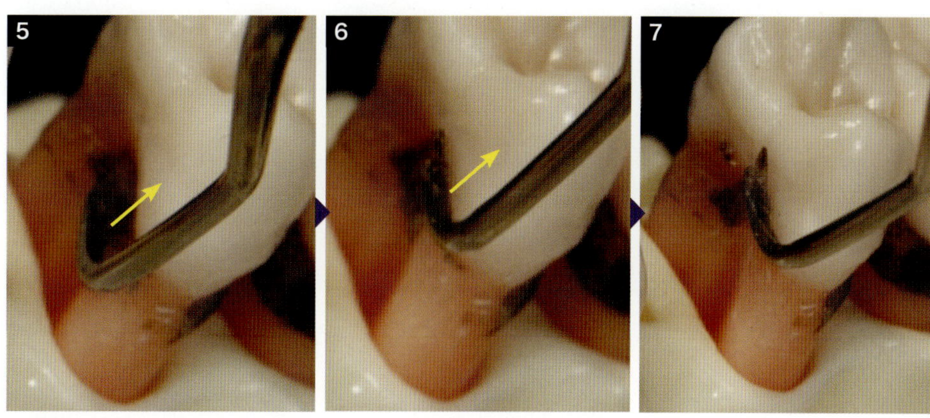

567 다른 각도에서 본 ⌊4 구개측에서 근심 치근면 함몰부로의 접근.
Blade의 끝 1/3이 치근면에 적합된 상태에서 curette을 긁어 올리고, 치근면과 terminal shank는 평행하게 유지된 상태이다. 인접면에서 정확하고 효율적인 기구 조작을 위해서는 치간공극(embrasure)이 넓은 구개측에서 접근해 시행한다.

8 상악 좌측 대구치부 구개측 시술 상세

Arrangement

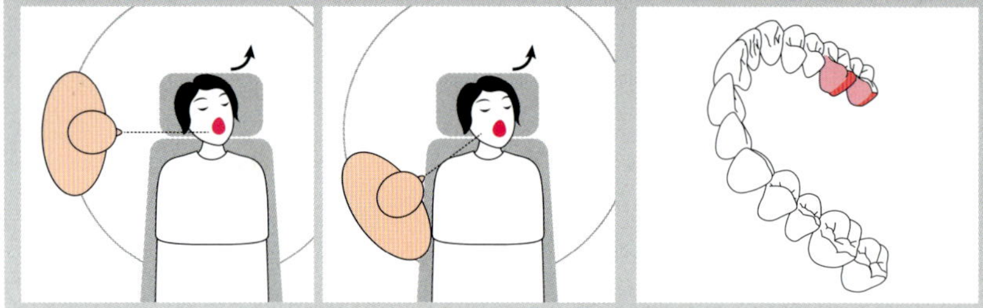

• 술자 위치: Side position 혹은 front position.
• 환자 머리 위치: 턱을 위로 올리고, 시술 부위를 보기 쉽도록 환자의 머리를 술자 반대쪽으로 기울인다.
• 사용 curette: 근심 Gr. No. 12, 원심 Gr. No. 13.
• 술자 시선: 직시 또는 치경(원심면).

Technique

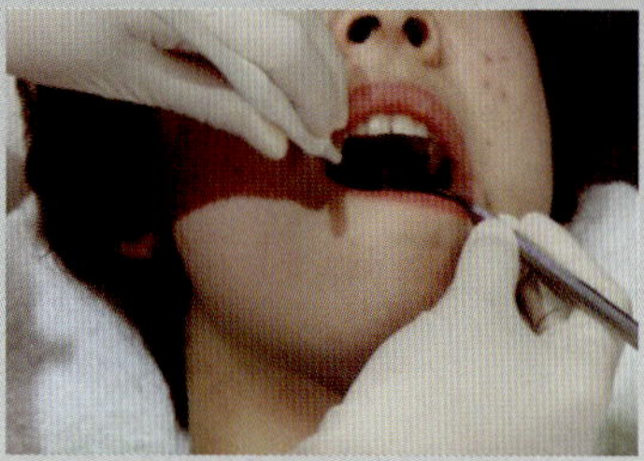

상악 좌측 대구치부 구개측 시술.
환자의 구강 내 상태에 따라 front position에서도 시행한다. 치경을 사용해 원심면을 확인한다.
고정점: 대상 치아 또는 되도록 대상 치아에서 가까운 협측 교두에 finger rest를 둔다.

6 구개면에서 원심 인접면으로 진행하는 stroke

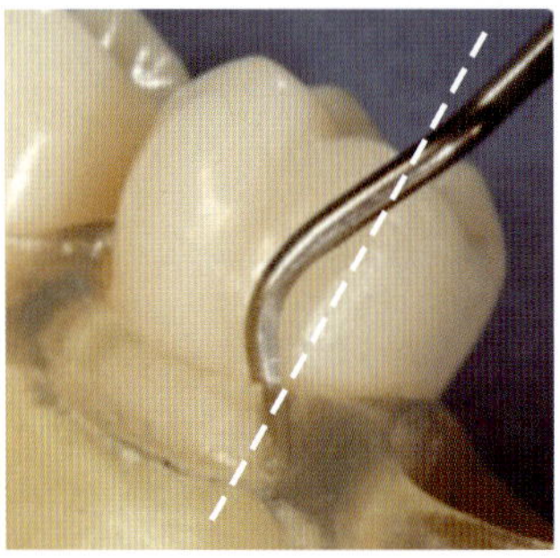

구개측 치근 원심 우각부에서 blade의 face가 치근면에 대해 0°가 되도록 치은연하에 curette을 넣는다.
사용 curette: Gr. No. 13.
수직방향 stroke.

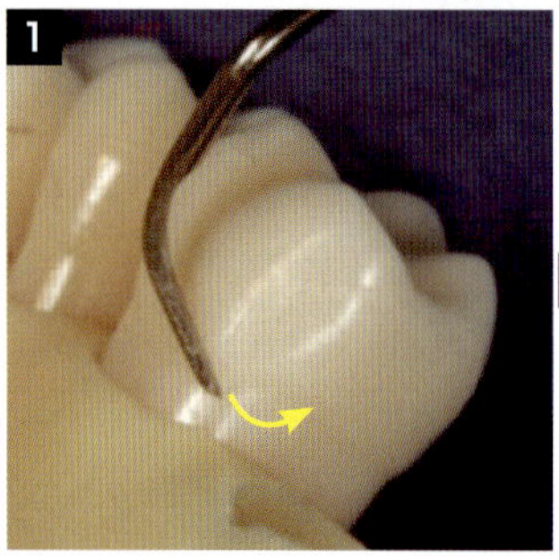

❶ 치근 원심 우각부에 도달하면 blade 끝 1/3을 치근면에 적합시킨 상태에서 handle을 살짝 돌려 원심 인접면으로 진행한다.

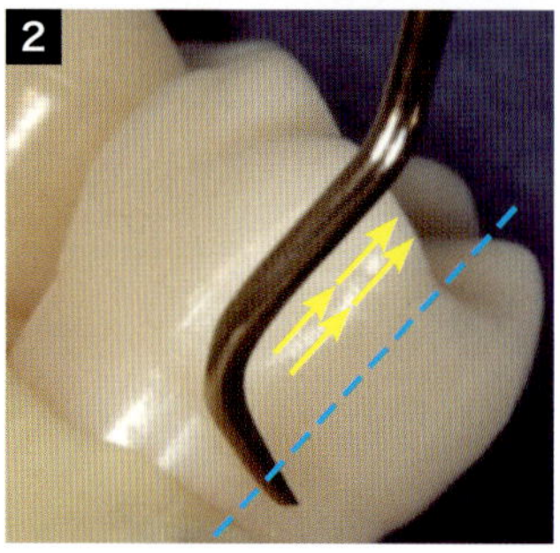

❷ 원심면 협설폭의 중앙 부근까지 stroke를 한다. Terminal shank와 치근면이 평행한 것을 확인한다.

6 구개면에서 근심 인접면으로 진행하는 stroke

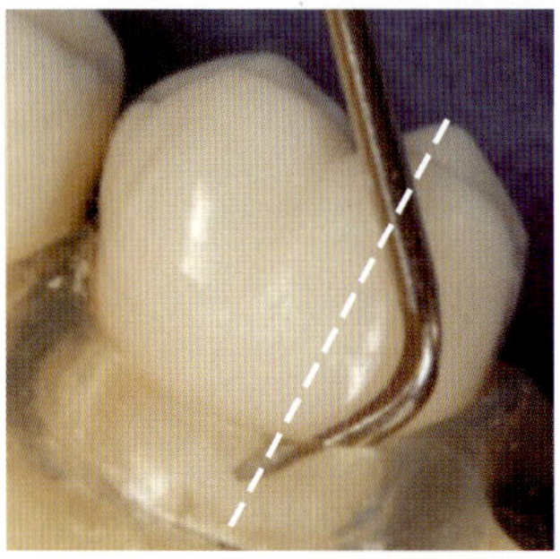

구개측 원심 우각부에서 face가 치근면에 대해 0°가 되도록 치은연하에 curette을 넣는다.
사용 curette: Gr. No. 12.
수직방향 stroke.

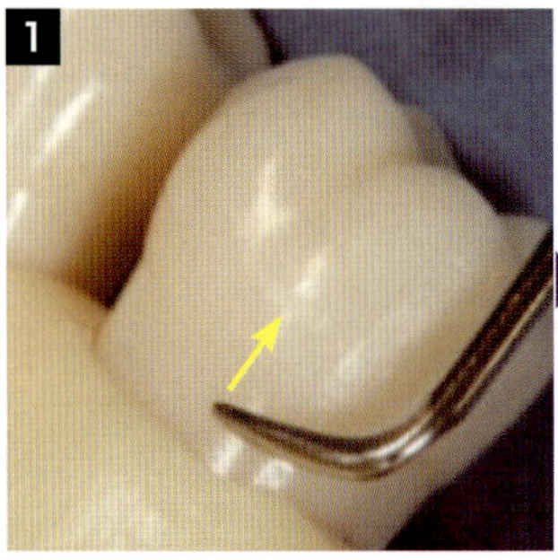

❶ 치주낭 기저부에 도달하면, face와 치근면의 각도가 70°가 되도록 handle을 약간 세운다(terminal shank와 치근면이 평행하도록). Blade 끝 1/3이 치근면에 적합되도록 위치시킨다.

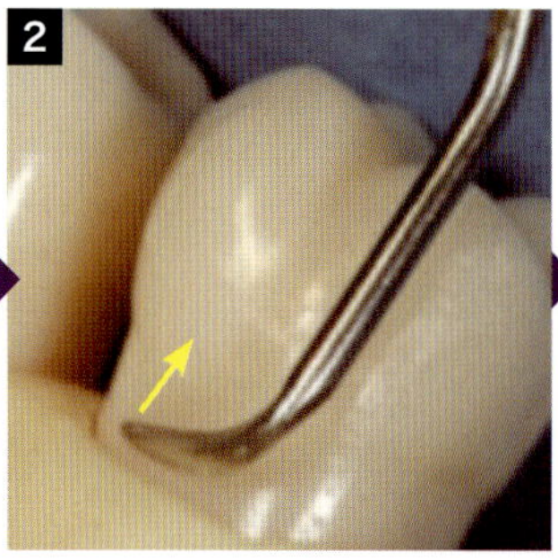

❷ 치석이 남지 않도록 치근면을 오버랩핑 하듯이 세심하게 움직인다.

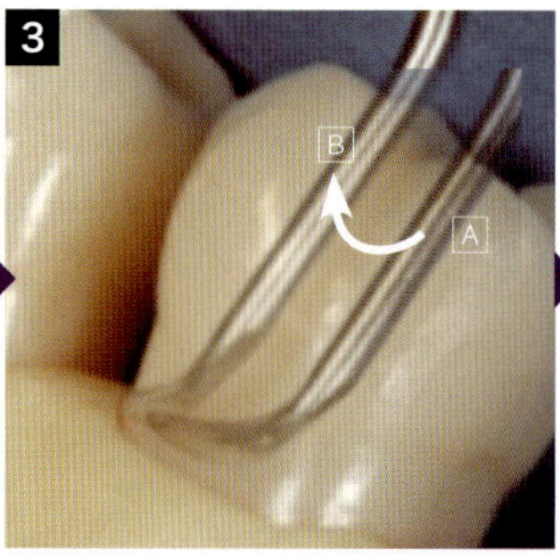

❸ 치근 근심 우각부에 도달하면 blade 끝 1/3이 치근면과 적합되도록 위치시킨 상태에서 handle을 살짝 돌려 근심 인접면으로 진행한다.

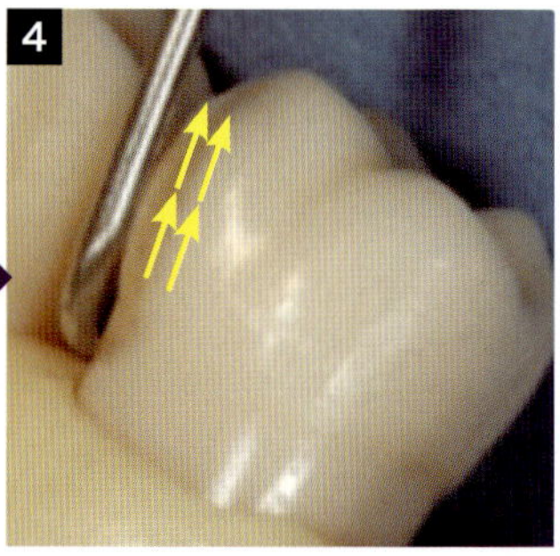

❹ Terminal shank와 치근면이 평행한 것을 확인한다.
Stroke는 근심 인접면의 중앙 부분까지 curette을 움직인다.

6 구개측 근심 인접면에서 curette을 넣는 방법

○ 올바른 방법

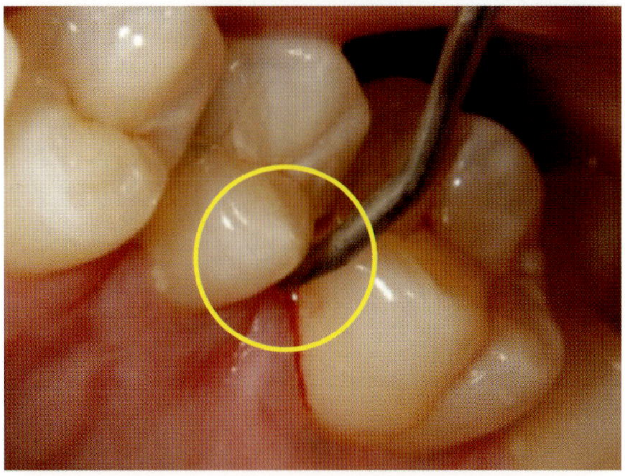

인접면 중앙 부근까지 curette이 들어가 있다.

× 잘못된 방법

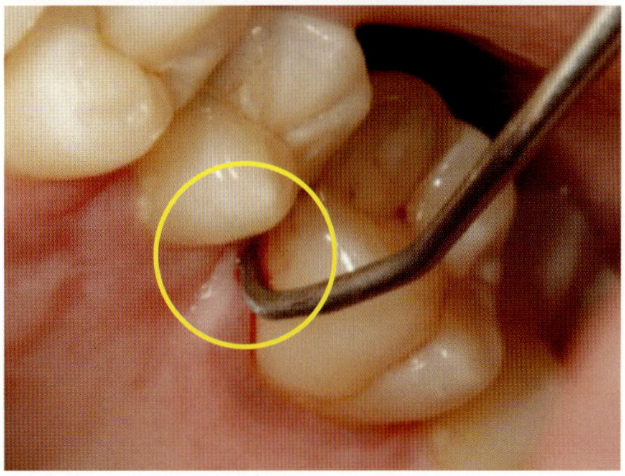

인접면 중앙 부근까지 curette이 들어가 있지 않으므로 인접면에 치석이 남게 된다.

손목의 움직임(6 협측 원심 인접면 SRP에서 손가락 및 손목의 움직임)

실제 curette의 움직임과 자신이 이미지한 움직임이 동일하도록 조작함으로써 시행 중 curette의 흔들림을 최소화시키고 치근면과 blade의 관계를 적절히 유지할 수 있다(사진은 손가락관절운동).

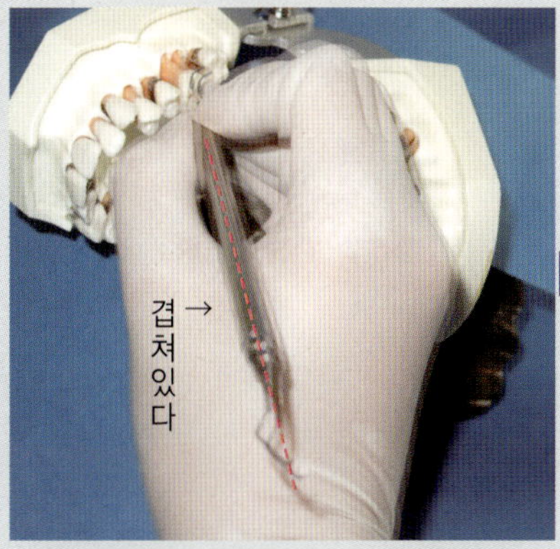

○ 이상적인 움직임. Stroke 할 때마다 curette의 장축과 curette의 움직이는 방향이 일치한다. Handle의 흔들림이 최소화된다.

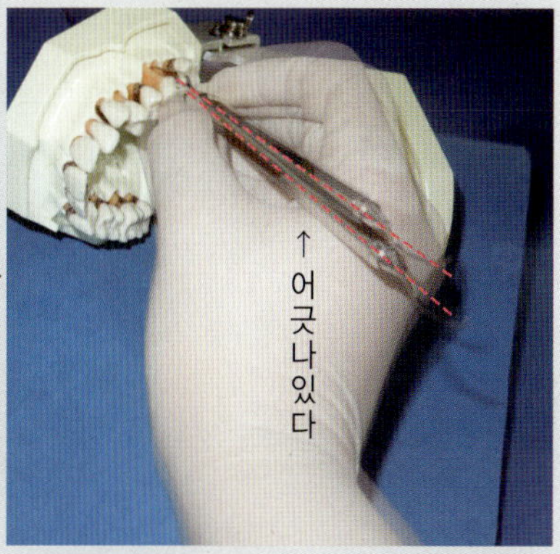

△ Stroke 할 때마다 curette의 장축과 curette의 움직이는 방향이 일치하지 않는다. Handle이 크게 흔들린다.

Clinical Case 상악 우측 구치부 SRP

치료 경과

술전

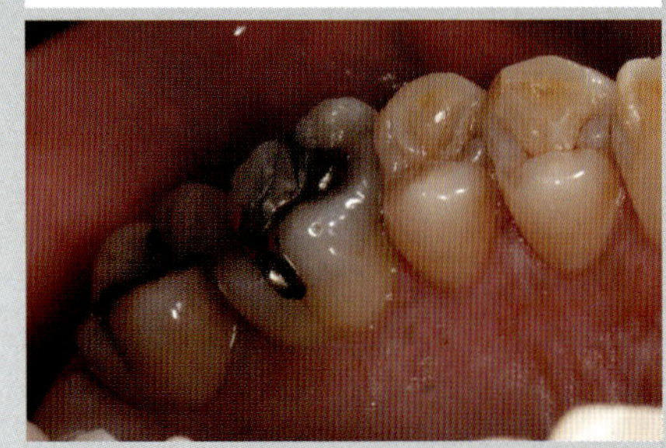

특히 치간부에 심한 염증이 보인다(상악 우측 구치부 구개면).

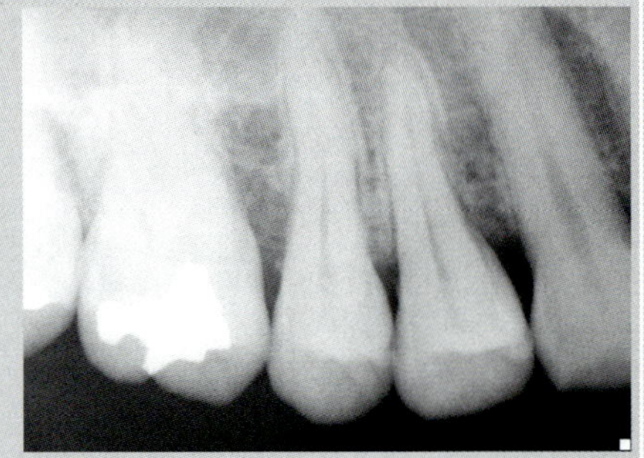

인접면에 치석이 보인다.

SRP 후 2개월

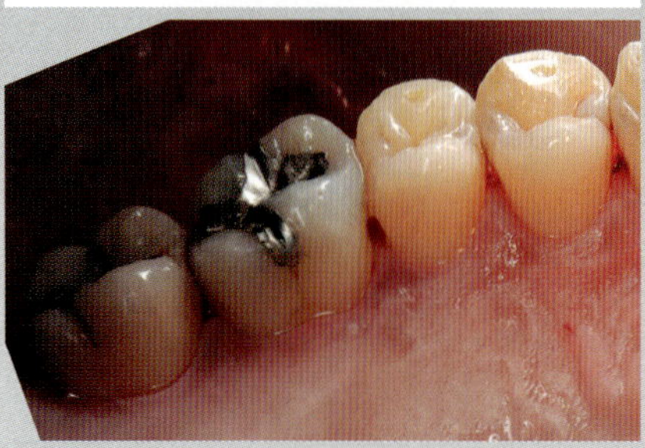

SRP 후 2개월. 치주 외과 처치. 마취를 했기 때문에 치은에 빈혈대가 보인다.

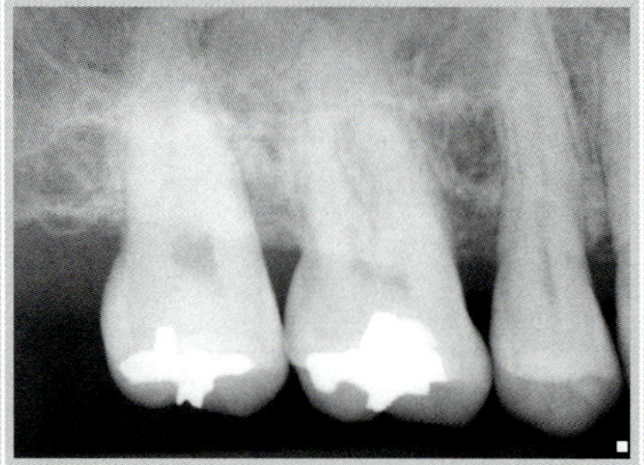

술전과 비교해 치석이 제거된 것을 확인할 수 있다.

치주 외과 처치 후 6개월

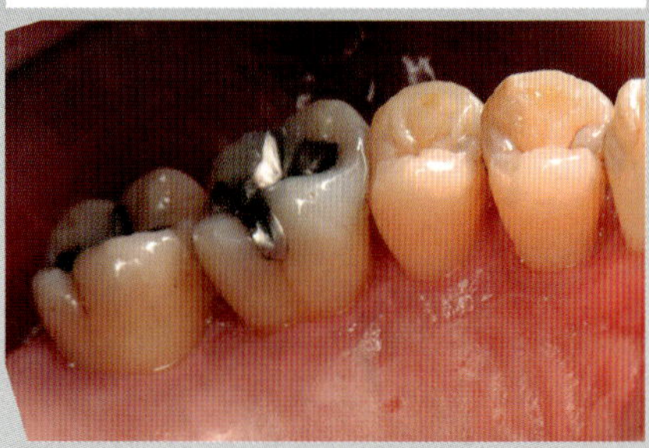

치은의 염증은 없어지고 치주낭은 개선되었다.

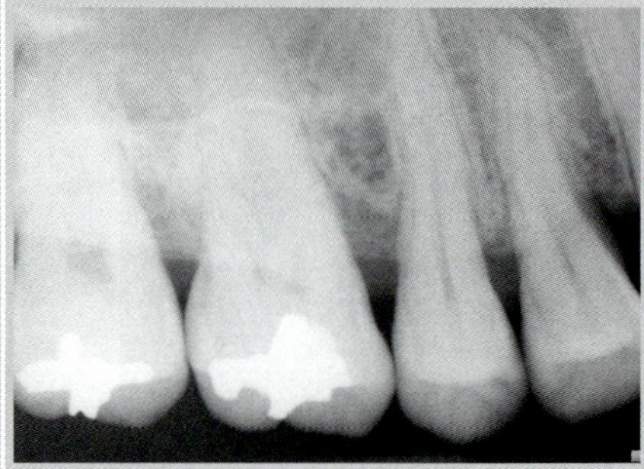

치주백선(lamina dura)이 명확해졌다.

Probing 수치

(빨간색: 출혈 있음)

		7┘	6┘	5┘	4┘
협측		6 4 8	5 3 8	6 5 5	7 3 8
구개측	6	8 6 8	7 3 8	7 3 4	5 3 7

특히 근원심 인접면에 깊은 치주낭이 있다.

		7┘	6┘	5┘	4┘
협측		5 3 6	3 2 4	4 3 3	4 3 5
구개측	6	6 3 5	5 3 6	6 3 4	5 3 4

출혈점은 줄었으나 깊은 치주낭이 존재한다.

		7┘	6┘	5┘	4┘
협측		3 3 3	3 2 3	3 2 3	3 3 3
구개측	3	3 3 3	3 3 3	3 2 3	3 2 4

치주낭이 전체적으로 얕고 4┘ 구개측 근심 인접면에만 문제가 남아있다.

치주 외과 처치와 SRP의 실시

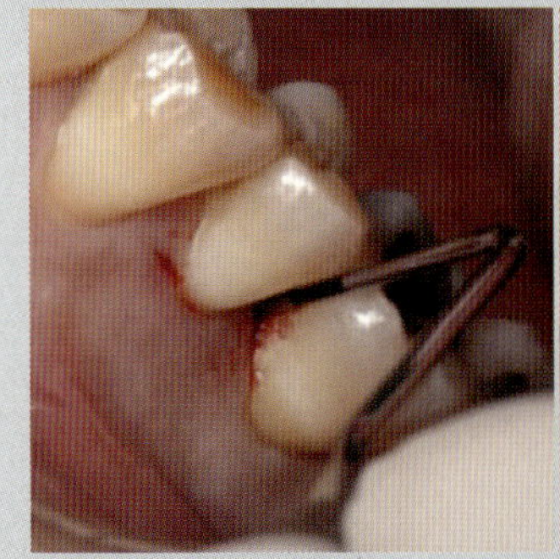

6┘ 협측 근심 인접면의 probing.
술자 시선: 직시.
마취 후, 골면까지 도달하는 probing을 통해 골결손 상태를 파악한다(치주낭 깊이: 7mm).

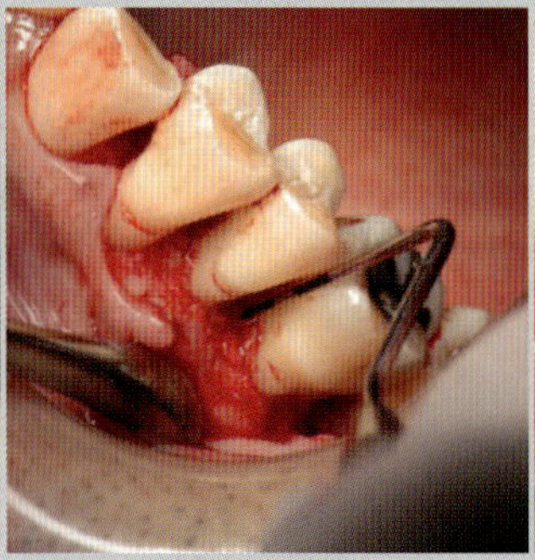

치주 외과 처치.
술자 시선: 직시.
Flap을 박리한 상태. 왼쪽 사진과 같이 동일 부위에 probe를 넣은 모습.

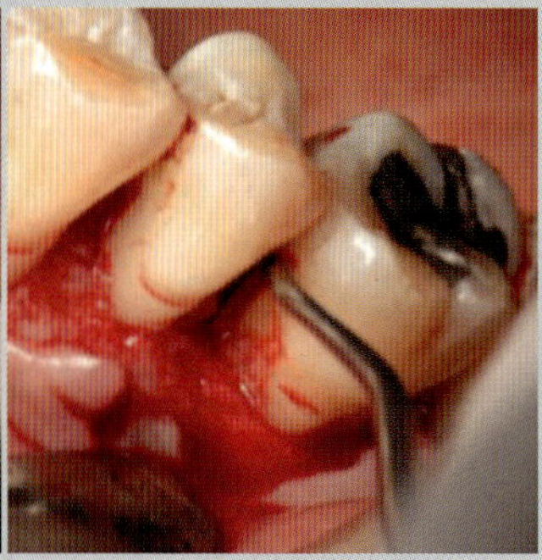

6┘ 협측 근심부의 SRP(치주 외과 처치).
술자 시선: 직시.
Toe를 아래로 향하게 한 상태에서 수평방향 stroke를 한다.
사용 curette: Gr. No. 11.

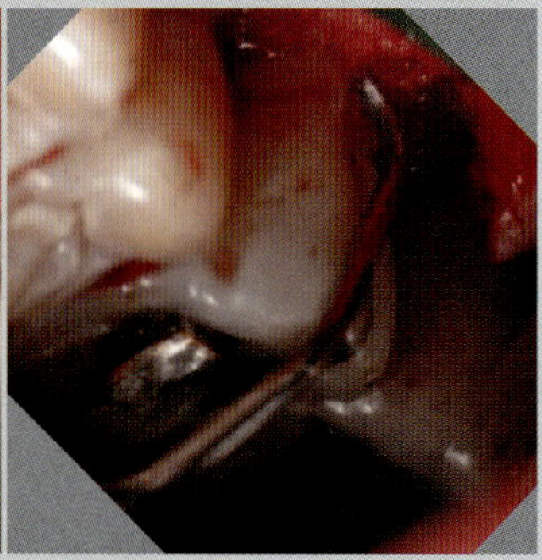

6┘ 구개측의 SRP(치주 외과 처치).
술자 시선: 직시.
구개측의 함몰부에는 standard가 아니라 mini five를 사용하는 것이 적합되기 쉽다는 것을 알 수 있다.
사용 curette: Gr. Mini F. No. 11.

상악 좌측 구치부(|4~7)에서 효율적으로 SRP를 진행하는 방법

협측

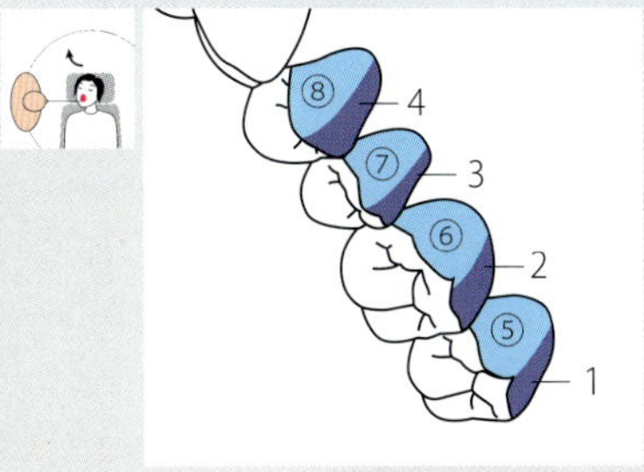

Gr. No. 14. curette을 이용해, 제2대구치 원심면에서 시작해 제1소구치 원심면(1→4)으로 SRP를 시행한다.
그 후 Gr. No. 11. curette을 이용해, 제2대구치 근심면에서 제1소구치 근심면(⑤→⑧)의 순서로 진행한다.

▼ **환자의 머리 방향을 변경**

구개측

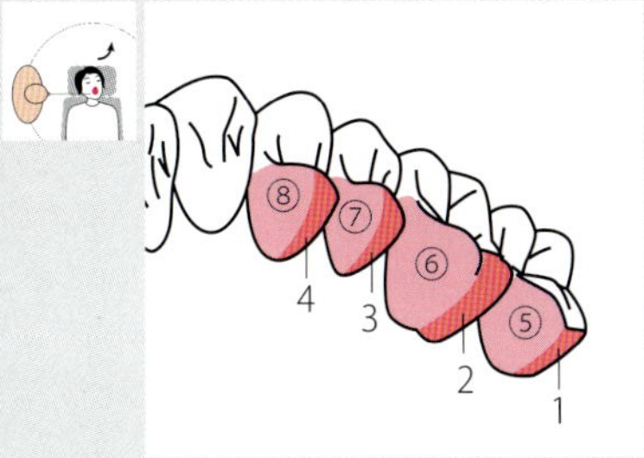

Gr. No. 13. curette을 이용해, 제2대구치 원심면에서 시작해 제1소구치 원심면(1→4)으로 SRP를 시행한다.
그 후 Gr. No. 12. curette을 이용해, 제2대구치 근심면에서 제1소구치 근심면(⑤→⑧)의 순서로 진행한다.

상악 구치부 SRP 실전 테크닉의 포인트(좌우 공통)

협측·설측 positioning

- 협측을 시술할 때에는 환자의 입을 살짝만 벌리도록 하면 협점막이 이완되어 치경으로 리트랙션하기 쉽다.

치근면의 해부학적 형태에 대한 접근

- 소구치의 치근면 함몰부에 주의한다.
- 상악 대구치는 치근이 3개이고 특히 구개측 치근의 치근면 함몰부에도 주의한다.
- 대구치 근원심의 치근분지부 병변에 주의한다.
- 치간공극(embrasure)의 형태가 협측에 비해 구개측이 넓기 때문에 접근이 쉽다. 반드시 구개측에서 접근하도록 한다.

Ⅱ 편

SRP Basics

복습 ! 정확한 SRP 실천을 위한 기본 노하우

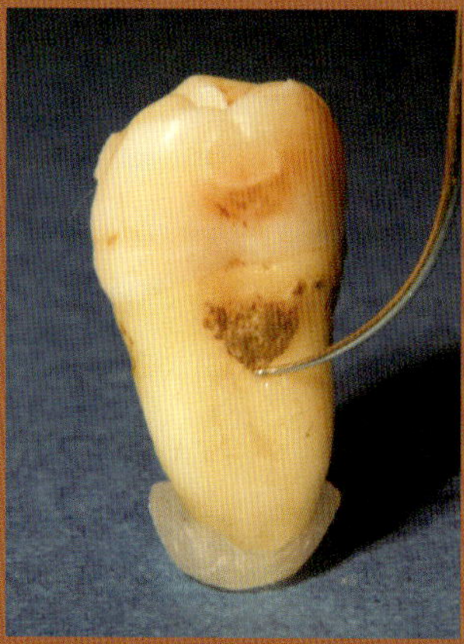

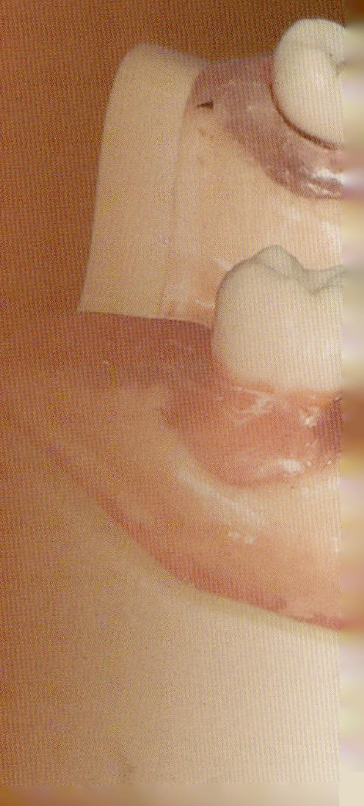

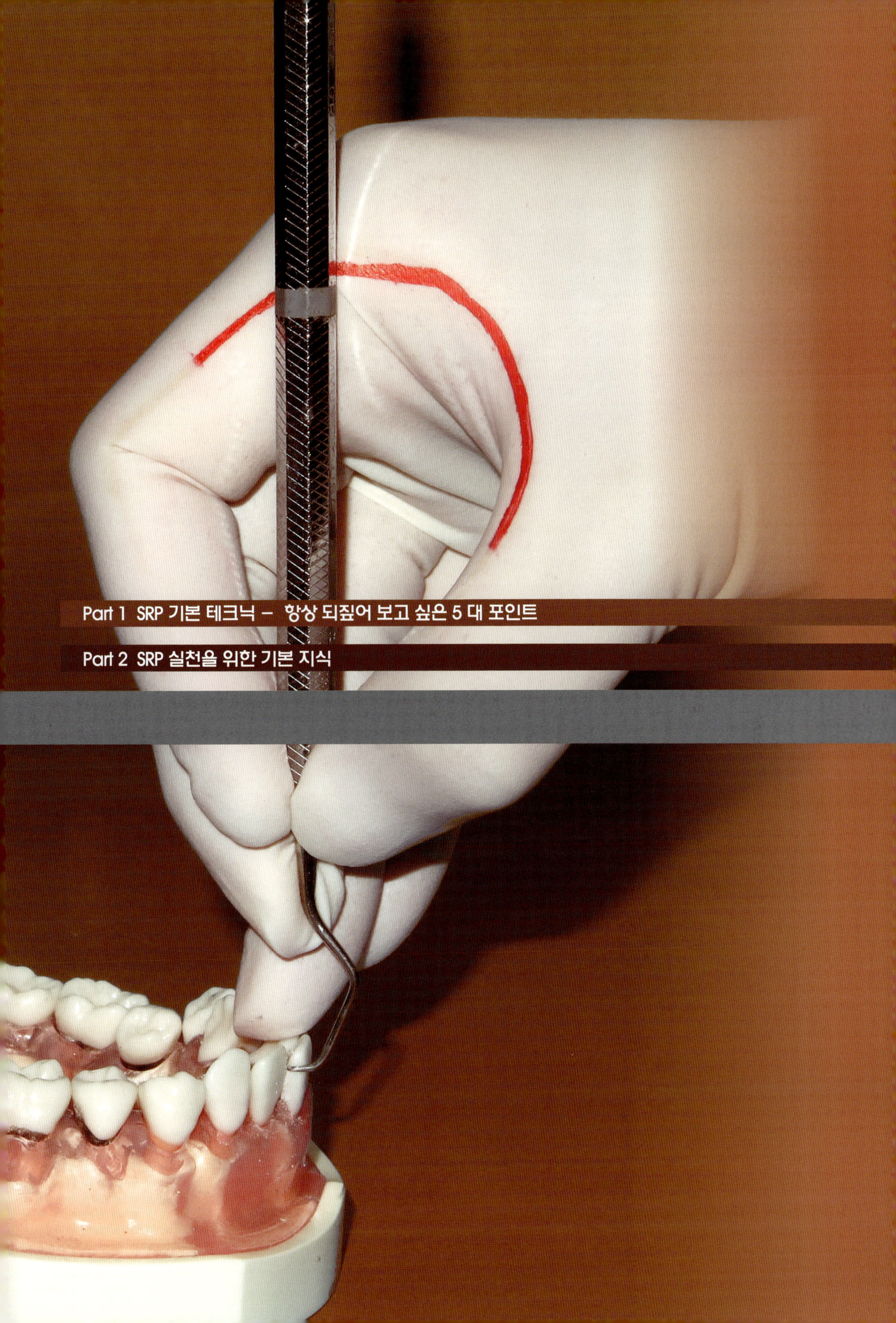

Part 1 SRP 기본 테크닉 - 항상 되짚어 보고 싶은 5 대 포인트

Part 2 SRP 실천을 위한 기본 지식

Part 1

SRP 기본 테크닉
— 항상 되짚어 보고 싶은 5대 포인트

Guidance for This Part ······ II편 part 1을 읽는 방법

지금까지 임상에서 활용할 수 있는 SRP의 실전 테크닉을 설명해 왔다. SRP의 기술을 습득하고 향상해 나가기 위해서는 우선 기본 기술을 확립해 나가는 것이 무엇보다 중요하다고 할 수 있다. 그렇게 하면 SRP를 할 때 환자의 부담을 줄일 수 있을 뿐 아니라, 술자의 피로 경감으로도 이어진다.

이 part에서는 SRP를 할 때 항상 되짚어 확인해야 하는 중요 사항을 5개의 항목으로 나누어 해설한다.

1 올바른 기구잡기

SRP를 할 때 사용하는 기구를 바르게 잡는 법을 습득하면 정확한 조작을 할 수 있다.

2 Sharpening

치과위생사의 '도구'라고 할 수 있는 curette의 특징이나 blade의 취급법 등을 공부한다.

3 손가락 고정(finger rest)

딱딱한 치석을 제거할 때, 힘이 들어가지 않아서 제거되지 않거나 치석이 있는 것을 알면서도 잘 제거가 되지 않은 경험은 누구나 있을 것이다. Finger rest를 재확인하면 치석제거의 level up을 기대할 수 있다.

4 Stroke

치근면이나 치은에 상처를 주지 않으면서 정확하게 치석을 제거하기 위한 테크닉을 공부한다. 환자에게 '시리다', '아프다'는 말을 듣지 않기 위해, 그리고 술자가 지치지 않고 SRP를 할 수 있기 위한 아주 중요한 테크닉이라고 할 수 있다.

5 Positioning

시술 부위를 보기 힘들거나 SRP를 할 때 불편함이 없도록, 환자에 대한 술자의 위치를 완벽히 터득한다.

술자가 시술하기 편한 position은 환자에게도 편하게 시술 받을 수 있는 position이다.

★Gracey type curette handle에 표시된 번호에 대해★

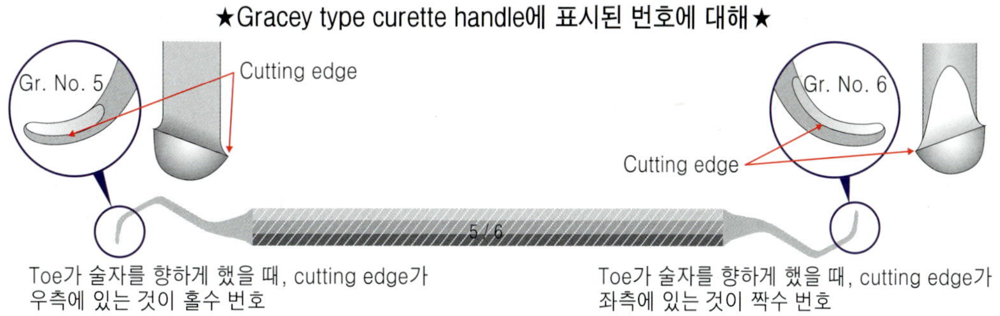

★ SRP를 할 때 curette의 다양한 stroke 방향 ★

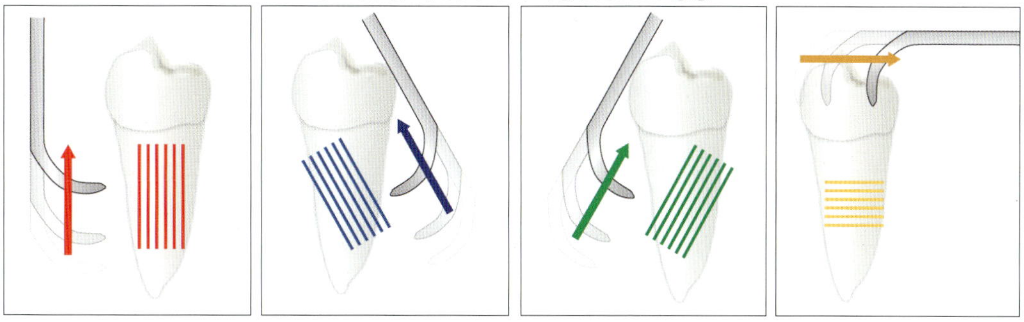

★ 실제 구강 내의 SRP ★

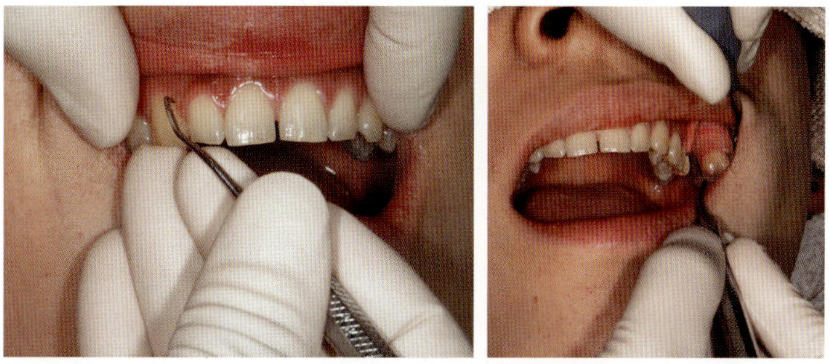

1 올바른 기구 잡는 법 (변형 연필잡기법: modified pen grasp)

기본적으로 도구는 modified pen grasp(변형 연필잡기법 그림 1~3)로 잡는다(집게손가락과 가운뎃손가락, 엄지손가락의 안쪽 면을 서로 마주보게 하고 3지점으로 확실하게 기구를 잡는다). 이렇게 하면 scaling과 root planing을 할 때 curette의 stroke(긁어 올리는 조작)를 확실하게 할 수 있다. 또한 올바른 기구잡는 법은 신체(손, 손가락, 팔)의 부담을 줄인다.

변형 연필잡기법은 Gracey type curette뿐만 아니라 probe나 3A 탐침 등을 포함한 치과용 도구의 기본적인 잡는 법이다.

포인트!
힘을 주어 기구를 잡으면 촉감이 없어지므로 주의한다.

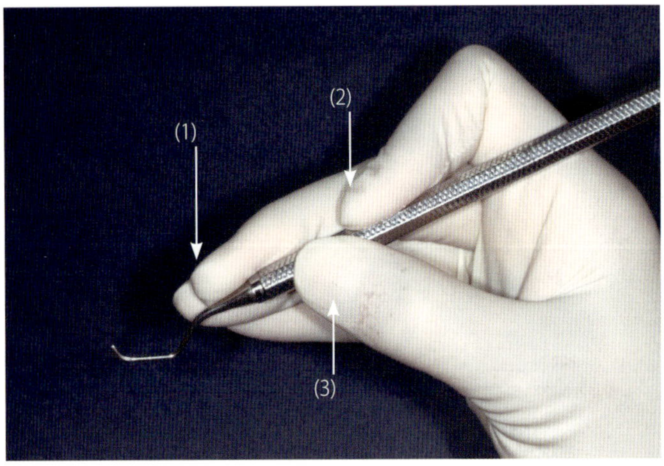

그림 1 변형 연필잡기법으로 바르게 curette을 잡는 법.
(1) 가운뎃손가락을 기구의 연결 부위(shank 부위)에 댄다.
(2) 집게손가락은 제2관절에서 구부려 handle 부위에 댄다.
(3) 엄지손가락은 가운뎃손가락과 집게손가락의 중앙에 둔다. 이렇게 3지점으로 잡으면 치석에 압력을 가했을 때, 손가락과 curette의 흔들림을 방지할 수 있다.
(4) 되도록 blade에 가까운 terminal shank 부위를 잡는다. 이로써 blade를 조절하기가 더 쉬워진다.

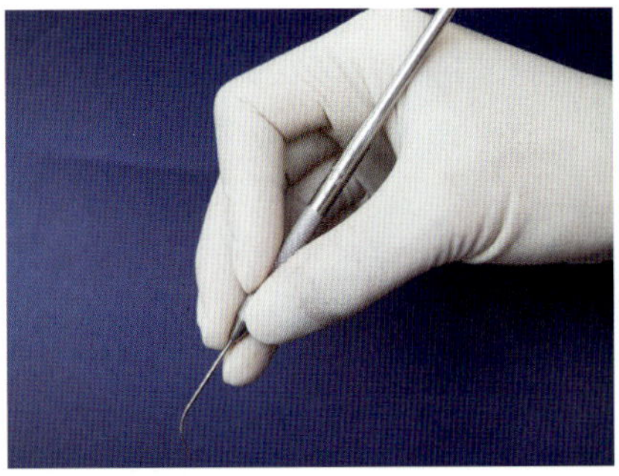

A: 3A 탐침을 변형 연필잡기법으로 잡는다. 감촉을 최대한으로 높이기 위해서는 탐침의 연결 부위에 가운뎃손가락을 위치시켜야 한다.

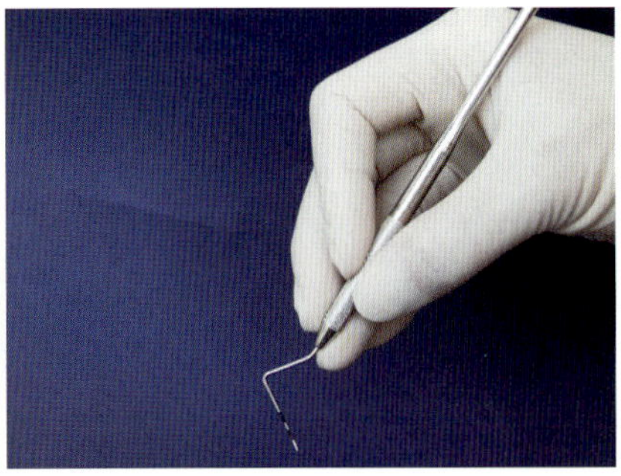

B: Probe(CP-11)를 변형 연필잡기법으로 잡는다.

그림 2 변형 연필잡기법으로 탐침과 probe를 바르게 잡은 모습.

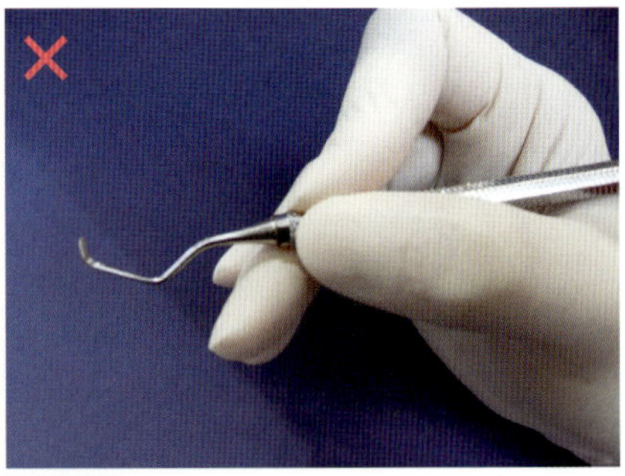

그림 3 올바르지 못한 잡는 법의 예(연필잡기법). 잡는 부분이 잡고 있는 손가락 사이에서 조절이 안되고 회전하기 쉽다.

2 Sharpening (touch up)

1. Curette 알기

Curette은 cutting edge가 잘 연마되어, 항상 날이 잘 드는 상태인 것이 절대조건이다. Curette이 잘 들지 않으면 SRP stroke를 할 때 부적절한 힘이 가해져서 치근면이나 치은에 손상을 주며 최종적으로는 괴사 백악질을 남기게 되는 원인이 된다.

기본 원칙은 만곡된 날의 원형을 잃지 않고, 둔각이 되어 날이 잘 들지 않는 face(표면)와 lateral surface(측면)로 구성되는 cutting edge(절단연)를 예리하게 회복하는 것이다(그림 1, 2).

다시 말해서 sharpening이란, **curette의 cutting edge가 무뎌지기 전에 다시 날이 잘 들도록 하는 것**이라고 할 수 있다(필자는 이를 touch up*이라고 부른다). Curette이 들지 않을 때까지 사용하는 것이 아니라, 아직 삭제력이 있는 상태에서 연마를 하는 것, 이른바 touch up을 하면 curette blade의 효과를 최대한으로 활용할 수 있다.

Memo

*** 'Sharpening'과 'Touch up'의 차이**

- **Sharpening** … Curette이 들지 않는 상태에서 날을 세우기 위해 연마하는 것
- **Touch up** … Curette의 날에 아직은 절삭력이 있는 상태에서 lateral surface를 연마해 cutting edge가 잘 드는 상태를 항상 유지하는 것. 기준은 20 stroke에 한 번의 touch up

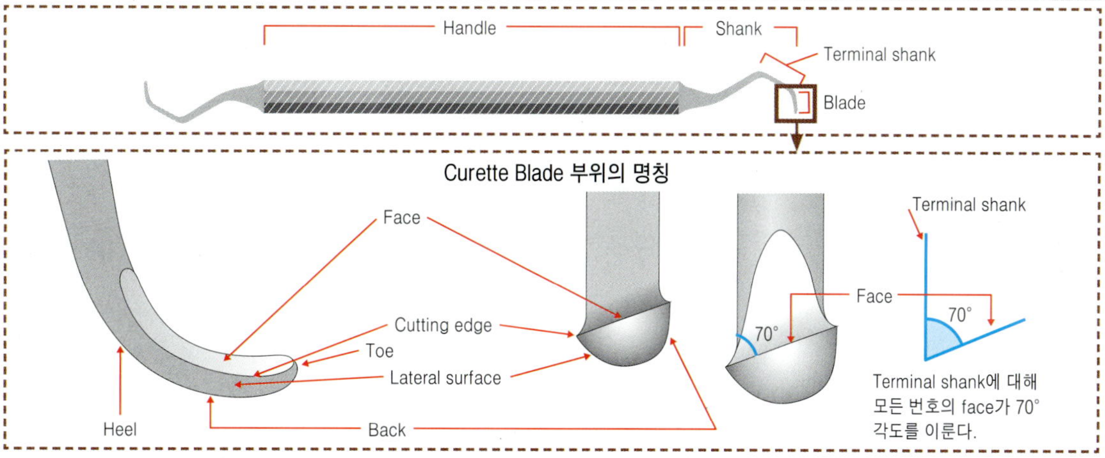

그림 1 Gracey type curette의 구조(위) 및 Blade 부위의 명칭(아래). Gracey curette의 기본 구조는 cutting edge – shank – handle로 구성되어 있다. 형태적 특징으로 ① cutting edge가 한 쪽에만 있으므로 치주 조직을 상처 입힐 가능성이 적고 치은연하에 적합하도록 되어 있다. ② cutting edge가 terminal shank에 대해서 70°를 이루고 있어서 치근의 만곡면에 대해 적합성을 높인다.

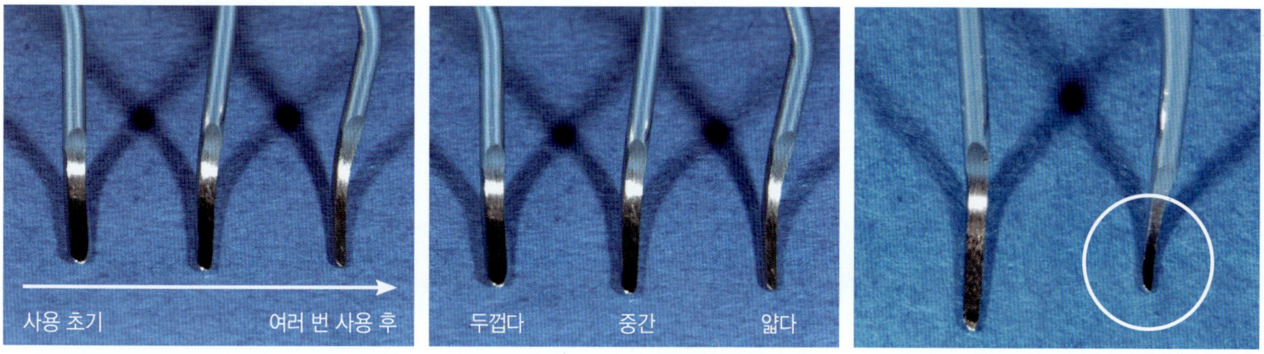

A: 적절한 sharpening의 경우. Blade의 형태가 거의 바뀌지 않도록 sharpening한다.

B: Sharpening(touch up)을 한 횟수에 따라 blade는 작아지게 되므로 두꺼운 것/중간 것/얇은 것을 각각의 증례에 맞게 사용한다. 예를 들면 두꺼운 것은 치은이 단단하지 않고 치석이 견고하게 부착되어 있을 때 사용하고, 얇은 것은 치은이 단단하거나 세라믹 수복물이 장착된 치근에 사용한다.

C: Sharpening으로 인해 끝이 얇아진 curette은 파절 위험이 있기 때문에 얇아진 끝부분을 삭제해 짧은 blade(mini blade)로 사용한다.

그림 2 올바른 Sharpening에 의한 blade 형태의 변화.

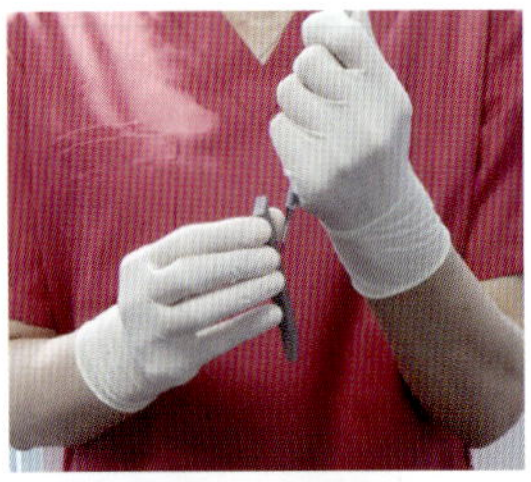

① Sharpening을 할 때는 겨드랑이를 붙여 curette과 sharpening stone이 흔들리지 않도록 한다(curette을 잡은 손의 팔꿈치를 책상 위에 고정하면 좋다).

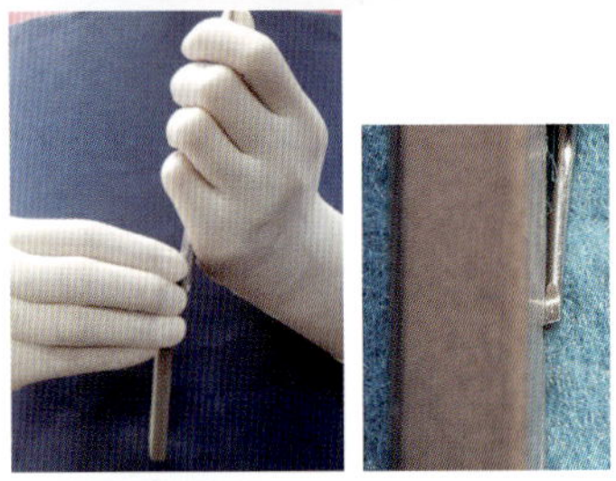

② Curette을 확실히 잡고 terminal shank를 바닥에 대해 수직으로 위치시킨다. Terminal shank와 평행하게 sharpening stone을 cutting edge 쪽에 댄다(sharpening stone도 바닥에 대해 수직으로 한다).

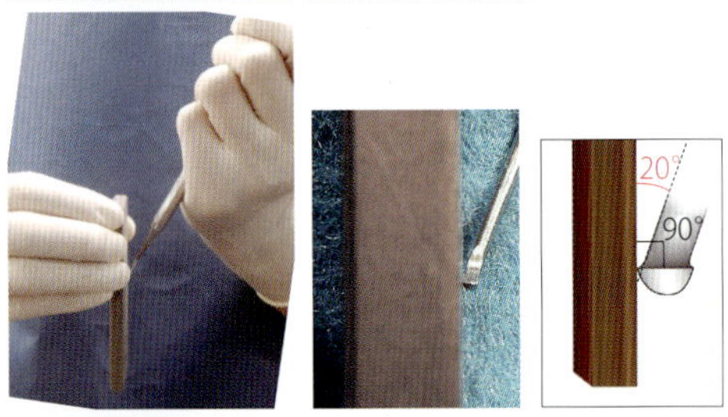

③ Curette의 Terminal shank를 sharpening stone에 대해 20° 기울여 curette blade의 face를 바닥과 평행하게 한다. Face와 sharpening stone이 이루는 각도는 직각(90°).

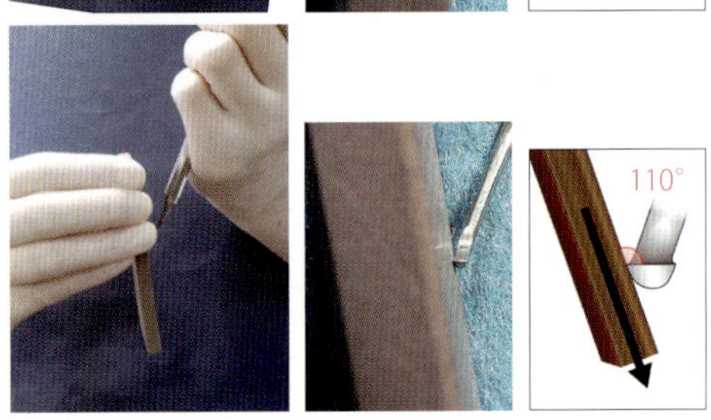

④ Sharpening stone만 20° 기울인다. Curette face와 sharpening stone이 이루는 각은 약 110°(sharpening이 끝날 때까지 이 각도를 유지한다). Sharpening stone은 반드시 위에서 아래로 down stroke만을 실시하고 heel에서 toe까지 연속적으로 연마한다. 단 toe는 연마하지 않는다.

그림 3 Sharpening(touch up)의 순서.

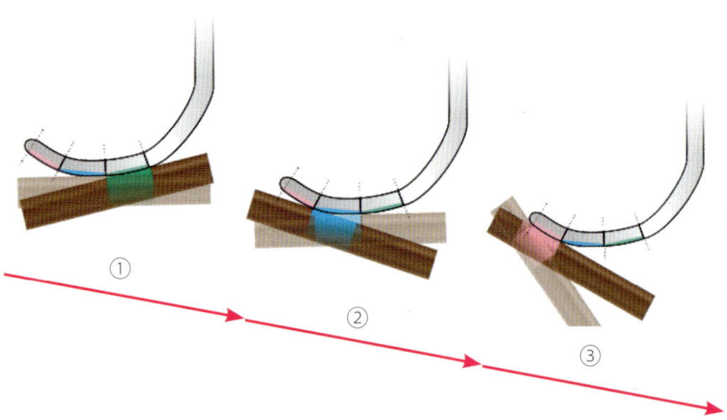

그림 4 Sharpening의 이미지(sharpening stone과 lateral surface의 관계).
녹색 부분: 후방 1/3, 파란색 부분: 중앙 1/3, 분홍색 부분: 끝 1/3.
Blade의 heel에서부터 toe를 향해 그림과 같은 이미지로 sharpening 한다. 각 부분을 크게 3부분으로 나누어 연마면이 중복되도록 down stroke만으로 sharpening 한다. 다만 toe는 sharpening 하지 않는다.

2. Sharpening(touch up) 기술과 순서

치석의 상태에 따라 좌우되기도 하지만 기본적으로는 20 stroke에 한 번의 touch up을 실시한다(그림 3, 4).

① Curette을 확실하게 잡고 terminal shank를 바닥에 대해 수직으로 위치시킨다.

② Curette을 20° 기울여 blade의 face를 바닥에 평행하도록 한다. Cutting edge 부위에 sharpening stone을 대서(sharpening stone은 바닥에 대해 수직으로 세워서 든다) face와 sharpening stone의 각도가 직각(90°)이 되도록 한다.

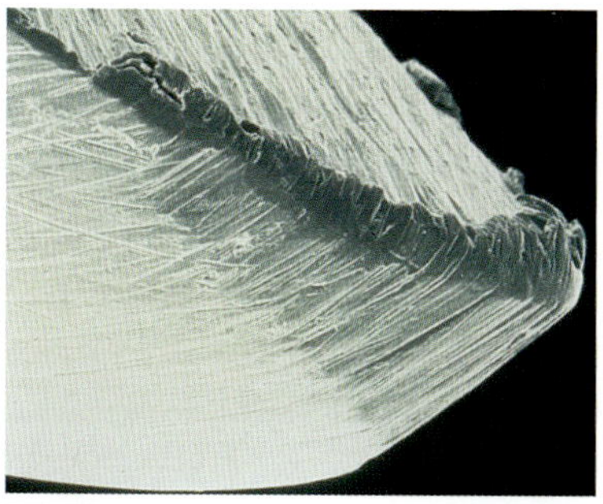

그림 5 부적절한 sharpening으로 인한 wire edge 형성.

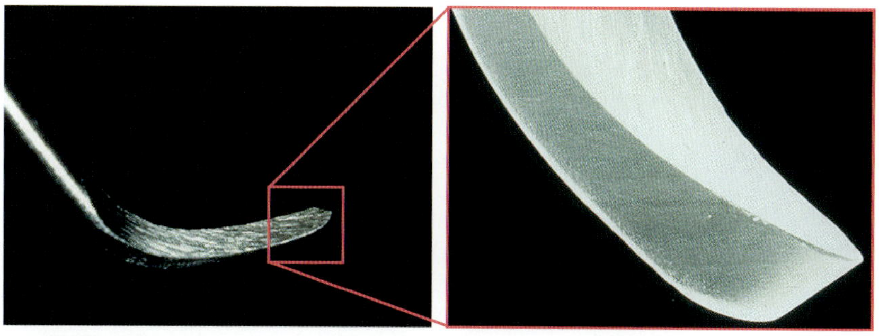

A: 예리한 상태. Cutting edge는 빛을 반사시키지 않고 직선을 이룬다.

B: sharpening후(확대).

그림 7 Sharpening의 평가-1. 빛을 비춰보는 방법(자료제공: Hakusui 무역).

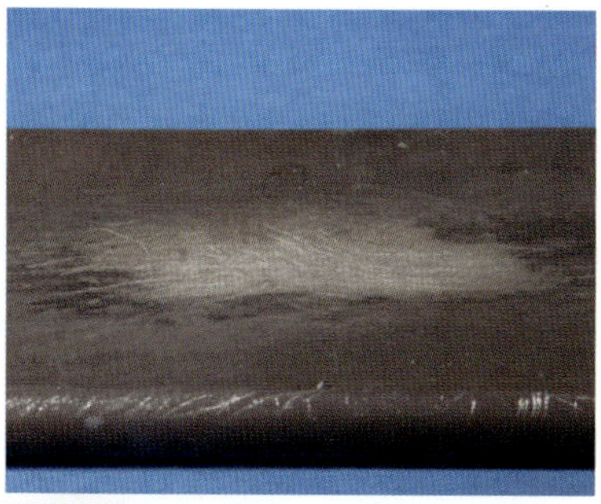

그림 6 부적절한 sharpening으로 깎인 sharpening stone.

Curette과 sharpening stone을 강하게 눌러서 sharpening 하면 curette의 blade가 빨리 닳고 stone도 많이 깎이게 된다.

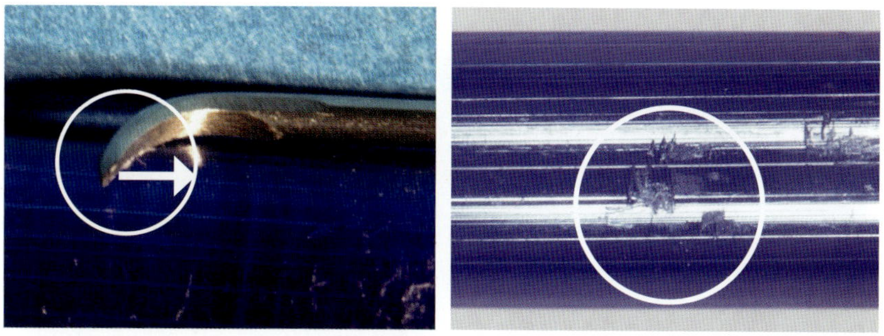

A: Terminal shank 와 check stick을 평행하게 하고 blade를 화살표 방향으로 당겨서 파고드는 상태를 평가한다. Curette의 blade가 heel에서 toe에 이르기까지 check stick에 걸리는지를 확인한다.

B: Curette이 파고든 흔적.

그림 8 Sharpening의 평가-2. Check stick으로 평가하는 방법.

Memo

* 'Wire edge'

Cutting edge 표면의 거칠고 얇은 금속 조각. Wire edge가 형성되면 기구의 cutting 효율이 떨어진다(그림 5).

③ Sharpening stone만 20° 기울인다. 이 때 curette face와 stone이 이루는 각도는 약 110°가 되고, sharpening이 끝날 때까지 curette을 확실하게 잡아 이 각도를 유지한다.

Sharpening stone은 **반드시 위에서 아래로 down stroke로만 움직이고** heel 부분에서 toe까지 연속적으로 연마한다. Down stroke만으로 연마하면 wire edge* 형성을 막을 수 있다(그림 5).

Touch up의 경우에는 blade가 완전히 무뎌지기 전에 실시한다. Sharpening stone에 curette을 너무 강하게 누르지 않도록 주의해야 한다(그림 6).

3. Sharpening(touch up)의 평가

- 빛을 비춰보는 방법(그림 7).
- Check stick으로 평가하는 방법(그림 8)이 있다(check stick으로 평가하는 방법이 간편하고 알기 쉽다).

포인트!

Blade의 형태를 바꾸거나 cutting edge의 각도를 바꾸면 설계대로 기구가 움직이지 않아 효과를 발휘할 수 없게 된다. 원형을 손상시키지 않도록 touch up하는 방법을 익히도록 한다.

3 Finger rest (손가락 고정)

SRP의 효과를 높이기 위해서는 시술 대상 치아에 대해 효과적인 고정점을 설정할 필요가 있다(그림 1~4).

Finger rest는 환자의 구강 내 상태, 개구 상태, 술자의 손가락 상태(손의 크기) 등, 다양한 조건에 따라 달라진다. Terminal shank와 시술하는 치근면이 항상 평행을 유지한 상태에서 curette을 안정시키고, 확실한 stroke가 가능한 위치를 설정한다. 그렇게 하면 curette이 치근면에서 미끄러지거나 부주의하게 치은을 손상시키는 것을 피할 수 있다. 또한 finger rest를 손목전완운동(측방, 상하)이 가능한 위치에 설정하는 것이 중요하다.

고정법에는 다음과 같은 종류가 있다.

① 기본적인 구강 내 고정 … 대상 치아 또는 인접치에 손가락의 고정점을 둔다(그림 1).

② 다른 손가락 위에 두는 고정 … 치아에 고정점을 두기 어려운 경우, 치열이나 다른 부위에 손가락을 고정하고 그 위에 rest를 둔다(그림 2A, 2B).

③ 구강 외 고정 … 불안정하기 쉬우므로 얼굴 위에 손가락과 손바닥을 대 확실하게 고정한다. 개구량이 적은 환자나 부위에 따라 적절하게 응용한다(그림 3A, 3B).

④ 보강 … 대상 치아와 고정점의 거리가 멀어 정확한 컨트롤이 어려운 경우나 측방압을 충분히 가할 수 없는 경우, shank에 손가락을 얹어 보강하면 안정된 상태로 측방압을 충분히 가할 수 있다. 고정은 대합치열이나 구강 외에 둔다(그림 4A, 4B).

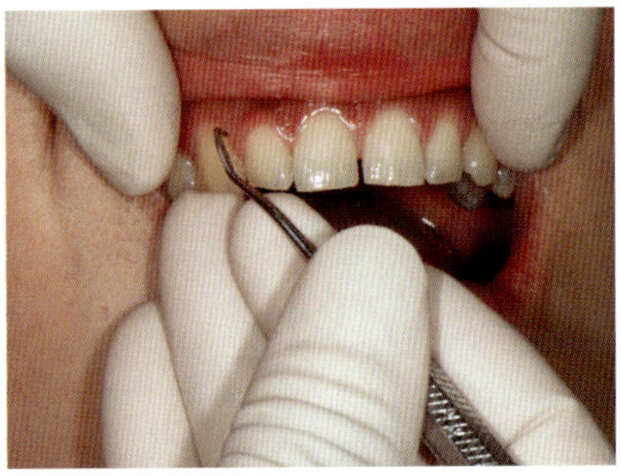

그림 1 기본적인 구강 내 고정.
대상 치아 또는 대상 치아에서 가까운 치아에 고정점을 둔다.

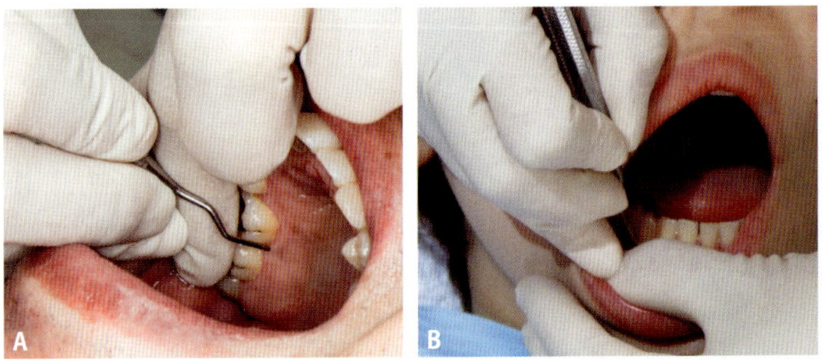

그림 2 다른 손가락 위에 두는 고정.
A: 집게손가락을 치열 위에 두고 고정점을 얻는다. 대상 치아와 고정점 사이에 거리는 있지만, 충분히 힘을 가할 수 있다.
B: 엄지손가락으로 아랫입술을 리트랙션하고 동시에 엄지손가락 위에 고정점을 두어 안정시킬 수 있다.

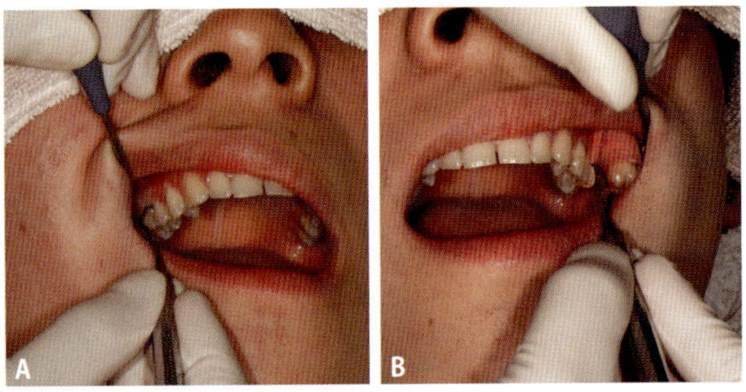

그림 3 구강 외 고정.
A: 환자의 하악 피부 위에 약손가락과 새끼손가락을 이용해 고정점(고정은 손가락의 안쪽 부분을 이용한다)을 둔다.
B: 구강 외에서 손바닥을 아래로 한 고정(고정은 손가락의 안쪽 부분을 댄다). 턱을 감싸는 듯한 이미지로 환자의 하악 피부 위에 고정점을 둔다.

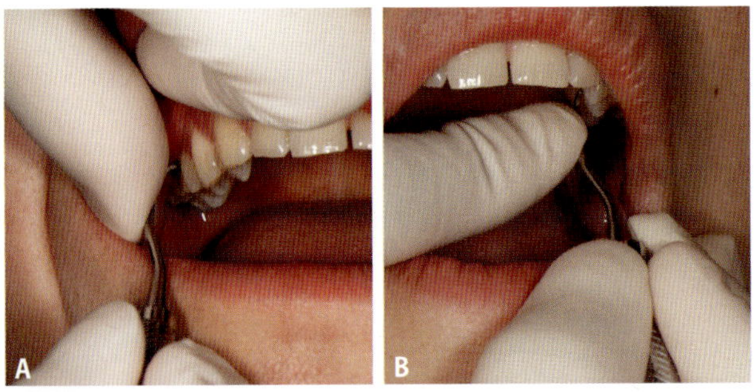

그림 4 보강.
A: Terminal shank에 손가락을 얹어 보강. 치석이 단단할 때 효과적이다.
B: 왼쪽 집게손가락을 이용한 보강(shank를 누르면서 보강).

4 Stroke (손동작)

1. Stroke 방법

Stroke는 probe나 3A 탐침을 이용해 치석을 탐지(탐지 stroke)할 때와 curette을 이용해 SRP(scaling & root planing stroke)를 실시할 때 중요하다.

- **Stroke 방향** … 주로 '당기는' 동작으로, 움직이는 방향에 따라 수직, 경사, 수평방향의 3가지로 분류되며(그림 1) 수직과 경사방향 stroke를 가장 많이 이용한다.
- **Stroke 길이** … 3A 탐침을 이용해 치석을 찾는 stroke는 치주낭 기저부에서 변연치은까지 실시한다.

SRP는 일련의 조작으로 이루어지는데, curette의 stroke 동작을 scaling과 root planing 할 때로 구별하면 다음과 같다.

- Scaling 할 때 … 충분한 측방압을 가하며 짧고 강하게 당기는 stroke(그림 2).
- Root planing 할 때 … 조금 약하게 측방압을 가하면서 scaling 할 때보다 긴 stroke로 curette을 당기며, 치근면이 활택해지는 정도에 따라 서서히 측방압을 줄여간다.

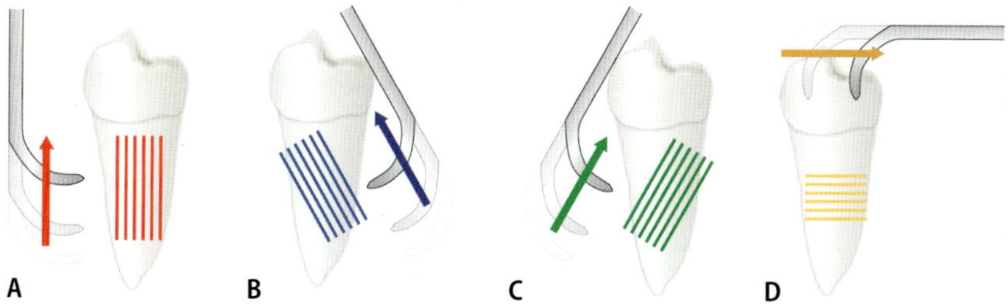

A: 수직방향. Curette을 치근면에 대해 수직으로(치축에 평행) 움직인다.

B, C: 경사방향. Curette을 경사방향으로 움직인다.

D: 수평방향. Curette을 치축 방향에 대해 수직으로 움직인다.

그림 1 Curette의 stroke.
하나의 치근면에 대해 각 방향의 stroke를 조합하면 치석을 남길 확률을 줄이고 치근면 전체에 걸쳐 활택하게 할 수 있다.
이 stroke는 curette만이 아니라 3A 탐침에서도 이용된다.

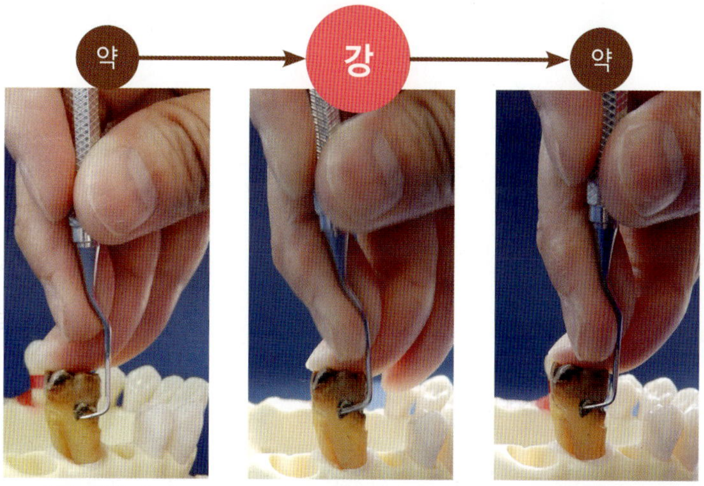

A: 치석 아래. Cutting edge를 적합.

B: Curette을 당겨 올릴 때 측방압을 가한다.

C: 치석을 제거하면 힘을 뺀다.

그림 2 **치석제거 할 때의 측방압 조절(치석을 떼어낼 때만 측방압을 가한다).**
B는 손가락에 힘이 들어가 있는 것을 알 수 있다(손가락에 힘이 들어가 있는 정도를 알기 쉽도록 glove를 벗고 촬영).

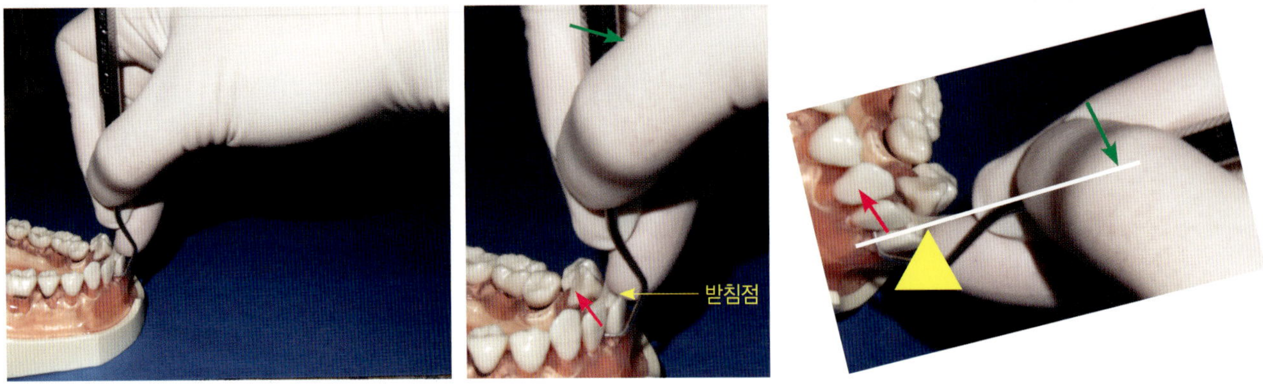

그림 3 손목전완운동-1. 지렛대의 원리.
노란색으로 표시한 finger rest는 지렛대 원리의 받침점에 해당한다. Curette을 지렛대로 생각하면 이러한 관계가 성립한다.

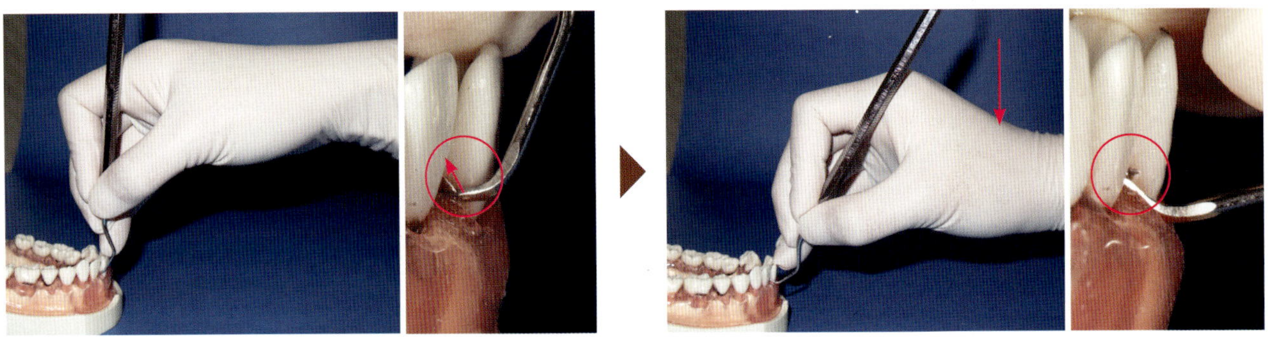

그림 4 상하 손목전완운동-2. 지렛대 원리의 응용.
지렛대 원리의 응용으로 손목과 전완을 내림으로써 적은 피로감으로 치석을 제거할 수 있다. 많고 단단한 치석제거에 효과적이며 술자의 손목 피로도를 줄여준다.

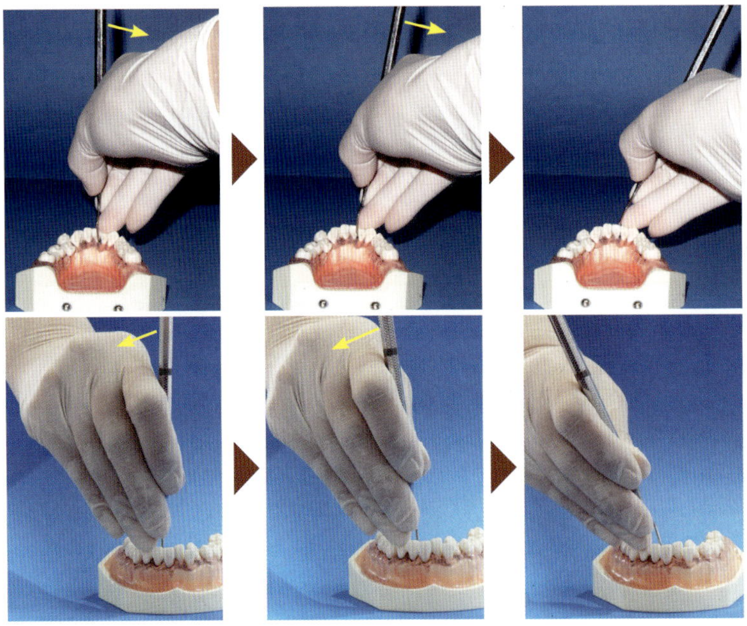

그림 5 측방 손목전완운동(위: 술자 시선, 아래: 정면에서 본 상태).
손목을 외측으로 움직이고 있다. Curette이 화살표 방향으로 움직인다.

Stroke 동작은 finger rest를 중심으로 상하 및 측방 손목전완운동을 조합하거나 손가락관절운동에 의해 이루어진다(그림 3~6).

탐침은 우식이나 치석의 탐지, 치근분지부 병변의 검사 및 부적합 수복물의 검사에 사용한다(그림 7, 8). 본원에서는 Hu-Friedy사의 #3A explorer를 사용한다. 탐침은 끝부분을 항상 가늘게 연마함으로써 감촉을 최대한으로 높여 사용할 수 있다. 사용할 때는 탐침을 가볍게 잡고 가능하면 대상 치아의 인접치 위에 finger rest를 두는 것이 좋다.

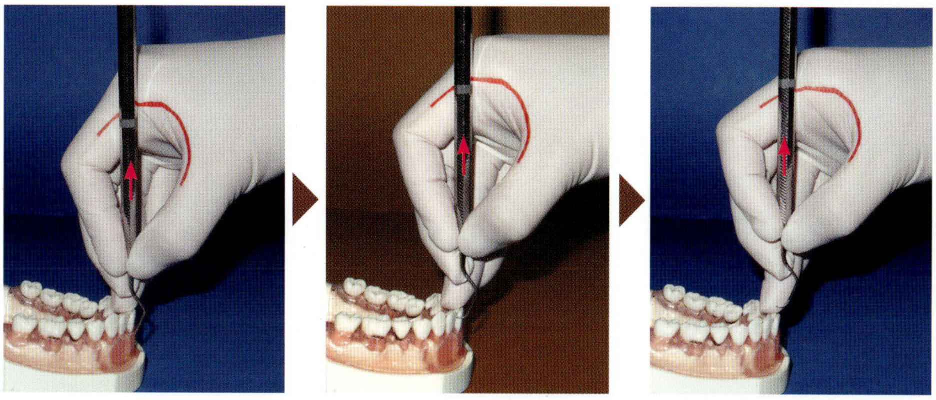

그림 6 **손가락관절운동.**
엄지손가락, 집게손가락, 가운뎃손가락으로 당기는 동작을 실시하고 손목은 움직이지 않는다.
정확한 stroke가 필요한 치근 우각부나 치근분지부에 적절하다.
그러나 손가락관절운동만으로 치석을 제거하려고 하면 피로도가 심해 오랜 시간 작업하기는 어렵다.

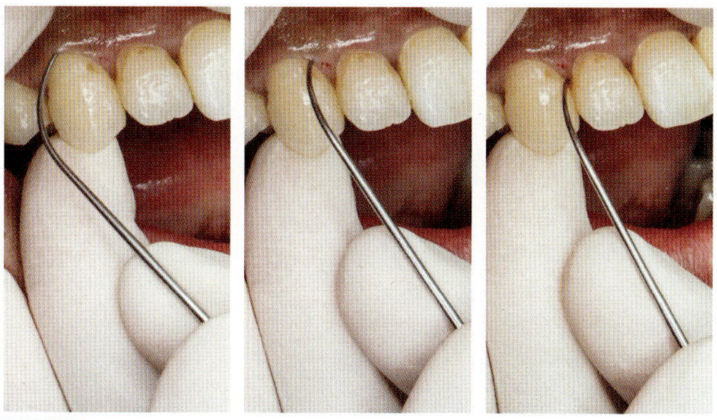

그림 7 **3|의 탐지.**
3A 탐침은 가볍게 잡고 대상 치아 또는 가까운 치아에 finger rest를 두고 끝부분 1~2mm를 사용한다. 약 2~3mm 깊이로 물 흐르듯이 움직인다.

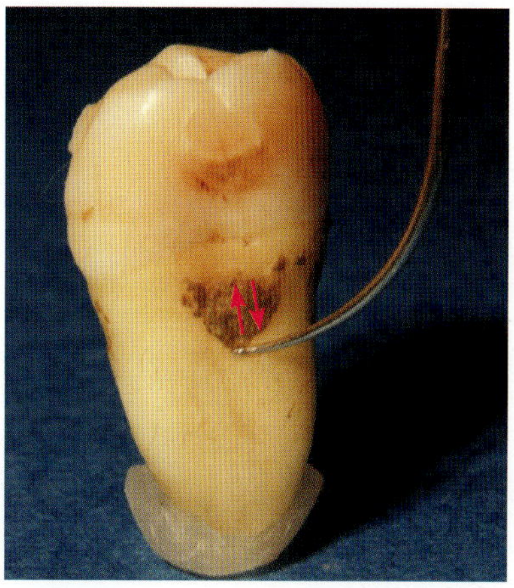

그림 8 **치석의 감촉.**
치석의 표면을 만지면 거칠거칠한 촉감을 느낄 수 있다. 3A 탐침을 강하게 잡으면 촉감이 잘 안 느껴지므로 주의한다.
발거치에서 연습을 하면 촉감을 알 수 있다.

2. SRP를 마치는 기준

세균에서 생산되는 endotoxin(내독소)은 노출 치근면의 표층에서 약 30㎛ 깊이의 백악질*까지 침투한다고 알려져 있다. 이 변성 백악질을 제거하기 위해서는 보통의 측방압(500~700g)을 가하는 경우 1~2회의 stroke로 충분하다.

SRP를 통해 치근면에서 30㎛까지만 변성 백악질을 제거하고 건전 백악질을 되도록 보존하면 치주 조직의 재생은 빨라진다. 그러나 실제로는 이 30㎛만을 선택적으로 제거하는 것은 어려우므로 가능하면 날이 잘 드는 curette을 사용하는데, over instrumentation(지나친 삭제)에 주의한다.

Curette의 움직임은 되도록 작게 하고, blade 끝이 치근면에서 떨어지지 않도록 조금씩 이동시킨다(**그림 9~11**). 이렇게 움직이면 치은과 치근면을 손상시킬 위험이 줄어든다.

또한 3A 탐침으로 검사해 치근면의 활택한 상태가 느껴지면 마무리한다.

Memo

*** 백악질의 두께**
- 치경부에서 20~60㎛
- 근첨부에서 150~200㎛

포인트!

'치석은 남기지 않도록'
'건전 세멘트질이 남도록'
'Blade로 치은을 손상시키지 않도록' 하는 것이 중요하다.
치석을 남기지 않기 위해서는 치근면을 오버랩핑 하듯이 curette을 조작할 필요가 있다(그림 11).

Handle의 이동.

Cutting edge와 치근면의 적합.

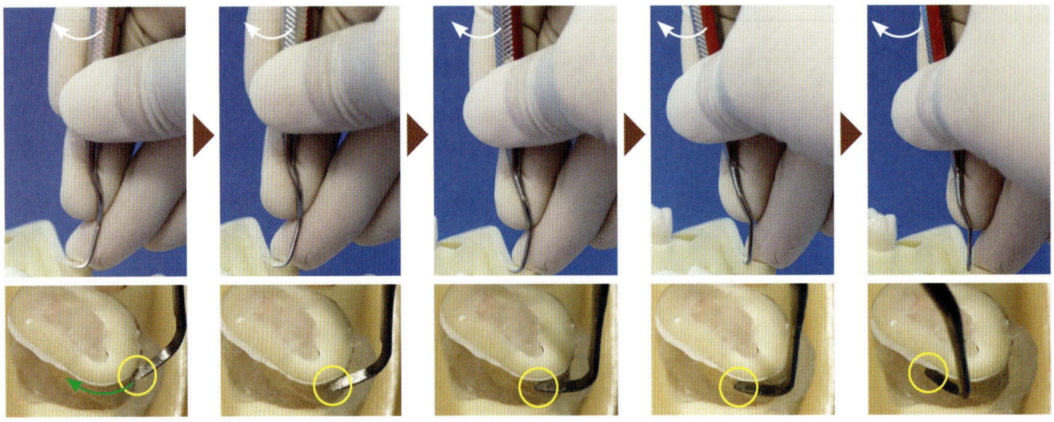

그림 9 Curette을 돌리는 동작.

위 사진은 제1대구치 SRP에서 handle의 이동, 아래는 제1대구치 횡단면에서 cutting edge와 치근면의 적합상태를 나타낸다. 아래 사진에서는 blade 끝 1/3을 치근면에 적합시켜 회전시키고 있다. 항상 blade 끝 1/3이 치근면에 적합된 상태에서 curette이 움직이고 있는 것을 알 수 있다. 또한 위 사진에서는 curette을 돌리면 handle의 빨간색 면이 이동해 가는 것을 알 수 있다.

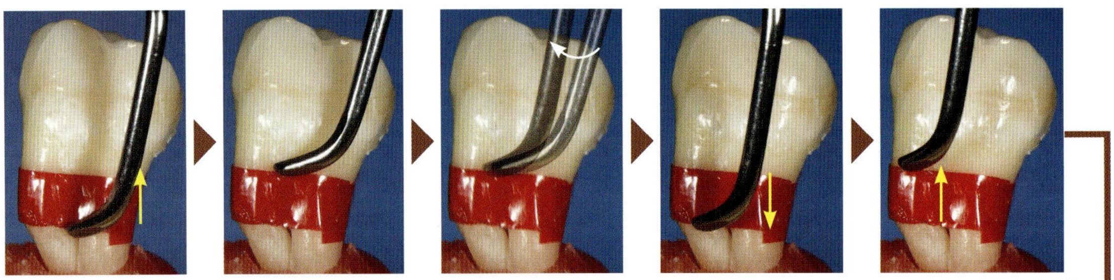

① 수직방향 stroke 시작. Curette을 당긴다.
② Curette이 ①위치에서 수직으로 stroke된 위치.
③ ②상태에서 curette의 handle을 약간 돌려 넣은 위치.
④ ③상태에서 curette을 내린다.
⑤ ④상태에서 수직방향 stroke를 시작해 curette을 당겨 올린다.

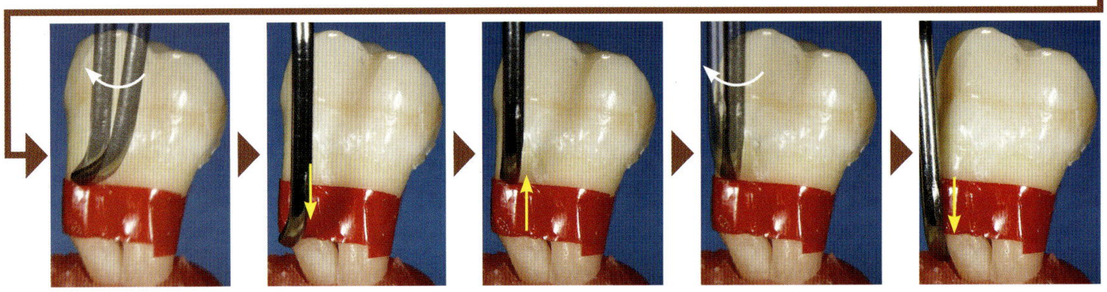

⑥ ⑤상태에서 curette의 handle을 약간 돌린 위치.
⑦ ⑥상태에서 curette을 내린다.
⑧ ⑦상태에서 curette을 당겨 올린다.
⑨ ⑧상태에서 curette의 handle을 약간 돌린 위치.
⑩ ⑨상태에서 curette을 내린 위치.

그림 10 우각부를 향해 돌려 넣는 동작의 확대도.

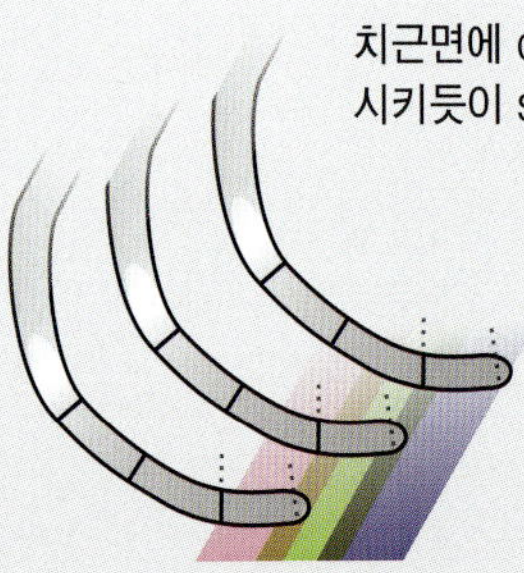

치근면에 curette의 blade 끝 1/3을 오버랩핑 시키듯이 stroke한다.

먼저 SRP를 시행한 면에 겹쳐서 curette을 움직이면(오른쪽 그림의 검정색 화살표 방향으로) 치석을 남기지 않게 된다.
※[분홍색 → 녹색 → 보라색]이 겹쳐있는 것에 주목.

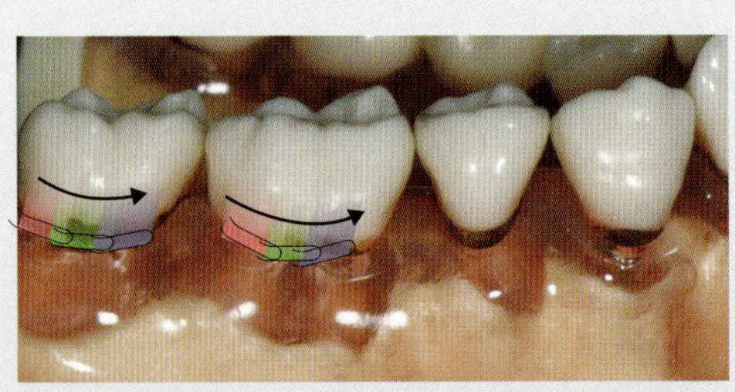

Curette blade 끝 1/3을 화살표 방향으로 오버랩핑 시키듯이 stroke한다.

그림 11 SRP를 할 때 치근면에서 stroke의 이미지.

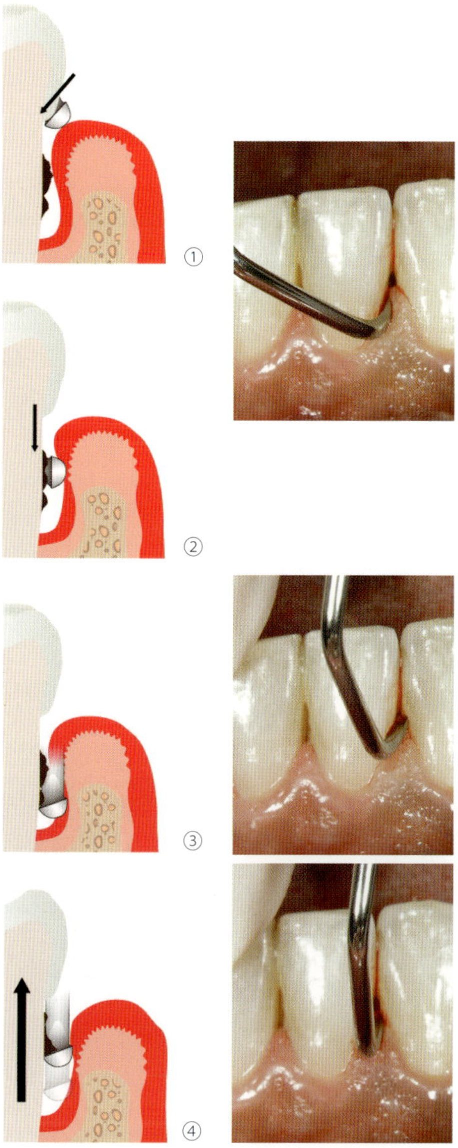

①, ②: 치은연하에 넣을 때는 curette의 face와 치근면의 각도를 0°로 해 blade를 조심히 넣는다.

③: Blade가 치주낭 기저부에 도달했을 때 cutting edge를 세워 terminal shank를 치근면에 평행하게 하면 가장 효과적으로 치석을 제거할 수 있는 각도로 cutting edge가 치근면에 닿는다.

④: Terminal shank와 치근면을 평행하게 유지하고 cutting edge를 치근면에 가볍게 누르면서 짧은 stroke로 긁어 올린다. 치주낭 내에서 왕복 운동은 하지 않는다.

그림 12 치주낭 내로 curette을 넣는 방법 (사용 curette: Gr. No. 5).

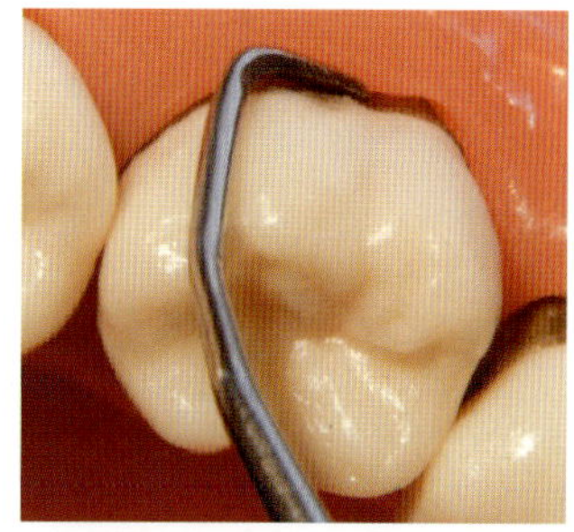

A: Blade의 face가 치근면에 평행하도록 넣는다. 0°로 넣는다.

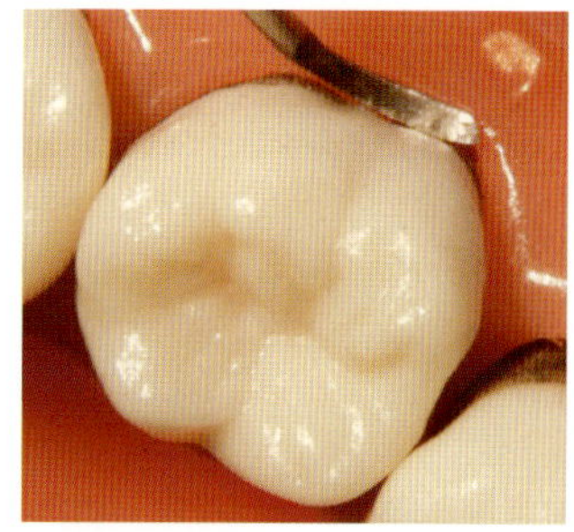

B: Blade의 face가 치근면에 평행하지 않다. 두꺼운 치은의 경우 치은을 손상시킬 위험이 있다.

그림 13 치주낭으로 넣는 각도.

3. 치은연하로 curette을 넣는 방법

기본은 closed in open pull이다.

① 치은연하로 넣을 때는 curette의 face와 치근면의 각도를 0°로 해 blade를 치은연하에 조심히 넣는다(closed in. 그림 12, 13).

② Blade가 치주낭 기저부에 도달하면 cutting edge를 세워(face가 치근면에 대해 70°를 이룬다. Open pull) terminal shank를 치근면에 평행하게 한다. 이때 가장 효과적으로 치석을 제거할 수 있는 각도로 cutting edge가 치근면에 닿게 된다(그림 14).

③ Terminal shank와 치근면을 평행하게 유지하고 cutting edge를 치근면에 가볍게 누르면서 짧은 stroke로 긁어 올린다.

포인트!

보이지 않는 치은연하에서 작업을 할 때 terminal shank는 시각 지표가 된다. 항상 치근면에 평행하게 유지되어 있는 것을 확인하자!

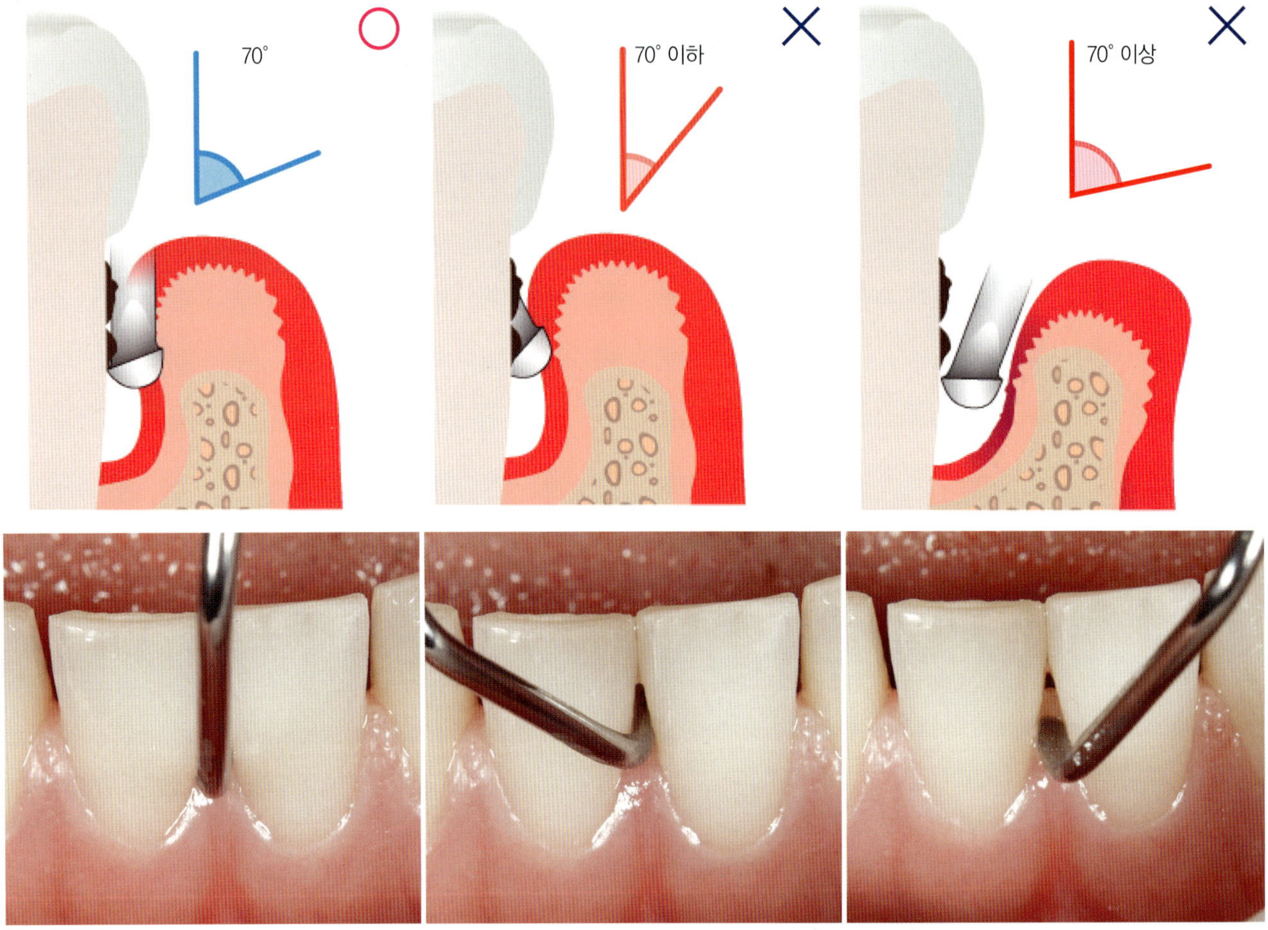

A: 70°. 효과적으로 치석을 제거할 수 있다.

B: 70° 이하. 작업 각도가 작기 때문에 치석의 제거가 어렵다.

C: 70° 이상. 작업 각도가 너무 커서 치석제거가 어렵고 치은을 누르며 벌리기 때문에 치은을 손상시킨다. 또한 치근면도 손상시킨다.

그림 14 치주낭 내에서 치근면과 cutting edge의 관계.

포인트와 이유!

- 치주낭 내에서 왕복운동은 하지 않고, 한 방향으로 긁어 올리는 동작만 실시한다.
  → 오염 물질을 치주낭 기저부에 밀어 넣지 않도록 하기 위해
- 치주낭 내에서는 치근 형태를 고려해 수직방향, 경사방향, 수평방향 등 다양한 stroke를 조합해 치근면을 활택하게 한다.
  → 오염 물질을 남기지 않기 위해
- Face를 옆으로 벌리지 않는다.
  → 치은을 손상시킬 수 있으므로
- 짧은 stroke로 실시한다.
  → 부주의하게 치은을 손상시키지 않기 위해
- Stroke가 끝난 후에는 반드시 3A 탐침을 이용해 치근면이 활택한지를 확인한다.
  → Over instrumentation을 방지하기 위해

5 Positioning

정확한 curette 조작을 하기 위해서는 시술 부위가 잘 보이고 무리 없는 자세로 curette 조작을 할 수 있는 위치결정(positioning)이 중요하다. Positioning이 되지 않으면 finger rest의 위치를 올바르게 둘 수 없어서 curette 조작을 제대로 할 수 없게 된다.

술자가 조작하기 쉽다는 것은 환자의 스트레스 경감으로 직결되기 때문에 바른 positioning에서 curette을 조작하는 것이 중요하다.

1. Home position(그림 1)

환자 머리 위치 … 상악 교합평면이 바닥과 수직이 된다.

술자 자세 … ① 머리, 목, 척추를 일직선으로(앞으로 너무 기울이지 않도록).
② 올바르게 앉는 법: 의자 깊숙이 앉고 양 발 바닥을 바닥에 닿게 한다.
③ 등: 등을 구부리지 않는다.
④ 어깨: 양 어깨가 수평이 되도록 한다.
⑤ 팔: 상완은 몸통 쪽으로 편안하게 위치시키고 팔꿈치가 몸통에서 멀리 떨어지지 않도록 한다(높이 올리지 않도록).
⑥ 팔꿈치: 각도는 90°가 이상적.

2. 시술의 position

환자 머리의 기울기 … ① 상악 시술: 하악 순면이 바닥면과 평행하게 한다(그림 2A).
② 하악 시술: 환자의 턱을 아래로 당겨 상악 순면이 바닥과 평행하게 한다(그림 2B).
③ 시술 부위에 따라 환자의 얼굴 방향(술자 쪽과 술자 반대쪽)을 바꾼다(그림 3, 4).

술자 위치 … ① Front position(환자에 대해 7~8시 방향에 위치. 그림 5)
② Side position(환자에 대해 9~10시 방향에 위치. 그림 6)
③ Back position(환자에 대해 11~1시 방향에 위치. 그림 7)

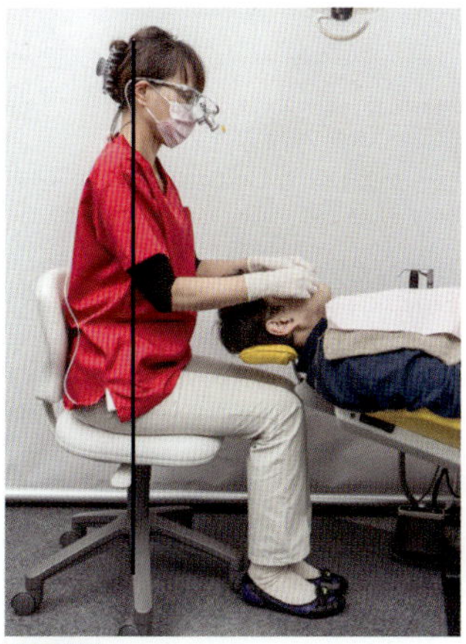

그림 1 Home position.
양 발을 확실하게 바닥에 댄 상태. 팔꿈치는 90° 정도로 구부린다. 머리는 너무 앞으로 숙이지 말고, 어깨와 팔꿈치를 잇는 선이 바닥에 수직인 직선에 가깝게 한다.

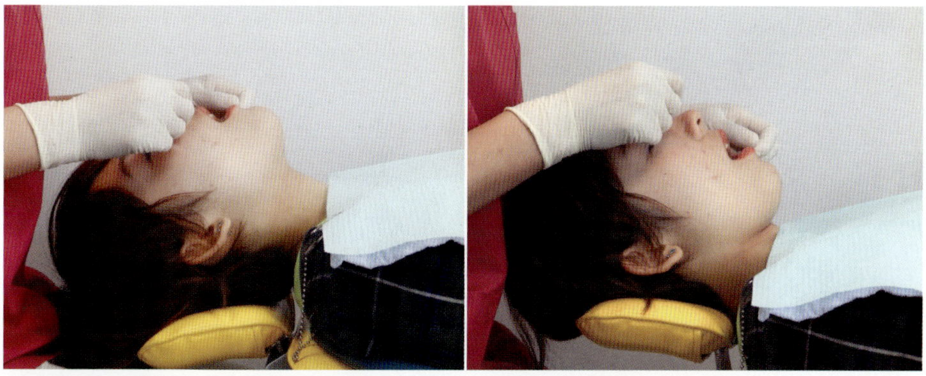

A: 상악 시술. 환자의 턱을 올려 하악 순면과 바닥이 되도록 평행한 위치.

B: 하악 시술. 환자의 턱을 아래로 당겨 상악 순면과 바닥이 되도록 평행한 위치.

그림 2 환자 머리 위치(측방에서 본 모습).
체어의 headrest를 조정해서 각 위치로 설정한다.

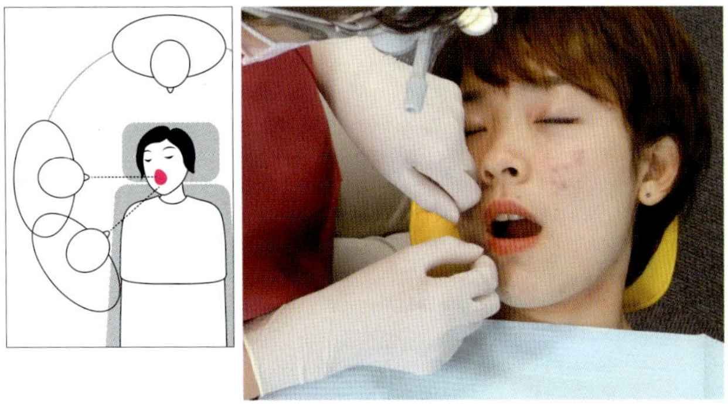

그림 3 환자 머리 위치(술자 시선에서 봤을 때)-1. 환자에게 술자 쪽을 보게 한 위치.

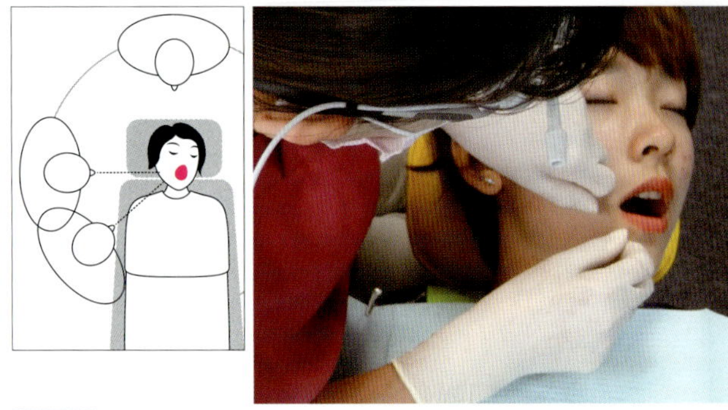

그림 4 환자 머리 위치(술자 시선에서 봤을 때)-2. 환자에게 술자 반대쪽을 보게 한 위치.

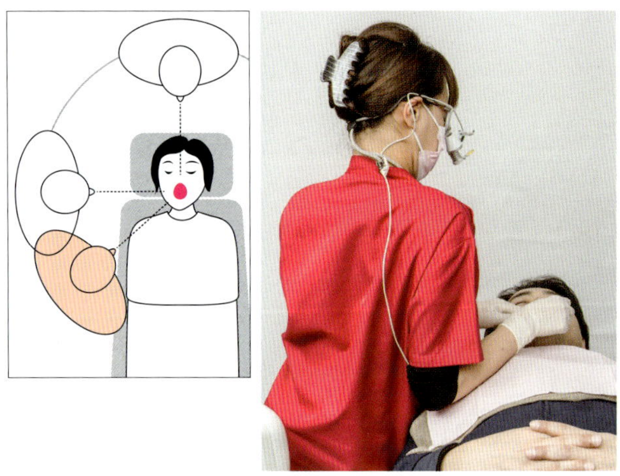

그림 5 Front position(환자에 대해 7~8시 방향에 위치).

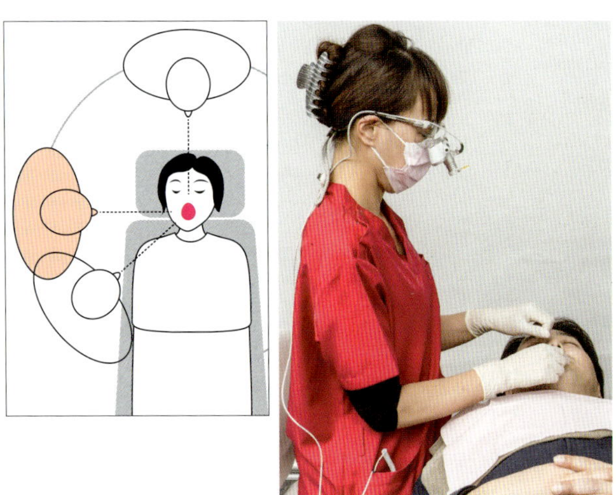

그림 6 Side position(환자에 대해 9~10시 방향에 위치).

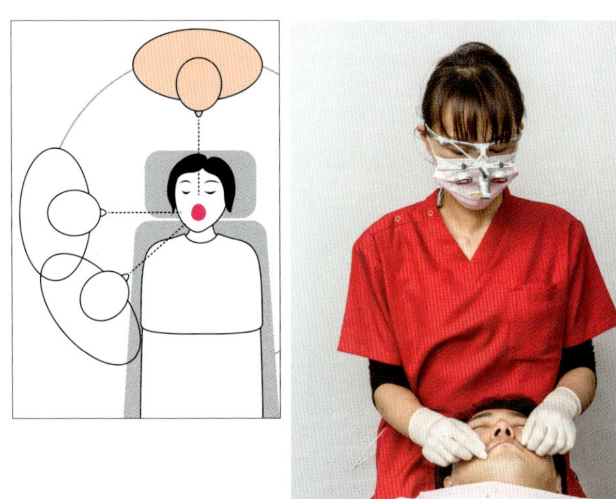

그림 7 Back position(환자에 대해 11~1시 방향에 위치).

항상 되짚어 보고 싶은 5대 포인트 정리

1. 시술 전 positioning을 확인한다.

술자:

① 시술 부위에 맞는 position이 되어 있는가?

② Home position이 유지되어 있는가?

환자:

① 체어의 높이가 조정되어 있는가?

② 환자 머리 위치(headrest, 얼굴 방향 등)의 조정이 되어 있는가?

2. 시술 부위를 확인한다.

3. 시술 치근면에 적합한 curette을 선택한다(curette은 sharpening 되어 있는지).

4. Curette을 변형 연필잡기법으로 잡고 finger rest를 둔다.

5. 치주낭 내에 0°로 넣고, 치석 아래에 도달하면 cutting edge를 세운다. 치근면에 blade 끝 1/3이 적합되고 terminal shank와 치근면이 평행한지에 주의하면서 측방압을 가하며 curette을 당겨 올린다.

* 치근면을 오버랩핑 하듯이 curette을 움직이면 치석을 남기지 않게 된다.
* 오염물질을 치주낭 기저부에 밀어 넣지 않도록 하기 위해 한 방향으로 긁어 올린다.

6. 3A 탐침을 이용해 목표로 한 치석이 제거되어 있는지를 검사한다.

* 치석이 느껴지는지, 치근면이 거친지를 확인한다.

7. 치석이 제거되었으면 약한 측방압을 가하면서 비교적 긴 stroke로 curette을 당기는 동작을 한다. → root planing

8. 3A 탐침을 이용해 치근면이 활택하게 되었는지 확인한다.

* 활택하면 끝마친다.

Part 2

SRP 실천을 위한 기본 지식

1 SRP의 목적

1. 치은의 염증은 모든 치과 치료의 방해가 된다

우리들은 왜 환자의 구강 내에서 염증을 제거해야만 할까?

예를 들어 수복 치료를 할 때 치아 주위에 염증이 존재하면 치은이 쉽게 출혈을 일으키므로 크라운의 margin 설정이 어려워진다. 즉 치관 수복물을 제작할 수 없게 된다. 또한 치은 변연 부근에 콤포지트 레진을 충전할 때에도 정확한 충전 조작이 불가능하다. 다시 말해서 치은에 염증이 존재하면 대부분 치과 치료의 걸림돌이 된다.

치은에 염증이 존재하면 우선 치은연상의 플라크 조절을 실시해 겉으로 보이는 염증을 없앤다. 그리고 나서 치은연하의 시술(curette 처치=scaling & root planing; SRP)로 이행하여 염증(치주질환) 원인을 철저하게 제거한다. 치주 조직의 염증을 제거하면 치아의 보존, 나아가서는 치조골의 보존으로 이어지는 것은 말할 필요도 없다.

치주 조직의 염증을 제거하기 위해서는 염증이 있는 치주 조직의 상태와 염증이 없는 치주 조직의 상태를 비교해서 파악하는 것이 중요하다. 그러기 위해서는 정상적인 치주 조직의 생리학적·해부학적·병리학적·조직학적인 이미지를 파악해야 한다. 실제 임상에서는 환자의 구강 내 치주 조직을 관찰해 정상적인 치은 이미지와 비교해서 치주 조직의 염증 변화를 확인해야 한다. 술자가 실시한 칫솔질 지도(TBI)나 SRP 후 환자의 염증 변화를 관찰하면 시술의 성과를 알 수 있다(그림 1~4).

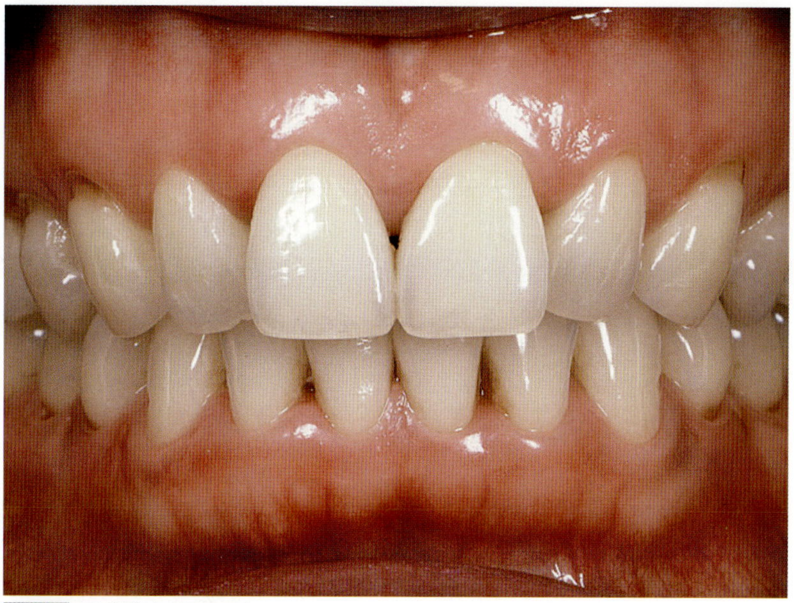

그림 1 정상적인 치주 조직.
정상 치은 상태의 이미지를 기억하고, 그것과 비교해 보면 염증의 변화를 확인할 수 있다. 치은의 질(특히 두꺼운 치은의 경우)에 따라 겉으로는 염증을 알 수 없는 경우도 있으므로 치은의 작은 변화도 놓치지 않는 시각이 필요하다.

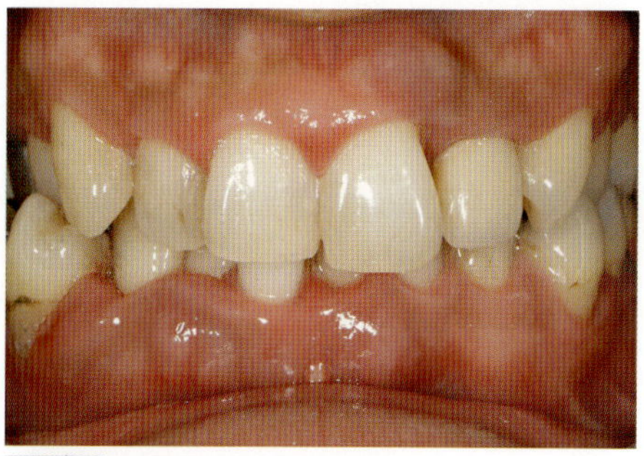

그림 2 염증이 있는 치주 조직.
치은 변연에 발적과 부종이 보이고, 특히 치간유두 부위에서 심하다. 치은 변연 부근에는 플라크의 축적과 치석이 보인다. 경미한 자극으로도 출혈이 일어나고, 치은을 손가락으로 누르면 부위에 따라서는 치주낭에서 배농이 보인다.

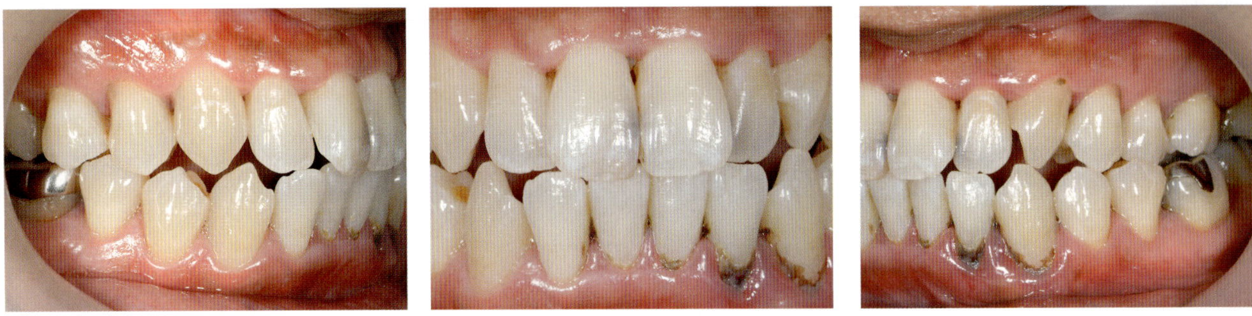

그림 3 술전 구강 내.
TBI 및 SRP 전(부종성 치은). 치은연상 플라크가 많고 치은 변연 부위에는 염증이 보인다.

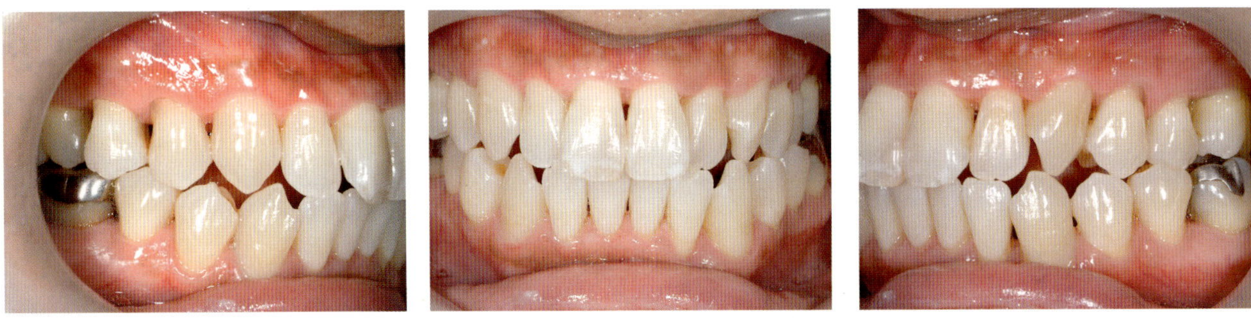

그림 4 그림 3 증례의 TBI, SRP가 끝난 후의 구강 내.
염증이 사라지고 치은 상태가 개선된 것을 알 수 있다.

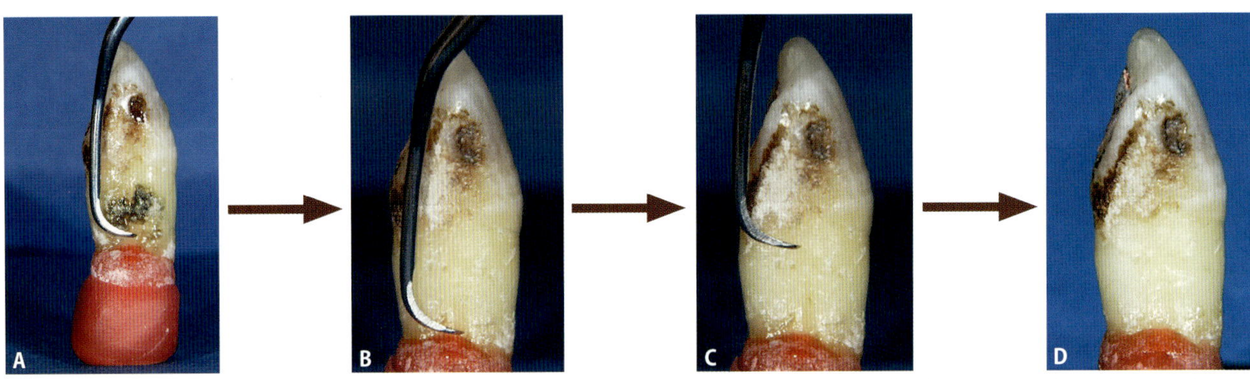

A: 시술 전. B, C: 치석제거 후에는 비교적 긴 stroke로 root planing을 실시한다. D: 끝났을 때의 치근면.
그림 5 Root planing이 끝났을 때의 바람직한 치근면.

2. Scaling and root planing(SRP)의 목적

치주 치료를 할 때 scaling과 root planing을 구별하는 것은 어렵지만, 굳이 구별하자면 다음과 같다.

- Scaling … 치아 및 치근 표면에서 세균성 플라크, 치석, 타석 등 치면 침착물을 제거하는 것
- Root planing … 치석제거 후 또는 치석제거 할 때 치근면에서 괴사(변성) 백악질 등 오염 조직을 제거해 치근면을 단단하고 활택한 면으로 만드는 것(그림 5)

이 책에서는 'scaling'과 'root planing'을 구별하지 않고 SRP(scaling and root planing)으로 표기해 해설한다. SRP의 목적은 다음과 같다.

① 치은연하에 존재하는 구강 내 병변성 세균총의 상태를 개선한다.
② 치주 조직의 염증성 병변의 원인이 되는 치면 침착물을 완전히 제거해, 치주낭을 개선하고 치주 조직이 더이상 상실되는 것을 멈추게 한다.

Memo

*** 정상 치주낭 수치의 기준**

• 협설측·구개측에서 1~2mm • 인접부에서 3mm 미만

그리고 치주 치료의 구체적인 목표는 다음과 같다.

① 깊은 치주낭을 환자 자신이 maintenance하기 쉬운 깊이(3mm 미만)로 만드는 것*

② 환자 스스로 양호한 구강위생의 maintenance가 가능하도록 치실, 치간 칫솔, 칫솔질 방법을 지도하는 것

이와 같은 간단한 2가지 목적을 달성하기 위해 치과위생사(물론 치과의사도 포함한다)에게는 SRP와 구강위생지도의 skill은 물론, 환자를 대하는 방법 등 다양한 요소가 요구된다고 할 수 있다.

3. 염증과 교합 조절을 통해 정상적인 치주 조직으로

그러면 SRP를 실시하기만 하면 치주 치료는 성공할까? 이것만으로는 부족하다.

치주 치료에서 중요한 것은 **'염증의 제어'**와 **'교합의 제어'**이다. 둘 중 어느 한 쪽만 실시했다면 치주 치료는 성공하지 못한다.

항상 이 2가지가 달성되어 있는지를 확인하면서 치료를 진행해 가야 한다. 이 2가지에 대해 구체적으로 살펴 보도록 하자.

1) 염증의 제어

염증을 제어하기 위해 주로 치과위생사가 시행하는 처치는 아래의 2가지로 집약된다.

- Oral physiotherapy(환자 스스로 구강 내 유지관리가 가능하도록 의료 종사자가 구강 내 self care에 대해 지도하는 것. **145페이지 참조**): 칫솔질 지도
- SRP: 치근면 주위에서 염증의 원인이 되는 플라크 및 치석, 괴사 백악질을 제거해 단단하고 활택한 치근면을 만드는 것

그 외, 치과의사에 의해 우식 치료, 부적절한 수복물의 제거, 근관 치료 등이 이루어지는데, 우식이 어디에 존재하는지 파악해야 하며 또한 우식은 환자의 생활습관과도 밀접하게 연관되므로 환자의 생활양식 등도 파악해 둘 필요가 있다.

부적절한 수복물은 환자의 maintenance를 어렵게 하므로 수복물의 종류와 위치, 어떠한 상태인지도 이해해 두어야 한다(그림 6, 7).

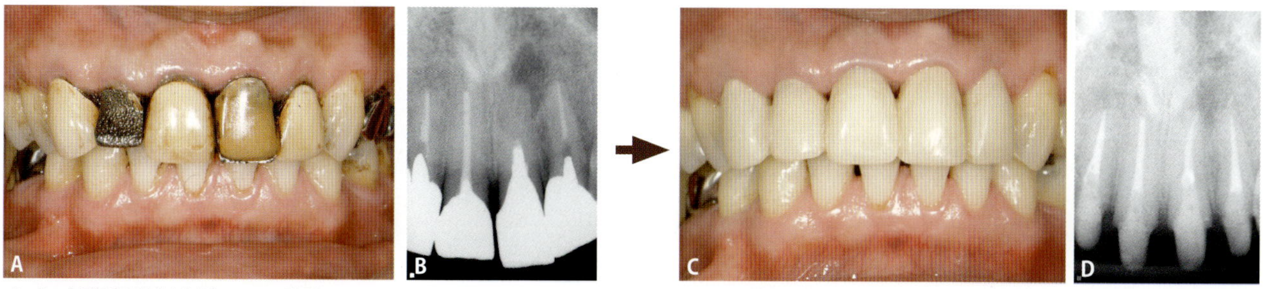

A, B: 술전의 구강 내 및 X-ray 사진.

C, D: 상악 전치부 provisional restoration 장착 후의 구강 내 및 X-ray 사진.

그림 6 염증의 제어-1. 부적합 수복물의 제거.

부적합 수복물의 존재는 maintenance를 어렵게 하므로 치주 질환을 악화시키는 원인이 된다. 치주 치료를 실시할 때는 부적합 수복물을 제거해 maintenance하기 쉬운 환경으로 바꿀 필요가 있다. 물론 치주 치료와 병행해 치과의사에 의한 우식 치료나 근관 치료가 이루어진다.

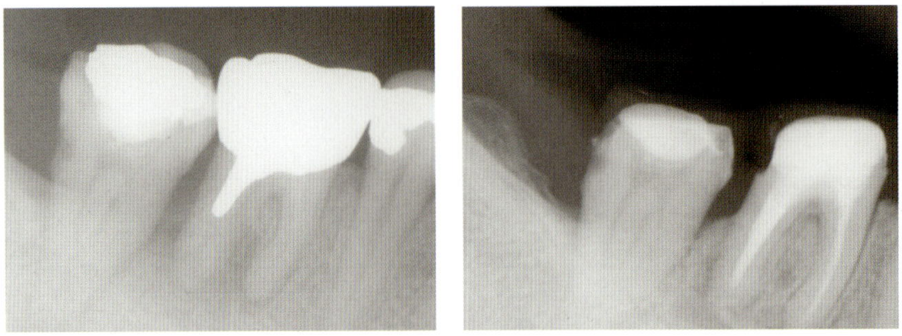

A: 초진 때 $\overline{6|}$ 원심에 6mm 이상의 치주낭이 보이고 배농이 있었다. 이처럼 근관 유래의 원인(근첨병변)이 의심되는 치은 염증의 경우, 우선 근관 치료를 하고 그 후 SRP를 실시한다.

B: 같은 부위의 1년 후(근관 치료가 끝난 후, SRP를 실시했다).

그림 7 염증의 제어-2. 근관 치료.
근관 유래의 원인이라고 판단되는 경우에는 우선 근관 치료를 한 후 SRP로 이행한다.

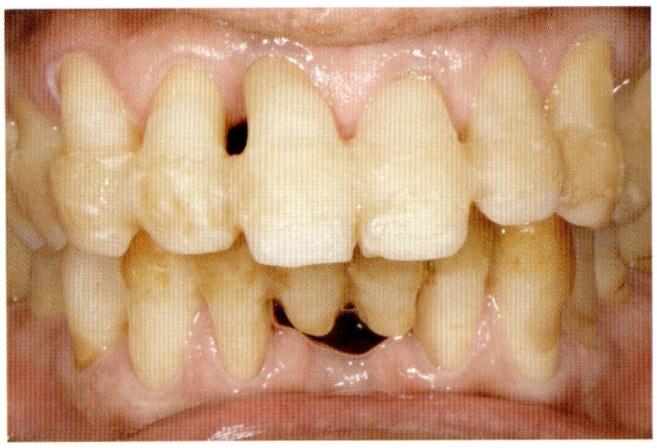

그림 8 동요치의 고정.
상하악 전치부에 동요가 보이므로 고정했다. 하악 전치는 인공치를 이용해 인접치에 고정했다.

2) 교합의 제어

교합을 제어하는 방법으로는 다음과 같은 것이 있다.

- 동요치의 고정(그림 8)
- 교합 조정

2차성 교합성 외상을 방지하면 치주 조직의 부착이 더욱 상실되는 것을 막을 수 있다.

치주 초기 치료를 마쳐도 교합의 제어가 되지 않은 경우, 일시적으로 치주낭 깊이가 개선되었다 할지라도 재발 위험성이 남아 있다.

동요가 있는 치아에 SRP를 하려고 해도 의미가 없다. 치과의사에 의해 동요치의 고정이나 교합 조정이 이루어지고 나서야 비로소 치주 치료를 시작할 수 있다. 항상 교합에 문제가 없는지를 파악하는 시각을 길러 둘 필요가 있다.

2 치주 치료에 필요한 기자재

1. Hand instrument·Hand scaler

필자의 치과에서 사용하고 있는 주요 hand instrument를 그림 1~3에 소개한다.

Hand scaler는 Gracey type curette을 사용한다. Gracey type curette은 cutting edge가 한 쪽에만 있으므로 폐쇄 상태의 치주낭 내를 부주의하게 손상시킬 위험성이 적어서 널리 사용되는 기구이다.

필자의 치과에서 주로 사용하는 것은 Gracey type curette No. 11/12, No. 13/14(복굴곡형)이고, 예비로 No. 5/6, No. 7/8(단굴곡형)을 사용하며 또한 치주낭의 상태나 치근의 해부학적 형태에 맞춰 after five curette 및 mini five curette을 사용한다(그림 2).

After five curette은 terminal shank가 standard보다 3mm 길어서 깊은 치주낭에 도달하기 좋다.

Mini five curette은 blade의 길이가 standard의 절반이므로 치근분지부나 좁은 치주낭에서 효과적이며, standard curette으로는 blade 전체가 완전히 들어가지 않는 경우라도 치주 조직에 손상을 주지 않고 넣을 수 있다.

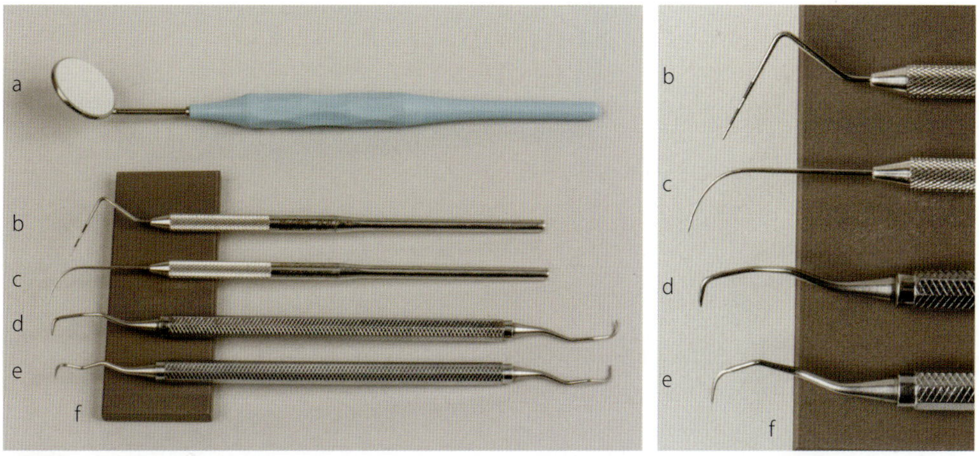

그림 1 필자의 치과에서 사용하고 있는 Hand instrument(오른쪽 사진은 b~e 끝부분의 확대).
a: 치경 – 표면 반사되는 것(Mokuda), b: Probe – CP11(Hu–Friedy), c: 탐침 – #3A(Hu–Friedy), d: Gracey type curette No. 11/12(Hu–Friedy), e: Gracey type curette No. 13/14(Hu–Friedy), f: Ceramic stone(Hu–Friedy).

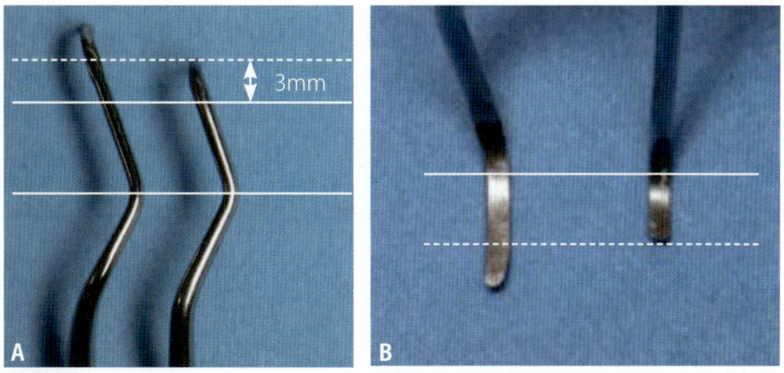

그림 2 Gracey type curette(Hu–Friedy).
A: Gracey type curette after five(왼쪽)와 Gracey type curette standard(오른쪽). After five는 standard보다 terminal shank가 3mm 길어서 깊은 치주낭에 적합하다.
B: Gracey type curette standard(왼쪽)와 Gracey type curette mini five(오른쪽). Mini five는 blade의 길이가 짧으므로, standard curette의 blade 전체를 치주낭에 완전히 넣을 수 없는 경우에 사용할 수 있다.

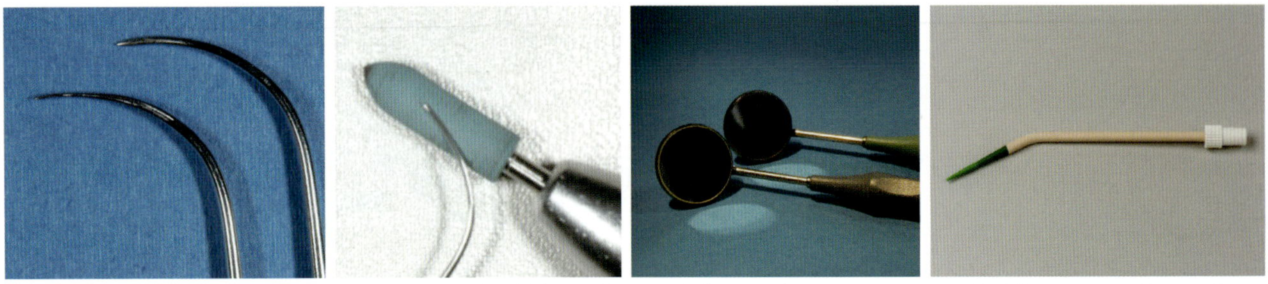

A: 3A explorer(탐침). 항상 가늘게 연마해 두면 촉감을 최대한으로 올릴 수 있다.
위: Tip 연마 전의 3A 탐침.
아래: Tip 연마 후의 3A 탐침.

B: 3A explorer는 실리콘 포인트를 사용해 tip을 가늘게 연마한다.

C: 치경(Mokuda).
위: No. 4(직경 22mm).
아래: No. 5(직경 24mm).
되도록 표면반사 치경을 사용한다.

D: 외과용 suction tip(roeko Surgitip-micro, Mokuda) Tip의 직경이 1.2mm로 가늘어서 SRP 할 때 치주낭의 출혈을 흡인하기 쉬우므로 시술 부위의 명시에 좋다.

그림 3 그 외의 hand instrument.

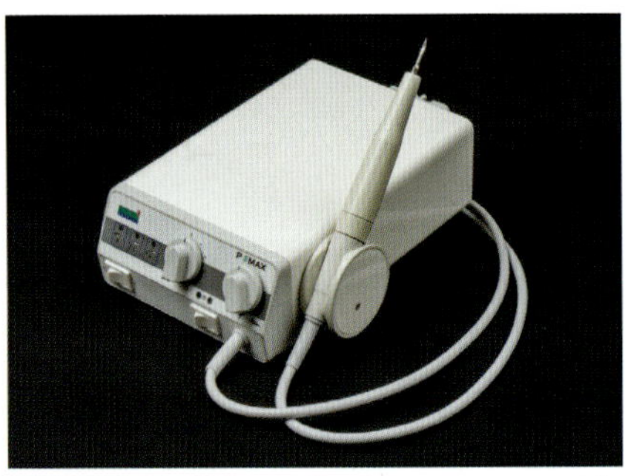

그림 4 초음파 scaler(P-Max, Hakusui 무역).

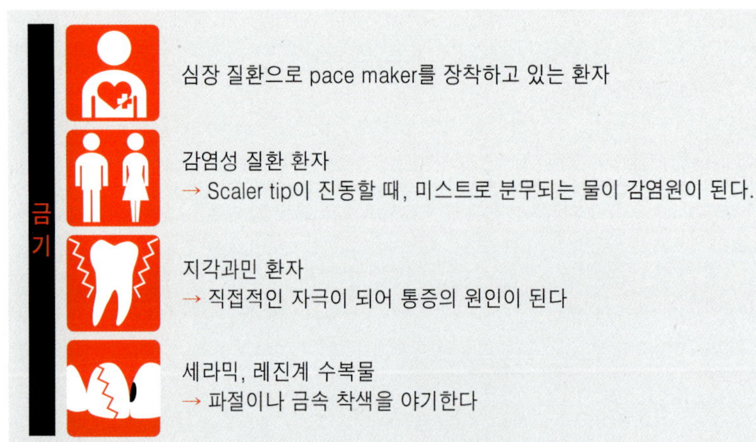

그림 5 진동형 scaler 사용할 때 주의가 필요한 경우.

2. 진동형 기구(초음파 scaler, air scaler)

필자의 치과에서는 초음파 scaler(**그림 4**) 및 air scaler를 주로 치은연상 또는 치은연하 얕은 부위에 사용하고 있다. 치주 외과 처치(flap을 박리한 후)의 scaling에도 사용한다.

진동형 scaler는 많고 단단하게 침착되어 있는 치석이나 색소 침착물을 좀 더 빨리 간편하게 제거할 수 있지만 사용할 때는 **그림 5**와 같은 주의가 필요하다.

3. 기타

① 치면 연마용 contra angle(**그림 6**)

SRP 후 또는 maintenance할 때 치면 연마용 paste(**그림 7**)와 함께 사용한다. 다양한 모양의 tip이 있어서 구강 내 상태에 따라 구분해 사용한다.

② 치면 청소 기구(**그림 8**)

치면이나 인접면에 착색이 많은 경우 등에 사용한다. 짧은 시간에 치면의 착색을 없앨 수 있다. 치은 변연 방향으로 분무구를 향하게 하면 환자가 통증을 느끼게 되므로 사용 각도에 주의해 사용해야 한다.

③ 확대경(loupe)(**그림 9**)

시야를 확대해 정확성을 높일 수 있다. 조명이 장착되어 있어서 체어의 조명에 관계없이 시술 부위를 밝게 비출 수 있으므로 시술 중 술자의 스트레스를 줄여준다. 다만 치주 치료 초보자는 시술 치아 이외의 부위에

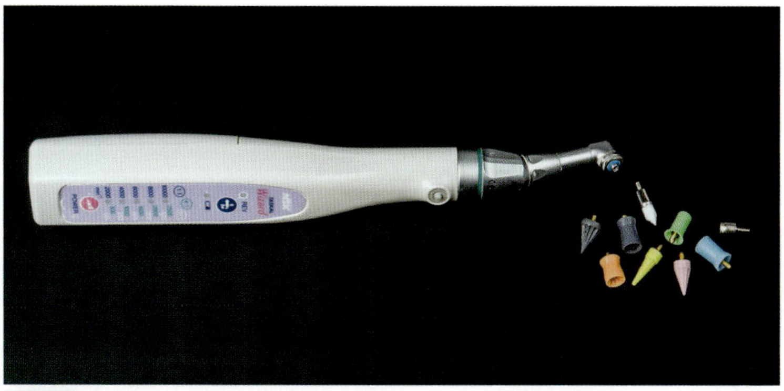

그림 6 Cordless PMTC contra angle(Taskal Wizard. Nakanishi).
다양한 종류의 tip을 사용한다[Ameniclean(Oral care사), Young사 등].

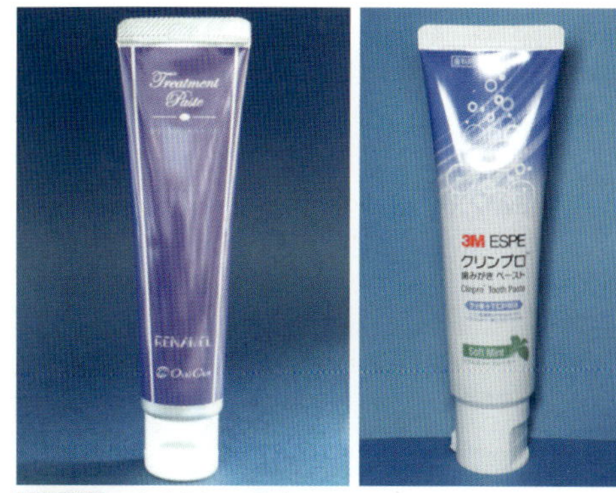

그림 7 **치면 청소 연마 paste.**
왼쪽: Treatment paste(Oral care).
오른쪽: Cleaning paste(3M ESPE).

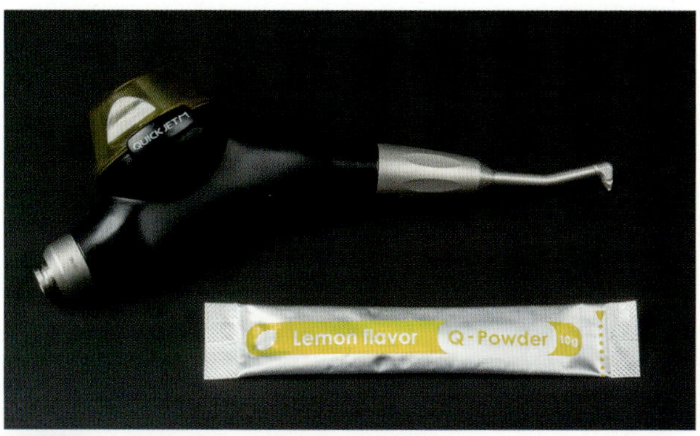

그림 8 Jet polisher(Quickjet M. Yoshida).
High speed 핸드피스 노즐에 원터치로 접속할 수 있어서 조작성이 좋다. 파우더에는 레몬 맛이나 오렌지 맛 등도 있다.

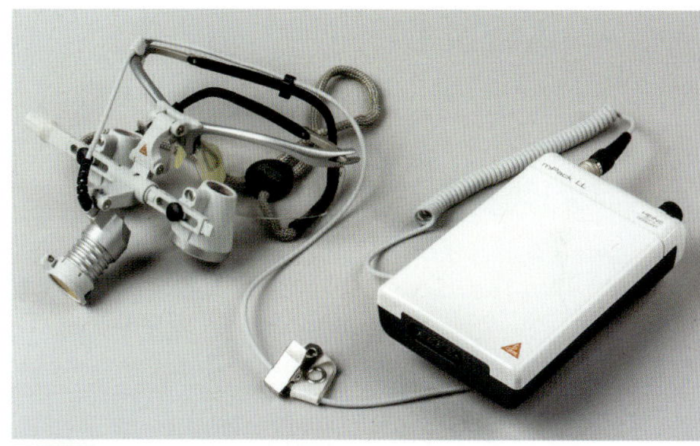

그림 9 **조명이 장착된 확대경**(Haine loupe. Mokuda).
필자들은 보통 2.5배율을 사용한다.

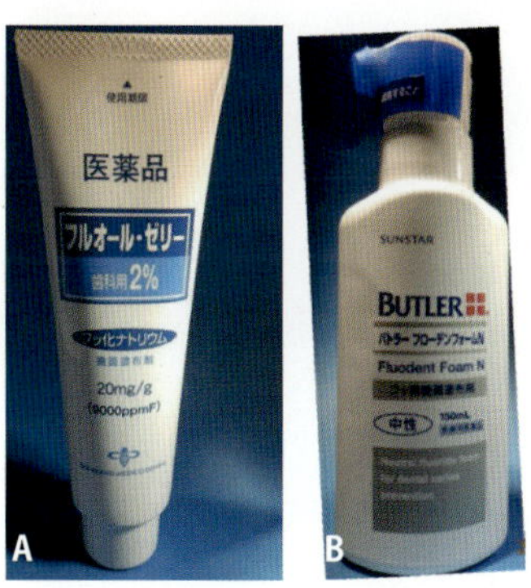

그림 10 **불소.**
A: 산성 불소 젤리 치면도포제(Fluoljelly, bee brand medico dental). 구강 내에 세라믹 수복물이 장착되어 있지 않은 경우에 사용한다.
B: 중성 불소 치면도포제(Butler Fluodent Foam N. Sunstar사). 구강 내에 세라믹 수복물이 있는 경우에 사용한다.

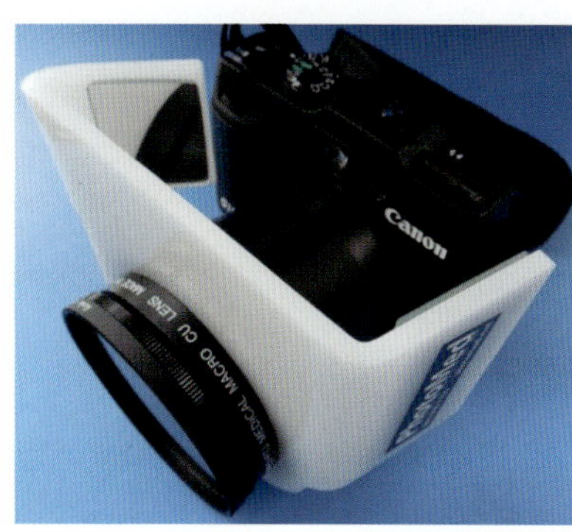

그림 11 **구강 내 기록용 카메라**(diffuser: AG-Pac사).
가벼우면서 화상이 선명하기 때문에 치과위생사도 사용하기 쉽다.

대한 주의가 부족하므로 특히 주의해서 사용할 필요가 있다.

④ 불소(**그림 10**)

SRP 후 지각과민 방지나 우식 예방 목적으로 불소를 도포한다. 세라믹 수복물이 구강 내에 장착되어 있는 경우는 중성 불소를 사용한다.

⑤ 구강 내 기록용 카메라(**그림 11**)

술전·술후 등 환자의 구강 내 변화를 기록한다. 구강 내 사진은 술자가 실시한 시술의 확인이나 기술의 향상으로 이어질 뿐만 아니라, 환자에게 보여주어 동기부여의 수단으로도 이용할 수 있다.

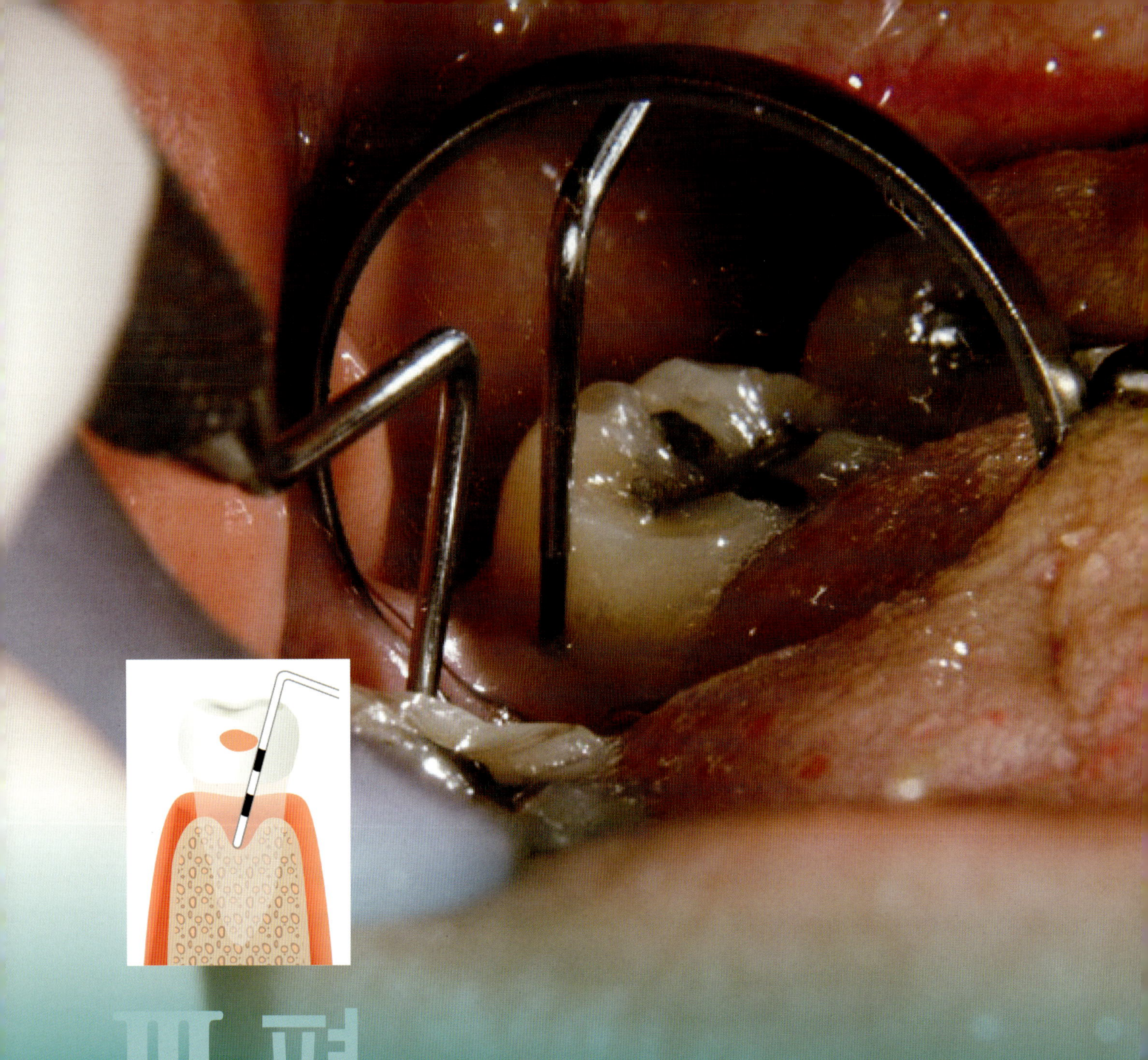

Ⅲ 편

Keys for Professional Maintenance

장기 maintenance를 실현하는 전문 치과위생사 업무 & 철학

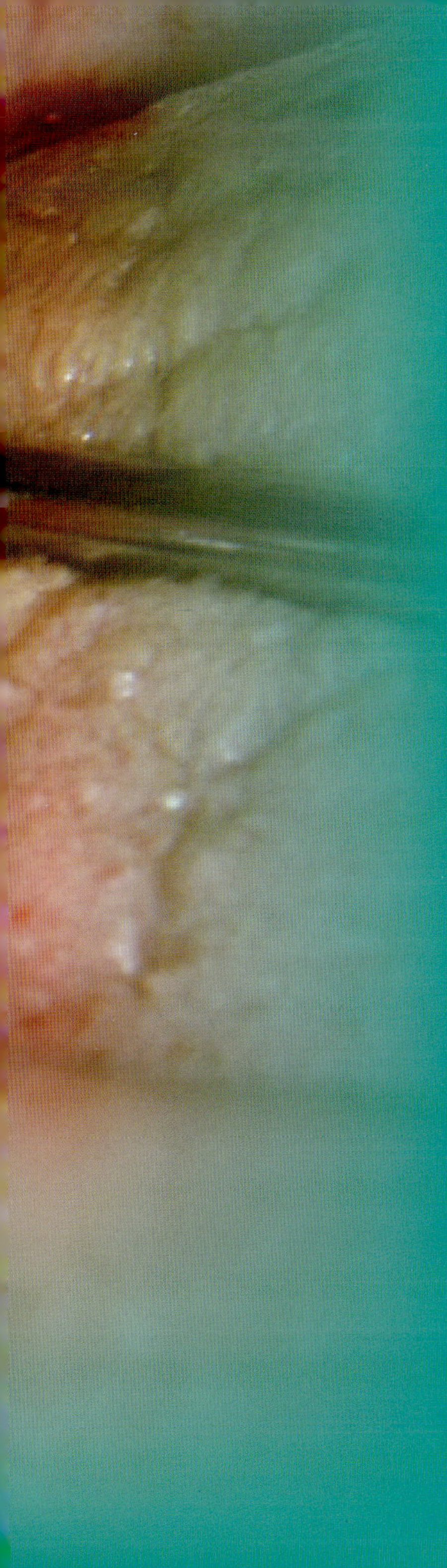

Part 1 증례로 배운다! 장기 maintenance 환자 관리를 위한 7가지 단계

Part 2 팀 의료와 커뮤니케이션

Part 1

증례로 배운다!
장기 maintenance 환자 관리를 위한 7가지 단계

Guidance for This Part …………………………………………………………………… Ⅲ편 part 1을 읽는 방법

장기 maintenance란 무엇인가?

오랜 기간에 걸쳐 maintenance를 계속하고 있다고 해서 '장기 maintenance'가 아니다.

'양호한 구강 상태가 장기에 걸쳐서 유지되고 있는' 증례가 바로 '장기 maintenance'이다.

장기 maintenance 환자를 늘리기 위해서는 오랜 기간에 걸쳐 환자가 내원할 수 있도록 의식을 고양하고(환자교육), 좋은 구강 상태를 유지할 수 있도록 만드는 술자인 치과의사 및 치과위생사의 **진단력과 기술력**이 요구된다.

■ 장기 maintenance를 실현하는 2가지 포인트

1) 환자를 관리하고 dental IQ 향상을 도모할 것

'Dental IQ'는 환자 자신이 받는 치과 치료나 전신 건강에 대해 어느 정도 관심이 높은지를 가리킨다. '구강 건강은 전신 건강의 핵심'이라고 생각하는 환자는 dental IQ가 높다고 할 수 있다.

예를 들어 '통증'이 있어서 다른 치과에서 옮겨 온 초진 환자는, 치과위생사가 maintenance의 중요성을 아무리 정중하게 설명하더라도 아마 이해 안 가는 얼굴을 할 것이다. 우선 주소인 '통증'을 제거하고 환자와의 신뢰 관계가 구축된 후에 maintenance의 중요성을 설명하는 순서가 적절하다. 듣는 입장인 환자의 준비가 되어 있지 않으면 술자가 중요한 것을 전달하려고 해도 전해지지 않는다.

환자의 dental IQ가 향상되면 의원측의 제안을 적극적으로 받아들이고 동기부여도 잘 이루어지며 maintenance를 위해 계속적으로 내원하게 되는 등 다양한 장점이 있다.

2) 환자와 친밀감(rapport)을 구축하는 것

환자가 치과에 내원하는 이유는 다양한데, 초진 때 내원 이유를 하나에서 열까지 이야기하는 환자는 오히려 적을 것이다. 특히 이전의 치과에서 트러블이 있어서 몇 군데나 치과를 옮겨 다닌 환자의 대부분은 진짜 내원 이유를 말해 주지 않는 경우가 많다고 생각한다.

환자의 내원 횟수가 늘어감에 따라 그제서야 본심을 들을 수 있게 되고 환자와의 친밀감(rapport: 상호 신뢰 관계, 공감 관계)이 서서히 구축되어 간다. 특히 치과위생사는 환자와 가까운 존재이므로 항상 환자를 대함에 있어서 신뢰 관계를 빨리 구축해 나갈 필요가 있다.

치과의료 종사자와 환자가 상호신뢰를 가지고 행동함으로써 서로가 바람직한 결과를 얻을 수 있는 것이 진정한 친밀감의 구축이라고 할 수 있다.

■ 장기 maintenance를 실현하기 위한 7가지 단계

이 part에서는 위에서 서술한 포인트를 파악하고, 장기 maintenance를 실현하기 위한 치과위생사의 역할, 사고방식, 테크닉 등을 아래의 7가지 단계로 나누어서 증례를 보면서 서술해 간다.

① 검사, 진단
② 치료계획 수립
③ 동기부여(motivation)
④ 칫솔질 지도
⑤ Scaling & root planing(구체적 치료)
⑥ 치주 조직의 재평가
⑦ Maintenance

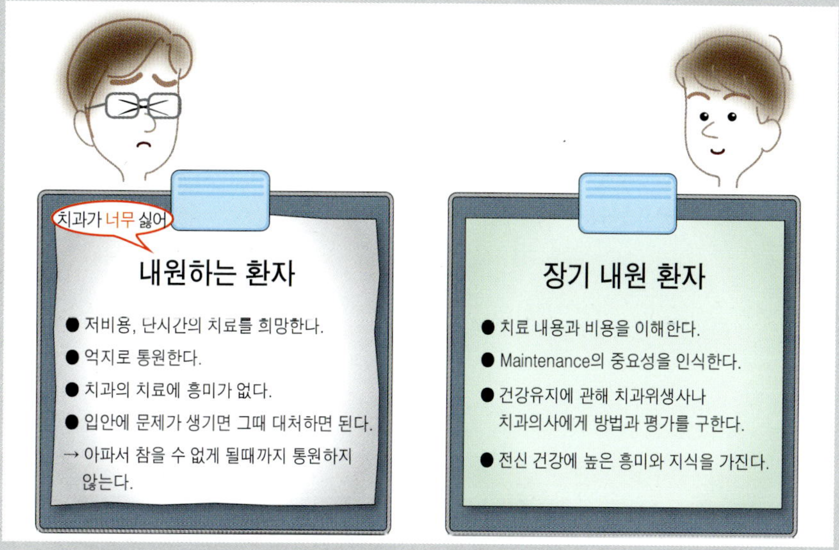

1 치주 조직의 검사 및 진단—치료의 성패를 좌우하는 치료 전 준비 (기초자료의 수집)

장기 내원 환자의 관리를 목표로 필자의 치과에서 시행하고 있는 치료의 흐름과, 그 중에서 치과위생사 업무를 그림 1에 제시한다. 이 중에서 치주 조직 검사는 기초자료의 수집을 통해 환자의 상태를 정확하게 파악하는 것(문제점의 추출)으로, 그것에 기초해 치료계획이 수립되고 치료가 이루어지기 때문에 치료 전체의 지침을 정하는 아주 중요한 첫 단추이다. 다시 말해서 치료에 들어가기 전에 치주 조직의 검사가 적절하게 이루어져 치과의사와 치과위생사가 그 정보를 공유하지 않으면 치료 자체가 성립되지 않는다.

치주 조직 검사에서는 우선 플라크 지수를 측정하고 치주낭 검사, 치아 동요도 검사, 치근분지부 병변 검사, 교합 간섭 검사, 부착 치은 폭 검사 등을 실시해 필요사항을 치주 조직 검사 차트에 정리해 나간다.

1. 플라크 지수 측정

플라크 지수는 환자의 구강 내 정보를 알 수 있는 중요한 기초자료 중 하나이다.

플라크 착색 검사를 하면 잘 닦인 부분과 잘 닦이지 않은 부분 등 환자의 칫솔질 경향을 확실하게 알 수 있으므로, professional care가 필요한 부위를 술자가 쉽게 파악할 수 있다.

환자에게 칫솔질을 교육할 때는 물론, maintenance 중에도 착색 검사를 실시한다(그림 2~4). 착색 검사를 통해 환자가 객관적으로 자신의 구강 내 상태를 알 수 있도록 해 치주질환 치료를 위한 동기부여로 연결해 나간다.

❗ 착색 검사를 할 때 중요한 점은 환자의 입술에 반드시 바셀린 등을 발라 색소가 구강 외(입술)에 남지 않도록 배려할 필요가 있다는 것이다.

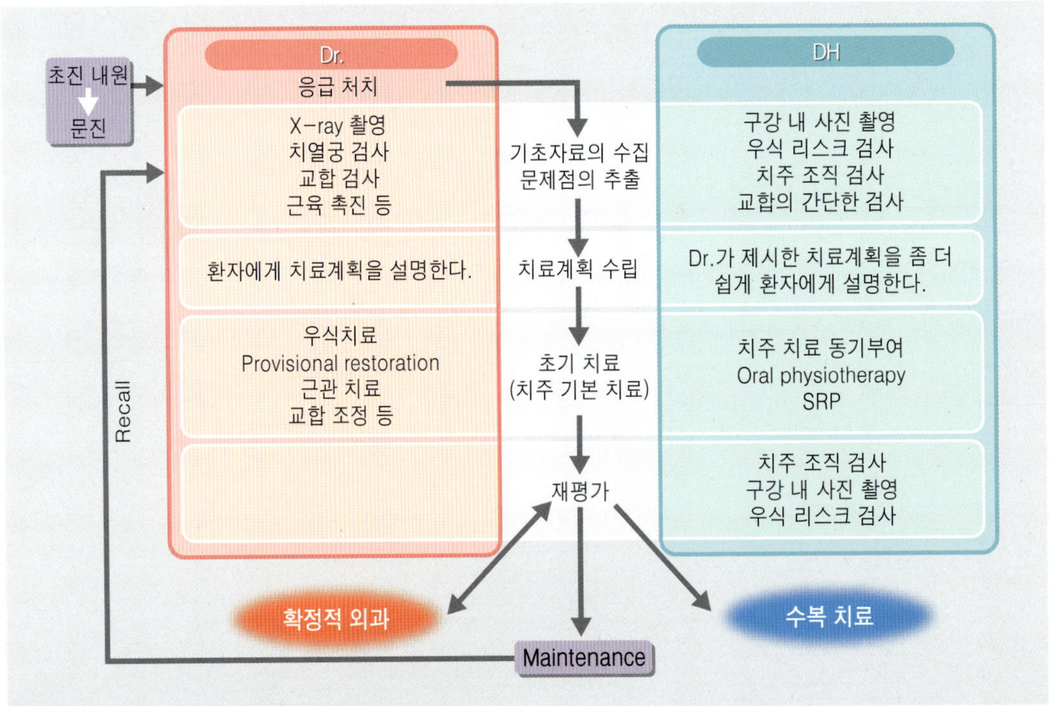

그림 1 필자 치과의 치료 흐름과 치과위생사 업무의 흐름.

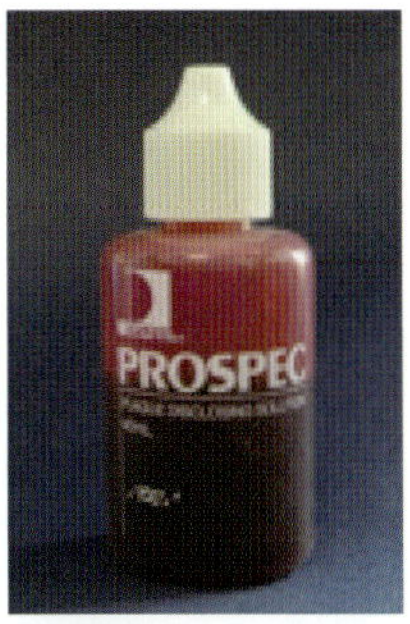

그림 2 플라크 착색제.
여러 제품이 있는데, 이 형태는 cotton pellet에 적셔 사용한다.

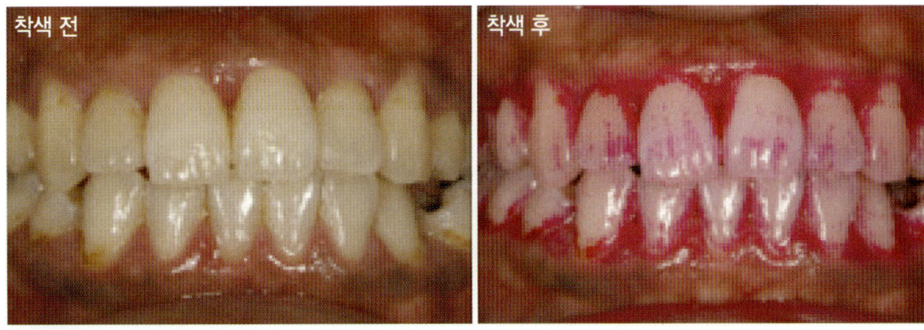

그림 3 플라크 착색 검사.
착색제를 사용하면 환자와 술자가 플라크 부착 상태를 알 수 있다. 착색을 검사할 때는 입술에 바셀린을 발라 착색제의 색소가 입술 등에 남지 않도록 주의한다. 착색 후 플라크 지수를 기록한다.

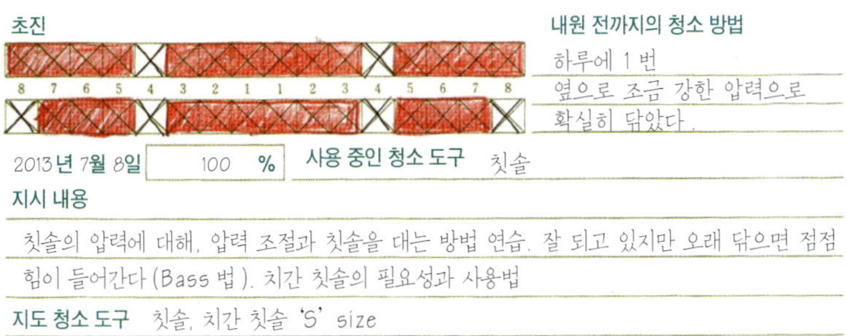
초진

내원 전까지의 청소 방법
하루에 1번
옆으로 조금 강한 압력으로
확실히 닦았다.

8 7 6 5 4 3 2 1 1 2 3 4 5 6 7 8

2013년 7월 8일 100 %
사용 중인 청소 도구 칫솔

지시 내용
칫솔의 압력에 대해, 압력 조절과 칫솔을 대는 방법 연습. 잘 되고 있지만 오래 닦으면 점점 힘이 들어간다(Bass 법). 치간 칫솔의 필요성과 사용법

지도 청소 도구 칫솔, 치간 칫솔 'S' size

그림 4 플라크 지수의 기록.
플라크 지수를 정기적으로 채득하면 환자의 칫솔질 경향을 알 수 있다. 또한 언제나 같은 부위에 플라크가 남아 있으면 치주낭이 개선되지 않거나 항상 출혈이 있는 상태일 수 있으므로 치주 조직 검사 차트와 연동되고 있는 것을 알 수 있다.

2. 치주낭 검사(probing)

치주질환으로 소실된 치조골의 형태는 육안만으로 판단할 수 없으므로, 치조골의 결손 형태를 파악하는 의미에서 probing을 하는 것은 아주 중요하다. 또한 치주낭 기저부(pocket bottom)를 확실히 파악하지 않으면 적절하게 SRP를 할 수 없다. 다시 말해서 probing을 대충 해버리면 환자의 병태를 파악할 수 없을 뿐만 아니라 환자의 치주질환을 치료할 수 없게 된다.

각 치아의 probing 수치를 측정할 때는 반드시 10매법 또는 14매법의 standard X-ray 사진을 보면서(**그림 5, 6**) 치은 변연에서 치조골정 또는 골결손 기저부까지의 거리를 측정한다. 머릿속으로 치조골의 입체상을 이미지하면서 깊은 치주낭이나 치조골 결손을 놓치지 않도록 해야 한다.

❗ 중요한 주의점이 있다. 치은에 염증이 있어서 probe가 조금만 닿아도 출혈이 생기고 통증을 호소하는 환자의 경우, 우선 플라크 조절을 지도하고 염증이 어느 정도까지 가라앉아 probing으로 인한 통증이 없어지면 probing을 실시한다. 왜냐하면 염증 급성기의 probing 수치는 측정치로서 의미가 없기 때문이다. 원래 필요한 probing 수치는 염증이 없어진 후 재평가할 때의 수치이다. Probing은 치주 치료의 초기에 시행하는 검사인데, 맨 처음의 검사에서 환자에게 통증을 주면 그 후의 치주 치료에 대한 협력도가 떨어질 우려가 있다.

Probing은 초진, 재평가, maintenance 등 염증 개선의 판단 자료로 필요한 검사이다. 또한 출혈점의 유무를 파악하는 것이 중요한데, 이유는 치주낭 내의 염증상황과 함께 급성기인지 만성기인지 등의 정보를 즉시 알 수 있기 때문이다. Probing은 다음에 실시하는 치료의 지침(치주 외과로 이행할지, 또는 maintenance로 이행할지, 다시 SRP를 실시할지 등)이 된다. 다시 말해서 probing을 확실하게 터득하면 그 후의 치료계획 수립 및 치주 치료를 원활하게 진행할 수 있다.

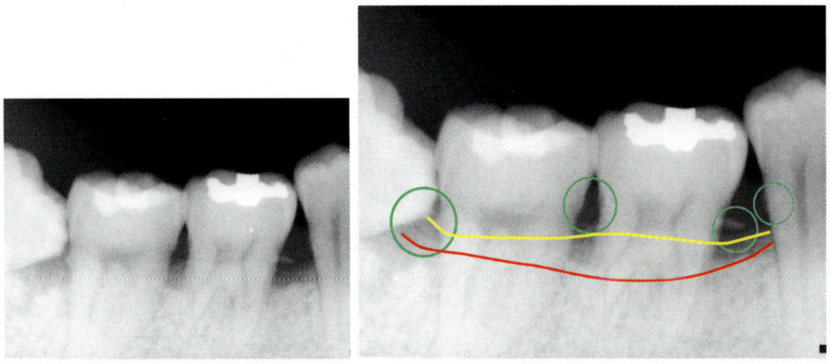

그림 5 **Standard X-ray 판독-1. 협측, 설측 alveolar crest와 치석의 판독.**
X-ray 사진에서 뚜렷하게 보이는 골연(alveolar crest)은 필름에 가까운 곳인 설측 골연(빨간색 선)이고, 약간 농도가 옅게 보이는 것이 협측 골연(노란색 선)이다. ○는 치석.

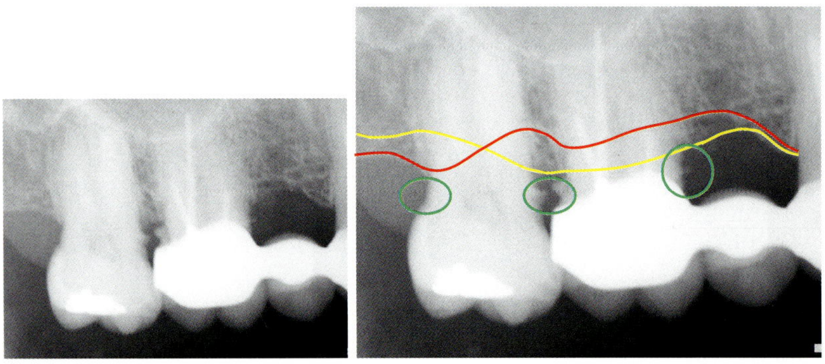

그림 6 **Standard X-ray 판독-2. 부적합 수복물의 판독.**
수복물의 원심 부위에서 크라운 변연(margin)과 지대치 사이에 큰 갭이 보인다.
노란색 선: 협측 골연, 빨간색 선: 구개측 골연, ○: 치석.

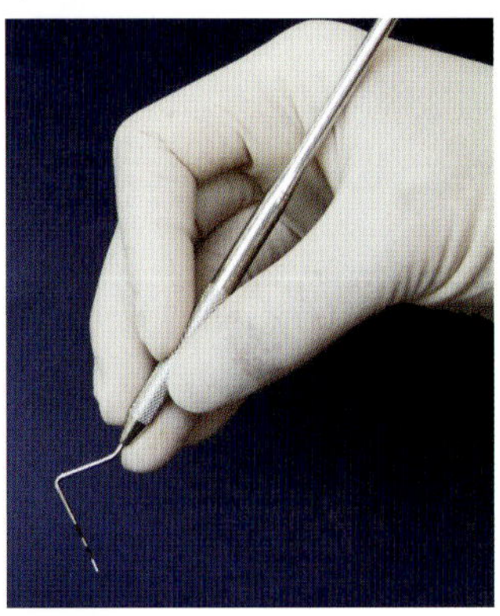

그림 7 **Probe 잡는 법.**
CP-11 probe를 변형 연필잡기법으로 잡는다.

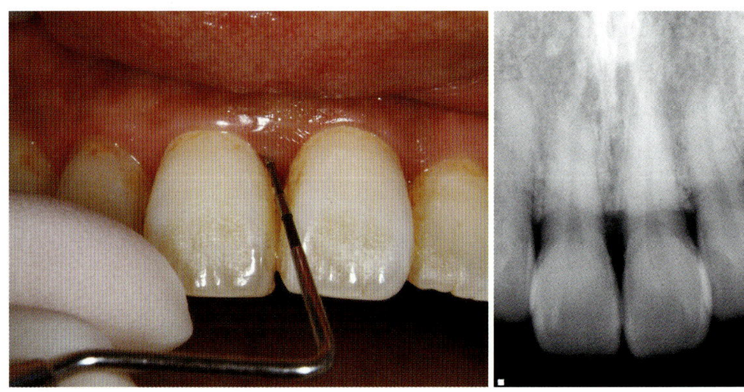

그림 8 **Probing을 실시할 때의 고정(finger rest).**
Probing을 실시할 때는 되도록 측정 치아에서 가까운 부위에 finger rest를 둔다. 오른쪽 방사선사진은 왼쪽 사진과 같은 부위.

■ Probing의 순서와 주의점

준비 기자재:

- CP11 probe(눈금은 끝부터 3-3-2-3mm) … 3mm 이상이 치주낭의 기준이 되기 때문에 이 probe를 사용한다.
- Standard X-ray 10매법 또는 14매법
- 멸균 거즈

순서와 유의점:

① 변형 연필잡기법으로 probe를 가볍게 잡고 반드시 finger rest를 두어 끝부분을 안정시킨다(그림 7, 8).

② Probe 끝을 치면에서 치근면을 따라 치주낭 기저부까지 조심스럽게 넣는다. 이 때 최적의 압력(15~20g)을 넘지 않도록 부드럽고 정확하게 probing을 하도록 유의한다(gentry probe, 그림 9).

③ 확실하고 정확한 측정을 하기 위해 finger rest는 되도록 검사 부위에서 가까운 곳에 두고 probe는 치근면과 평행하게 유지하도록 유의한다.

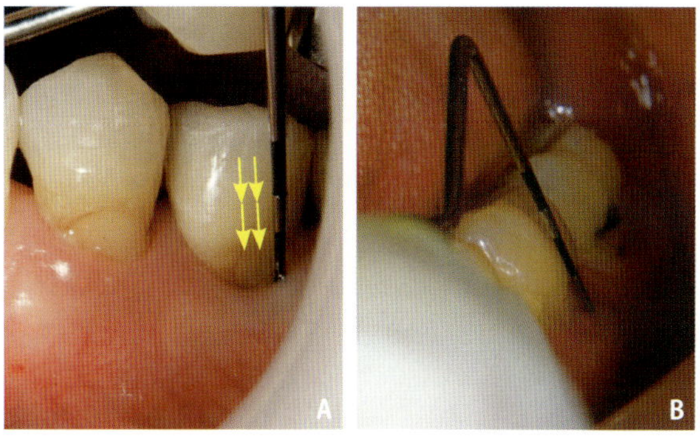

그림 9 Probe 넣기.
치면에서 치근면을 따라 넣고, probe를 되도록 치근면과 평행하게 유지한 상태로 측정한다(A). Probing 압력은 치은 접합 상피를 파괴하지 않고 통증을 야기하지 않도록 15~20g의 압력으로 한다. B에서는 치근면을 따라 들어가지 않기 때문에 probe가 정확하게 들어갈 수 없다.

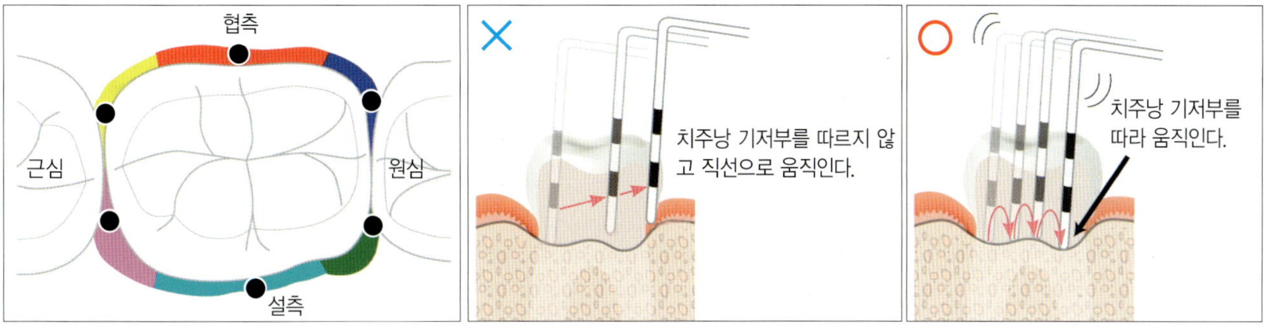

A: 6점법의 측정범위를 색상으로 구분하여 나타낸다. 반드시 치아의 전체 주위(360°)에 걸쳐 측정하고, 각 area 범위에서 가장 깊은 부분을 차트에 기록한다(probing 할 때는 반드시 10매법 또는 14매법 X-ray 사진을 보면서 실시한다).

B: 부적절한 예. 치주낭 기저부를 따르지 않고 직선으로 움직인다.

C: 적절한 예. Probe를 치주낭 내에서 조심히 1~2mm 상하운동 시키면서 조금씩 이동시켜 측정한다(walking probe). 반드시 치아 전체 주위에 걸쳐 측정한다.

그림 10 Probing의 측정점 및 측정할 때의 움직임.

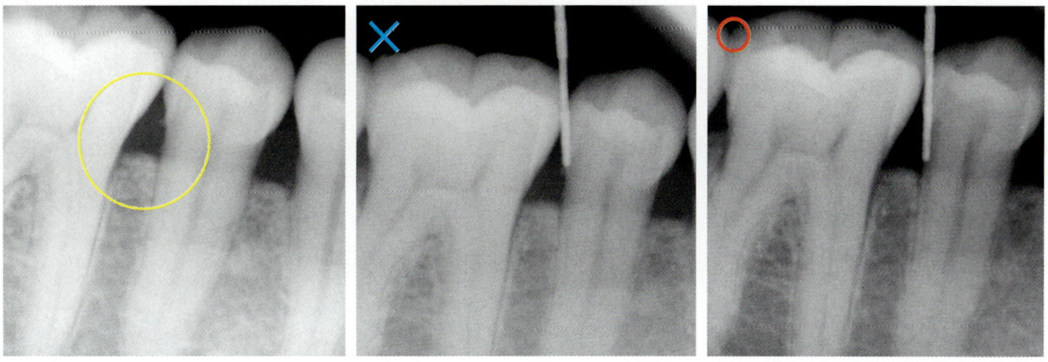

그림 11 치석을 피한 probing.

A: 5| 원심에 치석이 보인다.

B: Probe가 치석 위에 멈춰 있으므로 정확하게 측정되지 않는다.

C: 치석을 피해 올바르게 측정.

④ 기본적으로는 6점법으로 시행하는데, 반드시 치아의 전체 주위(360°)를 probing한다. Probe를 가볍게 상하로 움직이면서 치아의 전체 주위에 걸쳐 측정해 치주낭 기저부의 가장 깊은 점을 구한다(walking probe, **그림 10**).

특히 치석 위에서 probe가 멈춰 있는 경우가 있으므로 X-ray 사진을 잘 확인하면서 가장 깊은 점을 구한다(**그림 11**).

⑤ 치간부 인접면은 접촉점 직하방을 측정하기 때문에 probe에 각도를 주어 치간부에 넣는다(**그림 12**).

⑥ 측정할 때 probe에 부착하는 플라크는 그때 그때 거즈로 닦아 눈금이 보이도록 주의하고, 출혈이나 배농이 있는 경우에는 그때마다 기록한다. 또한 부착한 플라크를 치주낭 안으로 밀어 넣지 않도록 주의한다.

⑦ 특히 구치의 최후방 원심부는 측정하기 어려우므로 치경을 이용하면 측정하기 쉽다(**그림 13, 14**).

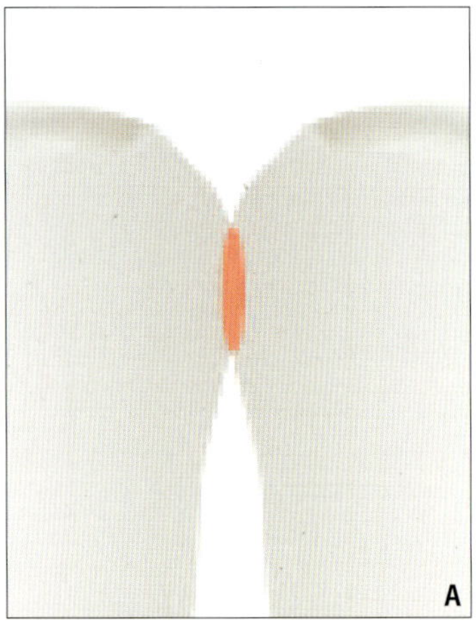

A: Contact area.

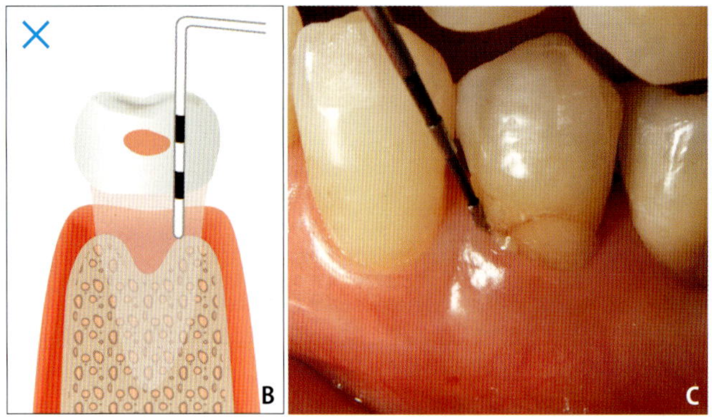

B, C: Probe의 위치가 접촉점 때문에 적절히 삽입되지 못해 부정확한 측정이 되었다(probe가 인접 치간부까지 충분히 접근하지 않아 접촉점 직하방이 아니라 우각부의 치주낭을 측정하고 있다).

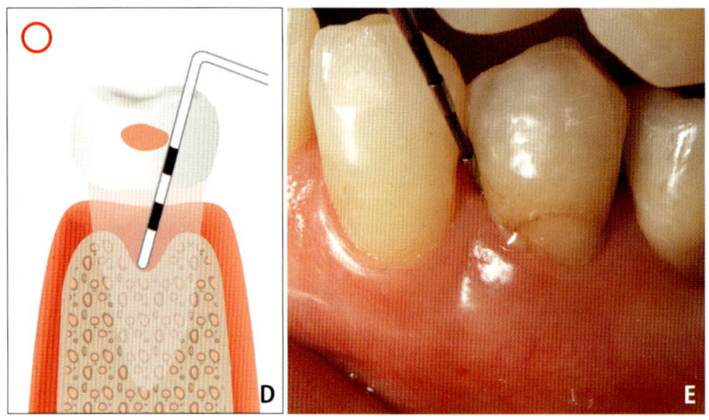

D, E: Probe를 조금 기울이면 probe 끝이 치주낭 기저부(골결손부)에 도달해 접촉점 직하방을 정확히 측정할 수 있다.

그림 12 Contact area의 측정.
Contact area 직하방의 측정은 probe에 각도를 주어 실시한다.

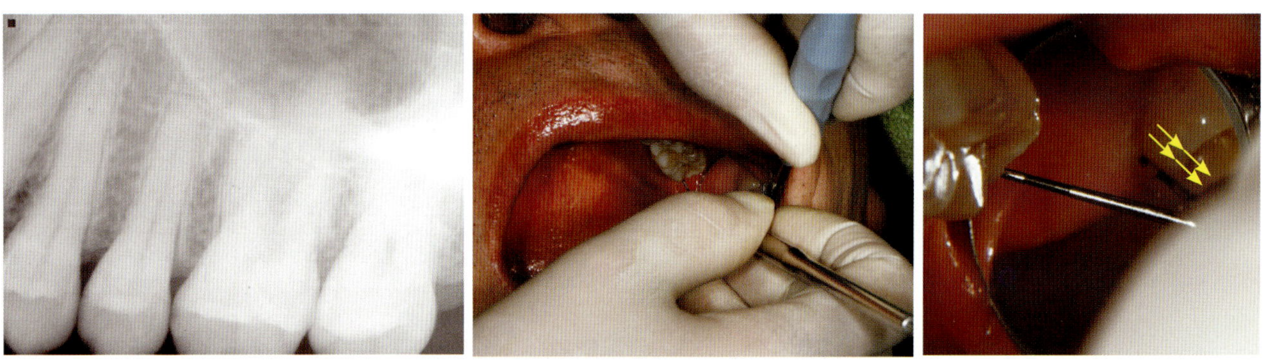

A: 측정 부위의 X-ray 사진.

B: 치경을 이용한 측정.

C: 확대 사진. Probe를 되도록 치근면과 평행하게 유지한다(PPD: 5mm).

그림 13 **최후방 구치 원심부의 측정-1. $\underline{|7}$ 최후방 원심부 측정 예.**
최후방 원심부는 치경을 이용해 측정한다. 환자에게 입을 약간 다물게 해서 협점막의 긴장을 완화하면 측정하기 쉽다. Finger rest는 대합하는 악궁에 둔다.

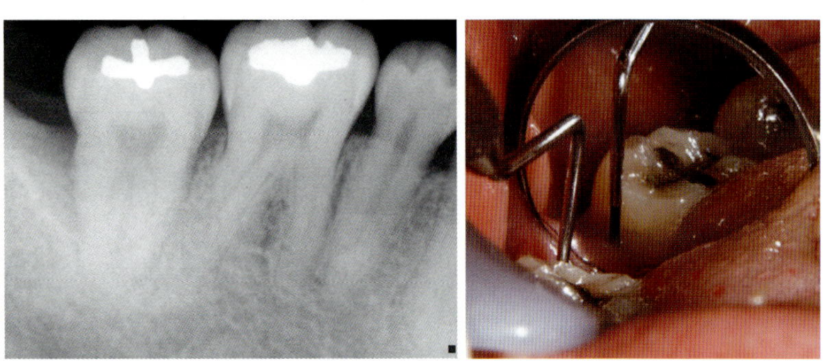

A: 측정 부위의 X-ray 사진.

B: 치경을 이용한 대구치 최후방 원심부의 측정(PPD: 8mm).

그림 14 **최후방 구치 원심부의 측정-2. $\overline{7|}$ 최후방 원심부 측정 예.**
치경을 이용해 측정한다.

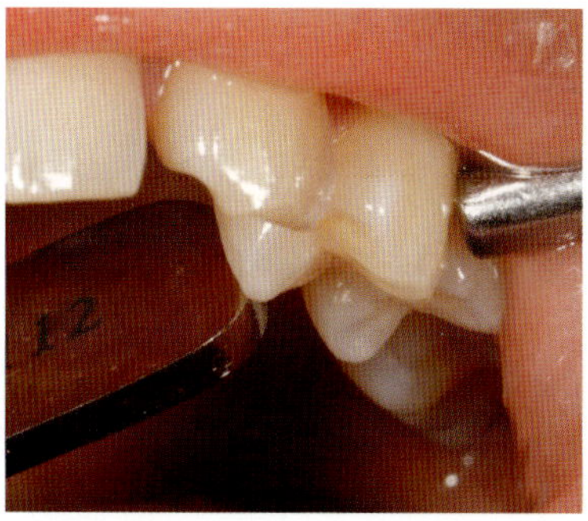

그림 15 동요도 검사.
오른손과 왼손에 각각 손잡이가 단단한 기구를 쥐고 치아의 양쪽에 대고 흔들어 보면서 치아의 동요도를 검사한다. 사진은 핀셋과 probe의 손잡이 부분으로 검사하는 모습이다.

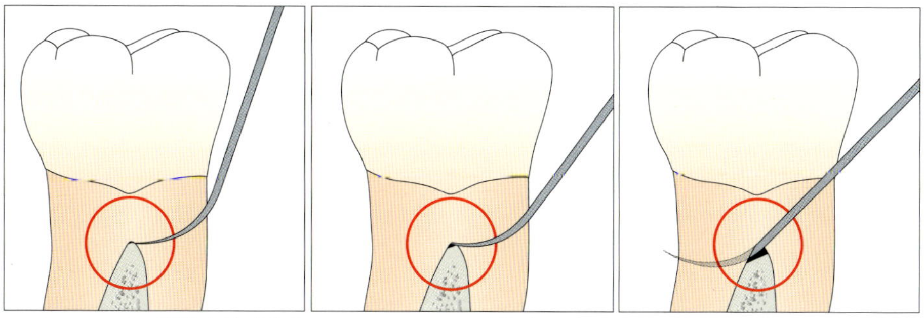

A: Class Ⅰ. 3A 탐침이 분지부에 살짝 걸리는 정도(sticky).
B: Class Ⅱ. 3A 탐침이 분지부에 진입한다.
C: Class Ⅲ. 3A 탐침이 협설과 근원심으로 교통한다.

그림 16 치근분지부 병변의 검사.

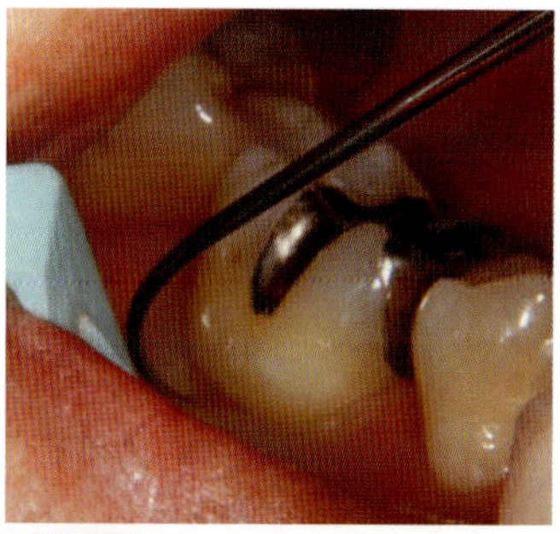

그림 17 6| 협측 분지부 병변의 검사 예.

3. 치아 동요도 검사(그림 15)

치아의 동요도는 오른손과 왼손에 치경이나 핀셋 등 손잡이가 단단한 기구를 쥐고 손잡이 후방부로 치아의 협설 양쪽에 대고 흔들어 보면서 검사한다.

치아의 동요도에 따라 그 후의 치료방침을 계획하는데, 치아의 동요도는 정량화가 어려워 대상이 되는 구강 내에서 기준점(동요도가 없는 치아를 0으로 한다)을 정하고 그 치아에 대해 동요가 있는 치아를 정도에 따라 다음과 같이 분류한다.

- Class Ⅰ(±): 기준점이 되는 치아에 비해 약간 동요가 있는 것
- Class Ⅱ(±): 근원심, 협설로 동요가 있는 것
- Class Ⅲ: 근원심, 협설, 상하로 동요가 있는 것

4. 치근분지부 병변 검사(그림 16~19)

상악 대구치부는 3개의 치근을 가진 치아가 많으므로 근심·원심에서 치근분지부를 찾을 필요가 있다. 또한 상악 소구치도 2개의 치근을 가진 치아가 많으므로 검사가 필요하다. 따라서 치근분지부 병변의 검사는 치근의 위치를 X-ray 사진으로 확인하면서 주의 깊게 실시해야 한다.

하악은 근원심의 2개 치근으로 분지된 경우가 많으므로 비교적 확인하기 쉬우나, 하악 제1대구치의 설측 분지부는 협측보다 낮은 위치에 있는 경우가 많기 때문에 위치의 확인에 주의한다.

- Class Ⅰ(±): 3A 탐침이 분지부에 살짝 걸리는 정도(sticky)
- Class Ⅱ(±): 3A 탐침이 분지부에 진입한다.
- Class Ⅲ: 3A 탐침이 협설과 근원심으로 교통한다.

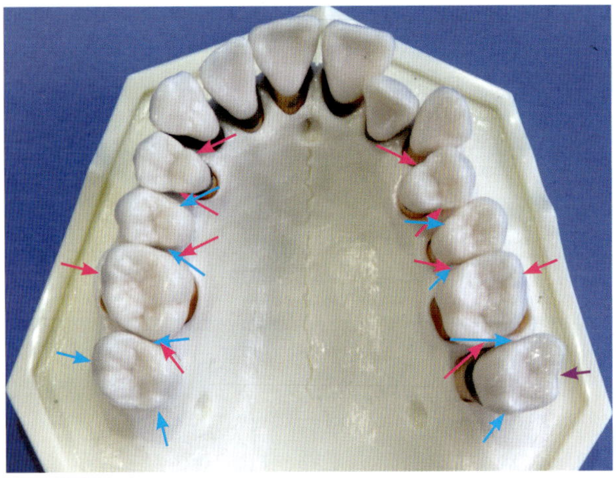

그림 18 상악의 치근분지부 검사.
분지부를 검사할 때 각 치아에서 3A 탐침의 삽입 방향을 나타낸다.

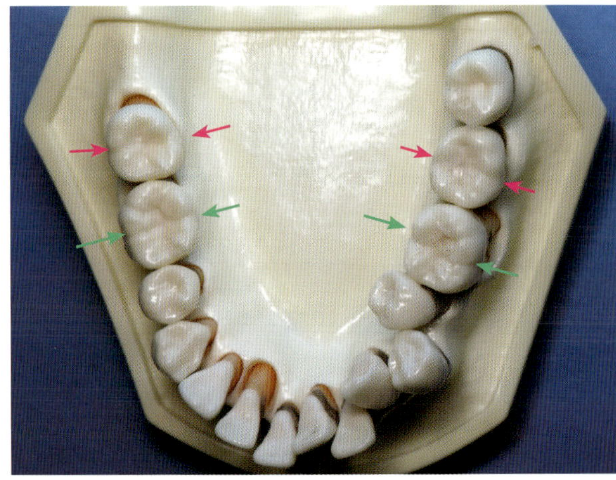

그림 19 하악의 치근분지부 검사.
분지부를 검사할 때 각 치아에서 3A 탐침의 삽입 방향을 나타낸다.

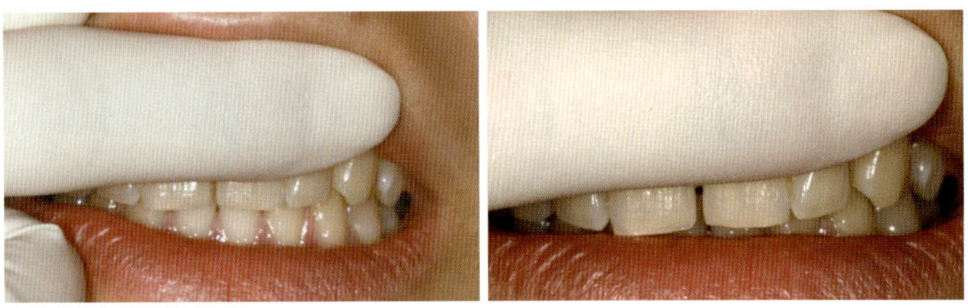

그림 20 교합간섭(Fremitus) 검사.
교합할 때 부담 과중의 유무를 검사한다. 상악 치아의 협면에 술자의 손가락을 대고 환자에게 가볍게 tapping시킨 후 꽉 물게 한다. 부담 과중 치아가 있으면 치아가 약간 흔들리므로(fremitus) 손가락으로 교합압을 느낄 수 있다.

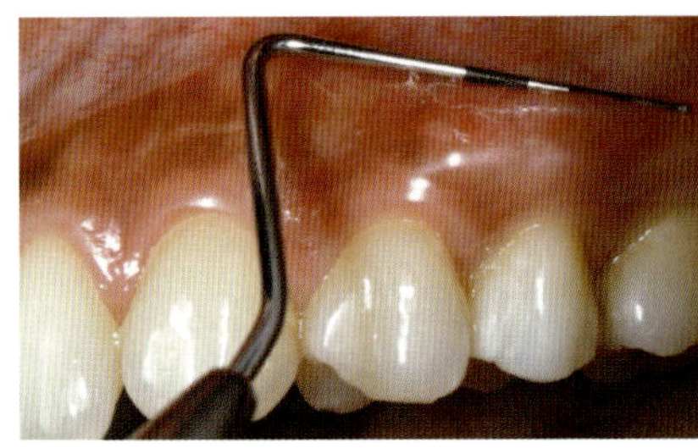

그림 21 부착 치은 폭 검사.
치은의 질과 성질(두꺼운 섬유성인지, 얇은지)과 함께 부착 치은의 폭을 검사한다. Probe의 측방을 치조 점막에 댄다.

5. 교합 간섭(fremitus) 검사

교합할 때의 부담 과중 유무 검사이다. 상악 치아의 협면에 술자의 손가락을 대고 환자에게 가볍게 tapping 시킨 후 꽉 물게 한다. 이 때 술자의 손가락에 교합압이 느껴지는지의 여부를 확인한다(그림 20). 부담 과중 치아가 있는 경우 손가락에 교합압이 느껴진다.

부담 과중 치아는 치주 조직에 악영향을 미치므로 반드시 간편한 촉지법으로 검사하도록 한다.

교합압이 강하게 느껴지는 경우는 치과의사에게 보고해 교합 검사와 교합조정을 하도록 한다.

6. 부착 치은 폭 검사

부착 치은의 폭과 두께는 염증에 저항성이 있는지 없는지를 알기 위한 중요한 정보이다. Probe로 점막을 치켜 올리거나(부착 치은에 도달하면 주름이 된다. 그림 21), 또는 요오드 제제로 가동 점막을 염색하면 알 수 있다(하지만 요오드 제제에 알레르기가 있는 환자에게는 금기이다).

7. 치주 조직 검사 차트의 작성

치주 치료를 위해 가장 필요한 데이터는 probing 수치와 probing할 때의 출혈 및 배농의 유무이다. 따라서 치주 조직 검사 차트를 기록할 때 그림 22의 사항을 함께 기록한다. 이렇게 하면 환자의 문제점이 명확해지고 치료계획의 개요를 생각할 수 있다.

차트 작성의 포인트는

- **구강 내에서 판독할 수 있는 정보**
- **치주 조직 검사에서 판독할 수 있는 정보**
- **X-ray 사진(standard, 파노라마)에서 판독할 수 있는 정보를 모두 기록**하는 것이다.

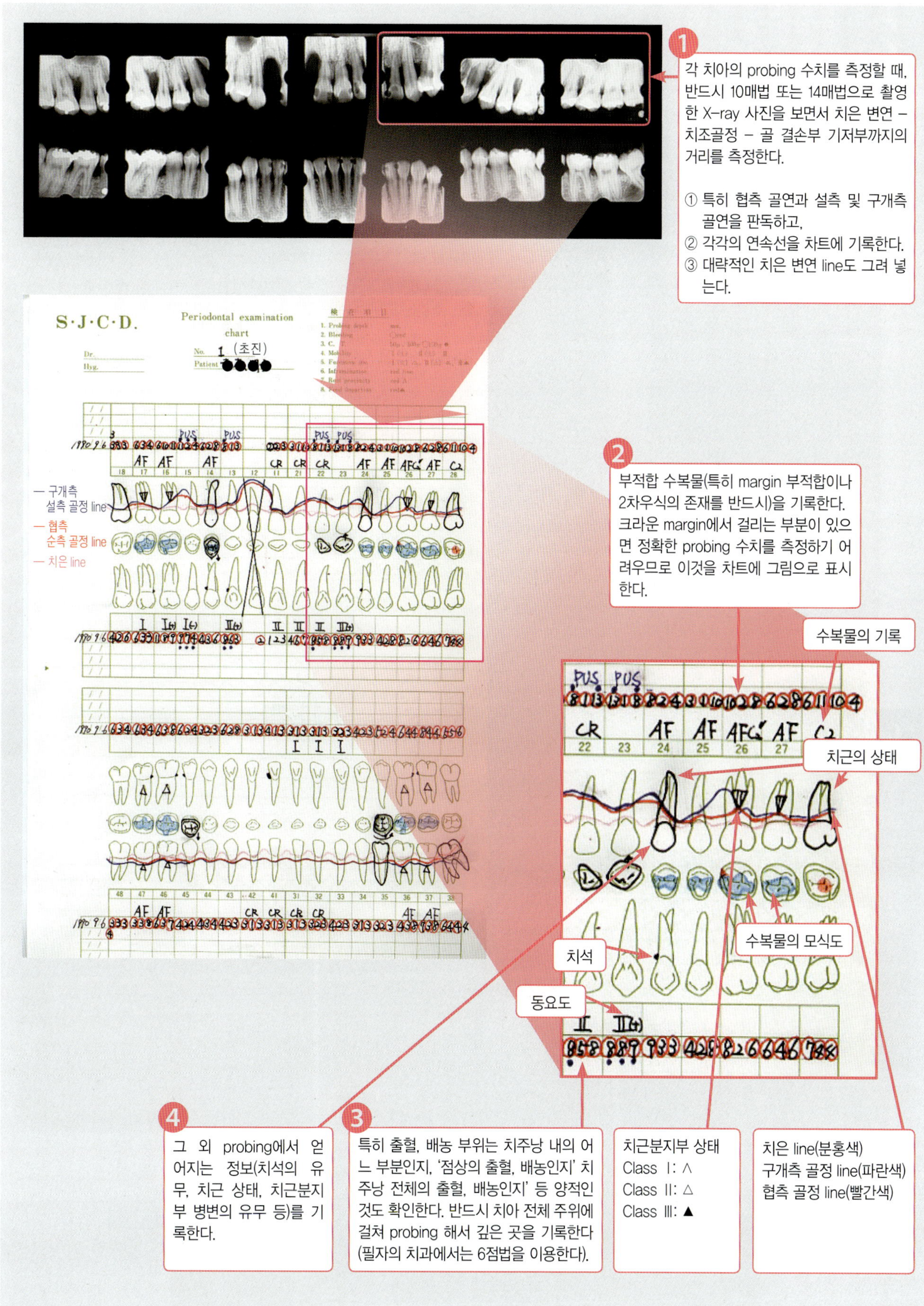

그림 22 치주 조직 검사 차트의 작성 예.

2 치료계획 수립

기초자료를 수집해 검사·진단이 끝난 후, 앞으로 어떠한 치료를 해 나갈지 치료계획을 수립한다.

환자가 안고 있는 구강 내 문제점이나 치주질환 이환도, 중증도는 다양하다. 예를 들어 치석 부착이 광범위하지 않은 경우에는 SRP를 위한 예약 시간도 비교적 짧아지지만 그렇지 않은 경우에는 SRP에 필요한 시간과 횟수도 늘어나게 된다. 또한 환자에 따라서는 SRP 후에 통증이나 지각과민 등이 나타나기도 하고 나타나지 않기도 한다.

술자의 기량과 치주질환의 진행 정도를 바르게 평가하고 주어진 시간 내에 얼마나 치료를 진행해 끝마칠 수 있는지를 판단해야 하므로 치료계획 수립은 중요하다.

또한 치료계획 안에서 일어날 수 있는 현상 등을 미리 환자에게 알려주면 술자에 대한 환자의 신뢰도를 높일 수 있다.

치과의원은 하나의 팀으로 환자를 진료하므로 치과위생사는 치과의사가 예정하고 있는 치료를 잘 이해하고 함께 상담해 치료계획을 수립하는 것이 중요하다.

Clinical Case

환자의 기초 정보

53세 여성. 초진 2014년 11월

타 치과에서 정기적으로 maintenance를 받고 있지만, 전체적으로 제대로 치료하고 싶다는 주소로 내원

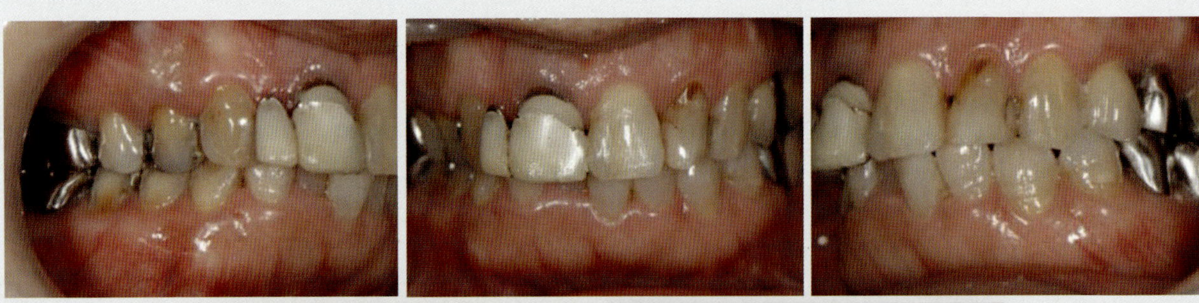

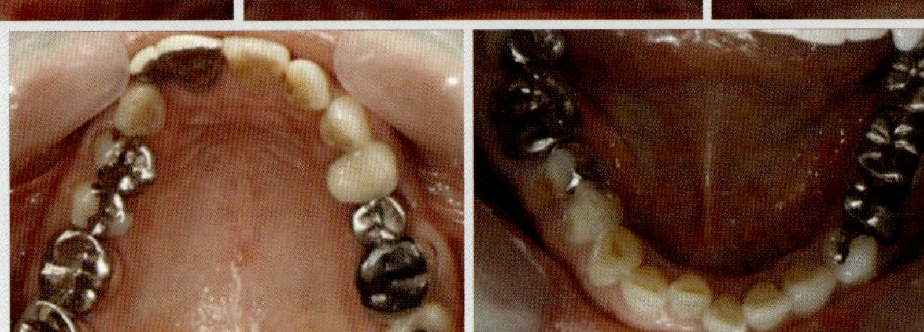

그림 1 초진의 구강 내 사진.
수복물의 부적합, 치은의 염증, 교합에서 기인하는 법랑질 탈락이 보인다.

1. 기초자료 수집을 통한 문제점 추출

Chairside Flow

■ 검사 소견

- **구강 내 사진에서** … 수복물은 부적합하고, 치은에 염증이 보인다. 교합에서 기인하는 법랑질 탈락도 보인다(**그림 1**).
- **X-ray 사진에서** … 전체적으로 치조백선(lamina dura)은 뚜렷하지 않고 특히 상악 양측 구치부는 치간부에 골결손이 보인다. 또한 다수 치아에 우식 부위나 근첨병소도 보인다(**그림 2**).
- **우식 리스크 검사에서** … 타액 완충 능력은 양호하나 Mutans 및 Lactobacillus균 score는 3으로 매우 높고, Cariogram(우식 리스크 환자 설명용 소프트웨어. 다음 페이지 참조) 판정에서도 우식 리스크는 매우 높다(**그림 3**).
- **치주 조직 검사에서** … 전체적으로 치주낭이 깊고 출혈점도 많다. 구치부에서는 배농도 보인다(**그림 4**).

■ 기초자료 및 문진을 통한 문제점의 정리

- **초진 probing 차트에서** …… 전체적으로 치주낭이 깊고 또한 출혈점도 많으며 구치부에서는 배농이 보인다. 따라서 전체적인 치주 치료를 실시한 후에 치주 외과 처치가 필요할 가능성을 환자에게 설명해 두어야 한다.
- **우식 리스크 검사 결과에서** …… 우식 리스크가 높아서 우식 치료도 필요하다.
- **문진에서** …… 문진을 통해 생활습관이 불규칙하고 일 때문에 스트레스가 많다는 것을 알 수 있었다.
직업이 간호사이기 때문에 구강 내에도 관심이 많지만, 바쁜 관계로 자신의 구강 관리에 소홀해졌고 치료도 계속해서 받지 못한 경우가 많았다는 정보도 얻었다.

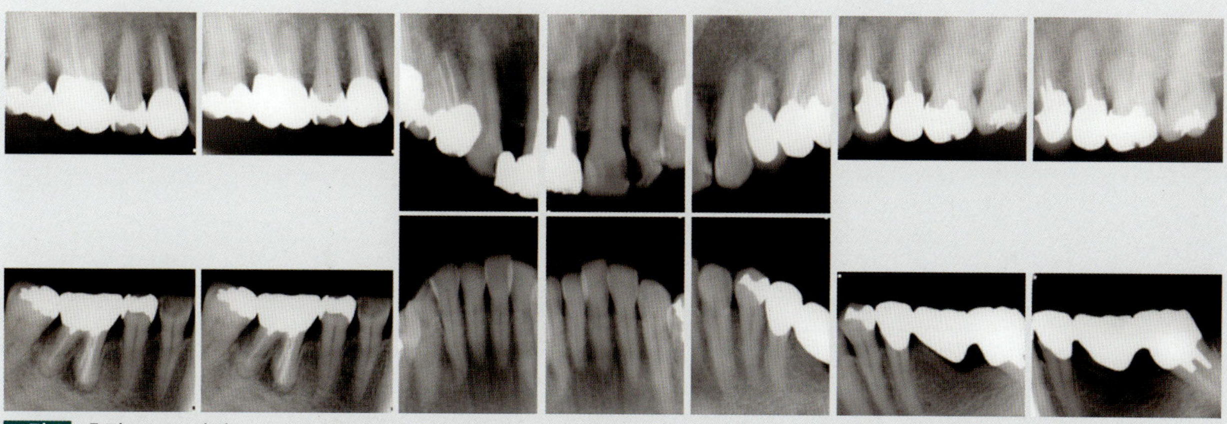

그림 2 초진 X-ray 사진.
전악적으로 치조백선은 뚜렷하지 않고 특히 상악 양측 구치부는 치간부에 골결손이 보인다.
다수 치아에 우식 부위나 근첨병소도 보인다.

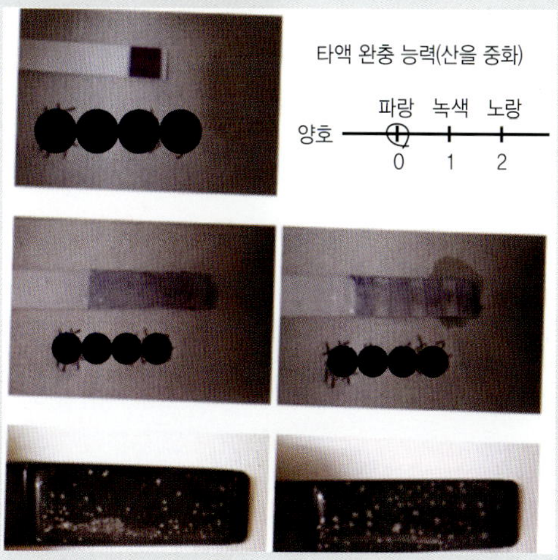

A: 위에서부터 타액 완충 능력(양호), Mutans균 score (3. 매우 많음), Lactobacillus균 score(3. 매우 많음).

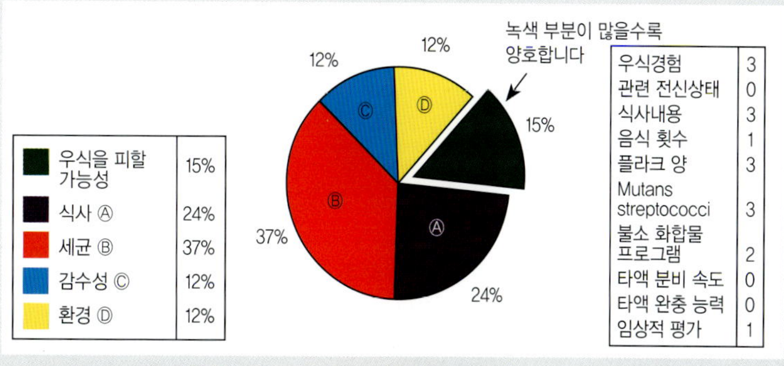

B: Cariogram을 통한 결과(우식 리스크가 매우 높음).

그림 3 우식 리스크 검사 결과(환자에게 전달하는 자료).
A와 B 자료를 이용해 종합 평가하면 이 환자의 우식 리스크는 매우 높다고 할 수 있다.

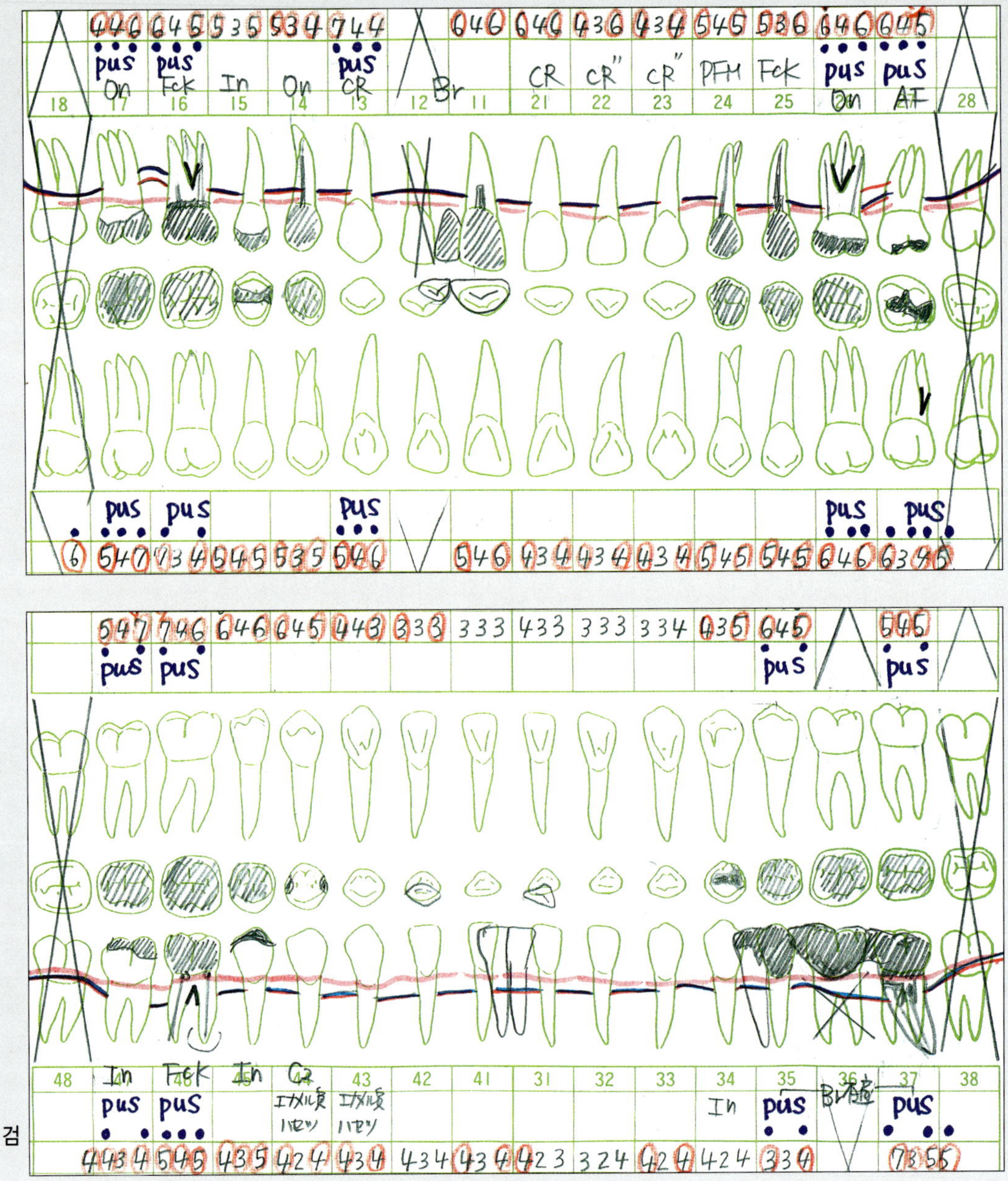

그림 4 치주 조직 검사 차트(초진).

Column 치주 치료를 실시할 때의 치료 횟수는?

치료 횟수가 많아지면 환자와 술자 모두에게 많은 이익이 생긴다고 생각합니다.

환자에게 전달하고 싶은 정보는 아주 많지만 많은 정보를 한꺼번에 전달하면 환자는 혼란을 느끼는 경우도 있습니다. 그렇기 때문에 치주 치료를 진행하는 과정에서 새로운 정보를 전달하거나 같은 정보를 반복해 설명하면, 술자는 환자의 이해도를 파악하면서 환자의 dental IQ를 높일 수 있습니다. 또한 치료 횟수가 많아지면 이전에 SRP를 실시한 부위의 치주 조직 반응이나 잔존 치석 유무를 평가하는 기회를 계속 가질 수 있게 됩니다.

환자의 치주질환 상태에 따라 다르지만 필자의 치과에서는 SRP시술을 위해 6~8회의 예약을 설정하고 있습니다.

2. 치료계획 수립

Chairside Flow

■ 치과의사의 치료계획

최초의 probing에서 이미 6mm 이상의 치주낭이 존재하고 X-ray 사진에서 치조골 결손이 보이는 부위는, SRP만으로는 치근면의 debridement(괴사 조직 제거)가 어려우므로 치은박리소파술을 실시하는 치료계획이 수립되었다.

① SRP를 실시해 겉으로 보이는 치은의 염증을 개선시킨다. 동시에 치태 조절을 정착시킨다.
↓
② 재평가 후 부적합 수복물의 제거, 근관 치료, 우식 치료 및 치은박리소파술을 실시한다.
↓
③ 치은박리소파술 후의 재평가
↓
④ 교정 치료
↓
⑤ 교정 치료 후의 재평가
↓
⑥ Provisional restoration 장착과 재평가
↓
⑦ 최종 수복물의 장착

Hygienist's Sight

■ 치과위생사의 시점에서 치료계획

☆자신의 역량을 고려해 계획을 세우는 것이 중요.

① 동기부여

환자에게 전달하고 싶은 것은 많지만, 조금씩 전달해 확실하게 이해시키고 치료에 적극적으로 참가하도록 동기를 부여하는 것에 유념한다.
↓
② Oral Physiotherapy(145페이지 참조)

환자의 바쁜 환경 조건을 고려해 우선 최소한의 self care를 하도록 한다. 치간부 염증이 심하므로 치간 칫솔 지도가 중요하다. 따라서 self care로 치간 칫솔을 반드시 사용하도록 한다.
↓
③ Gross Scaling

(치은연상 또는 치은연하의 치석을 대략적으로 제거하는 것을 말한다. 이것을 통해 겉으로 보이는 치은의 염증을 제거한다.)

치은연상 치석은 그다지 많지 않지만 상태에 따라 1~2회로 나누어 실시한다.
↓
④ SRP

i. SRP 후의 치주 조직 반응을 보기 위해 우선 probing 수치가 다른 부위보다 비교적 얕은 하악 전치부를 실시한다.
ii. 배농이 보이는 하악 구치부를 2회로 나누어 실시한다. 치주낭이 깊으므로 침윤 마취가 필요하다.
iii. 칫솔질 정착 상태를 확인하고 배농이 보이지 않는 상악 전치부를 실시한다.
iv. 상악 구치부를 2회로 나누어 실시한다.

* SRP 실시는 6회. 그때마다 one point TBI를 실시해 칫솔질 정착을 도모한다.
* 하악은 환자 스스로도 치료의 성과를 알기 쉽고, '하악이 좋아졌다'라는 인식은 동기부여의 강화로 연결되므로 이번 증례에서는 하악을 우선해 실시하기로 한다.

↓
⑤ 재평가

3. 치료계획의 개선

Chairside Flow

■ 정보공유와 토론에 기초한 치료계획의 개선

필요한 사항에 대해 치과의사의 시점과 치과위생사의 시점에서 토론해 치료계획을 다시 생각해보고 개선해 간다.

Hygienist's Sight

■ 치료계획을 사전에 파악한 상태에서 기본 치주 치료의 실천

치과위생사는 치료가 어떻게 진행되는지를 사전에 파악하고 환자가 치료 목표에 도달하도록 보조한다.

이 증례에서는 위의 치료계획에 기초해 6회에 걸쳐 SRP와 one point TBI를 실시, 치은의 염증이 사라졌다(**그림 5~7**).

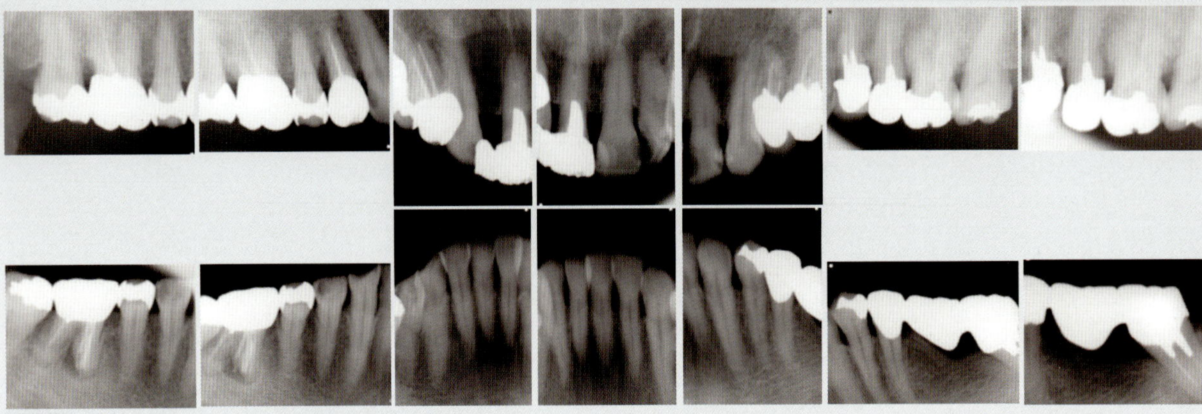

그림 5 SRP 후(초진에서 6개월 후)의 X-ray 사진.
치조백선(lamina dura)은 초진보다 뚜렷해진 부위도 있지만, 상악 구치부에는 아직 골결손이 보인다.

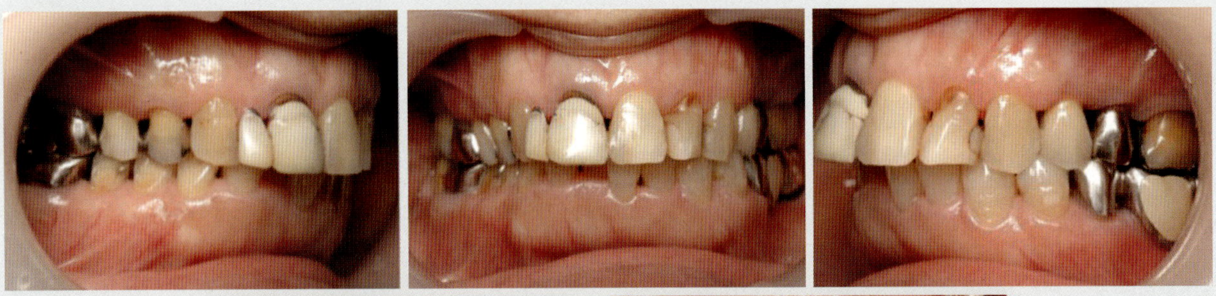

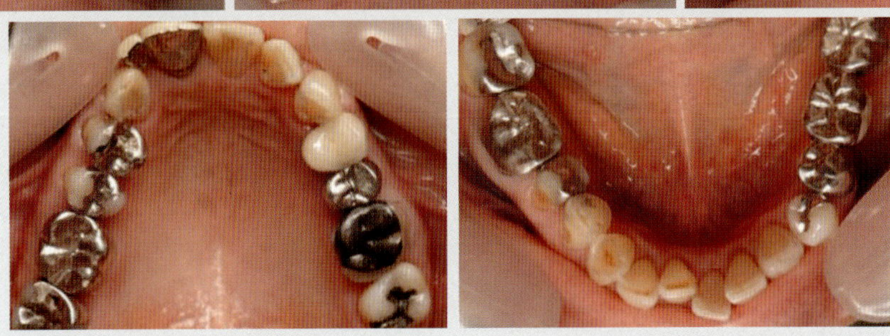

그림 6 SRP 후(초진에서 6개월 후)의 구강 내 사진.
칫솔질 상태는 양호하고 치은의 염증은 사라졌다.

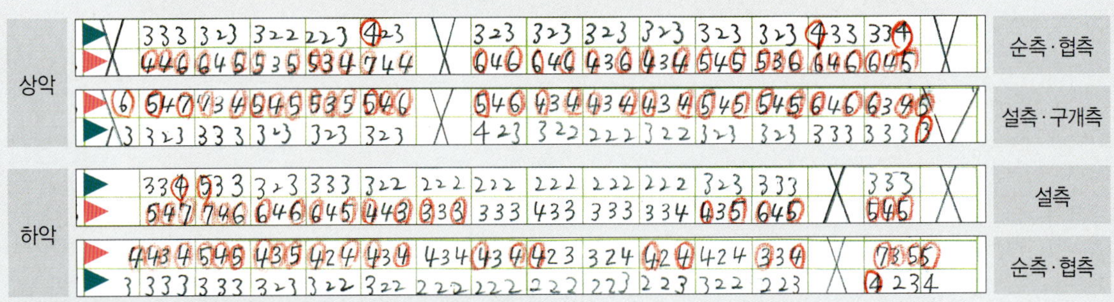

그림 7 초진(▶)과 재평가(▶)의 치주 조직 검사 차트의 비교.

■ 정리

치료계획을 세우는 데 있어서 중요한 것은 술자의 기량과 치주질환의 진행 정도를 정확하게 평가하는 것이다. 환자와 술자 모두에게 무리가 없는 계획을 세워야 한다. 자신이 세운 치료계획을 치과의사와 토론해 환자의 치료에 들어간다.

치료 과정에서 환자의 동기부여가 잘 되지 않거나 내원이 끊기게 되는 등 예기치 못한 상황을 만나는 일도 있을 것이다. 그때는 다시 한 번 치료계획을 돌아보는 것도 중요하다.

3 동기부여(Motivation)

모든 치과 치료 전에는 환자에 대한 동기부여가 필요하다고 할 수 있다.

왜냐하면 치료 후 양호한 구강건강 상태를 유지하기 위해서는 환자도 치료과정에 참가하도록 하는 것이 필요하기 때문이다. 특히 치주 치료는 환자의 협력 없이는 성공할 수 없다. 치주 치료를 받을 때는 환자 자신도 self care를 성실하게 할 책임이 있다.

술자가 환자에게 하는 이야기는 아무래도 기술이나 치주질환 병태 등에 대한 화제에 집중되기 쉬우나, 환자의 건강한 미래상을 구체적으로 이야기해(예를 들어 치아의 건강을 유지하면 식사를 맛있게 할 수 있고, 그 결과 전신 건강도 유지할 수 있다 등등) 환자가 구체적으로 머리에 그려볼 수 있도록 동기를 부여하는 것이 중요하다. 성공적인 동기부여로 얻어지는 효과는 다음의 4가지이다.

① 환자가 치료에 적극적으로 임한다.

② 예약 취소가 적어진다.

③ 환자의 협력도가 높아져 치료가 원활해진다.

④ 치료 후의 maintenance(=계속적 내원)로 이어진다.

동기부여에 성공하기 위해서는 환자의 생활양식을 알고 환자 고유의 우식 및 치주질환 리스크를 파악할 필요성이 있다. 그 한 가지 수단으로 필자의 치과에서는 리스크 검사를 실시해 환자 정보를 파악하려고 노력하고 있다(그림 1~4). 환자 정보의 파악은 동기부여에 성공하는 열쇠가 된다.

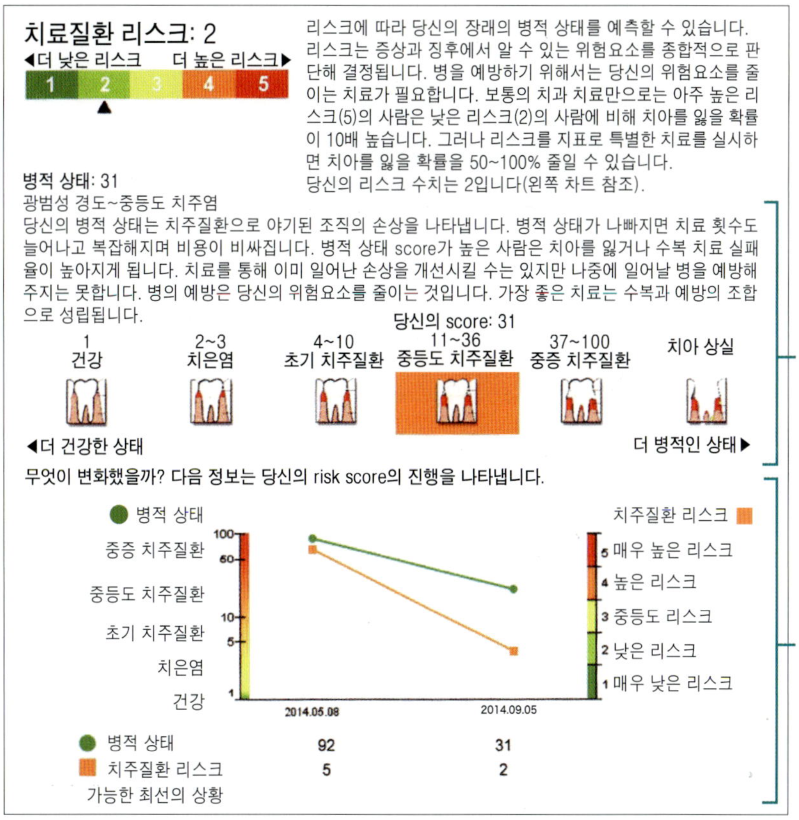

그림 1 치주질환 리스크 평가

OHIS(Oral care사).

상부: Probing 차트 데이터, X-ray 자료, 문진에서 환자의 치주질환 리스크와 현재 병적 상태가 1에서 100까지의 단계로 나누어 숫자로 표시된다. 이 평가표를 이용하면 술자와 환자 모두 치주질환의 현재 상태를 객관적으로 파악할 수 있다. 또한 환자에게 동기를 부여하는 자료로 효과적이다.

하부: 재평가의 데이터를 입력하면 이전의 데이터에서 어느 정도 변화했는지 꺾은선 그래프로 표시된다. 환자와 술자 모두 개선 정도를 객관적으로 파악하기 쉽다.

6ml/5min

우식 리스크 문진표

보다 자세한 검사결과를 얻기 위해 당신의 생활양식을 알려주십시오.

Q1 수면 시간은 어느 정도입니까? 기상 7:00 취침 11:00 잘 잔다
A 4시간 이하 **B** 5시간~6시간 이하 **Ⓒ** 7시간 이상

Q2 스트레스를 받은 적이 있습니까? 직업 상 가끔 받는다
A 항상 받는다 **Ⓑ** 가끔 받는다 **C** 별로 받지 않는다

Q3 담배를 피우십니까? 하루 3개비(일할 때) 하루 20개비(일하지 않을 때) 끊으려고 생각한다
Ⓐ 예 **B** 아니오 **C** 가끔

Q4 하루의 식사 횟수는 간식을 포함해 평균 몇 번 정도입니까?
Ⓐ 3번 **B** 4~5번 **C** 6번 이상 아침 8:20 빵, 빵과 과자 점심 13:30 빵과 과자 저녁 10:00 정도 밥과 고기(주로 돼지고기) 반찬이 많고 야채는 적다

Q5 식사는 균형 있게 하십니까?
A 예 **Ⓑ** 아니오 단 것을 자주 먹는다 달콤한 시리얼을 자주 먹는다

Q6 간식을 주로 무엇을 드십니까? 대부분의 경우 하루 1L 정도
A 과자 **B** 과일 **Ⓒ** 차와 커피 **D** 기타 **E** 먹지 않는다

Q7 한 번의 식사에 걸리는 시간은?
시간이 없다 1~2분 정도 아침 **Ⓐ** 30분미만 **B** 30분~1시간 **C** 1시간 이상
1시간 정도 점심 **A** 30분미만 **Ⓑ** 30분~1시간 **C** 1시간 이상
저녁 **A** 30분미만 **Ⓑ** 30분~1시간 **C** 1시간 이상 1시간 정도 저녁 식사는 직접 준비한다

Q8 칫솔질은 하루에 몇 번 하십니까?
A 1번 **Ⓑ** 2번 **C** 3번 이상 아침과 점심

Q9 칫솔질에 걸리는 시간은
대략 3분 가루 치약 **Ⓐ** 5분미만 **B** 5분 이상 **C** 그때그때 다르다

Q10 보조식품을 드십니까?
A 예 **Ⓑ** 아니오

운동은 하지 않는다

Q3 담배를 피우십니까? 하루 3개비(일할 때) 하루 20개비(일하지 않을 때) 끊으려고 생각한다
Ⓐ 예 **B** 아니오 **C** 가끔
Q4 하루의 식사 횟수는 간식을 포함해 평균 몇 번 정도입니까?
Ⓐ 3번 **B** 4~5번 **C** 6번 이상 아침 8:20 빵, 빵과 과자 점심 13:30 빵과 과자 저녁 10:00 정도 밥과 고기(주로 돼지고기) 반찬이 많고 야채는 적다
Q5 식사는 균형 있게 하십니까?
A 예 **Ⓑ** 아니오 단 것을 자주 먹는다 달콤한 시리얼을 자주 먹는다
Q6 간식을 주로 무엇을 드십니까? 대부분의 경우 하루 1L 정도
A 과자 **B** 과일 **Ⓒ** 차와 커피 **D** 기타 **E** 먹지 않는다

그림 2 **필자의 치과에서 사용하고 있는 우식 리스크 문진표.**
환자에게 각 설문에 동그라미를 기록하게 한 후, 문진에서 각각의 상세한 내용을 술자가 여백에 기록한다. 그림 3의 우식 리스크 검사결과와 같이 활용하면 환자 파악과 치료계획을 세우기 쉽고 또한 동기부여에도 이용할 수 있다.

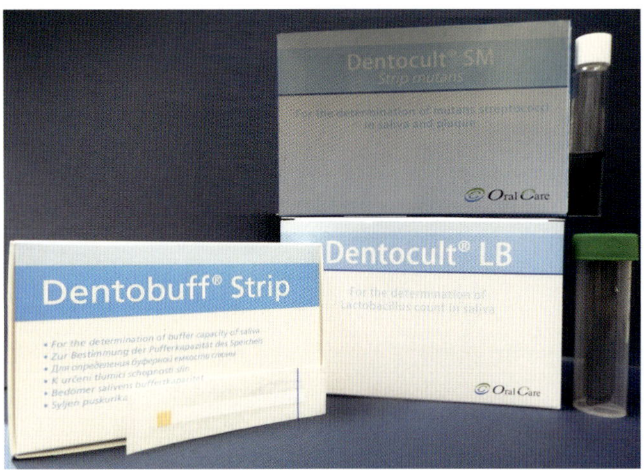

A: 검사 kit(왼쪽: 타액 완충 능력 검사, 오른쪽 위: Mutans균 검사, 오른쪽 아래: Lactobacillus균 검사, 모두 Oral care사).

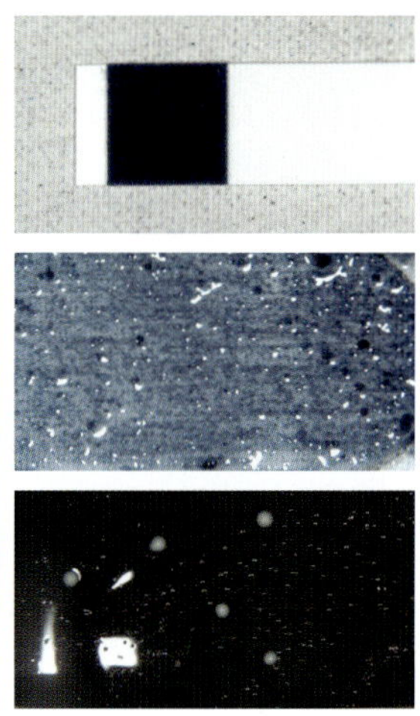

B: 검사결과(위: 타액 완충 능력, 가운데: Mutans균, 아래: Lactobacillus균).

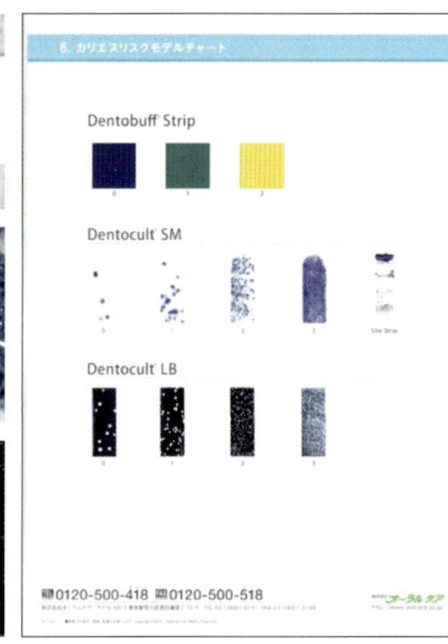

C: 우식 리스크 model chart. B의 결과를 이 차트와 조합해 판정한다.

그림 3 **우식 리스크 검사.**

■	우식을 피할 가능성	17%
■	식사	12%
■	세균	19%
■	감수성	50%
■	환경	2%

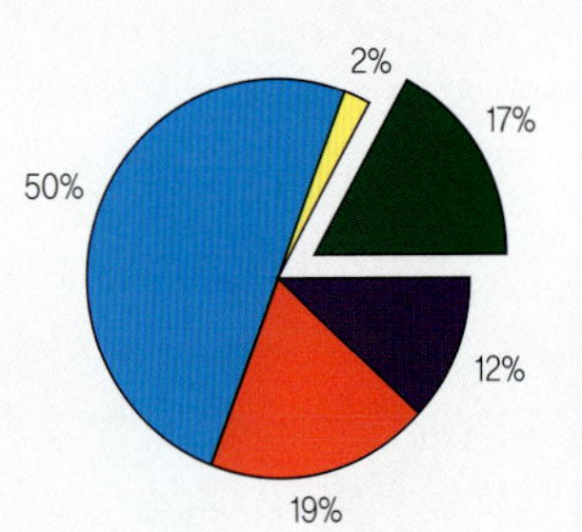

우식경험	0
관련 전신상태	0
식사내용	3
음식 횟수	1
플라크 양	3
Mutans streptococci	3
불소 화합물 프로그램	3
타액 분비 속도	0
타액 완충 능력	0
임상적 평가	1

그림 4 **Cariogram(우식 리스크 환자 설명용 소프트웨어)를 이용한 우식 리스크 판정.**
문진표의 데이터와 검사결과로 얻어진 데이터를 Cariogram을 통해 판정한다. 이 증례의 경우 우식 리스크가 매우 높은 것을 알 수 있다. 또한 이 소프트웨어를 이용하면 '목표설정을 위한 평가'가 구체적으로 표시되기 때문에 환자의 동기부여 자료로 사용하기에도 효과적이다.

목표설정을 위한 평가

Cariogram을 통해 우식에 대해 매우 높은 리스크가 있다는 것을 알 수 있습니다. 빨리 행동으로 옮겨야만 합니다. 불소 사용빈도가 매우 낮은 것이 큰 영향을 주고 있습니다.

검사 score가 2 또는 3으로 나타난 모든 항목에 대해 잘 생각해 봅시다. 그 중 무엇이 가장 간단하게 바뀔 수 있을까요? 이럴 때 해야 하는 행동의 예시는 다음과 같습니다.

* 발효성 탄수화물을 많이 포함하고 있다는 점에서 확실히 식단에 문제가 있습니다. 이러한 식품섭취를 줄이는 것이 바람직합니다.
* 치태의 양과 Mutans streptococci 양을 봤을 때 구강 내 세균 양상이 큰 영향을 미치고 있습니다. 2가지 요인 모두 즉시 조절해야 합니다. 구강위생상태를 개선하고 전문가에 의한 치면 청소를 반복하는 것을 권장합니다. Mutans streptococci를 효과적으로 감소시키는 시술(예를 들어 전문가에 의한 치면 청소를 반복하거나 불소, 자일리톨을 사용하는 것, 또는 사용가능하면 클로르헥시딘 등의 항균제를 이용한 시술)을 받아야 합니다.
* 불소를 사용하지 않고 있어서 상황이 더욱 어려워졌습니다. 불소가 첨가된 치약을 사용하고 불소 가글 등 예방 프로그램을 더욱 강화하는 것을 권장합니다.

병인이 되는 인자를 감소시키고자 할 때 중요한 것은 악영향을 미치는 어느 특정 인자가 왜 존재하는지를 이해하는 것입니다. 이렇게 하면 그 인자를 개선하는 것이 가능한지의 여부를 판별할 수 있게 됩니다.

리스크가 높은 경우, 리스크 인자를 낮추기 위해 취한 행동이 계속되고 있는지, 생활 속에서 효과적으로 실천되고 있는지를 추적하는 것이 중요합니다. 약 반년 후에 다시 한 번 리스크 평가를 하는 것이 좋습니다.

Cariogram은 우식 리스크의 전체적인 이미지만을 나타냅니다. 치아나 수복물의 파절, 변색과 같은 새로운 수복 치료에 관한 문제는 고려하지 않습니다.

4 칫솔질 지도(TBI, Oral Physiotherapy)

'Oral Physiotherapy'는 직역하면 구강 물리 요법으로, 어렵게 들리지만 실은 간단하다. 다시 말해서 환자 스스로 self care가 가능하도록 치과 측이 환자에게 지도해 플라크 조절을 정착시키는 것이다.

환자 개개인의 구강 상태에 맞춰 동기를 부여하고 칫솔질 교육을 하도록 유념해야 한다. 칫솔질 교육의 요점은 처음부터 많은 지도(칫솔, 치간 칫솔, 치실 등)를 해서 환자에게 완벽한 플라크 조절을 하도록 요구하지 않는 것이 중요하다. 환자의 협력도와 숙련도에 따라서 술자가 원하는 목표는 달라진다.

술자가 착색 검사 후의 플라크 지수 개선 정도(몇 %가 몇 %로 변화하다)에만 의식을 집중하게 되면, 환자에게 하는 동기부여나 TBI는 강요하는 분위기가 되기 쉽다. 그 결과 치주 치료에 대한 환자의 협력도와 동기의 저하로 이어지는 일도 적지 않다. 플라크 지수는 그 환자의 구강 청소 상태를 파악하기 위한 중요한 자료이다. 그러나 '플라크 지수가 높다=환자에게 칫솔질을 더 잘 시켜야 한다'라는 방정식은 성립하지 않는다는 것을 이해할 필요가 있다.

'환자를 이해'해야 비로소 동기부여나 TBI도 성공한다. 경험을 쌓게 되면 칫솔질 교육 후의 치은 변화나 SRP 후의 치은 변화를 예측할 수 있게 된다. 그 결과 동기부여나 TBI를 어떻게 하면 좋을지 지식의 창고도 늘어나게 된다.

1. 플라크 부착 부위에 대한 환자와 술자의 상호인식에서 출발하는 TBI

필자의 치과에서는 '착색 검사'를 실시하고 환자에게 거울로 플라크 부착 부위를 확인시키면서 칫솔질 교육을 한다(그림 1). 착색 검사를 통해 술자와 환자 모두 구강 내의 상황을 함께 인식할 수 있다. 이렇게 하면 술자는 적절한 지도가 가능해지고, 환자도 self care의 부족한 부분을 알 수 있게 된다.

그러면 구체적으로 플라크 지수는 어느 정도를 목표로 하면 좋을까? 이상적인 것은 30% 이하라고 할 수 있다. 그러나 지도 직후부터 이상적인 수치를 보이는 환자는 많지 않다. 수치에만 너무 신경 쓰게 되면 다음 치료로 진행하는 것이 어려울 뿐만 아니라, 칫솔질 교육의 반복이 동기 저하의 원인이 되는 경우도 있다.

술자는 환자의 생활양식이나 치면 청소 숙련도 등을 잘 이해하고 내원 횟수가 늘 때마다 조금씩 올바른 칫솔질이 정착되도록 지도해 가는 것이 중요하다.

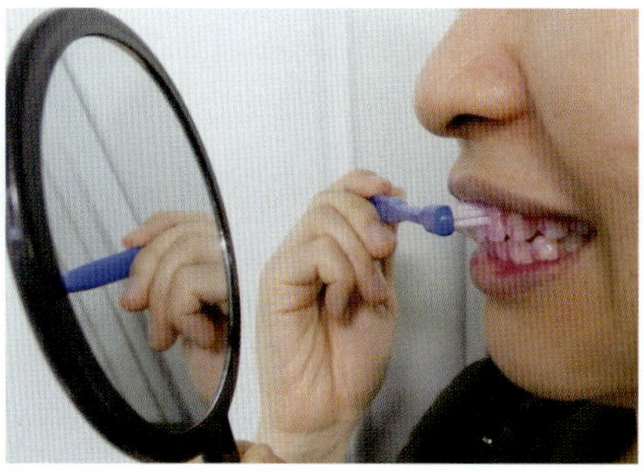

그림 1 착색 검사를 통한 칫솔질 교육(TBI).
TBI는 반드시 착색 검사를 실시해 술자와 환자가 플라크 부착 부위를 확인할 필요가 있다.
이 환자는 칫솔의 진동 폭이 크고 세게 닦는 경향이므로 우선 적절한 칫솔질 압력과 진동 방법을 지도한다.
전체적으로 치경부에 착색이 보이고 특히 구치부 설측에서 심하기 대문에 그 부위를 중심으로 칫솔을 대는 방법을 지도했다. 지도한 내용을 기록으로 남기는 것이 필요하다.

2. 치간부의 칫솔질 지도(그림 2~5)

환자에게 실시하는 칫솔질 교육은 매우 중요하다. 그러나 더욱 중요시해야 할 것은 **치간 인접면의 self care**이다. 치주질환이 처음 발병하는 부위는 대부분 치간 인접면 치주낭이기 때문이다. 따라서 칫솔의 사용법도 중요하지만 칫솔질 교육에서 가장 중요한 것은 치간 칫솔이나 치실을 이용한 치간 인접면의 관리 방법을 정착시키는 것이다.

치간 칫솔은 환자에게 그 필요성을 확실하게 설명하지 않으면 정착되지 않으므로 주의한다.

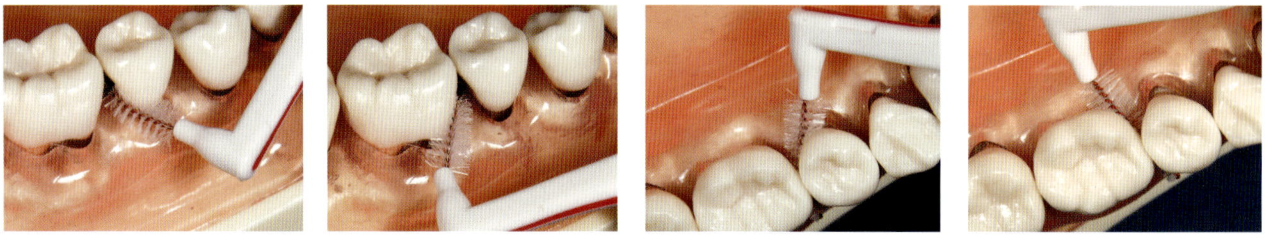

A, B: 협측에서 접근한 치간 칫솔의 사용. 인접면의 근심면 우각부와 원심면 우각부에 치간 칫솔이 닿도록 넣었다 빼는 동작을 반복해 플라크를 제거한다.

C, D: 설측에서 접근한 치간 칫솔의 사용. 협측 접근과 같은 동작을 한다. 환자에 따라서는 치간 칫솔을 넣기만 할 뿐, 넣었다 빼는 동작의 반복 없이 끝내버리는 경우도 많으므로 정확한 사용법을 지도할 필요가 있다.

그림 2 치간 칫솔 사용의 지도.
치간부는 대부분 치주 질환이 처음 발병하는 부위이기 때문에 반드시 치간부의 청소법을 중점적으로 환자에게 지도한다.

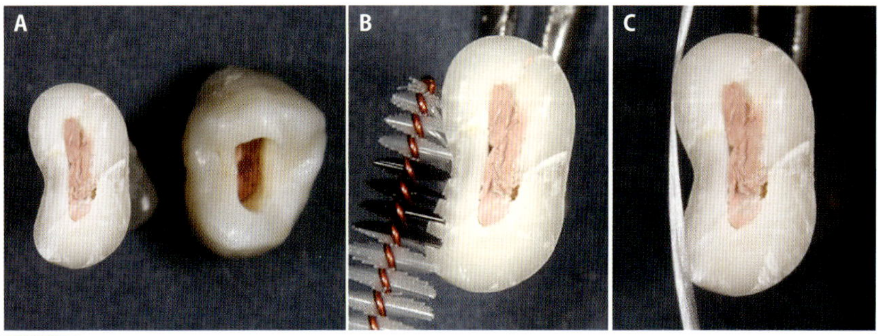

그림 3 치간 칫솔과 치실을 이용한 치근면 함몰부의 청소성 비교.
4|를 횡단면으로 절단(A)해, 치간 칫솔(B)과 치실(C)이 치근면에 접촉하는 차이를 조사했다. 치간 칫솔이 치근면의 함몰부에 더 적합되는 것을 알 수 있다. 치은이 퇴축해 치근면이 노출된 환자에게는 치간 칫솔의 지도가 필수적이다.

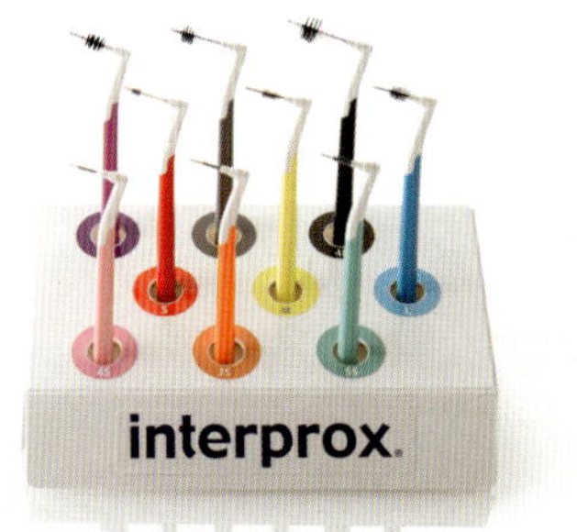

그림 4 치간 칫솔의 종류(Mokuda 상회).

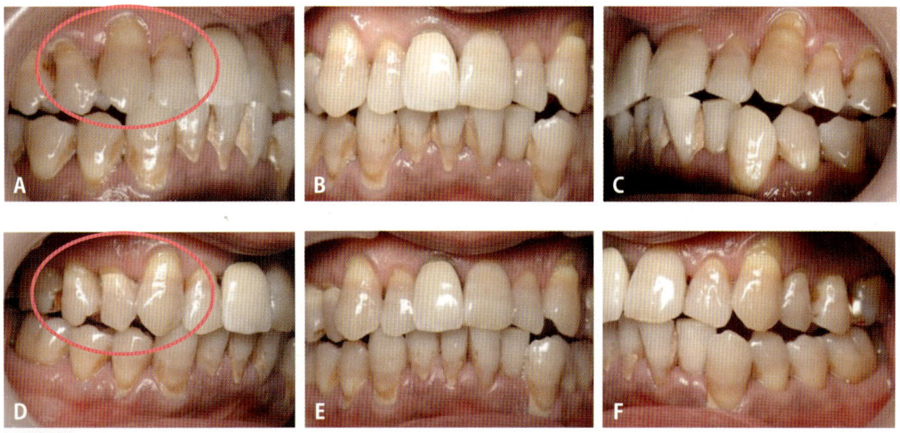

A~C: 치간 칫솔 지도 전. 많은 치석이 치간부를 덮고 있고 변연 치은은 부어 있다. 우선 칫솔보다 치간 칫솔의 중요성을 환자에게 설명하고, 환자 본인이 치간 칫솔을 사용할 수 있도록 치간부에만 gross scaling을 실시했다.

D~F: 치간 칫솔 지도 2주 후. 지도 전과 비교하면 치은의 염증이 개선되어 있음을 알 수 있다(특히 ○부분은 치은 변화를 알기 쉽다).

그림 5 치간부 칫솔질 지도의 효과.
치주질환의 초기 발병 부위가 치간부이므로 환자에게 치간 칫솔의 중요성과 사용법을 이해하도록 했다. 본 증례와 같이 먼저 치간 칫솔을 이용한 TBI를 한 후에 칫솔을 이용한 TBI를 하는 경우도 있다.

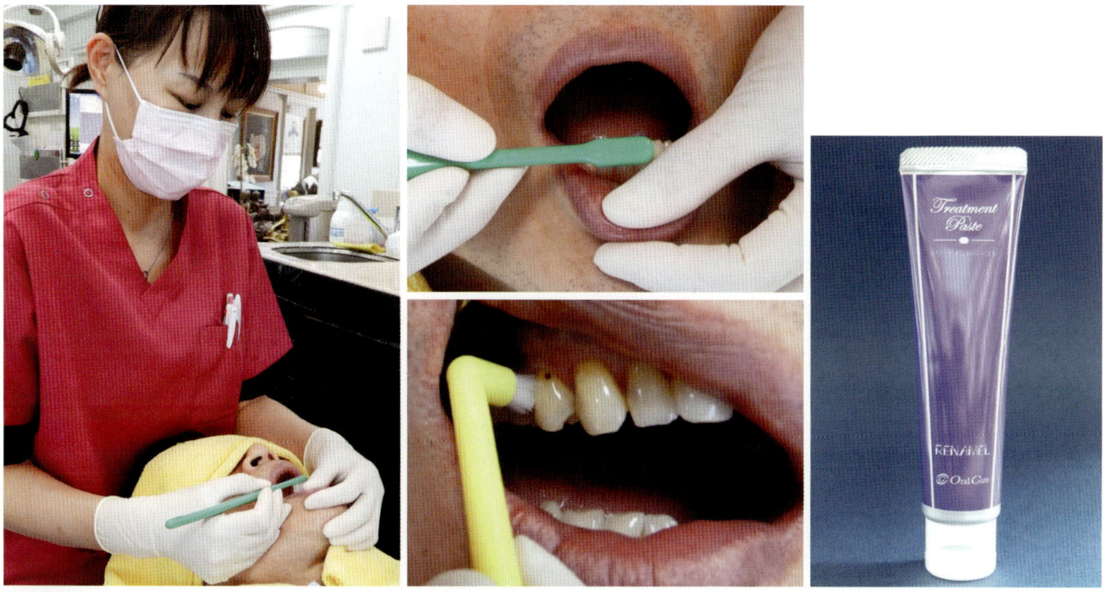

그림 6 환자를 위한 칫솔질(치료 전에 술자가 실시하는 칫솔질).
술자가 칫솔질을 해 환자가 적절한 칫솔질 압력과 칫솔을 움직이는 방법을 체감할 수 있게 한다. Treatment paste(Oral care사)를 이용해 시행한다. 필자의 치과에서는 치료 전에 반드시 술자가 칫솔질을 실시하며, 이것을 원내에서는 '환자를 위한 칫솔질'이라 부른다.

3. 술자의 칫솔질(환자를 위한 칫솔질)(그림 6)

필자의 치과에서는 치료 전에 반드시 술자가 칫솔질을 실시하고 있다. 이것을 원내에서는 '환자를 위한 칫솔질'이라 부른다.

'환자를 위한 칫솔질'은 환자에게는 매우 기분 좋은 것이고, 또한 술자의 적절한 칫솔질 압력과 칫솔 움직이는 법을 환자 스스로 느낄 수 있다. 환자에게 귀가 후 자택에서도 그 느낌을 살려서 칫솔질을 하도록 하면 서서히 비슷하게 칫솔질을 할 수 있게 된다.

'환자를 위한 칫솔질'의 목적은 다음 4가지이다.

① 치과 치료를 위한 환경정비
② 환자가 스스로 닦기 어려운 부위를 깨끗하게 닦아 준다.
③ One point TBI(적절한 칫솔질 압력이나 진동의 재확인 등)
④ 칫솔질 할 때의 좋은 느낌을 환자에게 몸소 느끼도록 한다.

포인트! Oral Physiotherapy

① 플라크가 부착되어 있는 것이 치은 염증의 원인이라는 것을 깨닫게 한다.
② 한 번에 여러 가지 기구를 지도해도 실행이 어려우므로, 환자의 상태를 보고 지도한다.
③ 환자가 오랫동안 해 온 방법을 부정하지 말고 개선 포인트를 지도한다.
④ 한 가지라도 좋으니 잘 하는 것을 칭찬해 준다.

Clinical Case

환자의 기초 정보

26세 여성. 판매업. 초진 2013년 5월

주소 … ⌊3 의 위화감

환자정보

- 5년 만에 치과에 내원했다.
- 잇몸에서 출혈이 있어서 계속 신경이 쓰였는데, 출혈 때문에 칫솔질을 해도 괜찮은지 걱정이 되었다.
- 지금까지 칫솔질 교육을 받은 경험은 없다.
- 아침에 일어난 뒤와 잠자기 전에만 칫솔로 닦고 있다.

초진 소견

- 설측 치경부에 많은 플라크와 치은연상 치석이 보인다(그림 7, 8). 플라크 지수는 100%.

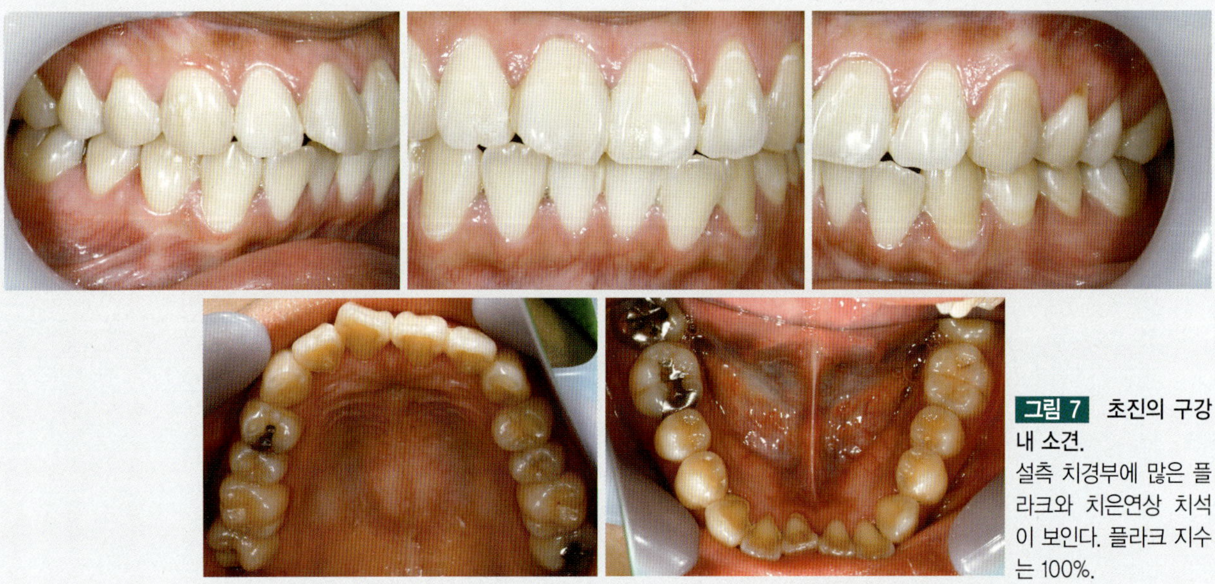

그림 7 초진의 구강 내 소견.
설측 치경부에 많은 플라크와 치은연상 치석이 보인다. 플라크 지수는 100%.

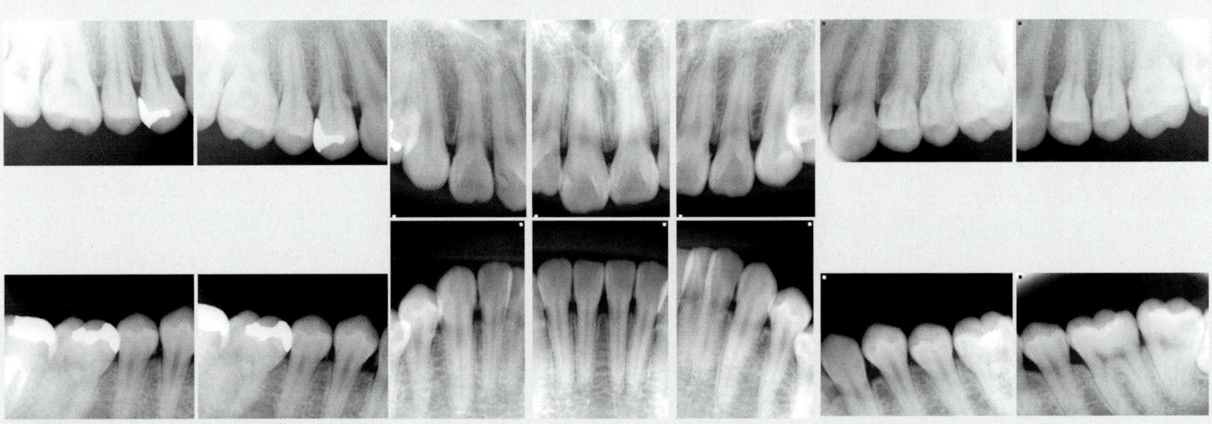

그림 8 초진의 X-ray 사진 소견.
치조골의 수평적 흡수는 심하지 않으나, 상하악 치아의 인접면에 치석이 많이 부착되어 있는 것을 알 수 있다.

1. 동기부여

Hygienist's Work

- '치주질환 리스크 평가' 또는 환자 설명용 소프트웨어를 동기부여 도구로 이용한다(**그림 9, 10**).
- '출혈'이 의미하는 것, 치주질환과의 관련성을 설명한다.

OHIS를 이용한
치주질환 리스크의 객관적 평가

* 환자가 시각적으로 이해하기 쉬운 도구를 이용해 다음 사항을 전달한다.
  - 현재의 환자 상태
  - 치주질환의 원인
  - 치료를 하지 않으면 어떻게 되는지
  - 어떤 치료를 하는지
  - Maintenance의 중요성
* 환자가 자각하고 있는 증상을 키워드로 설명해서 환자의 흥미를 끌 수 있도록 배려한다.
  이 환자는 칫솔질 할 때의 출혈을 매우 걱정하고 있다(=자각하고 있는 증상). 출혈이 무엇을 의미하는지 등을 비롯해 많은 정보를 전달했다.

포인트!

한꺼번에 많은 정보를 전달하려고 해도 받아들이는 환자가 준비되어 있지 않으면 전달되지 않는다. 내원 횟수가 늘어남에 따라 조금씩 이해시키면 된다고 생각할 필요도 있다.

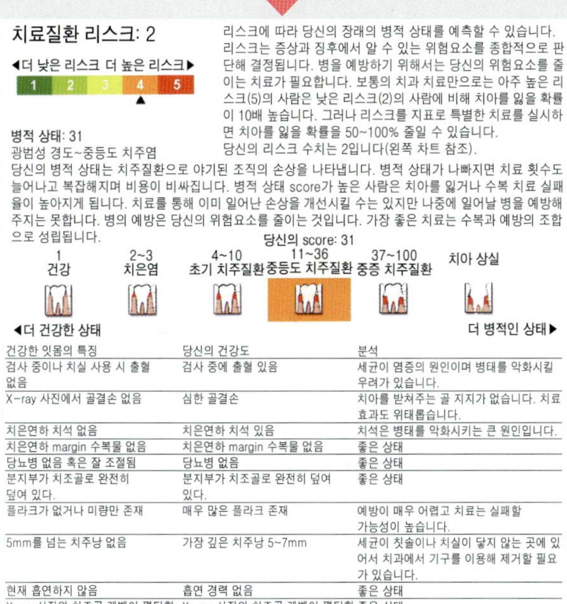
치료질환 리스크: 2

◀더 낮은 리스크 더 높은 리스크▶

1	2	3	4	5

리스크에 따라 당신의 장래의 병적 상태를 예측할 수 있습니다. 리스크는 증상과 징후에서 알 수 있는 위험요소를 종합적으로 판단해 결정됩니다. 병을 예방하기 위해서는 당신의 위험요소를 줄이는 치료가 필요합니다. 보통의 치과 치료만으로는 아주 높은 리스크(5)의 사람은 낮은 리스크(2)의 사람에 비해 치아를 잃을 확률이 10배 높습니다. 그러나 리스크를 지표로 특별한 치료를 실시하면 치아를 잃을 확률을 50~100% 줄일 수 있습니다.
당신의 리스크 수치는 2입니다(왼쪽 차트 참조).

병적 상태: 31
광범성 경도~중등도 치주염
당신의 병적 상태는 치주질환으로 야기된 조직의 손상을 나타냅니다. 병적 상태가 나빠지면 치료 횟수도 늘어나고 복잡해지며 비용이 비싸집니다. 병적 상태 score가 높은 사람은 치아를 잃거나 수복 치료 실패율이 높아지게 됩니다. 치료를 통해 이미 일어난 손상을 개선시킬 수는 있지만 나중에 일어날 병을 예방해 주지는 못합니다. 병의 예방은 당신의 위험요소를 줄이는 것입니다. 가장 좋은 치료는 수복과 예방의 조합으로 성립됩니다.

당신의 score: 31

1	2~3	4~10	11~36	37~100	
건강	치은염	초기 치주질환	중등도 치주질환	중증 치주질환	치아 상실

◀더 건강한 상태 더 병적인 상태▶

건강한 잇몸의 특징	당신의 건강도	분석
검사 중이나 치실 사용 시 출혈 없음	검사 중에 출혈 있음	세균이 염증의 원인이며 병태를 악화시킬 우려가 있습니다.
X-ray 사진에서 골결손 없음	심한 골결손	치아를 받쳐주는 골 지지가 없습니다. 치료 효과도 위태롭습니다.
치은연하 치석 없음	치은연하 치석 있음	치석은 병태를 악화시키는 큰 원인입니다.
치은연하 margin 수복물 없음	치은연하 margin 수복물 없음	좋은 상태
당뇨병 없음 혹은 잘 조절됨	당뇨병 없음	좋은 상태
분지부가 치조골로 완전히 덮여 있다.	분지부가 치조골로 완전히 덮여 있다.	좋은 상태
플라크가 없거나 미량만 존재	매우 많은 플라크 존재	예방이 매우 어렵고 치료는 실패할 가능성이 높습니다.
5mm를 넘는 치주낭 없음	가장 깊은 치주낭 5~7mm	세균이 칫솔이나 치실이 닿지 않는 곳에 있어서 치과에서 기구를 이용해 제거할 필요가 있습니다.
현재 흡연하지 않음	흡연 경력 없음	좋은 상태
X-ray사진의 치조골 레벨이 평탄함	X-ray 사진의 치조골 레벨이 평탄함	좋은 상태

그림 9 이 환자의 치주질환 리스크 평가(초진).
리스크 score는 31로, 중등도 치주질환으로 판정되었다. 이 평가표를 이용하면 술자와 환자 모두 치주질환의 현재 상태를 객관적으로 파악할 수 있다.

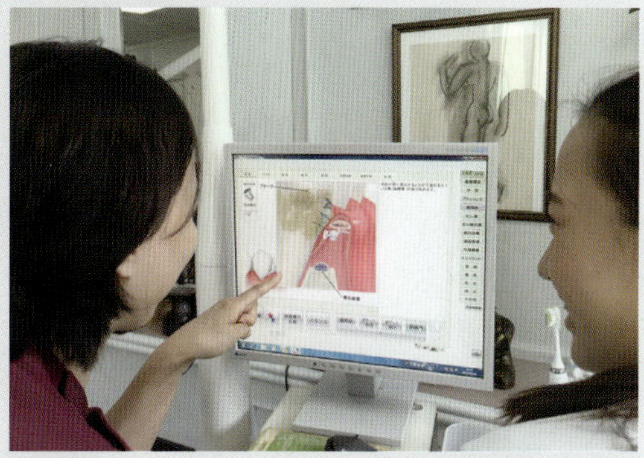

그림 10 환자 설명용 소프트웨어를 이용한 설명.
그림이나 애니메이션을 통하면 술자의 설명이 더 쉽게 전달된다.

2. 칫솔질 교육과 치면 연마

Hygienist's Work

- 착색 검사를 실시해 빨갛게 염색된 부분을 거울로 환자에게 보여준다.
- 술자 앞에서 환자가 집에서 닦는 방법으로 칫솔질을 하도록 해, 필요하면 올바르게 수정한다.

지도내용(예)

① 치간부만 닦는 경우 → 동시에 치경부에도 칫솔모 끝이 닿도록 지도

② 진동이 크고 세게 닦는 경우 → 진동을 작게 하고 힘을 빼고 닦도록 지도

③ 치간 칫솔은 치간 칫솔이 들어가는 구치부에만 사용하도록 지도

* 착색 검사를 통해 '플라크를 제거하는 것'의 중요성을 알린다.
* Self care 내용에 치주질환이 처음 발생하는 치간부 청소법을 추가한다.
* 환자에게 치면의 매끈한 느낌을 몸소 느끼게 하고 이상적인 칫솔질 후의 감각을 알게 한다.

포인트!

처음부터 많은 내용을 지도하면, 환자에 따라서는 혼란을 일으키기도 하므로 각 환자의 협력도와 숙련도에 따라 판단한다.

3. Gross scaling 시작

Hygienist's Work

- 환자의 소감 청취(칫솔질 후 출혈이 줄었다는 이야기를 들었다(그림 11, 12).
- 플라크 지수 측정
- 플라크 지수와 구강 내 사진으로 염증이 개선된 것을 환자에게 확인시킨다.
- Gross scaling 실시(대략적인 치석제거)

Hygienist's Sight

* 치과위생사는 지도를 하는 것에 그치지 말고 환자가 생각하는 의문점이나 잘 안 되는 부위 등을 듣는, 환자에게 가장 가까운 존재가 되어야 한다.

✔ 포인트!

환자가 스스로가 치은연상 플라크 조절을 실행할 수 있는 것이 중요하다. 칫솔질에 개선이 보이지 않는 경우에도 환자를 인정하고, 때로는 격려하고 칭찬해 하고자 하는 의욕을 유지하는 동기를 부여하도록 유의한다.

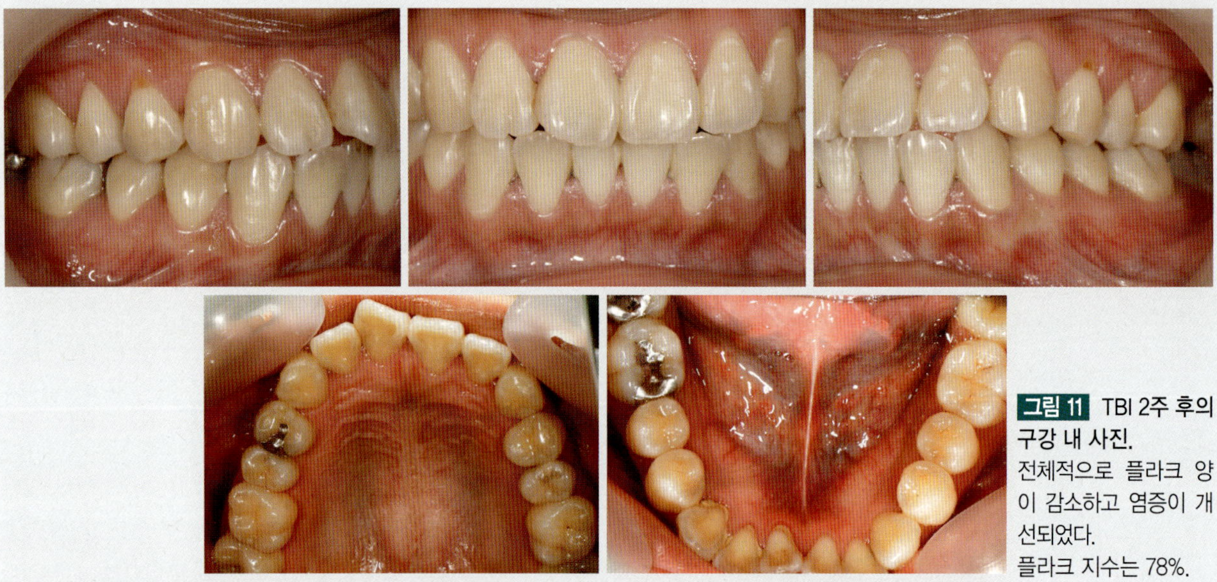

그림 11 TBI 2주 후의 구강 내 사진.
전체적으로 플라크 양이 감소하고 염증이 개선되었다.
플라크 지수는 78%.

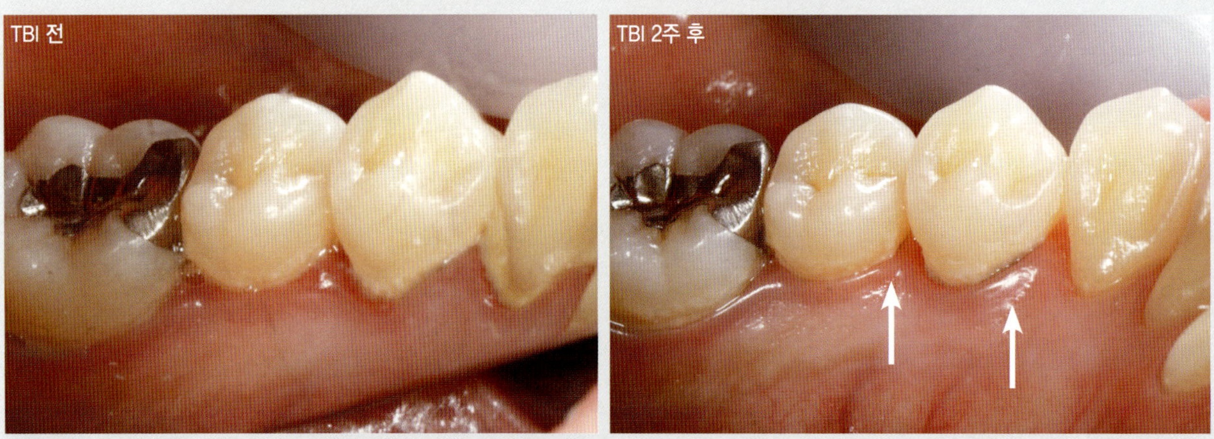

그림 12 TBI 전(왼쪽) 및 TBI 2주 후(오른쪽)의 하악 우측 구치부 상태.
TBI 지도 전(왼쪽)에는 특히 설측 치경부에 많은 플라크가 보인다.
TBI 지도 후(오른쪽) 플라크 양이 줄고 치석이 치은연상으로 확실하게 보인다(화살표). 또한 구치부는 치간 칫솔을 사용해서 염증이 개선된 것을 확인했기 때문에, gross scaling을 시작할 수 있다고 판단했다.

★중요

치간부는 치은 퇴축 리스크가 크므로, 사전에 치은 형태가 변화할 것을 예측하고 설명할 필요가 있다(환자에 따라서는 치간부에 공간이 생기는 것을 싫어해 치간 칫솔의 사용을 중지해 버리는 환자도 있으므로). 일어날 수 있는 부작용 등은 환자에게 사전에 먼저 설명해 두는 것이 중요하다.

4. SRP 실시

Hygienist's Work

- 6회의 SRP를 실시(①하악 전치부 → ②상악 전치부 → ③하악 우측 구치부 → ④하악 좌측 구치부 → ⑤상악 우측 구치부 → ⑥상악 좌측 구치부 순서)(그림 13, 14)
- SRP가 끝나면 one point TBI를 실시

Hygienist's Sight

* 치은의 개선이 빨라졌기 대문에 환자의 self care에 대한 의욕을 유지시키는 것에 주력한다.

포인트!

칫솔질 교육은 처음 지도한 것에 비해 간단한 one point TBI로 하고, 너무 많은 정보 때문에 환자가 혼란을 겪지 않도록 배려한다.

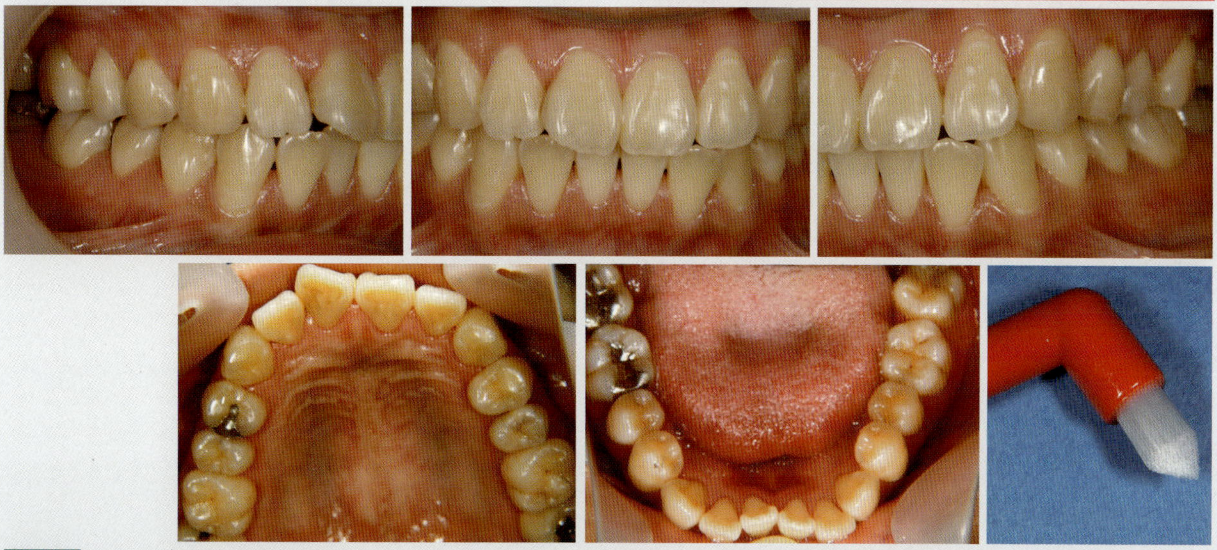

그림 13 전악 SRP 후의 구강 내 소견.
칫솔질 할 때의 출혈도 감소하고 전체적으로 염증이 개선되어 치은이 단단하게 조여져 있다. 특히 치간부에는 공간이 생겨 있는 것을 알 수 있다. 플라크 지수는 50%. 아직 치경부, 우각부 전체에 플라크가 남아 있으므로 tuft brush를 사용하도록 지도한다. 하단 우측 사진은 Plaut(Oral care사).

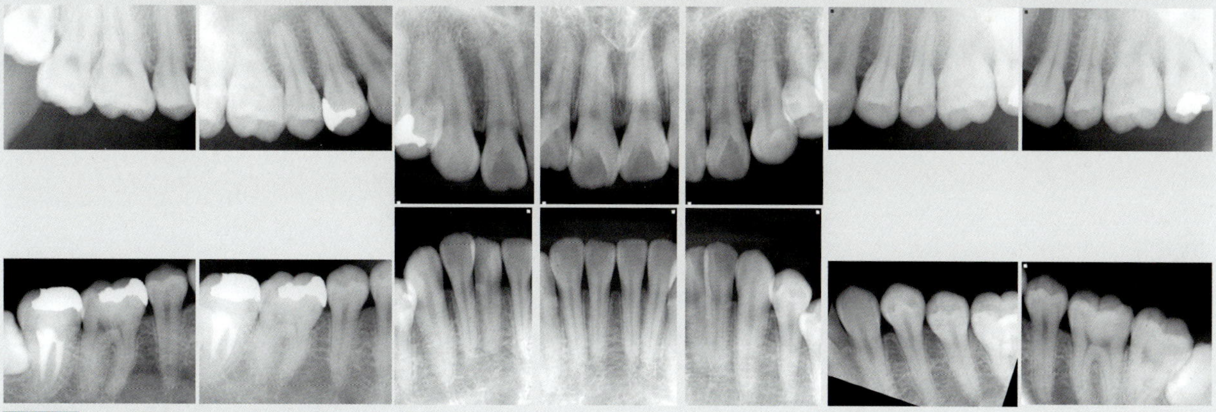

그림 14 SRP 후의 X-ray 사진 소견.
초진에서 보인 치간 인접면의 치석은 제거되어 있다.

5. 재평가·maintenance로 이행

Hygienist's Work

- 술전 및 술후 상태를 구강 내 사진과 X-ray 사진, 치주 질환 리스크 평가를 이용해 환자에게 프레젠테이션한다.

Hygienist's Sight

* 치주 치료로 얻어진 양호한 구강 환경 상태를 유지하기 위해 self care와 professional care의 병행이 꼭 필요함을 설명하고 maintenance를 계속하도록 독려한다(그림 15, 16).

포인트!

Maintenance에 대해서는 환자의 치료가 끝나고 나서 이야기하는 것이 아니라, 처음 칫솔질 교육과 동기를 부여할 때부터 반복해서 설명합니다.

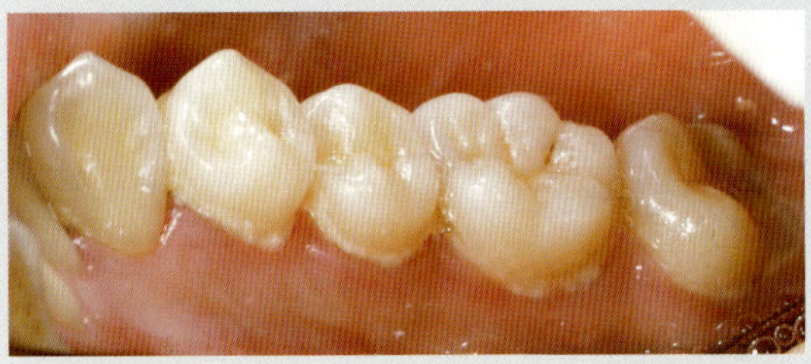

A: TBI 전.

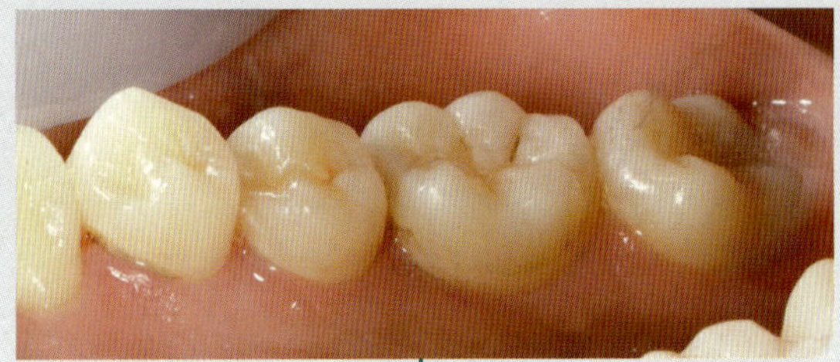

B: TBI 2주 후.

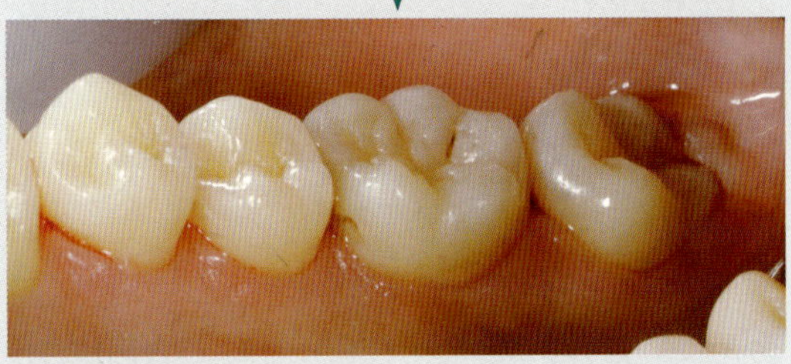

C: SRP 직후.

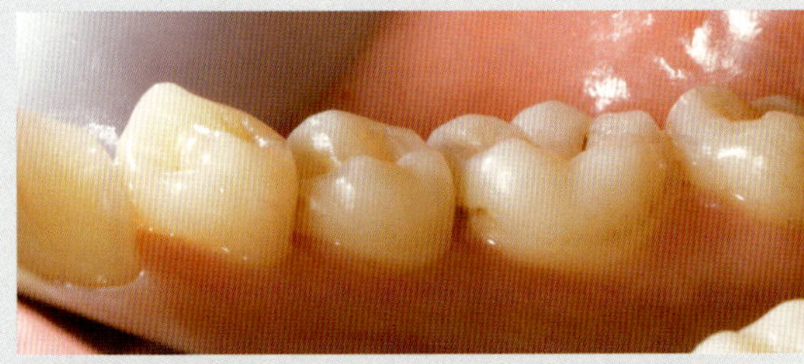

D: SRP 후 5개월 경과.

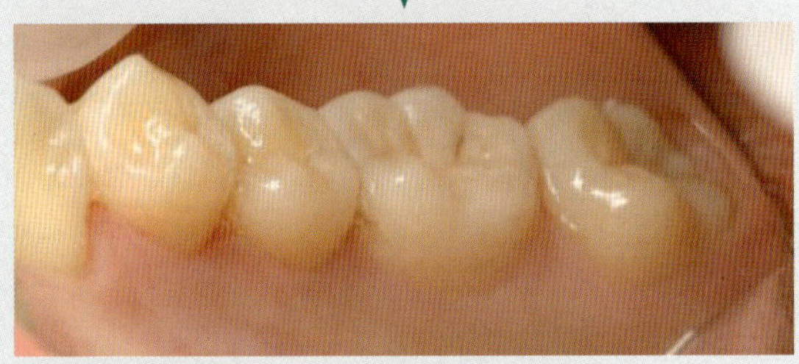

E: SRP 후 1년 경과.

그림 15 이 환자의 칫솔질 교육 전부터 SRP 후 1년 경과 시점까지의 하악 좌측 구치부의 변화(거울상).

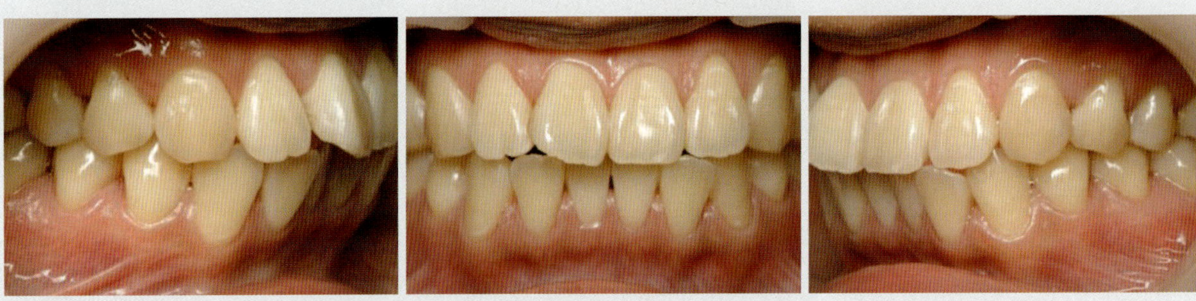

그림 16 이 환자의 SRP 후 1년의 경과 상태.
전체적으로 조절이 잘 되고 있다. 치간유두 부위의 치은은 개선되어(약간 증식해) 치간공극이 좁아져 있는 부위도 존재한다. 전치부에는 치실을 사용하고 구치부에는 계속해서 치간 칫솔을 사용하고 있다.

포인트!

치은의 형태 변화나 환자의 플라크 조절 상태를 보면서 self care 방법을 바꿔갈 필요가 있다.

5 SRP

1. 시술 부위의 확인

Standard X-ray 사진과 probing 후 작성한 치주 조직 검사 차트를 참고로 치은의 염증 정도, 치근 모양, 치석 부착량, 치석 부착 위치를 고려해서 SRP를 실시한다.

필자의 치과에서는 4mm 이상의 치주낭이 존재하는 경우에는 침윤 마취를 하고 실시하는 것을 원칙으로 하고 있다(통증을 느끼는 정도에는 개인차가 있지만, 환자에게 통증을 주지 않으면서 확실하게 SRP를 하기 위해 침윤 마취를 하고 있다).

침윤 마취 후 다시 한 번 probing(최적의 압력으로)을 통해 어디에 어떤 치석이 있는지를 촉진하고 나서 curette 조작에 들어간다.

★ SRP 전의 개별 확인 사항

(1) 치은을 '누른다'

치아 주위의 치은을 손으로 눌러봐서 치주낭에서 배농이 있는지를 확인한다(그림 1, 2). 배농이 있다는 것은 이미 만성 염증이 존재한다는 것을 의미하므로 빠른 치료가 필요하다. 또한 배농은 없으나 플라크가 배출되는 경우도 있다. 이것도 주의가 필요하다.

환자 본인에 의한 플라크 조절이 적절하게 이루어지고 있는지, 육안으로는 판단할 수 없는 치은의 상태(특히 치은에 겉으로 보이는 염증이 없는 경우)는 치은을 눌러 보면 알 수 있다.

(2) 치근면을 '탐색한다'

시술 전에 치근면을 탐색하고 standard X-ray 사진 및 치주 조직 검사 차트와 비교해 치근의 모양과 치석 부착 부위, 부착량을 확인하면서 SRP를 시행한다.

Probe를 이용해 깊은 치주낭을 놓치지 않았는지, 또한 3A 탐침을 이용해 치석이 남아 있지 않은지 탐색해 간다.

(3) 치근면을 '확인한다'

단단하고 활택한 치근면을 지표로 해 SRP를 실시하기 때문에 여러 번 3A 탐침으로 치근면의 상태를 확인한다.

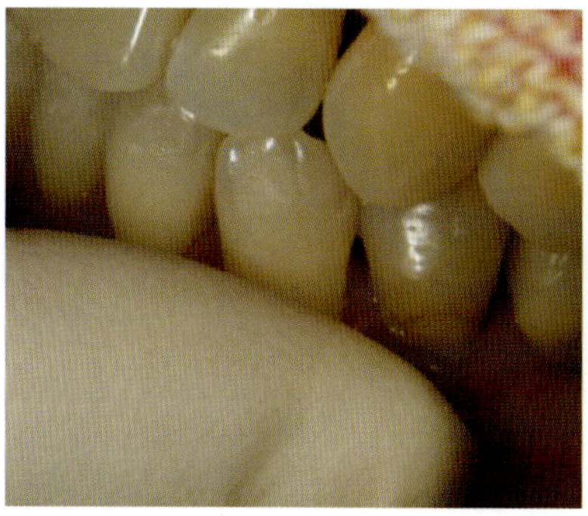

그림 1 시술 부위의 확인 '치은 누르기'.
치은 변연부에 air를 불어 타액을 배제한 후, 치은을 손가락으로 누른다.
배농이나 플라크가 배출되는 경우가 있다. 이렇게 해서 시술 부위를 미리 확인한다.

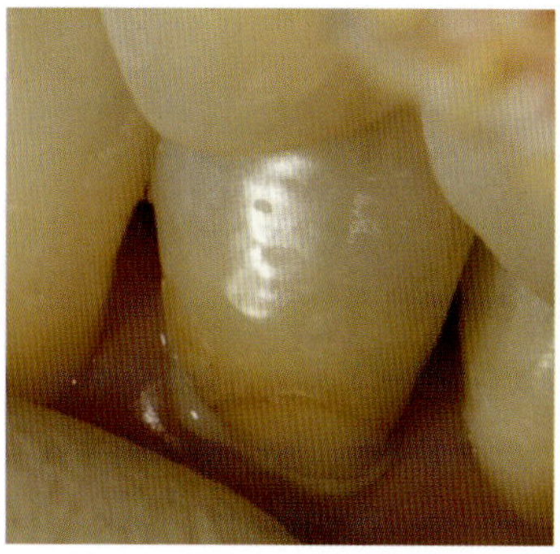

그림 2 그림 1의 확대.
치경부를 압박하면 배농이 보인다.

Clinical Case

환자의 기초 정보

35세 남성. 초진 2013년 5월

주소 … 전체적으로 잇몸이 부어 있는 것 같아요.

환자 정보

- 초등학교 4학년 때부터 고등학교 3학년까지 교정치료를 받았다.
- 금연을 생각하고 있지만, 현재도 하루 2개비 정도 피우고 있다(이전에는 하루 1갑).
- 칫솔질 교육을 받은 경험은 없다.

초진 상태 및 치주 조직 검사 소견

- 치간유두 부위에 염증이 심하고 치간 인접면에 플라크 축적이 보인다. X-ray 사진에서는 특히 상악 전치부(3+3) 치조골의 수평적 골흡수와 치간부 치근면의 치석 침착이 보인다(그림 3).
- 치주 조직 검사에서 배농 부위와 깊은 치주낭이 보인다(그림 4).

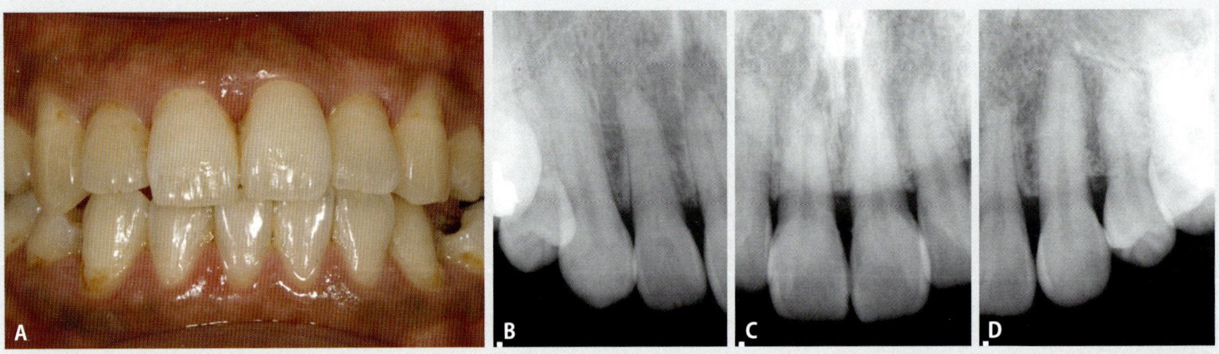

A: 정면 사진. 특히 치간유두 부위에 염증이 심하고 치간 인접면에 플라크 축적이 보인다.

B~D: 3+3의 standard X-ray 사진. 수평적 골흡수가 보이고 치간부 치근면에는 치석 침착이 보인다.

그림 3 초진 구강 내 사진 및 X-ray 사진.

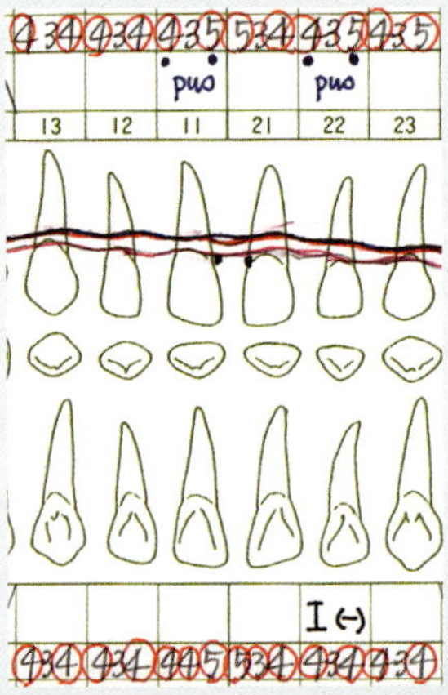

그림 4 치주 조직 차트(3+3).
배농 부위와 깊은 치주낭이 보인다.

1. 칫솔질 교육(TBI)

Hygienist's Work

- 칫솔질 교육할 때 플라크 지수 측정(플라크 지수 100%)(그림 5)
- TBI에서는 치간 인접면 청소를 위한 치간 칫솔 사용법도 지도

Hygienist's Sight

※ 플라크 지수가 100%이므로 무엇이 원인인지(=칫솔질 횟수가 적음)를 생각한다. 지금까지 칫솔질 교육을 받은 적이 없다는 것도 고려한다.

※ 치간부 청소법을 지도해 self care를 정착시키는 것을 우선 목표로 한다(probing 차트에서도 치간부에 문제가 있는 것을 알 수 있다).

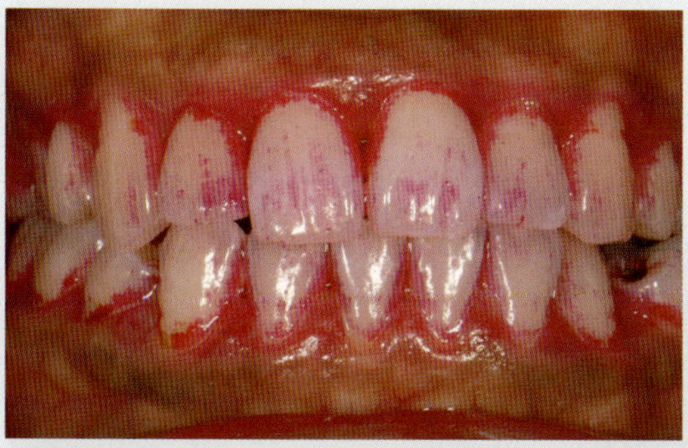

그림 5 칫솔질 교육을 할 때의 플라크 지수 측정.
본 증례에서는 칫솔 사용법 및 인접면 청소를 위한 치간 칫솔 사용법을 지도했다. 플라크 지수 100%.

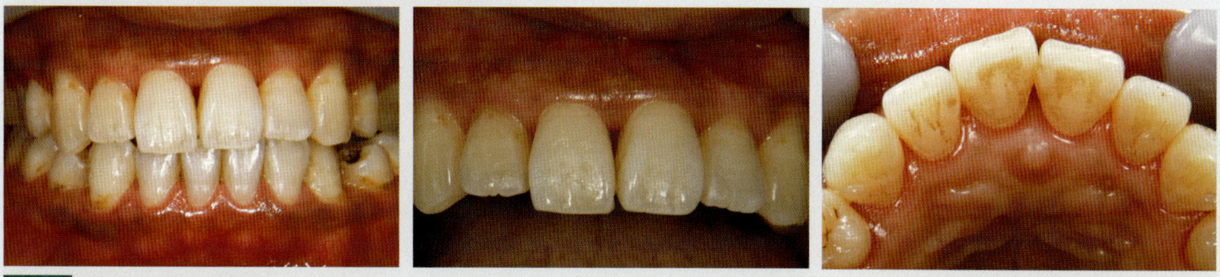

그림 6 칫솔질 교육 3개월 후.
술전에 비해 치간부 치은 염증이 개선되어 있는 것을 알 수 있다(플라크 지수 62%). 그러나 아직 설측 치경부 치은에는 염증이 존재한다. Self care가 정착되고 있다고 판단해 SRP로 이행한다.

2. SRP 실시

Hygienist's Work

- 침윤 마취 후, 다시 한 번 최적의 압력으로 probing을 실시해 치석 상태를 촉진하고 치주낭의 깊이를 파악한다(그림 7).
- SRP 실시(그림 8, 9)

Hygienist's Sight

* 이 환자는 SRP 시술이 처음이라서 걱정을 많이 하기 때문에 술후 지도를 확실하게 해야 한다.
술후 일어날 수 있는 일을 설명해 두지 않으면 비교적 가벼운 증상이라도 환자는 필요 이상으로 불안함을 느끼게 된다.

* SRP 후의 칫솔질 교육도 중요하다.

포인트!

* **적절한 플라크 조절이 이루어져야 SRP 후의 치유가 촉진되는 것을 강조한다.**
* **SRP에 따른 치은퇴축이나 치은 형태 변화 등 예측되는 것을 환자에게 사전에 설명하고, 상태의 변화를 보면서 self care 방법을 바꿔갈 필요가 있다.**

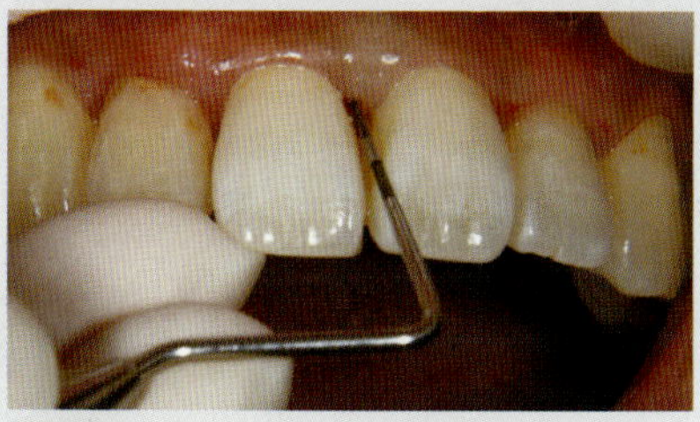

그림 7 SRP 시작(1| probing).
SRP를 시작할 때 4mm 이상의 치주낭이 다수 존재했다. 침윤 마취 후, 다시 한 번 probing(최적의 압력으로)을 통해 치석이 어떻게 존재하는지를 촉진하고 치주낭의 깊이를 파악한다(칫솔질로 치주낭 깊이가 개선되어 있으므로 정확하게 확인하고 나서 SRP를 시작한다).

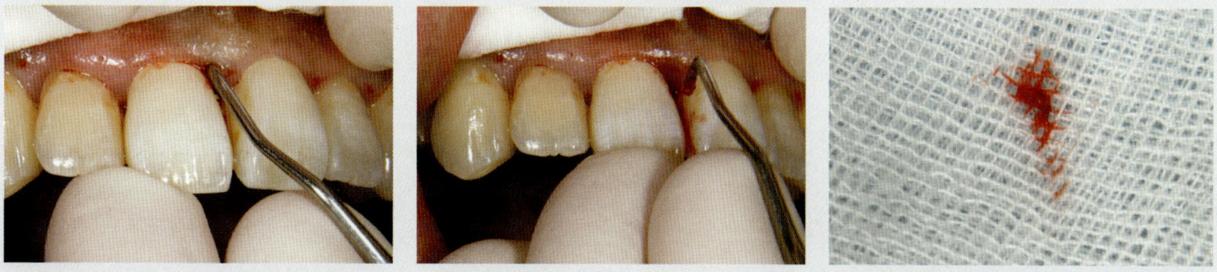

A: 치주낭 안에 cutting edge를 0°로 넣고, 치석 아래에 도달하면 terminal shank와 치근면이 평행해지도록 cutting edge를 세운다.

B: 측방압을 가하면서 curette을 긁어 올린다.

C: 목표로 한 치석이 제거되었는지를 확인한다.

그림 8 1| 근심면의 SRP.
사용 curette은 Gracey type No. 12. Back position에서 SRP를 실시하고 있다.

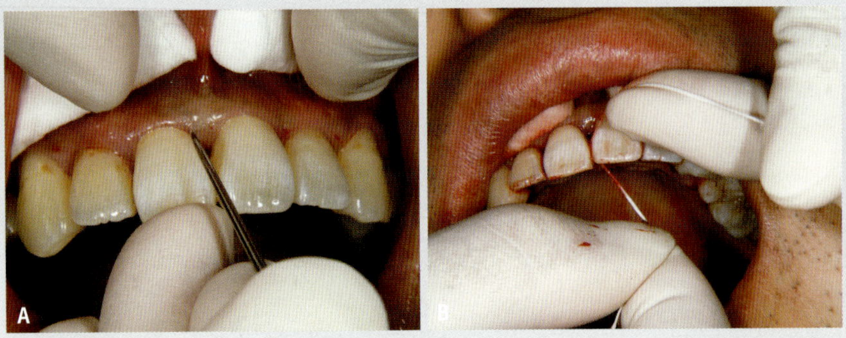

그림 9 치근면의 확인.
A: 3A 탐침을 이용해 치근면을 탐색한다. 활택하면 SRP를 끝마친다. 탐지할 때에도 finger rest를 둔다.
B: 특히 인접면은 SRP 후 치주낭 내에 제거된 치석이 남지 않았는지 non-wax 타입의 치실을 사용해 확인한다.

Hygienist's Work

- SRP 후에는 치면연마(polishing)를 해 치면을 되도록 깨끗하게 한다(그림 10). 치아 표면에 색소침착이 있으면 동시에 제거한다.

★중요

또한 술후 지각과민증 방지를 위해 불소 도포도 동시에 실시한다.

- Self care 지도
SRP 후 치석제거로 인해 술전에 지도한 치간 칫솔의 사이즈가 변경되는 경우가 있으므로 다시 한 번 치간 칫솔을 선택해서 적합시켜 본 후 지도한다.

Hygienist's Sight

＊SRP 후 환자에게 설명할 주의사항
- 개인차는 있지만 술후 일시적으로 지각과민 증상이 나타날 수 있다는 점
- 개인차는 있지만 당일~2일 후까지 치아가 들뜨는 느낌이 있을 수 있고 칫솔이 닿으면 아플 수 있으므로 상태를 보면서 self care를 하도록 지시
- 시간이 흘러도 통증이 계속되고 종창 또는 지각과민증이 심한 경우에는 연락하도록 지시
- 국소마취 후 식사의 주의사항에 대해
- 치은의 변화(심미성)

환자를 지도할 때는 "지금이 나을 수 있는 기회입니다"라고 덧붙인다.

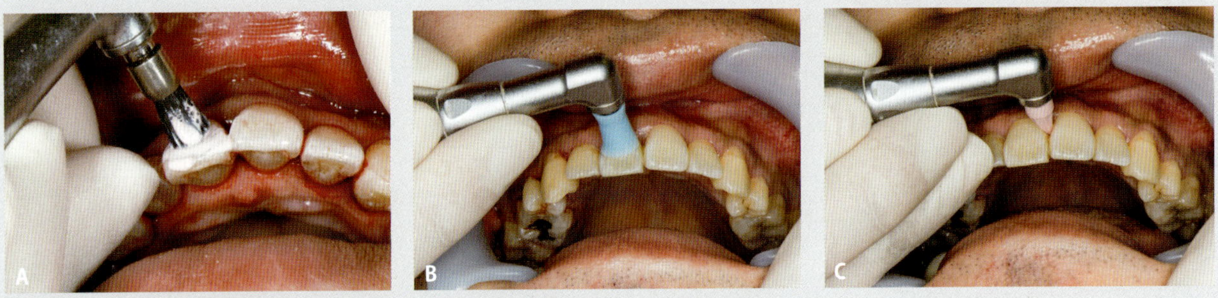

그림 10 SRP 후의 치은 연마.
핸드피스는 변형 연필잡기법으로 잡고 finger rest를 둔 채 저속 회전의 가벼운 힘으로 연마한다(A~C).

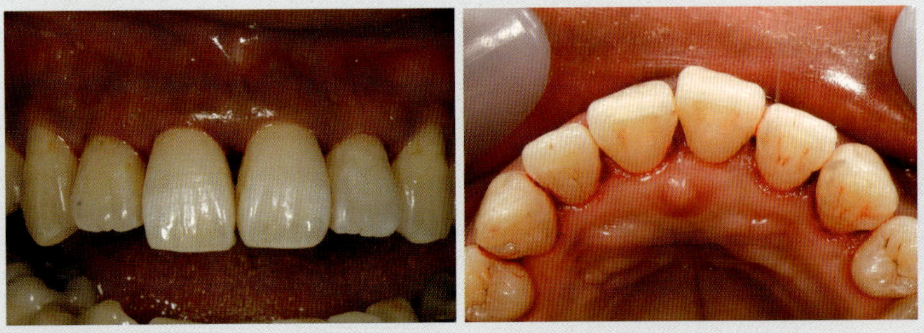

그림 11 SRP 직후의 정면 사진과 교합면 사진.
순측보다 설측의 염증이 심했기 때문에 설측에 출혈이 많이 보인다. 술후 주의사항을 설명하고 끝마친다. 지각과민증 방지를 위해 고농도 불소를 도포한다.

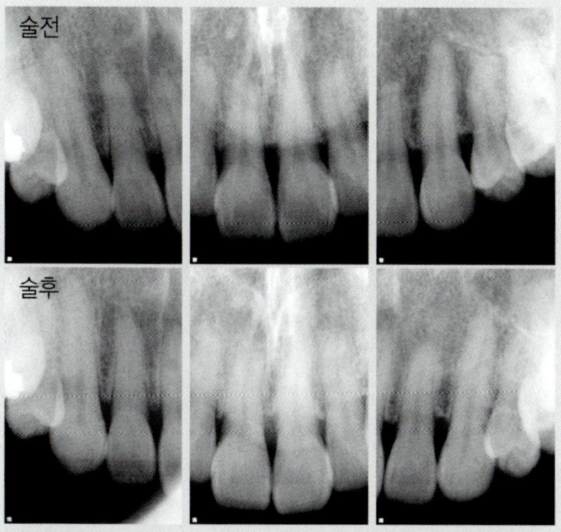

그림 12 술전 및 SRP 2개월 후의 X-ray 사진(3┼3).

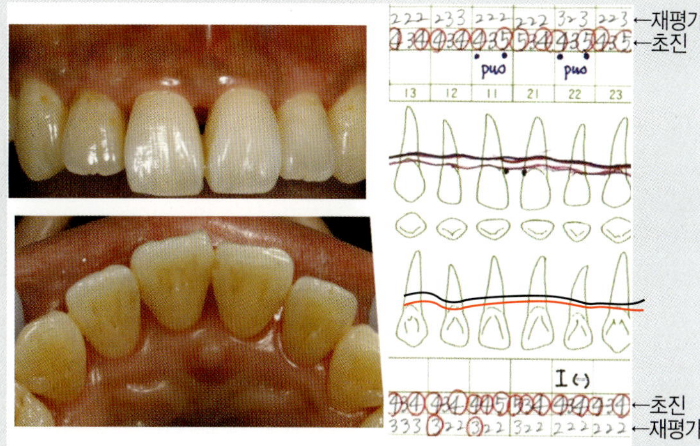

그림 13 SRP 2개월 후의 구강 내 사진 및 치주 조직 검사 차트(3┼3).
초진과 비교해 치은 변연의 염증이 개선되어 있음을 알 수 있다. 치주 조직 차트에서도 출혈 부위가 줄었다. 그러나 이 환자처럼 흡연자의 경우, SRP 후 치은의 치유 반응이 나쁜 경우가 있다.

정리 ● Scaling과 root planing의 흐름

Scaling과 root planing은 일련의 조작으로 이루어진다.

방법		확인사항!!
	시술 부위의 상태 확인 ↓	• 치태 조절은 잘 되고 있는가?
치석의 양에 따라 치아에 가하는 측방압을 조절한다. 치석의 강도, 부위에 따라 curette을 바꾼다.	Scaling ↓↑	• 기구의 선택은 적절한가? • Curette blade가 치근면에 효과적으로 닿고 있는가? • 고정점, 측방압은 적절한가? • Sharpening은 잘 되어 있는가? • 효과적인 positioning이 되어 있는가?
촉감을 최대한 느낄 수 있도록 변형 연필잡기법으로 가볍게 잡는다. 치면에 대고 당기는 조작을 반복해 확인한다.	탐지 ↓↑	• 놓치고 있는 깊은 치주낭은 없는가? • 깊은 곳에 치석이 침착되어 있지 않은가?
약한 측방압으로 수직·수평·경사방향으로 움직여, 작은 치석이 완전히 제거되었다고 느꼈을 때 작업을 끝마친다.	Root planing ↓	• 건전 백악질을 제거하고 있지 않는가?
3A 탐침으로 치근면을 탐색해 활택하면 치석이 제거되었다고 판단한다.	완료 ↓	• 치근면의 거친 부분은 없는가?
	치면 연마	• 색소침착은 없는가?

✔ 포인트! 술후의 환자 지도사항

☐ 플라크 조절

☐ 술후 불쾌감

☐ 지각과민증

☐ 심미성(치은의 변화 등)

☐ 국소마취 후의 주의점 … 마취 부위의 감각이 돌아올 때까지 식사를 피하도록 함(마취된 부위 근처의 점막을 깨물기 때문에)

✔ 포인트! SRP 후의 플라크 조절

당일~2일 후

- 칫솔질은 신중하게(특히 칫솔질 압력에 주의) 한다.
- 보통보다 시간은 걸리지만 충분하게 시술 부위를 칫솔질 하도록 지도한다.

3~4일 후

- 보통처럼 칫솔질이 가능하다.
- 치은이 개선되면서 칫솔질 압력을 보통처럼 한다.
- 치은에서 출혈이 있을 가능성을 설명하고, 출혈이 있어도 그대로 칫솔질을 계속하도록 지도한다.
- 치유가 진행됨에 따라 출혈은 감소되고 출혈이 나타나지 않게 된다는 점을 설명한다.

* 원래부터 칫솔질 압력이 강한 환자에게는 특히 확인이 필요하다.

6 치주 조직의 재평가

1. 평가 항목

치주 조직의 재평가에서는 염증의 원인을 제거한 후 환자의 치주 조직 반응을 다음과 같은 항목으로 평가한다.

① 치은에 겉으로 보이는 염증이 없어졌는지
② Probing 수치가 감소했는지(치주낭 개선 유무)
③ Probing 할 때 출혈 및 배농의 유무
④ 플라크 지수로 확인할 수 있는 환자의 self care 상태

재평가에서 특히 중요한 것은 probing 수치의 변화이다. 정확한 probing을 통해 치주 조직 검사 차트를 작성하고, 이전 검사와 비교해 치주 조직 특히 probing 수치의 개선 상태를 확인한다. 치주 조직의 개선 상태를 파악하면 다음 시술이 결정되므로, 그 판단 기준의 자료를 채득하는 치과위생사의 역할은 매우 크다고 할 수 있다.

◆ 반드시 준비할 것

① 규격성을 갖춘 구강 내 사진
② Standard X-ray(10매법 또는 14매법)

2. 재평가의 실시

■ 실시 시기

치주 초기 치료 중에는 칫솔질 교육 후, SRP 후, 또는 긴급 치주 외과 처치를 실시한 경우에는 치주 외과 처치 후에 치주 조직의 재평가를 실시한다.

물론 maintenance로 이행한 상태에서도 환자의 구강 내 변화를 파악하기 위해 재평가를 실시한다.

Probing 수치와 플라크 지수는 연동하므로 두 자료를 계속 채득하면 환자의 칫솔질 경향을 파악할 수 있다. 이렇게 하면 professional care에서 가장 먼저 처치를 해야 하는 부위를 알 수 있다.

재평가를 하고 그 결과를 어떻게 판단할 것인지에 대한 필자 치과의 예를 제시한다.

1) 칫솔질 지도 후의 재평가

겉으로 보이는 치은의 염증이 개선되어 있는 것이 전제이다. 그리고 플라크 착색 검사에서 얻어지는 플라크 지수는 매우 중요하다.

30% 이하가 이상적이지만, 처음부터 그 수치를 달성하는 환자는 좀처럼 많지 않다. 구강 내 상황은 부적합 수복물이나 부정교합이 존재하는 등 개개인마다 차이가 있다. 따라서 환자 개개인에 맞춰 세심하게 판단하는 것이 중요하다.

중요한 것은 치은연상의 플라크 조절이 되어 있지 않은 상태, 즉 치은에 염증이 있는 상태에서 SRP로 이행하지 않는 것이다. 플라크 조절이 충분하지 않은 채로 SRP로 이행하면 정상적인 치주 조직의 치유를 기대할 수 없어서 치은퇴축으로 인한 지각과민을 유발하는 등 많은 문제에 부딪치게 된다.

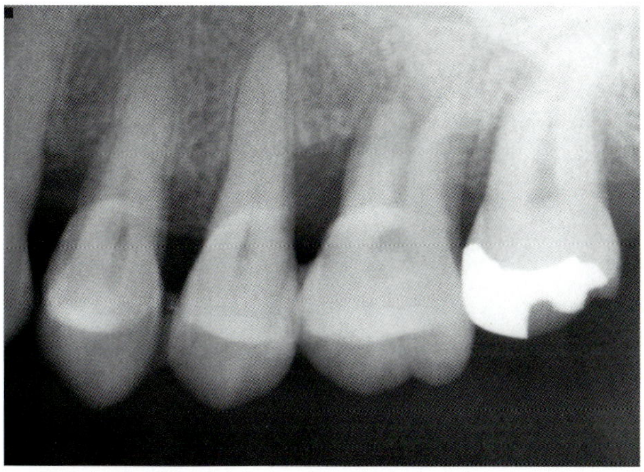

A: 초진. |6 은 치근 길이의 1/2 이상 골흡수가 있어서 치수 진단을 실시했는데 생활치였다.

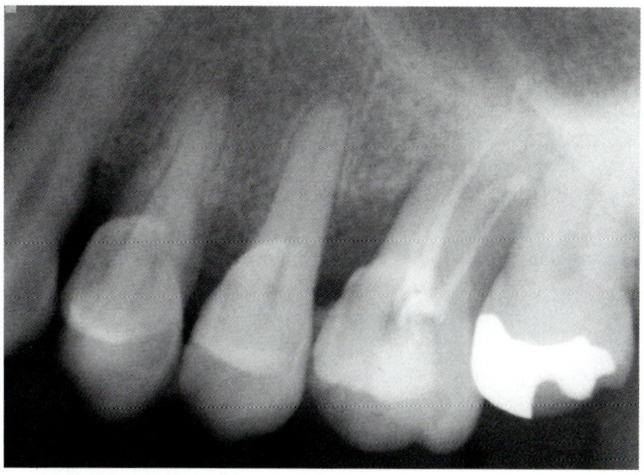

B: 재평가. |6 에 다시 한번 치수 진단을 실시했는데 실활 상태여서 즉시 근관 치료를 했다.

그림 1 치수의 상태 변화.

2) SRP 후의 재평가

SRP 후의 재평가는 연조직의 초기 염증이 사라지는 기간인 최소 **2주 이상**이 경과한 후에 실시하고, probing 수치는 3mm 미만을 이상적으로 판단한다.

Probing 수치가 4mm 이상인 부위가 몇 군데 남아있는 경우에는 다시 한 번 SRP를 시행하는 경우도 있다. 치은에 겉으로 보이는 염증이 존재하지 않더라도 4mm 이상의 치주낭 기저부나 치은벽에는 염증이 잔존하고 있다는 연구결과가 있기 때문이다.

Probing 수치가 4mm 이상이고 골연하 치주낭이 존재하는 경우에는 겉에 보이는 치은의 염증이 없는 것을 확인하고 치주 외과 처치로 이행한다. 또한 초진 때 이미 6mm 이상의 치주낭이 존재하고 standard X-ray 사진에서 치조골에 골결손이 보이는 경우에는 SRP 후의 재평가를 통해 치주 외과 처치로 이행하게 된다.

치주 외과 처치에 들어가기 전의 확인 사항이 2가지 있다. 동요치의 고정과 치수의 생활력 확인이다. 특히 치수의 생활력에 관해서는 초진과 재평가에서 변화하는 경우도 있기 때문에 재평가할 때 치과의사에게 치수 검사를 의뢰한다(치근의 1/2을 넘는 골흡수가 있는 경우에는 반드시 치수의 생활력 검사를 한다. 그림 1)

재평가는 치주 조직 상태의 평가뿐만 아니라, 환자 교육이 어느 정도 되어 있는지를 평가하는 기회이기도 하다. 의료진은 검사, 진단에 기반해 치주질환 혹은 다른 치과 치료에 관한 치료계획을 환자에게 설명하지만, 과연 환자는 어느 정도 이해하고 있을까?

치과위생사는 치주 초기 치료에서 몇 차례에 걸쳐 환자와 대응한다. 그 과정에서 환자에게 되도록 많은 정보를 제공하고 dental IQ를 높이는 것이 그 후의 치료를 좀 더 원활하게 한다고 할 수 있다.

또한 환자가 가지는 치과 질환의 리스크가 어떻게 변화했는지를 환자와 함께 파악하는 것도 중요하다.

포인트!

Curette을 사용한 치석제거에서 효과가 있는 깊이는 기본적으로 3~5mm임을 명기해 둔다.

7 Maintenance

1. 장기 maintenance 실천을 위한 키포인트

'치주 치료가 끝나고 maintenance로 이행하자마자 환자의 내원이 중지되고 다시 내원했을 때는 치주질환이 재발된 상태였다'는 경험을 가진 치과위생사가 적지 않을 것이다. 장기적으로 환자의 구강 건강 상태를 유지하기 위해서는 다음의 2가지가 중요하다고 생각한다.

첫 번째는 '환자교육'이다. 구강 건강을 유지하기 위해서는 환자 스스로의 self care가 중요하다. 환자에게 self care를 정착시키고, 거기에 멈추지 않고 치과에서 치주 치료나 그 후의 maintenance를 받고 싶다고 생각하게 만드는 것도 치과의 역할이라 할 수 있다. 또한 초진 때부터 환자에게 maintenance의 중요성을 설명하는 것이 장기 maintenance로 이어진다.

두 번째는 '술자의 기술'이다. 자연치의 SRP는 물론 치주 외과 처치나 임플란트 치료 후의 maintenance 등, 다양한 치료 국면에서 치과위생사의 기술에 의해 구강 내 환경이 좌우된다고 해도 과언은 아니다. 다시 말해 **'maintenance에서는 종합력'**이 필요하다.

2. Maintenance를 실시할 때 필요한 3가지 능력

환자의 여러 가지 자료는 초진 때부터 환자가 계속 내원하는 한 축적되어 간다. 장기 maintenance로 계속 내원하는 환자의 데이터는 방대해져서 필연적으로 차트의 두께도 두꺼워진다.

환자가 내원했을 때는 항상 환자의 데이터를 업데이트할 필요가 있다. 여기서 중요한 것은 다음 3가지로 집약할 수 있다.

1) '관찰력'

치은의 변화나 probing 수치의 변화 등을 보고 '구강 내에서 무슨 일이 일어나고 있는가?'를 놓치지 않는 것이 중요하다(그림 1~3).

중요한 것은 **'관찰에서 시작하는 maintenance의 강화'**이다.

그러기 위해서는 항상 정상 상태의 이미지와 비교해 환자의 구강 상태가 '어떻게 변화하고 있는가?'를 관찰해야 하며, 기록으로서 치주 조직 검사 차트, 구강 내 사진, standard X-ray 사진, 파노라마 사진을 남기는 것이 중요하다.

2) '공감력'

환자와의 대화 속에서 환자의 의식변화를 느끼고 공감하는 능력이다. Maintenance 전이나 끝난 후 환자와 대화하는 시간은 아주 중요하다.

"지난번과 달라진 점은 없습니까?"라고 물어보아, 구강 내의 정보뿐만 아니라 환자 자신의 생활환경 변화 등을 파악하는 것은 장기적으로 구강 환경을 양호하게 유지해 가는 데 있어서 반드시 필요하다. 또한 장기적으로 내원하고 있는 환자 중에는 maintenance뿐만 아니라 치과위생사를 비롯해 스태프와 대화하는 것을 기대하는 환자도 매우 많다.

그림 1 시간의 흐름에 따른 구강 내의 변화-1. 환자의 심인성 스트레스가 원인이라고 생각되는 법랑질 마모 증상.

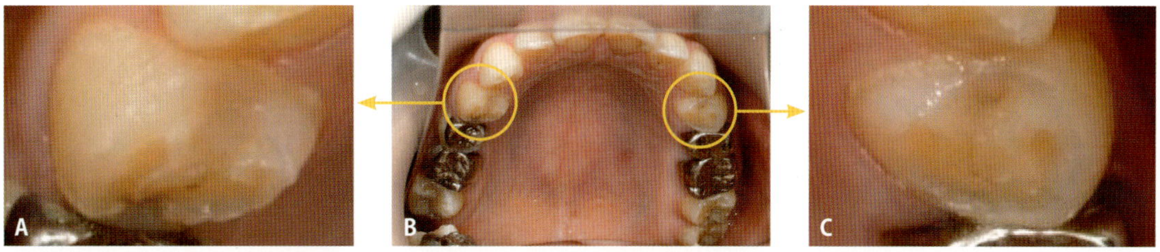

A~C: 초진. 섭식장애의 기왕력이 있고 구개측 치관에 현저한 법랑질 마모가 보인다.

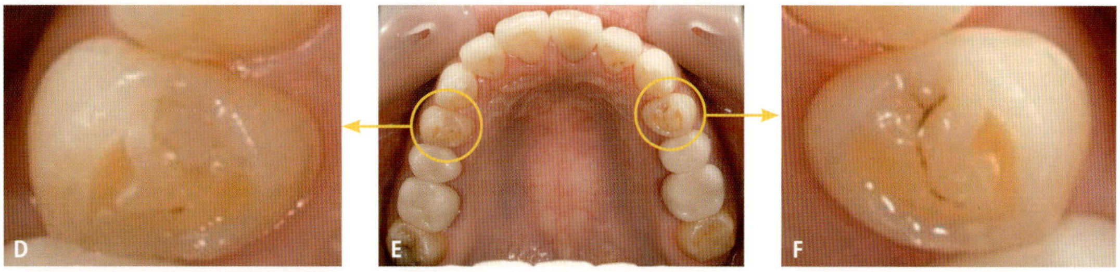

D~F: 치료가 끝났을 때. 4|는 원심면만 수복했다.

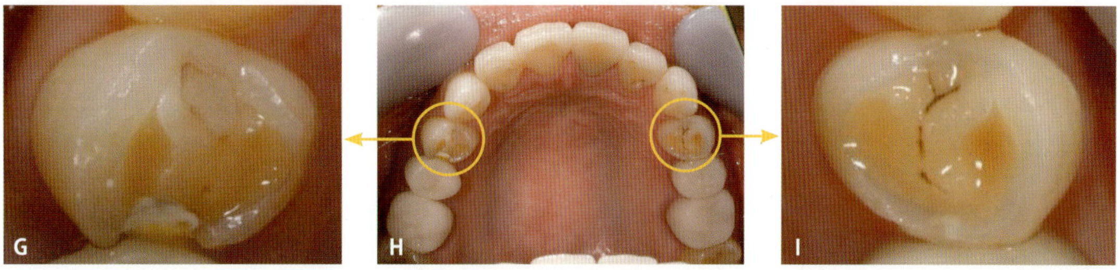

G~I: 치료 2년 후(maintenance). 법랑질이 마모되어 상아질이 노출되어 있는 범위가 늘었다. 환자에게 물었을 때, 일로 인한 스트레스로 섭식장애가 재발해 하루에 여러 번 구토를 한다고 했다. 환자에게 여러 가지 상담을 듣는 입장인 치과위생사는 가능한 범위에서 환자의 심리적인 치료도 할 필요가 있다.

그림 2 시간의 흐름에 따른 구강 내의 변화-2. 환자의 심인성 스트레스가 원인이라고 생각되는 법랑질 마모 증상.

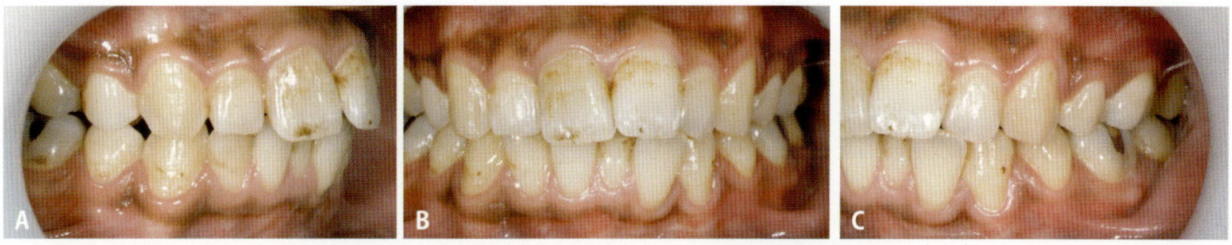

A~C: 초진. 흡연자라서 색소침착이 보인다. 또한 치은 변연에 플라크 부착과 염증이 보인다.

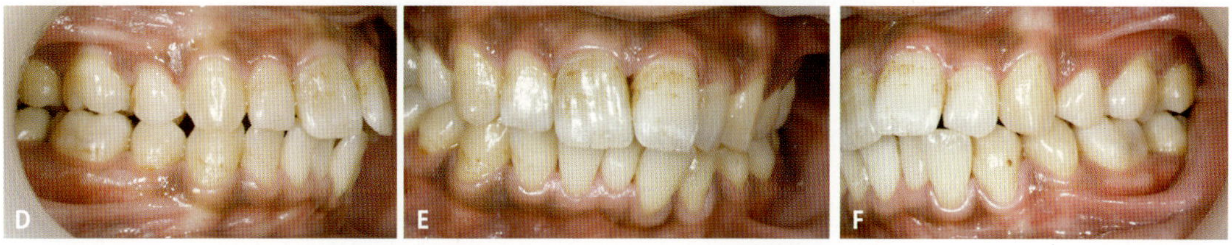

D~F: 칫솔질 지도 후. 칫솔질 압력이 강해 주로 압력 조절을 지도했다. 염증은 개선되었다.

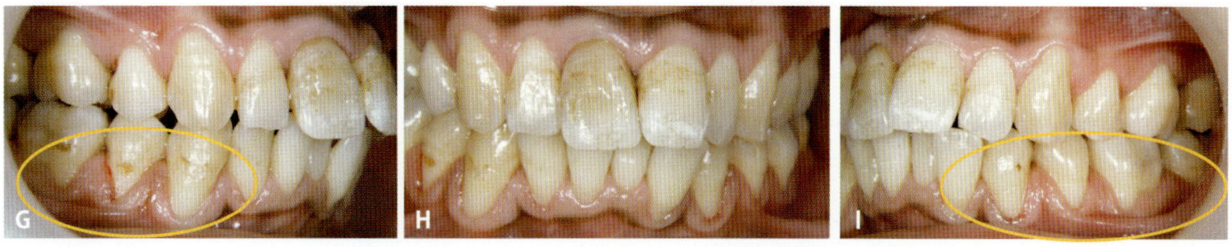

G~I: Maintenance(maintenance 간격이 길어져 1년 후 내원했을 때). 과도한 칫솔질로 인한 치은퇴축이 보인다(특히 ○부분). Maintenance를 위해 내원할 수 없는 동안 열심히 닦고 있었다고 한다. 이렇게 환자의 의욕이 높으면 치과에 못 가는 만큼 과도하게 self care를 해 버리는 경우가 있다. 술자가 구강 내 변화를 계속해서 파악하는 것이 중요하다.

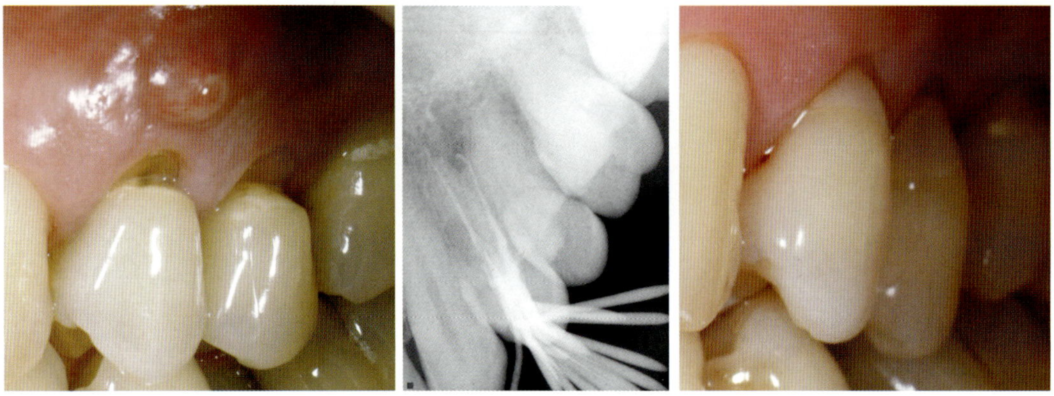

A: Maintenance를 위해 내원했을 때의 상악 좌측 구치부. ⌊4 에 종창이 보인다. B: 근관 치료 후의 X-ray 사진. C: 근관 치료 1년 후의 경과 사진.

그림 3 시간의 흐름에 따른 구강 내의 변화-3. 교합 과중 부담.
Maintenance를 위해 내원했을 때 ⌊4 근첨 부근에 종창이 보여 치과의사에게 보고하였고, 치수 진단을 통해 실활 상태를 확인했으므로 즉시 근관 치료를 실시했다. 원인이 무엇이었는지 생각해 보는 것이 중요하다. 구강 내 사진을 통해서도 알 수 있듯이, 치경부 마모 상태로 보아 교합에 문제가 있었다고 추측해 볼 수 있다.

3) '전달력'

임상에서는 시간의 제약이 항상 따르기 마련이다. 제한된 시간 속에서도 maintenance 과정에서 치과위생사가 발견한 문제점을 치과의사에게 신속하게 보고할 수 있는 전달력이 필요하다. 그것은 동시에 환자에게 요점을 간결하게 전달하는 힘이라고 할 수 있다.

치과위생사는 항상 간결하게 요점을 다른 사람에게 전달하는 연습을 게을리하지 않는 것이 중요하다. '나는 전달했다'와 '상대에게 전달되었다'는 큰 차이이다.

3. Maintenance의 구체적 방법

1) Maintenance의 유의점(그림 4~8)

① Maintenanance에 국한하지 않고 구강 내를 관찰할 때는 확대경을 이용한다.

② 교합(부담 과중)이 일으키는 문제는 probing 수치와 치아의 동요도 증가, 교합 간섭의 여부를 통해 확인한다.

③ Deplaquing(병원성 플라크 제거)은 환자의 치주낭이나 치근 형태, 시술 부위에 적합한 blade를 가진 curette을 사용하고, self care가 불충분한 곳부터 시작해 전악에 걸쳐 시행한다. 특히 수복치아의 크라운 margin 부위는 주의 깊게 시행한다.

④ 치면 연마(polishing)는 치아의 형태나 치근 형태를 고려해 tip을 선택한다. 핸드피스는 변형 연필잡기법으로 잡고 finger rest를 두어 저속 회전의 가벼운 힘으로 연마한다.

⑤ Maintenance 후에는 지각과민증이나 우식을 예방하기 위해 불소를 도포한다(구강 내에 세라믹 크라운이 장착되어 있는 경우에는 중성의 불소 도포제를 사용한다).

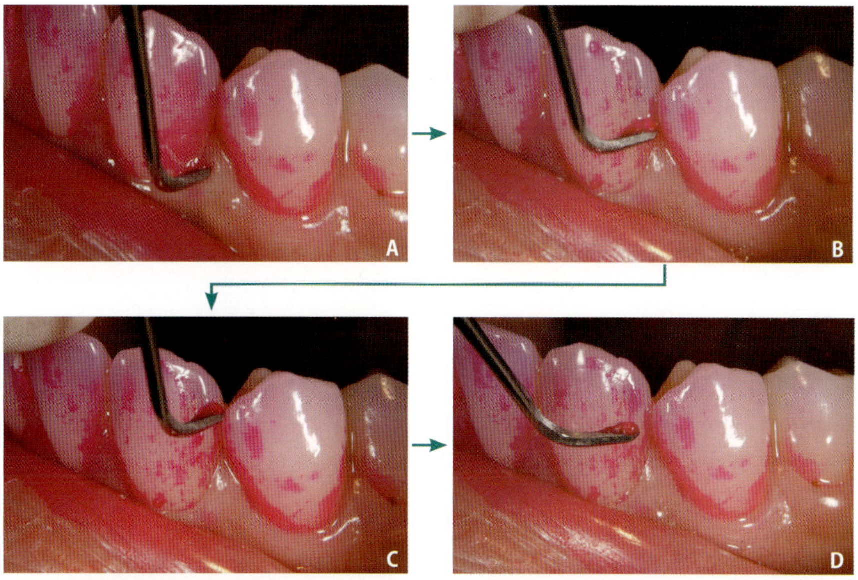

그림 4 Maintenance 할 때의 전악 deplaquing(병원성 플라크 제거).
치주낭 내의 플라크를 제거하고 치근의 거친면을 연마한다. 측방압을 보통보다 약하게 가하면서 curette을 조작한다.
이 사진에서는 착색 검사를 시행했는데, 착색된 플라크 부분을 한 겹 벗겨내는 이미지로 deplaquing을 실시한다(A~D).

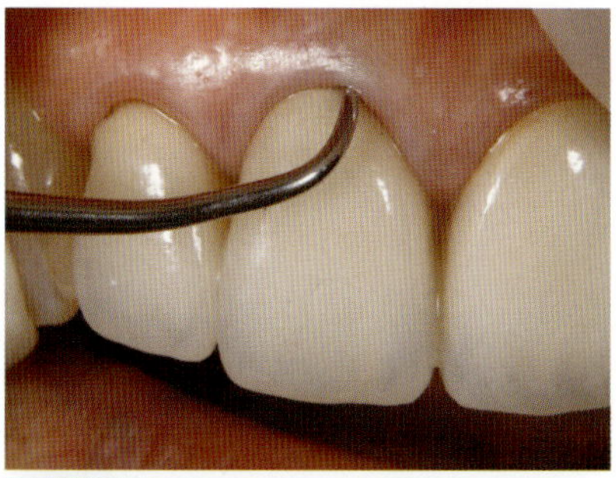

그림 5 세라믹 크라운 보철물의 deplaquing.
세라믹 크라운 보철물이 존재하는 부위는 blade가 얇은 curette을 이용해 수평방향 stroke로 deplaquing을 실시한다. 수평방향 stroke를 이용하면 margin 부위 손상의 리스크를 줄일 수 있다.

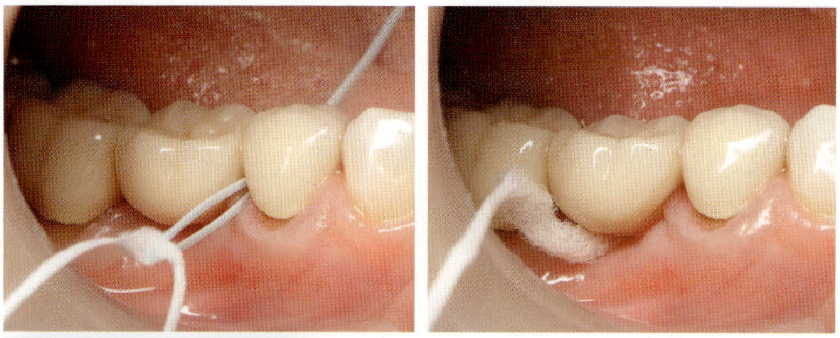

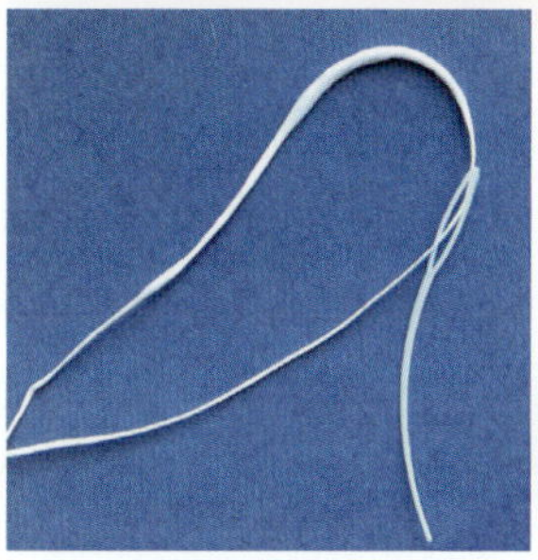

그림 6 치실을 사용한 브리지의 가공치 기저면의 청소법.
치실은 dental floss threader에 통과시켜 사용한다(Superfloss, Mokuda).

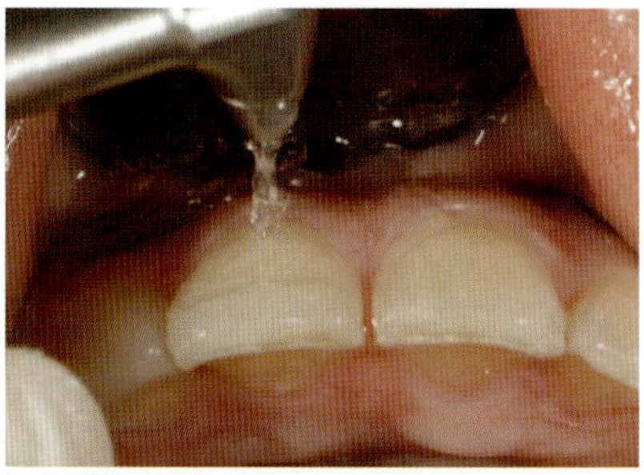

그림 7 Jet polisher를 사용한 치면 연마.
Jet polisher를 사용하면 stain 제거에 효과적이다. 그러나 백악질이나 상아질이 노출되어 있는 부분에 사용하면 지각과민증을 유발하게 되므로 사용을 피한다. 또한 치은에 닿으면 환자가 불쾌감을 느끼므로 치면에 정확하게 닿도록 해야 한다.

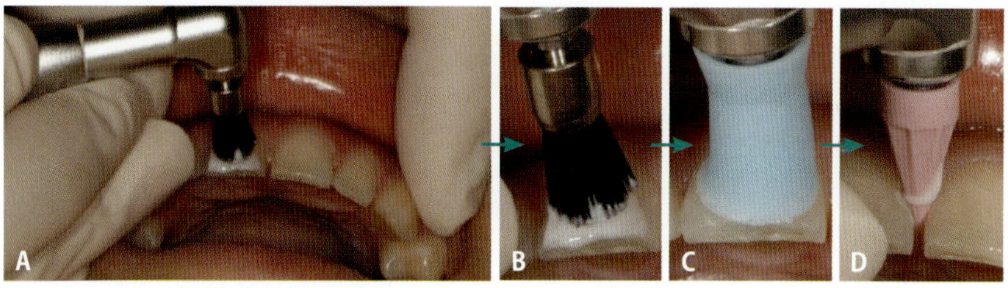

A: 핸드피스는 변형 연필잡기법으로 잡고 finger rest를 두어 저속 회전의 가벼운 힘으로 연마한다.

B~D: Brush, rubber cup, 삼각 tip을 사용한 연마. B→C→D 순서로 치면 세마제를 도포해 실시한다. Rubber cup은 변연이 살짝 펴질 정도의 압력으로 연마를 실시해 과도한 마찰열이 발생하는 것을 피한다.

그림 8 PMTC 기구를 사용한 치면 연마.
필자의 치과에서는 치면에 polishing brush와 rubber cup을 사용하고, 치간유두 부위는 삼각 tip을 사용해 연마한다.

2) 임플란트의 maintenance

임플란트는 구조 때문에 자연치보다 염증에 대한 저항력이 더 약하다. 인공물인 임플란트를 생체 내에서 좀 더 오래 유지하기 위해서는 임플란트와 자연치의 차이를 이해할 필요가 있다.

임플란트가 식립되어 있는 경우에는 적어도 다음 사항을 확인할 필요가 있다.

① 주위 치주 조직과 비교해 치은의 색이 어떤가?

② 치은을 손가락으로 눌렀을 때 배출되는 내용물이 있는가 없는가? 있는 경우에는 플라크인가 아니면 배농인가?

③ Standard X-ray 사진과 파노라마 사진으로 확인했을 때 임플란트 fixture 주위에 골흡수가 있는가 없는가?

그림 9~12에 임플란트 maintenance의 예를 제시한다.

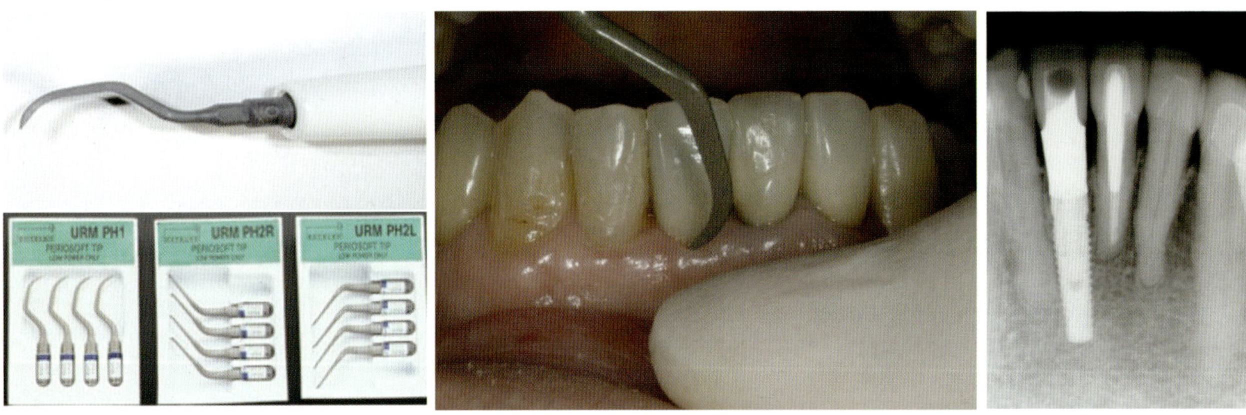

A: Perio soft tip(Hakusui 무역). B: ⌐1이 임플란트이므로 plastic scaler를 사용한다. C: 동일 부위의 X-ray 사진.

그림 9 임플란트 주위의 maintenance 예–1. Plastic scaler의 사용.

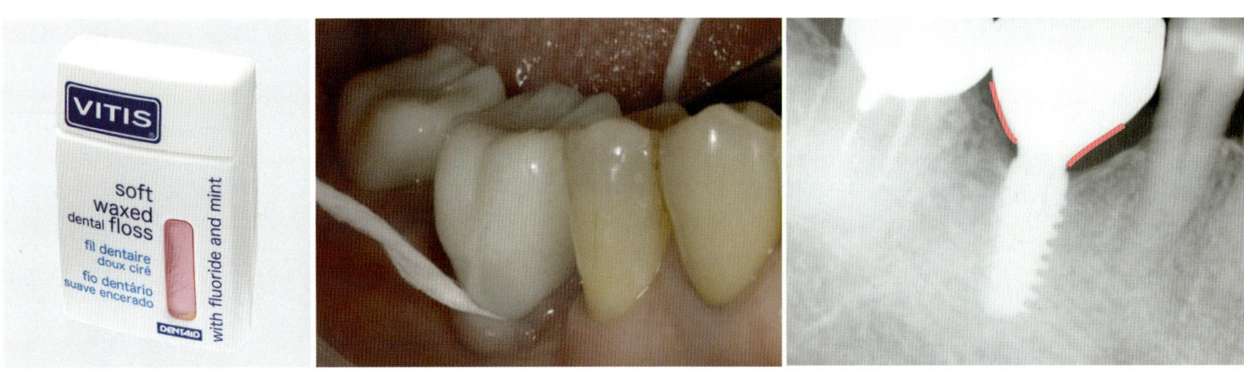

A: Super floss(Mokuda). B: 상부구조의 subgingival contour(보철물의 치은연하 부분의 형태. C의 빨간색 선 부분)를 표면적이 넓은 floss(A)로 청소한다. C: 동일 부위 X-ray 사진.

그림 10 임플란트 주위의 maintenance 예–2. 표면적이 넓은 floss의 사용.

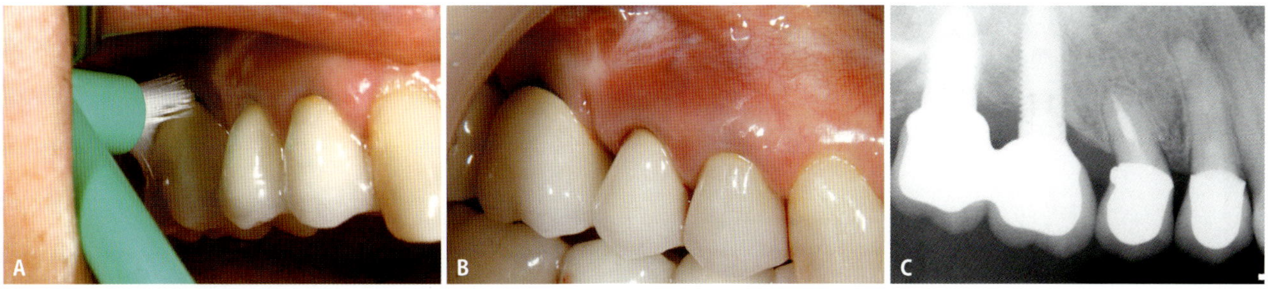

A: 상악 우측 구치부 임플란트 부위에는 치간부에 적합한 brush를 선택해 청소한다(이 그림은 Oral care사의 Plaut).

B, C: 동일 부위의 확대 및 X-ray 사진.

그림 11 임플란트 주위의 maintenance-3. One-tuft brush의 사용.

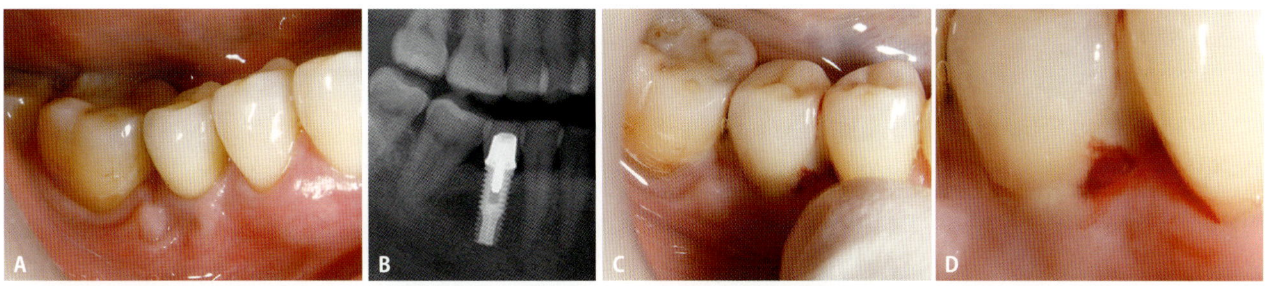

A: Maintenance 할 때의 하악 우측 구치부. $\overline{5|}$가 임플란트.

B: 동일 부위의 파노라마 확대상.

C: 임플란트 주위 치은을 손으로 눌렀을 때 배농이 보여 치과 의사에게 보고.

D: 배농 부위의 확대.

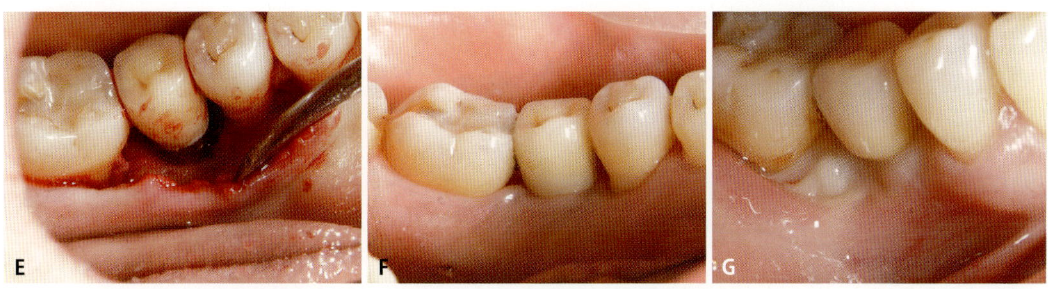

E: 치주 외과 처치(flap 박리 상태). 임플란트 fixture 주위에 골결손이 보인다.

F, G: 치주 외과 처치 후 1개월 경과(임플란트 인접치의 SRP를 위해 마취를 했으므로 빈혈대가 보인다).

그림 12 Maintenance 할 때 임플란트 부위의 관찰 및 대응.

Column 임플란트 주위에 probing을 해야 할까? 하지 않아야 할까?

앞에서도 언급했듯이, 임플란트를 둘러싼 치주 환경은 매우 섬세합니다. 부주의한 probing으로 인해 임플란트 주위 조직에 염증을 야기할 수도 있습니다. 또한 임플란트 fixture 식립 깊이나 abutment의 형태, 상부구조의 형태 등으로 치주 조직의 상황은 좌우되므로 정상 조직과 비교해 probing으로 염증의 유무를 판단하는 것은 어렵다고 할 수 있습니다.

이와 같은 이유로 필자의 치과에서는 임플란트 fixture 주위의 probing은 하지 않습니다.

Clinical Case

환자의 기초 정보

54세 여성. 초진 1997년 9월

주소 … 치주질환을 치료하고 싶다.

환자의 정보

- 약 3년 동안 다른 치과에서 치주 치료를 받았지만 치은의 불편감이 사라지지 않아 옮기기로 했다.
- 이전 치과에서는 Bass법으로 칫솔질 지도를 받았다.
- 칫솔질의 중요성은 인식하고 있으나 이전 치과에서 같은 것을 몇 번이나 지적을 받았기 때문에 칫솔질이 싫어질 때가 있다. 되도록이면 칫솔질 지도는 받고 싶지 않다.

초진 소견

- 전악적인 치은 변연의 염증, $\frac{3|}{3|}$의 출혈 배농, 치경부에 부적합 콤포지트 레진(CR) 충전물이 보인다(그림 13). X-ray 사진에서는 전악적으로 수평적 골흡수가 보인다(그림 14). 초진의 플라크 지수는 48.2%.

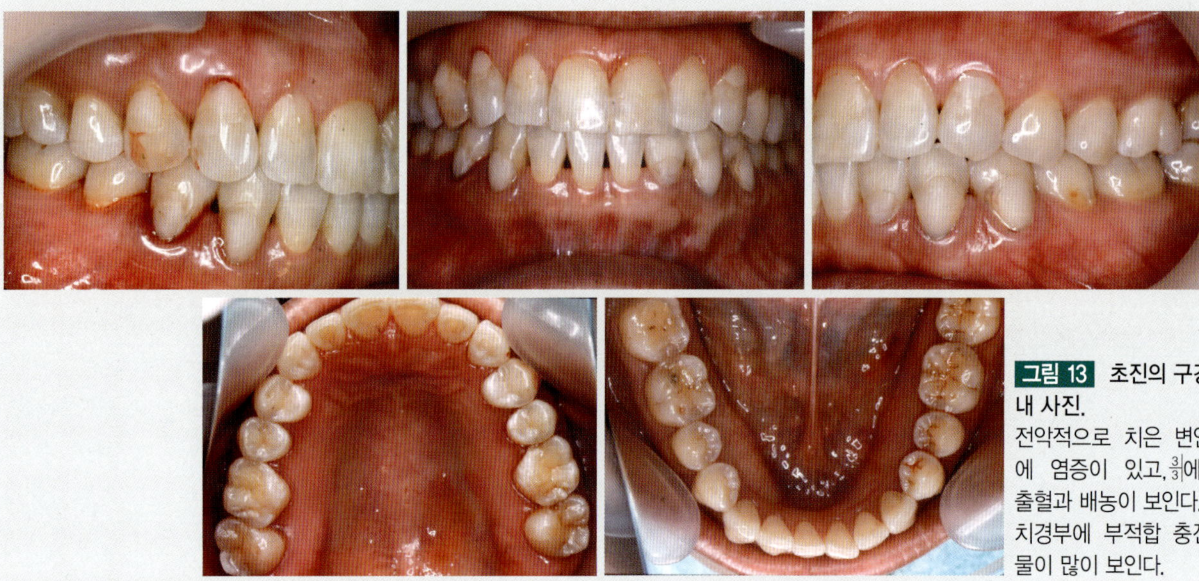

그림 13 초진의 구강 내 사진.
전악적으로 치은 변연에 염증이 있고, $\frac{3|}{3|}$에서 출혈과 배농이 보인다. 치경부에 부적합 충전물이 많이 보인다.

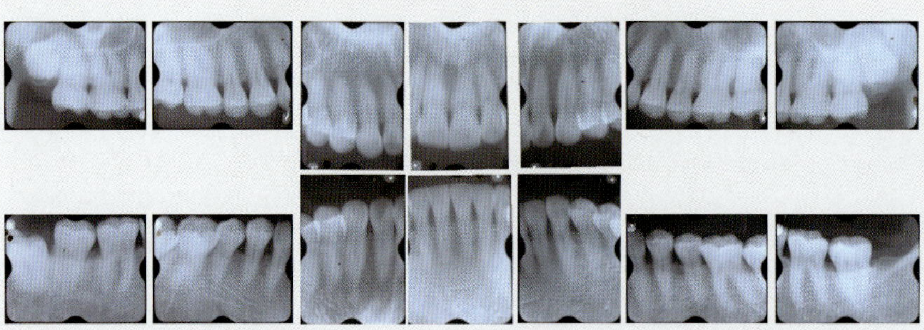

그림 14 초진의 X-ray 사진.
전악적으로 경도의 수평성 치조골 흡수가 보이고 특히 구치부에서 심하다. 육안으로 치석은 보이지 않는다.
크라운 등의 보철물이 존재하는 부위는 없다.

1. 동기부여와 칫솔질 지도(TBI)

Hygienist's Work

동기부여

- '환자는 이전에 다니던 치과에서 몇 번이나 칫솔질 방법에 대한 지적을 받아서 칫솔질 하기 싫을 때가 있다고 한다. → 칫솔질은 매일 해야 하지만 환자 자신이 닦기 어려운 곳은 내원할 때 술자가 professional care를 하면 된다고 설명한다.

▼

2차 TBI

- '칫솔모 끝부분이 치아의 절단연을 향한 채로 칫솔질 하고 있어서 치경부를 향하도록 지도한다.

Hygienist's Sight

* 2차 TBI 때는 환자가 칫솔질을 싫어하지 않도록 배려하면서 다음과 같은 순서로 실시한다.
  ① 치간부 염증이 심하므로 가장 먼저 치간 칫솔 지도 실시
  ② 설면과 구개면에 칫솔을 대는 방법 지도
  ③ 순면과 협면에 칫솔을 대는 방법 지도
  ④ 최후방 구치에 one-tuft brush 사용법 지도
* 이러한 경우 지도하는 입장에서는 환자의 불쾌한 과거 경험(이 환자의 경우에는 TBI)에 대한 인식과 환자에게 또다시 불쾌함을 주지 않기 위한 대처가 필요하다. 그러기 위해서는 환자에게 이유(이 환자의 경우, 칫솔질 교육을 받을 때마다 "잘 안 닦여 있다"고 지적을 받음)를 물어서 대응한다.
* 술자가 환자의 불쾌함을 없애는 데 관심을 가지고 있다는 것을 환자가 인식하면 동기부여 및 칫솔질 지도가 쉬워진다.

2. Gross scaling ~ SRP 실시

Hygienist's Work

Gross scaling

- 치석은 치주낭이 그다지 깊지 않은 곳의 치은 변연 하방에 점상으로 존재하는 상태이다.
- 환자의 칫솔질 정착 후, gross scaling을 상하악 2회로 나누어 실시한다.

▼

치경부 충전물의 연마(치과의사에게 의뢰)

- 치경부의 부적합 레진 충전물 때문에 플라크가 축적되기 쉬운 환경이므로 치과의사에게 연마를 의뢰한다.
  (부적합 충전물에 대한 치료내용 … SRP가 모두 끝나고 치은 염증이 사라진 후, 치경부의 부적합 레진 충전물을 다시 한 번 연마하고, 명확한 2차 우식인 경우에만 재충전 처치를 실시했다.)

▼

SRP 시작

Hygienist's Sight

* 치료할 때는 되도록 과정을 지켜보고 환자의 상태를 파악한다.

3. Maintenance

Observation

2000년 2월(초진에서 2년 5개월 경과)

- 치주 조직이 안정되었다(**그림 15**).

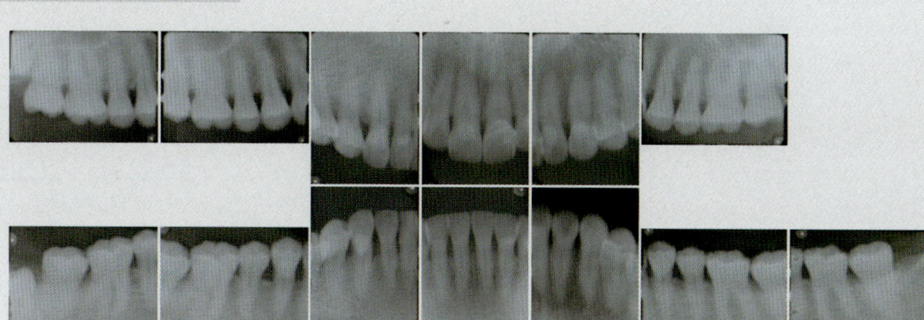

그림 15 초진에서 2년 5개월 경과 후의 X-ray 사진.
전악적으로 초진보다 치조백선(lamina dura)이 뚜렷하다. 치주 조직이 안정되어 있는 것을 알 수 있다.

Observation

2002년 4월(초진에서 약 4년 반 경과)

- 치은 변연 및 치간부에 염증이 보인다(그림 16).

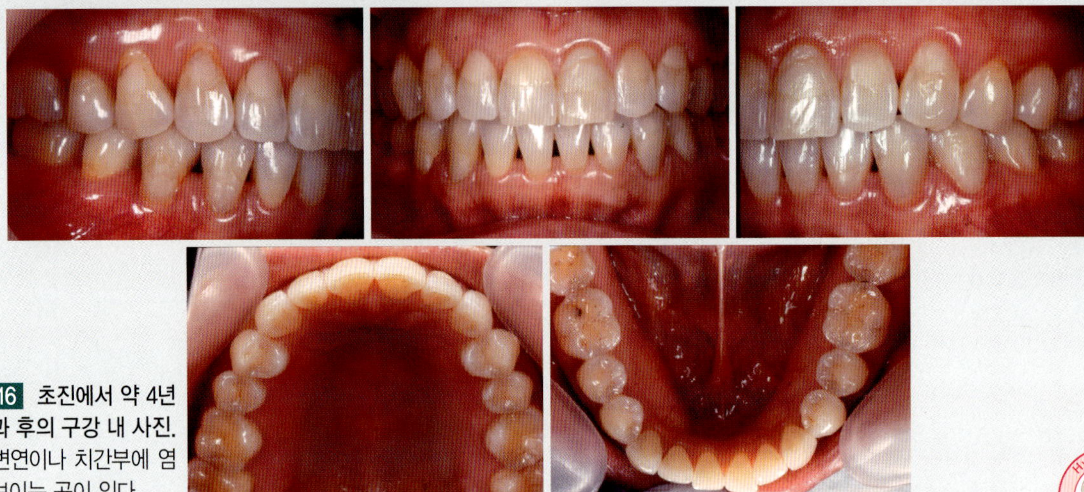

그림 16 초진에서 약 4년 반 경과 후의 구강 내 사진. 치은 변연이나 치간부에 염증이 보이는 곳이 있다.

Observation

2008년 8월(초진에서 약 11년 경과)

환자가 심미성 향상에 대해 요구함

- 환자는 "앞니 색이 노래서 신경 쓰인다"고 호소했다(그림 17, 18).

- 치아 색상과 충전물의 색에 신경을 쓰고 있었으므로, 미백 후에 레진을 다시 충전할지, laminate veneer로 수복할지를 제안했을 때 환자는 후자를 선택했다. 3⊥3에 laminate veneer 수복을 시행하기로 했다.

Hygienist's Sight

* 오랫동안 구강 내 환경이 양호한 상태로 유지되면, 환자는 구강 내를 좀 더 심미적으로 개선하고자 하는 새로운 욕구를 느끼게 된다. 이 때 치과위생사는 어떤 치료법이 있는지 등을 환자에게 알려 줄 수 있다.

* 환자의 입장에서 치과의사보다 좀 더 친근감 있는 존재인 치과위생사는, 오랫동안 maintenance를 담당하다 보면 환자에게 다양한 질문을 받는 기회가 많아진다. 따라서 항상 치과 치료 내용에 대한 지식을 쌓고 최신 정보를 업데이트 해둘 필요도 있다.

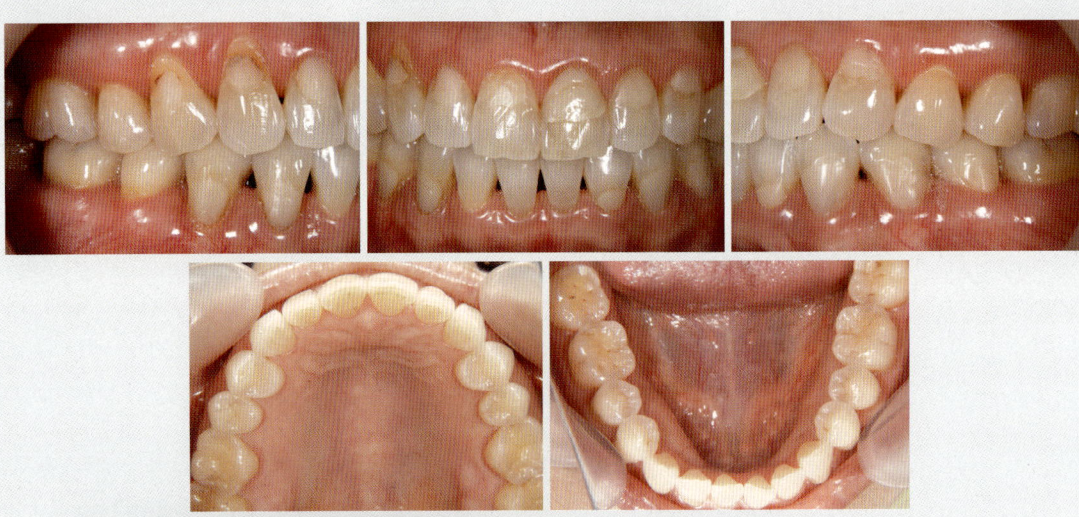

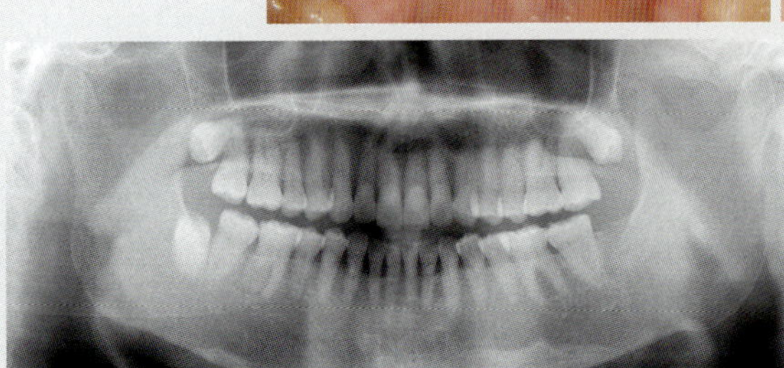

그림 17, 18 초진에서 약 11년 경과 후의 구강 내 사진 및 파노라마 사진.
이 즈음 환자는 치아와 충전물의 색상에 대해 신경을 쓰게 되고, "예쁘게 하고 싶다"는 심미적 요구가 높아져 3⊥3에 laminate veneer 수복을 시행했다.

Observation

2012년 5월(초진에서 15년 경과)

환자의 생활과 self care 상태의 변화

- 환자는 매일 69세인 남편의 간호에 쫓기듯 생활하며 자신의 칫솔질에 시간을 할애할 수 없을 정도로 바빠졌다.
- Maintenance에도 남편이 복지 센터에 가 있는 시간을 쪼개 내원하고 있는 상황. 통원하는 데 약 1시간 30분 걸리지만 "기분전환에 딱 좋다"고 말한다(**그림 19**).

* 환자의 나이가 많아짐과 동시에 자신의 병이나 가족의 간호 등의 문제로 바빠지는 경우가 많다.
* 환자의 입장에서 maintenance를 위한 내원이 기분전환이 될 수 있도록 가능하면 기다리지 않게 하고 차분한 상태로 치료를 받을 수 있도록 치과 스태프 전체가 함께 대응한다.
* 환자 정보는 어떤 세세한 것이라도 스태프 모두가 파악하고 공유함으로써 한 사람 한 사람에게 배려해 대응할 수 있다.

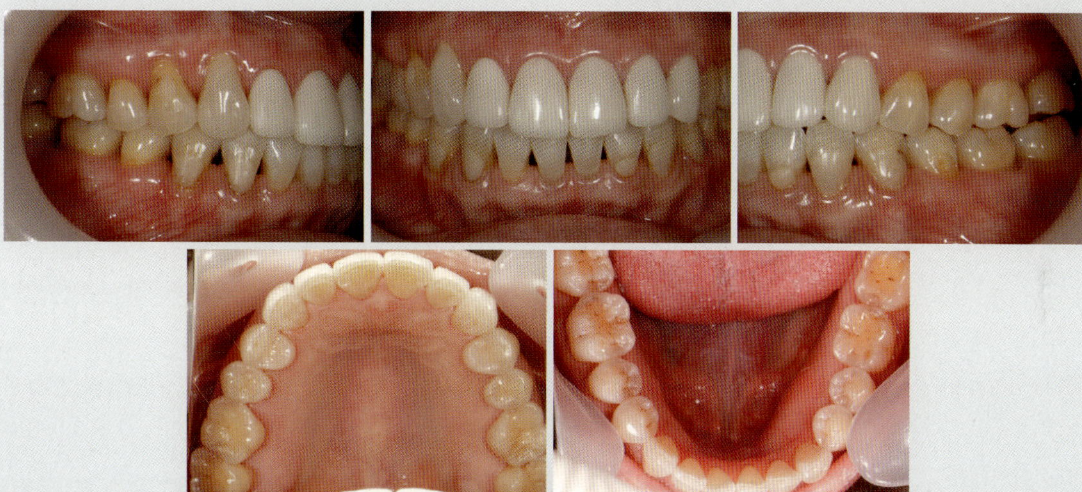

그림 19 **초진에서 약 15년(3┘└3에 laminate veneer 수복 후 약 4년) 경과 후의 구강 내 사진.**

환자는 가족의 간호로 바빠서 제대로 칫솔질 하는 시간도 없을 정도라고 하지만, 칫솔질 상태는 안정되어 있고 치은의 염증도 그다지 눈에 띄지 않는다.

Observation

2015년 7월(초진에서 18년 경과)

환자의 교합 변화

- 6|의 설측 교두 파절이 보인다. 환자의 clenching 습관이 강해졌다고 의심해 볼 수 있다.
- 파절부에 레진 수복을 실시함과 동시에 night guard 장착(예방)으로 교합 안정을 도모했다.

* 환자와의 대화를 통해서도 환자의 스트레스가 많아지고 있다(예측)는 것을 알 수 있었으므로, 그 후의 내원부터는 특히 교합 검사를 강화해 maintenance를 계속하고 있다(**그림 20**).
* 양호한 구강 환경을 유지하기 위해서는 환자의 구강 내 변화의 예측과 예방의 대처가 중요하다.

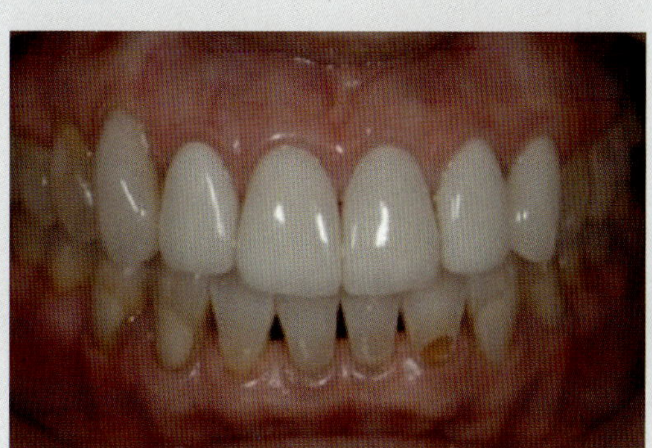

그림 20 **초진에서 약 18년 경과 후의 구강 내 사진.**

⌈2 치경부의 레진이 탈락되어 나중에 충전을 실시했다.

Part 2

팀 의료와 커뮤니케이션

장기 maintenance를 실현하는 팀 의료

이 책의 독자 여러분 중에는 임상에서의 레벨업을 목표로 하는 분, 초급자라서 무엇을 어떻게 하는지 몰라 고민하고 있는 분, 베테랑이 되어 원장으로부터 후배 교육을 지시 받은 분 등 치과위생사뿐만 아니라, 치과위생사 지도를 하려고 생각하고 있는 치과의사 등 다양한 입장이 있을 것이라고 생각한다.

이 책에서는 지금까지 치주 치료, 특히 SRP에 관한 여러가지 테크닉에 대해 해설했다. 치주 치료에 관여하는 사람은 치과의사와 치과위생사인데, 꼭 기억해야 할 것은 **'치과는 팀으로 운영되어야 한다'**는 것이다.

환자가 기분 좋게 내원해 기분 좋게 돌아갈 수 있도록 하기 위해서는 치과의사, 치과위생사, 치과기공사를 포함해 치과에 있는 모든 스태프(접수, 상담, 소독 등)가 관련된다고 할 수 있다. 치주 치료 중인 환자에게 접수에서 상냥한 말로 격려해 주는 것은 치료와 그 후의 maintenance 내원에 대한 환자의 의욕 향상에 기여한다. 치과 의원은 팀으로 성립함을 잊지 않도록 한다.

Ⅲ편의 목표는 장기 계속 내원 환자를 관리하고 장기 maintenance를 성공시키기 위해 치과위생사가 하는 업무의 노하우를 생각해보는 것이며, part 1에서는 실제적인 업무의 개념과 업무를 편성하는 방법을 서술했다. Part 2에서는 '팀 의료와 커뮤니케이션'이라는 제목으로 입장이 서로 다른 여러 명의 스태프가 충분한 정보공유(연계) 속에서 각각의 역할을 다하면서 만들어 가는 팀 의료에 대해, 장기 maintenance 증례를 중심으로 생각해 보고자 한다.

첫 번째 증례는 치과의사와 치과위생사가 각각 치료에 어떻게 참가하는지에 초점을 맞추고, 입장이 다른 두 직종이 어떤 방식으로 커뮤니케이션을 하면서 환자의 치료에 임하고 계속적인 maintenance로 이끌어 가는지를 소개한다.

두 번째 증례에서는 선배 치과위생사와 후배 치과위생사가 한 명의 환자 치료에 관여한 장기 증례를 해설한다. 여기에서 신입 치과위생사가 빠지기 쉬운 문제점의 해결 포인트를 해설하고, 선배가 후배에게 어떤 방식으로 지도해 장기 maintenance 환자를 이끌어 가는지에 대해 해설하고자 한다.

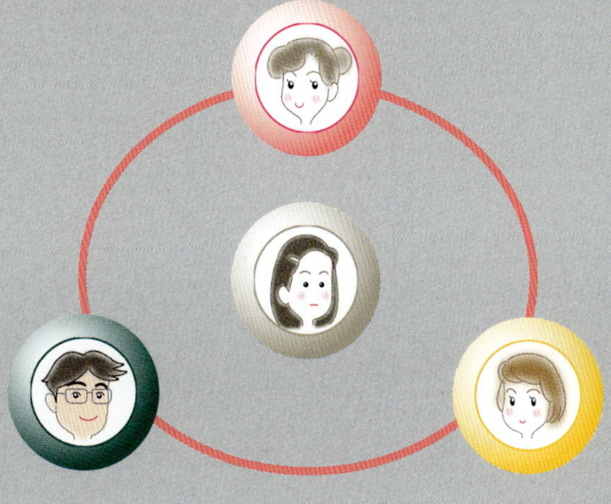

1 장기경과 증례로 보는 치과위생사와 치과의사의 커뮤니케이션

여기서는 자연히 탈락한 치아의 수복을 주소로 내원한 초진 여성 환자(초진 때 19세)에 대해 maintenance로 이행하기까지 치과의사와 치과위생사가 팀으로서 어떻게 연계해 진료했는지를 6가지 단계로 나누어 살펴보고자 한다.

Maintenance 단계에서는 치과위생사가 무엇을 생각하며 maintenance를 하는지에 주목해주기 바란다.

기초 정보

19세 여성. 초진 1990년 9월 4일

주소 … 2| 자연 탈락 부위의 수복

환자 정보

- 2|가 자연히 탈락되었기 때문에 환자는 '다른 치아도 빠지지 않을까?'라는 불안을 가지고 있었다.
- 초진 때부터 "왜 자연 탈락되는지?", "어떠한 상태인지?" 등의 질문이 많았다.

Stage 1 검사와 진단, 치료계획 수립(그림 1~3)

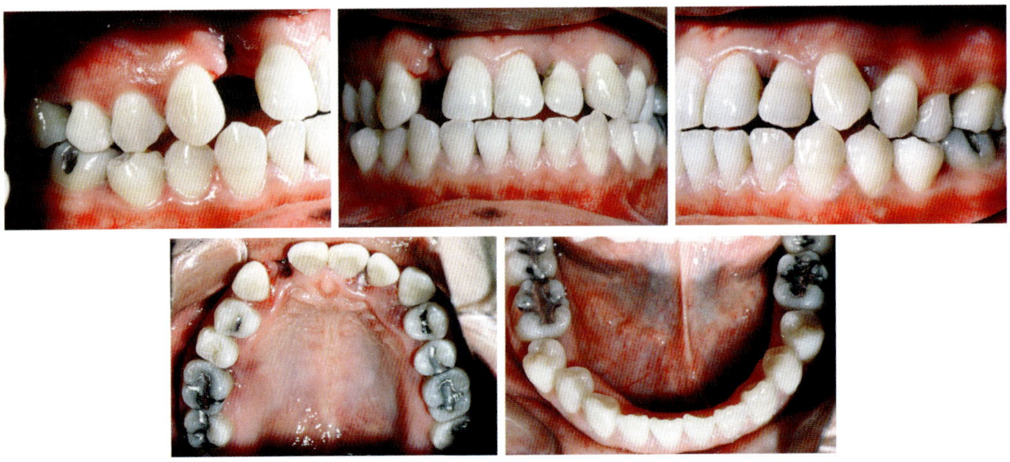

그림 1 초진 구강 내 사진.
2|는 자연히 탈락되었고 치은도 열개된 상태이다.
치간부 치은의 염증이 심하고 치석의 침착과 치은의 발적 및 종창이 보인다. 상하악 구치부 교합면에는 아말감 충전이 되어 있고 2차 우식이 보인다.

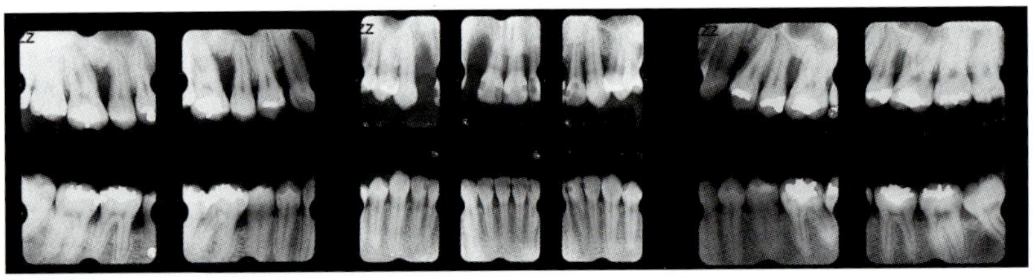

그림 2 초진 X-ray 사진.
상악 양측 구치부에는 수직성 골흡수와 치석의 침착도 보인다.

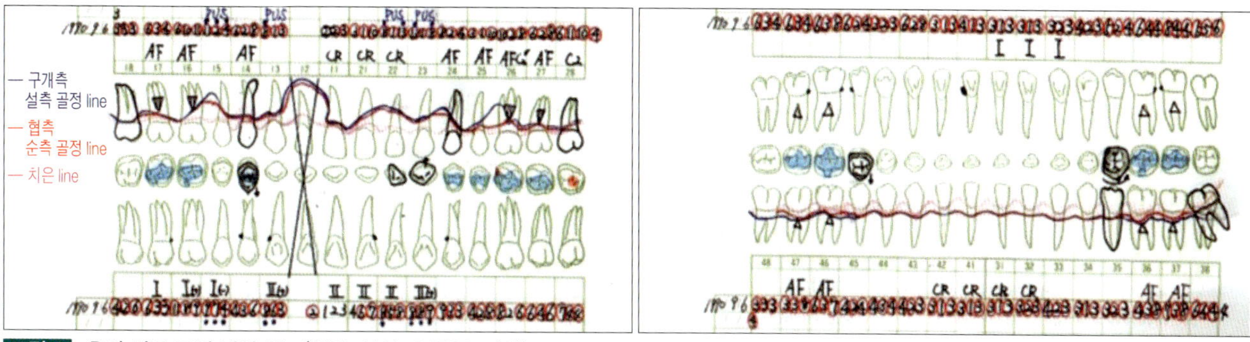

그림 3 초진 치주 조직 검사 차트(왼쪽: 상악, 오른쪽: 하악).
배농 부위가 많고 치주낭이 깊은 곳이 많다.

치과의사의 치료계획

① 동요치가 다수 존재하므로 임시고정 및 교합조정을 실시한다.
② SRP(closed curettage)를 통해 겉으로 보이는 치은의 염증을 개선시키는 동시에 플라크 조절을 정착시킨다.
③ 위의 치료 후(재평가 후), 바로 치조골 결손이 심한 부위의 치은박리소파술을 실시한다(보존 불가능한 치아는 발치) … 상악은 전악, 하악은 양측 제1대구치의 치은박리소파술을 계획
④ 재평가 결과에 따라 확정적 시술의 치료계획을 수립한다.

치과위생사의 치료계획

① 칫솔질 지도(TBI)를 통해 염증을 개선시킨다.
② Gross scaling(상하악)
③ 배농부위부터 SRP를 실시
'상악 전치부 → 상악 우측 구치부 → 하악 우측 구치부 → 상악 좌측 구치부 → 하악 좌측 구치부 → 하악 전치부' 총 6회
④ 재평가

Communication

치과의사와 치과위생사의 discussion 포인트

(치과위생사도 치과의사의 치료계획을 파악하고 서로 치료계획을 확인해 치료에 들어간다)
- SRP만으로 개선이 기대되는가?
- 발치가 필요한 부위가 있는가?
- 치주 외과 처치가 필요한가?
- 긴급을 필요로 하는 우식 치료 또는 provisional restoration이 필요한 부위가 있는가?
- 동요치 고정 범위의 결정과 고정 실시

▼

Discussion 결과

* 6mm 이상의 치주낭이 존재하고 X-ray 사진상에서 치조골의 복잡한 결손이 보이는 부위는 SRP만으로는 치근면의 debridement가 어렵기 때문에 가능하면 이른 시기에 치은박리소파술을 실시한다. 발치 판단은 재평가를 거쳐 하기로 했다.

Stage 2 치주 초기 치료 후의 재평가(그림 4, 5)

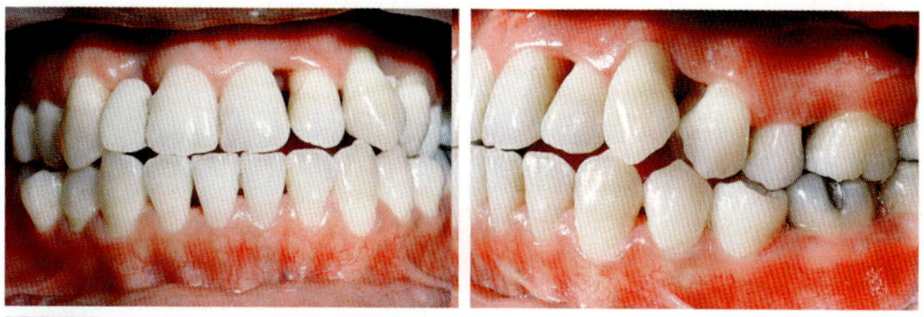

그림 4 치주 초기 치료가 끝났을 때의 구강 내 사진.
상악 전치부의 동요치는 임시고정을 실시하고(2|는 인접치에 레진 인공치를 접착 고정), 하악 양측 구치부의 동요치는 교합조정을 실시했다.
전악에 걸쳐 SRP가 끝나 겉으로 보이는 염증은 개선되었다.

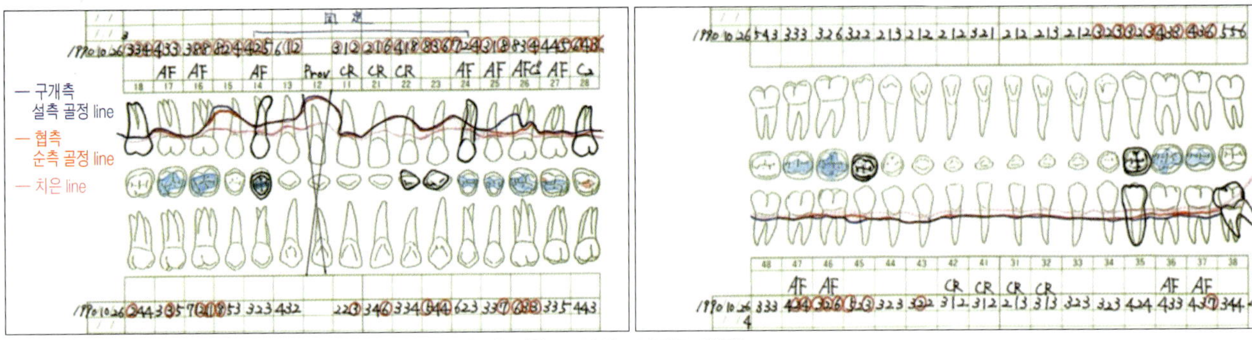

그림 5 치주 초기 치료가 끝났을 때의 치주 조직 검사 차트(왼쪽: 상악, 오른쪽: 하악).
겉으로 보이는 염증은 개선되었으나 원래 probing 수치가 깊은 부위는 여전히 깊다.

Communication

치과의사와 치과위생사의 discussion 포인트

- SRP를 통한 치주 조직의 개선 상황
- 치주 외과 처치를 필요로 하는 부위의 결정
- 환자의 플라크 조절 정착 정도

▼

Discussion 결과

* 플라크 조절은 양호하고 치은의 겉으로 보이는 염증은 개선되었다.
* 상악 전체 및 하악 양측 구치부에 치주 외과 처치를 실시한다.

Stage 3 치주 외과 처치를 마칠 때(그림 6, 표 1)

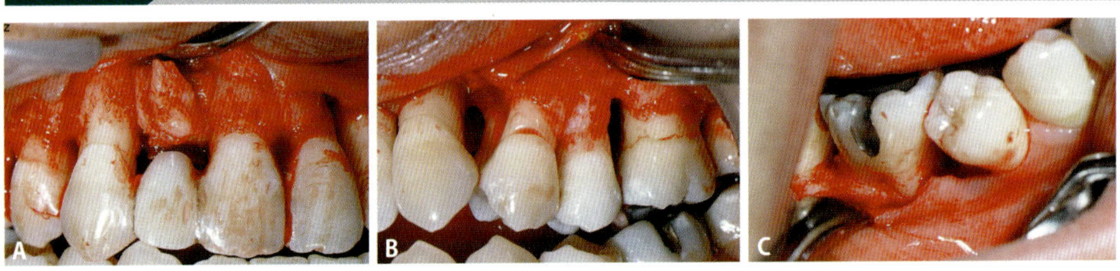

A, B: 상악의 치은박리소파술.

C: 하악 우측 구치부의 치은박리소파술.

그림 6 치주 외과 처치.
이 증례에서는 소파술만 실시하고 치조골 성형은 하지 않았다.

표 1 필자의 치과에서 치주 외과 처치 후의 professional care 실시 및 self care 지도 내용

수술 당일
- 처방약 복용을 지시
- 수술 12시간 후 가글 지시

술후 1일
- 내원해 소독
- 술후 3~4일은 부드러운 칫솔을 이용해 매우 약한 힘으로 칫솔질 하도록 지도

술후 4~7일: Stich out(발사)
- 10일째부터 보통 강도의 칫솔로 칫솔질 하도록 지시

술후 1개월~
- Professional care를 실시한다. 환부뿐만 아니라 구강 내 전체의 maintenance를 통해 양호한 치주 환경 상태를 유지

Communication

치과의사와 치과위생사의 discussion 포인트

- Self care point를 어떻게 환자에게 지도할 것인가
- Professional care의 주의점

▼

Discussion 결과

* 술후 3일째 치과위생사가 칫솔질을 실시한다(이 때까지 자택에서의 self care는 가글만 하도록 한다).
* 술후 10일째부터 보통 강도의 칫솔 사용 지도 및 치근면 노출부위에 치간 칫솔 사용을 지도한다.
* Professional care에서는 지각과민과 치근면 우식 예방을 위해 불소 도포를 실시한다.

Stage 4 치주 외과 처치 후의 재평가(그림 7, 8)

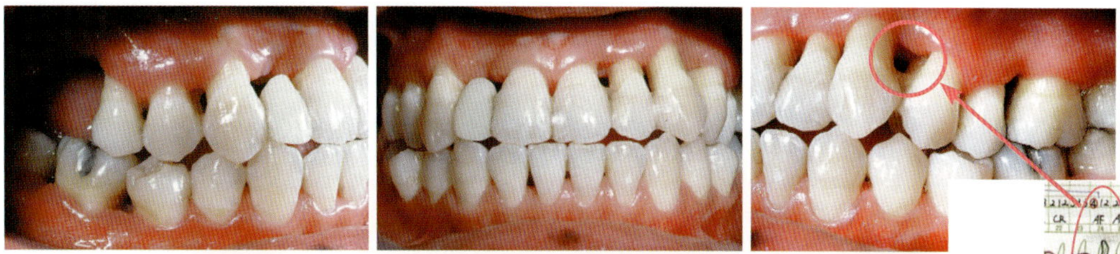

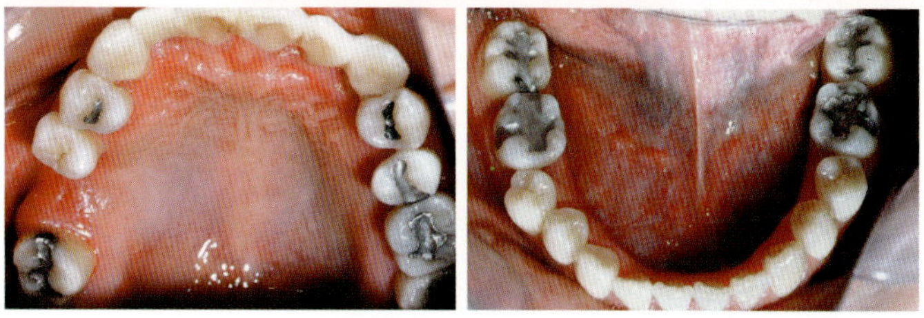

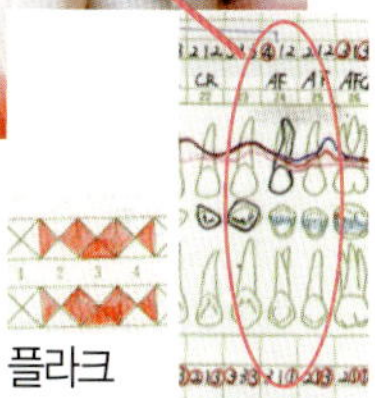

플라크 지수 차트.

치주 조직 검사 차트.

그림 7 치주 외과 처치 후 재평가의 구강 내 사진(1990년 12월).
전체적으로 probing 수치가 낮아지고 최후방 구치도 사랑니 발치로 인해 수치가 개선되었다. 동요가 보이던 상악 전치는 임시 고정을 통해 고정되어 교합이 안정되었다.
치주 조직 검사에서 출혈점이 보이는 부위에 플라크 부착이 보인다. 치주 조직 검사 차트와 플라크 지수 차트의 결과는 연동되고 있음을 알 수 있다.

Treatment Process

치과의사에 의한 치료계획

① 동요치 고정부는 경과 관찰(나이가 어리기 때문에)

② 상악 우측 결손부와 6| 발치부는 Maryland 브리지로 보철 수복한다. ← 교정 치료 계획이 있으므로.

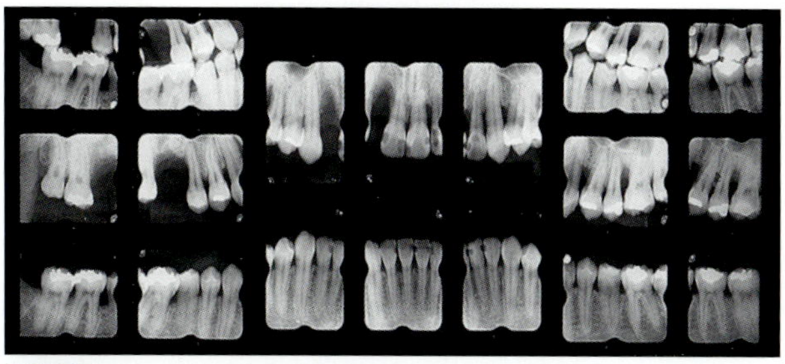

그림 8 치주 외과 처치 후 재평가의 X-ray 사진.
초진(그림 2)과 비교해 치조백선이 뚜렷해졌다.

Communication

치과의사와 치과위생사의 discussion 포인트

- 치주 외과 처치 후 환자의 self care 상태
- 치주 외과 처치 후 재평가에서 나타나는 문제점
- 보철 치료로 이행할 수 있는가?

▼

Discussion 결과

* 플라크 조절은 양호하지만, 임시 고정 중인 |4 주변에 플라크가 남기 쉬운 상태이고 probing 할 때 출혈이 있기 때문에 professional care로 보완한다.
* 전체적으로 플라크 조절 상태는 안정되어 있으므로 보철 치료로 이행한다.

Stage 5 Maintenance로 이행할 때(그림 9, 10)

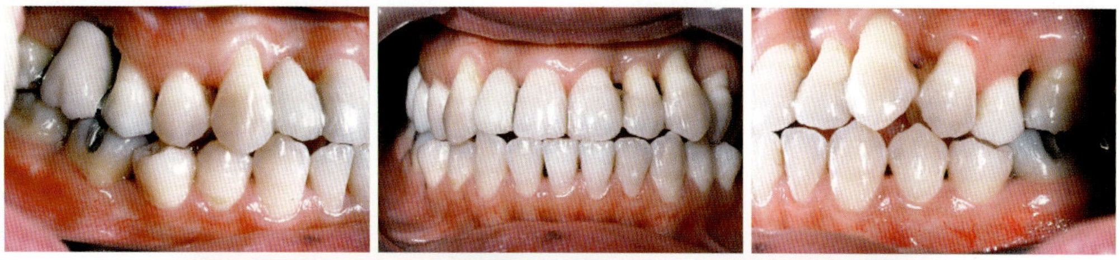

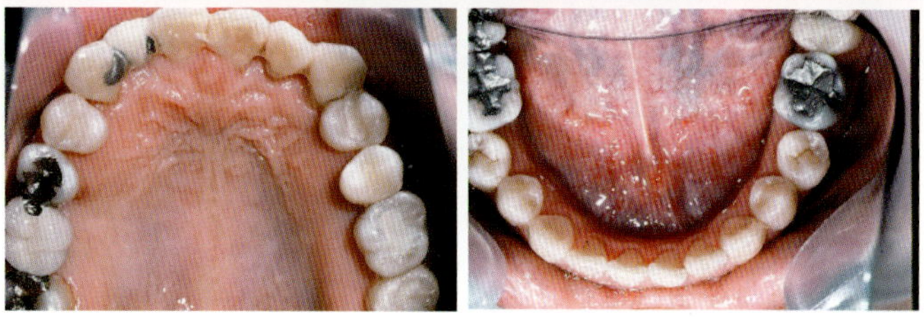

그림 9 Maintenance로 이행할 때의 구강 내 사진(1991년 6월).
2| 결손부와 6| 결손부에 Maryland 브리지를 장착했다. 환자의 의욕도 저하되지 않아 플라크 조절도 안정되었다.

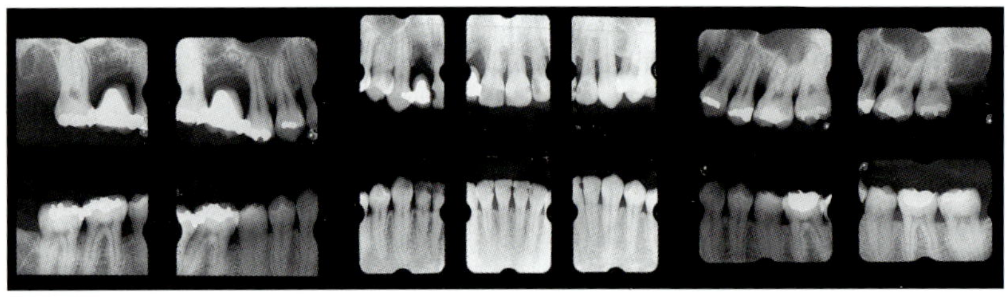

그림 10 Maintenance로 이행할 때의 X-ray 사진.
치조백선이 뚜렷해졌다.

치과의사와 치과위생사의 discussion 포인트

- Maintenance 간격을 어떻게 할지
- Maintenance에서 술자가 유의할 점

▼

Discussion 결과

* 플라크 조절은 안정되어 있어서 maintenance는 3개월에 1번 실시하기로 하지만, 구강 내 상황에 따라 변경한다.
* 치근면 노출 부위의 우식 예방을 위해 반드시 불소 도포를 실시한다.
* 임시 고정 부위가 떨어지면 2차 우식으로 연결되므로 항상 확인해야 한다.

Stage 6 Maintenance 기간

치과의사와 치과위생사의 discussion 포인트

- 환자의 self care 상태
- 문제점(우식은 없는가? 치주 조직에 문제는 없는가? 임시 고정은 떨어지지 않았는가?)

▼

Discussion 결과

* 구강 내에 문제가 있는 경우에는 바로 치과의사에게 보고한다.

1) 초진에서 4년 후(그림 11)

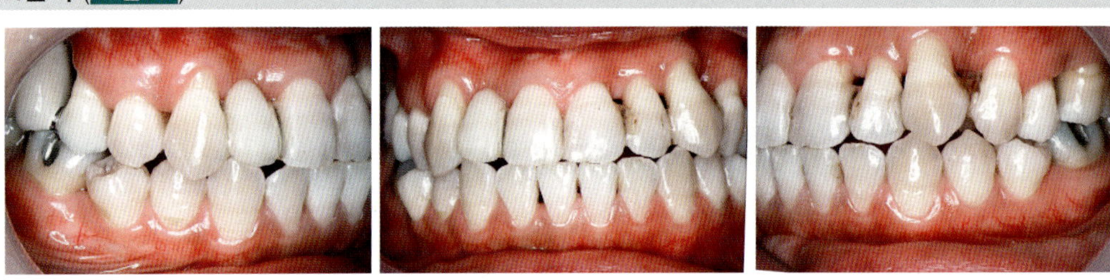

그림 11 초진에서 4년 후의 구강 내 사진(1994년 7월).
플라크 조절은 양호하게 유지되고 있다.

환자 배경

- 환자는 취직 때문에 타 지역으로 이사했고, 생활 리듬이나 환경변화로 인해 식생활이 변하였다.

구강 내 정보

- 플라크 조절은 안정되어 있으나 우식 리스크가 높다.

치과위생사의 시점

- 환자가 '바빠서 칫솔질을 못 하게 되어 치주질환이 재발하지 않을까' 불안해 하고 있어서, 치과위생사가 maintenance로 보조해 정신적 부담을 덜어 주는 것이 좋다고 생각했다.

2) 초진에서 10년 후(그림 12, 13)

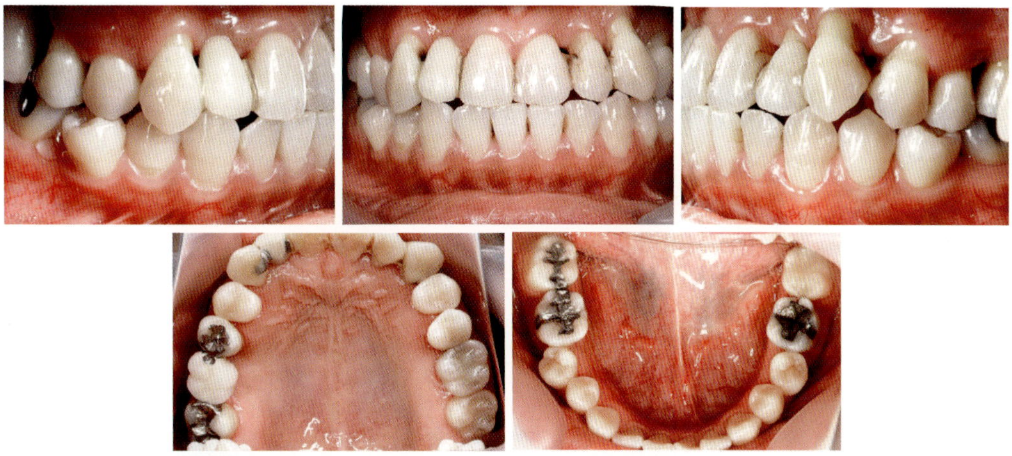

그림 12 초진에서 10년 후의 구강 내 사진(2000년 8월).
|3 원심면과 |6 에 2차 우식이 보인다.

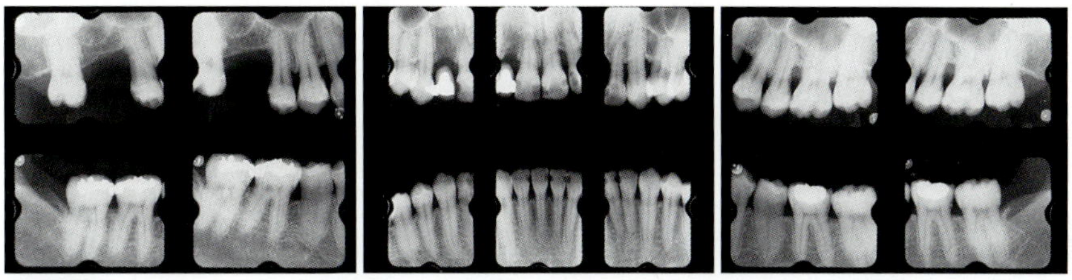

그림 13 초진에서 10년 후의 X-ray 사진(상악 우측의 브리지 탈락으로 인해 내원).

환자 배경

- 타 지역에서 다시 이사 왔다.

구강 내 정보

- |3 원심면 및 상악 좌측 고정 부위에 우식, |6 에 2차 우식이 보이므로 치과의사에게 보고하였다. → 우식 치료를 실시했다.
- 전치부 동요는 없으므로 고정은 제거하였다.
- 플라크 조절의 개선이 필요하다(치과의사가 치과위생사에게 지시).

치과위생사의 시점

- 전악적으로 치아의 근원심, 협설측 우각부의 플라크 조절 저하가 보이므로 칫솔질 지도를 다시 해야겠다고 생각해 TBI를 실시했다.
- 환자의 self care가 잘 안 되어 있는 근원심, 협설측 우각부는 one-tuft brush로 청소하도록 지도했다.

3) 초진에서 12년 후 |4 치주 외과 처치 실시(그림 14, 15)

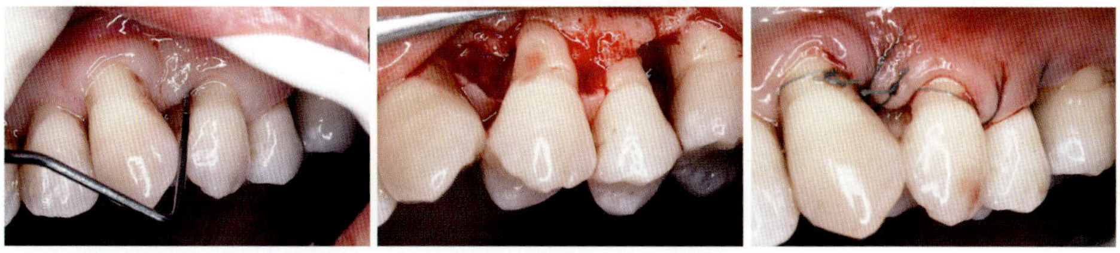

A: 치주 외과 처치의 probing(7mm).
B: Flap을 박리했을 때(치조골에 문제는 없었다).
C: 봉합 후.

그림 14 초진에서 12년 후 치주 외과 처치 (2002년 10월).

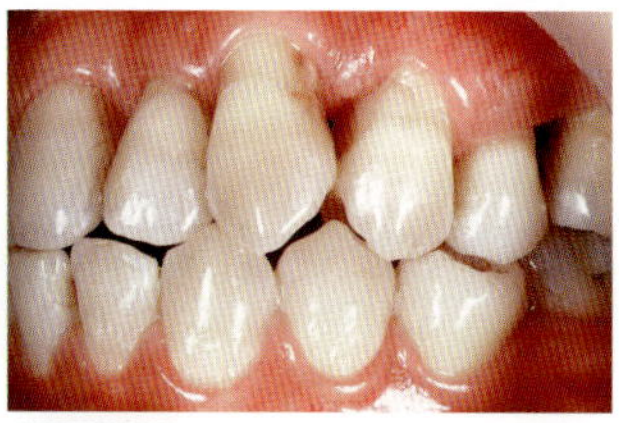

그림 15 치주 외과 처치 후 재평가의 구강 내 사진(2002년 12월).
치주낭 깊이는 3mm까지 개선되었고 플라크 조절은 안정되었다.

환자 배경

- 결혼, 출산, 육아 등으로 생활 환경이 변했다.

구강 내 정보

- 생활의 변화에 따라 플라크 조절을 잘 못했다.
  → 플라크 조절이 안 좋은 상태가 계속되어 환자와 상담한 끝에 치주 외과 처치(치은박리소파술)를 실시하기로 했다.
- 상악 좌측 구치부에서는 probing 수치가 개선과 악화를 반복하고 있었지만, 이 즈음에는 ⌊4 근심과 ⌊5 원심의 probing 수치가 6mm 이상이 되고 치주낭에서 출혈과 배농이 보인다.

치과위생사의 시점

- 치주 외과 처치 후, 치주낭 깊이는 개선되고 플라크 조절도 안정되었다.
- 둘째 아이 임신 예정이므로 임신 중의 구강 내 변화에 대한 대처법을 조언했다.

4) 초진에서 20년 후(그림 16~18)

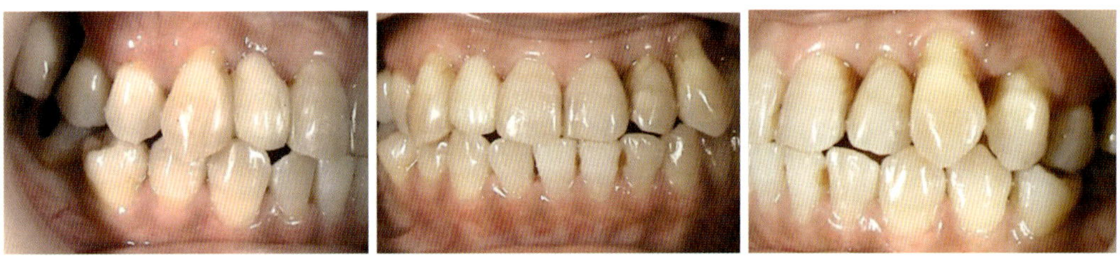

그림 16 초진에서 20년 후(2010년 6월).
전악적으로 아직 근원심, 협설측 우각부에 플라크(특히 치은연하 플라크)가 보이고 염증이 재발했다.

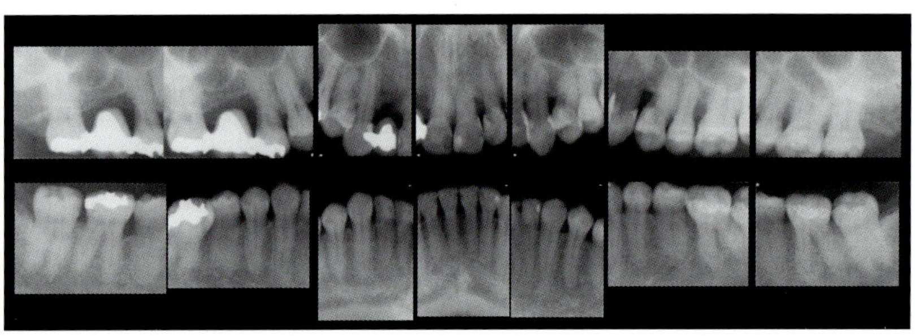

그림 17 초진에서 20년 후의 X-ray 사진.

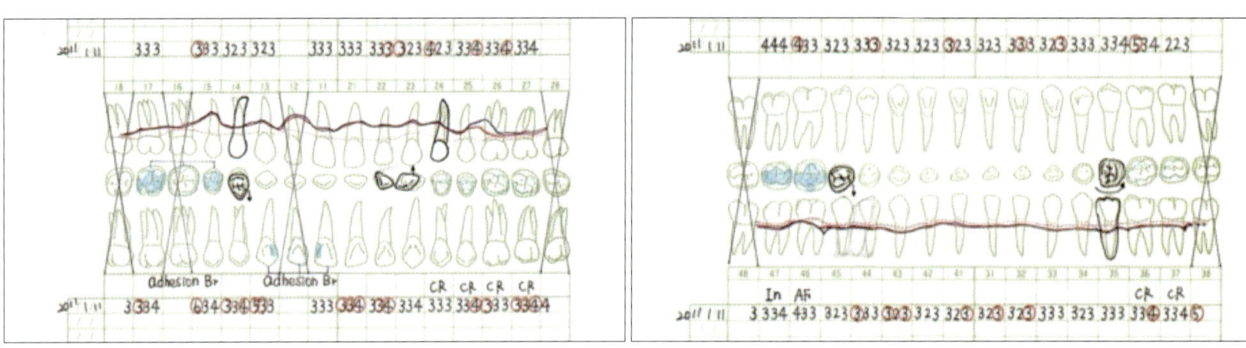

그림 18 치주 조직 검사 차트(2011년 1월).
치은의 염증이 현저하게 보이는 것을 알 수 있다. 특히 4⌋원심 구개부에는 치주낭 깊이가 6mm로 깊어졌다.

환자 배경

- 환자는 장남, 차남과 함께 maintenance를 위해 내원했다.

구강 내 정보

- 전체적으로 우각부에 플라크가 보이고(특히 치은연하 플라크) 염증이 재발했다.

치과위생사의 시점

- 환자는 직업과 가정일로 힘들어 해 플라크 조절 상태는 불안정하지만 구강 내를 건강하게 유지하고자 하는 강한 희망은 가지고 있다.
- 하지만 치주 조직 검사 차트를 통해서 상하악 좌우 구치부는 예측하기 어려운 상태임을 알 수 있다.
- Professional care 간격을 짧게 할 것을 제안했다.

5) 초진에서 22년 후

환자 배경

- 너무 바빠서 2년 만에 내원하게 되었다.

구강 내 정보

- 치간부 self care가 충분하지 않아서 치은에 염증이 보인다.

치과위생사의 시점

- 플라크 조절이 충분하지 않아서 치은에 염증이 보인다.
- 2년 동안 내원하지 못해서 치주질환이 재발하고 X-ray 사진에서도 치석이 보인다.
- SRP를 제안했다.

6) 초진에서 24년 후(그림 19~20)

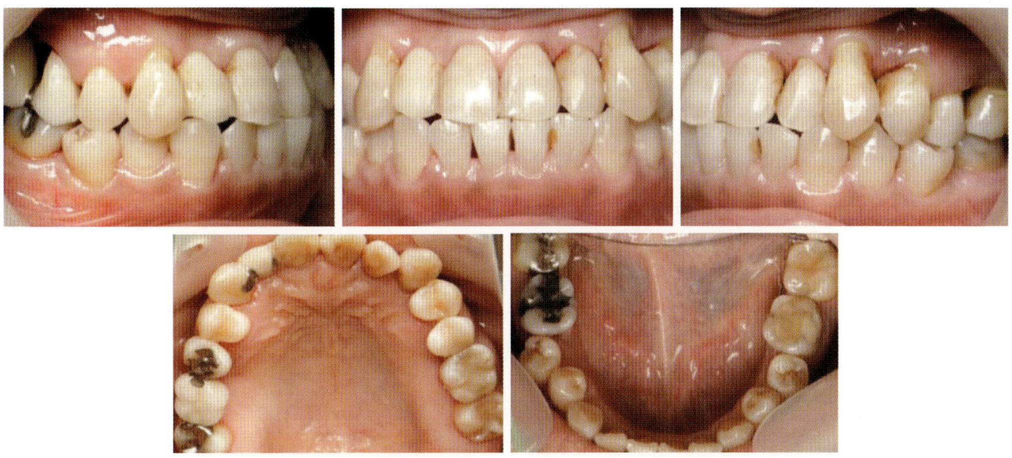

그림 19 초진에서 24년 후의 구강 내(2014년 12월).
전악에 걸쳐 치은 염증이 보인다. Deplaquing을 실시한 후의 사진이므로 염증이 심한 부위에는 출혈이 보인다.

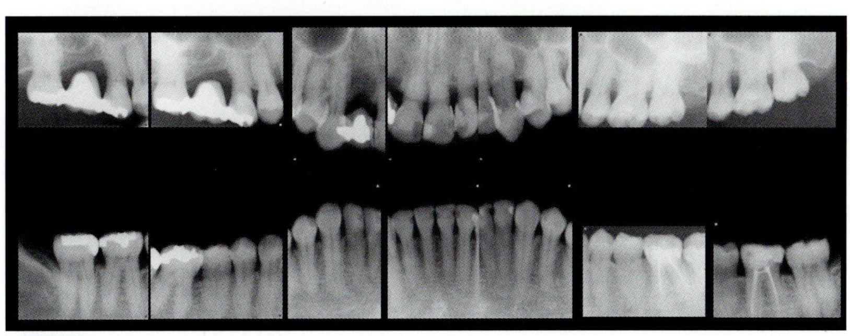

그림 20 초진에서 24년 후의 X-ray 사진(치조골은 치조백선도 보이고 안정되어 있다).

환자 배경

- 일이 바빠졌다.

구강 내 정보

- 전악에 걸쳐 치은에 국한된 염증이 보인다.

치과위생사의 시점

- 전악에 걸쳐 deplaquing을 실시했으나, 염증의 재발이 보이므로 환자 자신의 현재 구강 내 상태에 대한 인식을 높이기 위해 지금까지의 경위를 다시 한 번 프레젠테이션해야 할 필요성을 느꼈다.

■ 이 증례의 정리

오랫동안 환자의 구강 내를 관찰하면 플라크 조절 상태는 환자의 생활과 밀접하게 관련이 있다는 것을 알 수 있고, 따라서 환자의 life stage나 생활환경을 고려해서 대응해 갈 필요가 있다.

구강 내 변화 또는 환자의 말과 행동에서 알 수 있는 변화를 놓치지 않도록 책임감을 가지고 환자를 대하는 것이 중요하다.

2 장기 경과 증례로 보는 치과위생사 사이의 커뮤니케이션

여기서는 이 증례의 환자가 초진으로 내원했을 때 신입이었던 후배 치과위생사(후배 DH)가 한 환자의 치주 치료~maintenance를 담당하는 데 있어서 후배 DH가 가진 생각·고민(파란색 글씨)에 대해 선배 치과위생사(선배 DH. 이 증례의 초진 때 임상 경력 10년)가 조언한 예를 소개한다.

증례의 개요
31세 남성
초진 1999년 1월 30일
주소 … 잇몸에서 피가 난다.

1. 치료의 흐름

■ 담당 치과위생사의 결정(초진)

초진 때 구강 내에는 전악에 걸쳐 변연치은의 종창, 발적이 보이고 플라크가 치면을 덮고 있는 상태였다(그림 1, 2). 환자의 나이가 적고 골흡수 정도가 심하지 않은 점과 치은 상태를 봤을 때 치유 정도를 파악하기 쉽다고 판단해 신입 치과위생사가 기초자료 수집부터 담당하도록 했다.

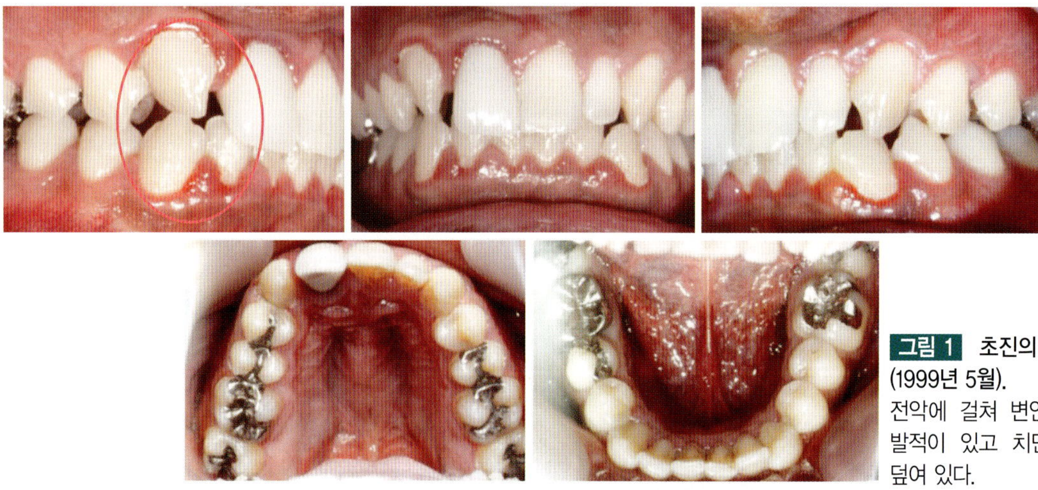

그림 1 초진의 구강 내 사진(1999년 5월).
전악에 걸쳐 변연치은의 종창, 발적이 있고 치면은 플라크로 덮여 있다.

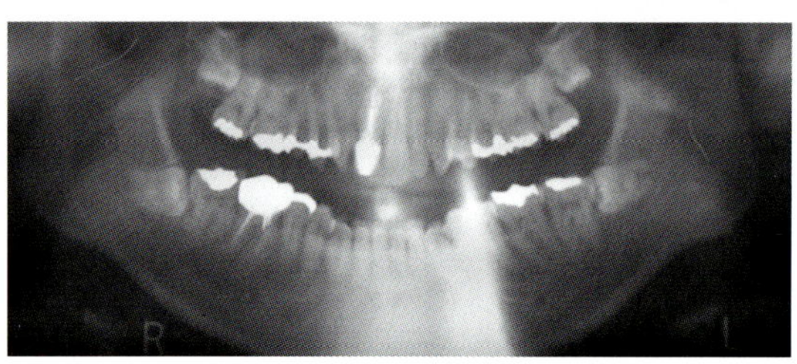

그림 2 초진의 X-ray 사진.
전악에 걸쳐 치조골의 흡수는 거의 보이지 않는다. 2̲|는 선천적 결손.

1 기초자료 수집(치주 조직 검사 차트 작성, 구강 내 사진 촬영, 동기부여)

치주 조직 검사에서 probing을 할 때, 후배 DH는 환자에게 고통과 불만의 이야기를 듣고 고민하고 있었다. 특히 환자에게

- probing 할 때 심한 통증 호소가 있었고 "매번 이렇게 아픈 건가요?"라는 말을 들었다고 한다.
- "칫솔질할 때 아프고 피가 나니까 하기 싫다", "칫솔질은 귀찮으니까 빨리 치료나 해달라"는 환자의 말에 고민이라며 ▶① 선배 DH에게 상담을 청해 왔다. 선배 DH는 '동기부여의 실패'라고 판단했다.

①의 시점에서 후배 DH(신입)의 생각·선배 DH의 조언

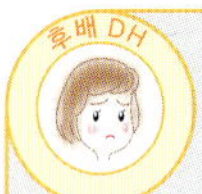

- 정확한 probing을 해야 한다.
- 치주질환은 어떤 병인지 환자에게 전하는 것이 필요하다고 생각해서 열심히 하고 있는 것 같은데 환자의 반응은 좋지 않다.

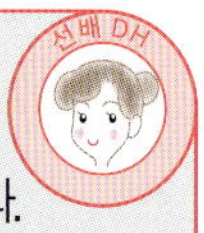

- **염증이 있는 치은에 대한 probing은 피해야 한다.**
(초기 단계에서 통증을 느끼게 되면 환자의 의욕이 저하되므로)
- 우선 치은의 염증을 개선시키기 위한 칫솔질이 필요함을 환자에게 알린다.
- 동기부여는 1회만으로 끝나지 않는다. 환자를 대할 때마다 할 수 있으며 '이거 하나만이라도 이해시키기'처럼 요점 하나로 압축해 말한다(치과를 싫어하거나 dental IQ가 낮은 환자일수록 더욱 압축한다).

2 착색 검사를 통한 플라크 지수 측정과 TBI

환자의 플라크 지수를 측정한 결과 100%였고, 이에 후배 DH는 환자에게 모형과 구강 내 사진을 보여주면서 현재 상황을 이해시키기 위해 노력하고 착색제로 착색된 부분을 닦도록 칫솔질 지도를 실시했다. 그러나 환자가 집중해서 듣는 분위기가 아니라 고민이라고 ▶② 선배 DH에게 상담을 청해 왔다. 선배 DH는 이것도 '동기부여의 실패'라고 판단했다.

②의 시점에서 후배 DH(신입)의 생각·선배 DH의 조언

후배 DH

- 칫솔질의 중요성을 이해시키기 위해 무조건 잘 닦도록 지도했지만 환자가 잘 들어주지 않는다.

선배 DH

- 다시 한 번 동기를 부여하고 '왜 칫솔질을 해야 하는지?'에 대해 설명하는 것이 필요하다. — **칫솔질은 더러움을 닦아내는 것뿐만 아니라 치주질환의 치료와 연결된다는 것을 설명한다.**
- 환자의 생활습관에 어떻게 칫솔질 습관을 정착시킬지를 생각하는 것이 포인트 — 칫솔질 자체가 싫은 것인지 닦을 시간이 없는지 등 환자의 생활양식을 파악함과 동시에 조금씩 필요한 포인트를 지도한다.
- 환자가 **칫솔질을 잘 하는 포인트가 있으면 칭찬하는 것도 필요하다.**

3 Gross scaling, SRP, 재평가를 거쳐 치주 초기 치료 종료, 교정치료 시작

치주 초기 치료 후, 3|과 1| 사이의 공간을 폐쇄하기 위해 교정치료를 시행했다(그림 3).

후배 DH는 내원 횟수가 늘었기 때문에 환자의 칫솔질 습관이 정착됐다고 판단하고 ▶③ 내원했을 때 반드시 '환자를 위한 칫솔질'(147페이지 참조)을 실시했다.

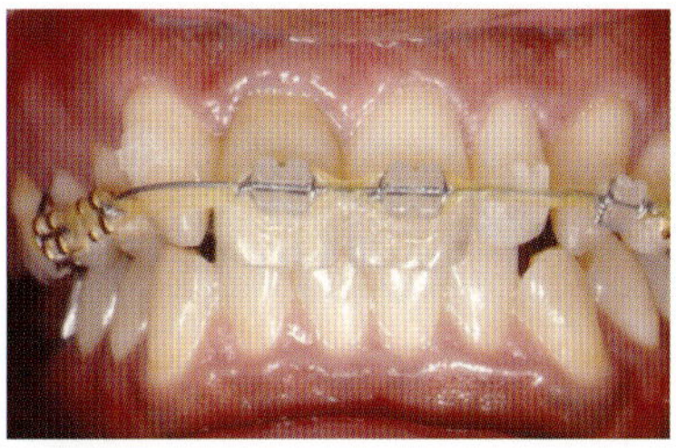

그림 3 치주 초기 치료 후의 구강 내 사진(1999년 9월).
3|과 1| 사이의 공간을 폐쇄하기 위해 교정치료 중.

③의 시점에서 후배 DH(신입)의 생각·선배 DH의 조언

후배 DH

- 환자의 칫솔질은 정착되었다.

선배 DH

- 칫솔질은 정착되어 있는 것처럼 보이지만 치간 칫솔 등을 이용한 self care는 잘 되고 있지 않음을 치은 상태를 통해 알 수 있다.
- 초진 때 부터 구강 내 사진의 추이를 관찰하고 염증이 있는 치은에 대해 이해하도록 조언한다.

4 Maintenance로 이행

2000년 1월에 maintenance로 이행하게 되었다(그림 4). 후배 DH는 환자의 구강 내에 대해 전체적으로 염증이 개선되었다고 평가하고 있지만 ▶④ 선배 DH는 후배 DH에게 칫솔을 이용한 self care는 잘 되고 있지만, 치간부가 불충분하므로 치간부를 최우선으로 지도할 필요가 있다고 조언했다.

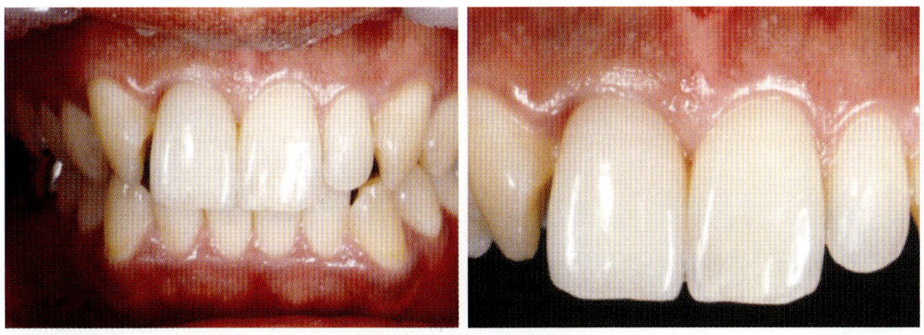

그림 4 Maintenance 이행했을 때의 구강 내 사진(2000년 1월).

④의 시점에서 후배 DH(신입)의 생각·선배 DH의 조언

후배 DH

- 환자의 칫솔질은 정착되었다.

선배 DH

- 칫솔질은 정착되어 있는 것 같지만, maintenance 간격이 길어지면 다시 치주질환이 재발할 리스크가 높기 때문에 maintenance 내원 횟수를 늘려 환자의 의욕을 향상시킬 필요가 있다.

2. Maintenance의 경과

Maintenance 간격은 당초에는 2개월에 한 번으로 하고 환자의 구강 내 상황이나 플라크 조절 상황을 보고 간격을 늘리기로 계획을 세웠다.

그러나 처음 6개월에서 1년까지는 치과에서 제안하는 내원 간격을 지켜서 내원하긴 했지만 구강 내 maintenance보다는 우식 치료가 우선되어 구강 내 환경은 좋은 상태를 유지한다고 볼 수 없었다.

1 Maintenance 초기(2000년 3월)

그림 5 는 maintenance 시작 2개월 후의 구강 내 사진이다. 후배 DH는 환자에게 하악 금속 보철물(그림 1 참조)에 대해 "금속이 아니고 치아 색깔로 하고 싶은데 어떤 방법이 있는지 알려달라"는 질문을 받았다. 후배 DH는 세라믹 소재로 치료하는 방법이 있음을 알려주었다 ▶⑤.

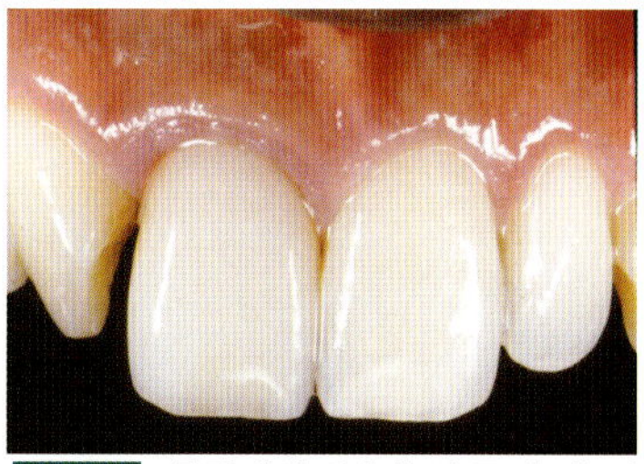

그림 5 초진에서 2년 후의 구강 내 사진(2001년 3월).

⑤의 시점에서 후배 DH(신입)의 생각·선배 DH의 조언

후배 DH

- 세라믹이라는 재료에 대해 설명하였다.

선배 DH

- 재질 설명도 필요하지만 보다 정밀하게 제작된 보철물은 치주 조직에도 좋다는 것을 설명한다.
- 금속이 구강 내에 있어 발생할 수 있는 알레르기 리스크도 알린다.
- 세라믹 이외의 재료에 대해서도 설명하고 차이점에 대해 이야기한다.
- 다양한 치료법에 대해 알아 두는 것도 중요하고, 새로운 정보를 환자에게 전해 환자의 dental IQ를 향상시킨다.

2 초진에서 4년 6개월 후(2003년 8월, 그림 6)

전악에 걸치는 염증이 보여서 후배 DH는 다시 칫솔질 지도와 SRP를 했지만, 이 때 환자가

- "너무 아프다!"고 큰 소리를 냈고
- "너무 바빠서 칫솔질을 못 하겠다"는 말을 들어, 그 때문에 고민하고 있었다 ▶⑥.

선배 DH는 치면의 칫솔질은 잘 되고 있지만 치경부는 불충분하며 치간부는 전혀 하고 있지 않다고 추측해 칫솔질과 칫솔질 재지도의 필요성을 느꼈다.

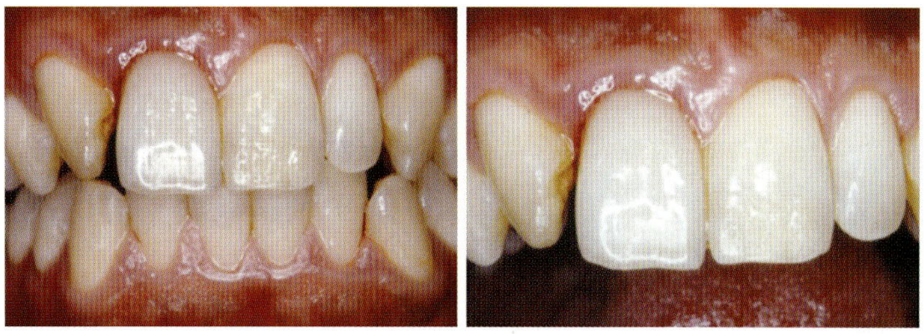

그림 6 초진에서 4년 후의 구강 내 사진(2003년 8월).
전악에 걸쳐 염증이 보이고 특히 1|1 수복물 변연의 염증이 심하다.

⑥의 시점에서 후배 DH(신입)의 생각·선배 DH의 조언

후배 DH

- 전악을 완벽하게 닦도록 재지도가 필요하다.
- 아파도 닦도록 한다.
- 빨리 염증을 제거하기 위해 SRP를 실시한다.

선배 DH

- 환자에게 '왜 아픈지'에 대해 설명하는 것이 필요하다.
- One Point Brushung(특히 염증이 심한 곳만 힘을 주지 않고 중점적으로 닦도록 한다)을 지도한다. … 모든 치아를 닦게 하려고 하지 않는다.
- 환자가 잘 못 닦는 곳을 치과에서 professional care를 해 준다고 설명하고 어떻게든 칫솔질 하는 시간을 만들도록 제안한다.
- 통증이 있을 때는 SRP를 실시하면 안 된다.
- SRP 할 때는 '통증이 있을 수 있다'는 사전정보를 확실하게 전달한다.

3 초진에서 10년 6개월 후(2009년 1월. 그림 7)

환자가 너무 바빠서 maintenance 내원이 자주 중단되었고 이 날은 3년 만의 내원이었다. 치은에 염증이 보이고 치면 플라크 부착량도 많아졌다. Maintenance 내원 기간이 길어지면서 치주질환이 재발했다고 판단되어 다시 동기를 부여함과 동시에 전악에 걸쳐 SRP를 실시했다. 후배 DH는 동기부여에 있어서, 현재의 구강 내 상태를 환자에게 알리고 이대로 치주질환이 진행되면 어떻게 되는지를 알리는 것이 포인트라고 생각했다 ▶⑦.

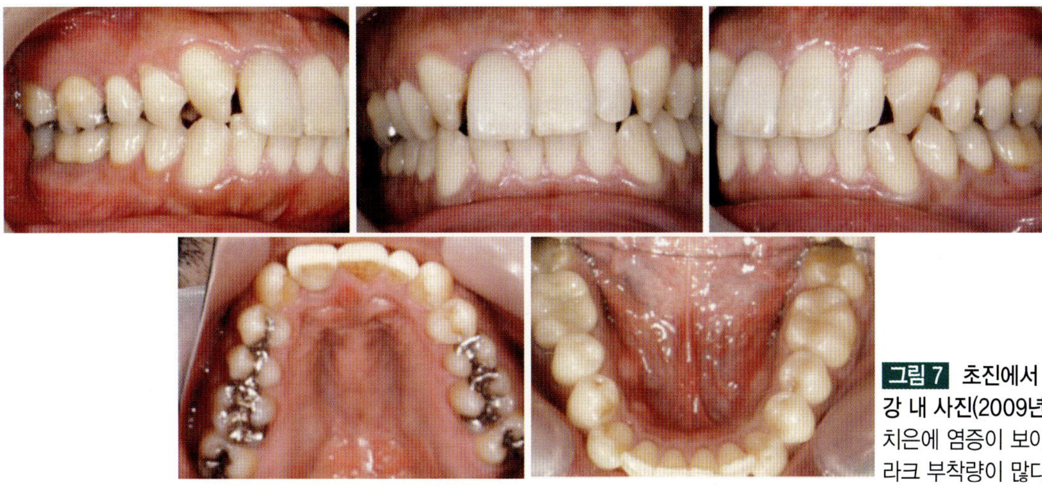

그림 7 초진에서 10년 후의 구강 내 사진(2009년 1월).
치은에 염증이 보이고 치면의 플라크 부착량이 많다.

⑦의 시점에서 후배 DH(신입)의 생각·선배 DH의 조언

후배 DH

- 다시 동기를 부여해 칫솔질의 중요성을 알린다.
- 전악을 완벽하게 닦도록 재지도가 필요하다.
- Self care가 정착되어 있지 않다.

선배 DH

- 칫솔질의 필요성은 이해하고 있고 self care도 정착되어 있는 것 같으나 '올바르게 닦는' 행동으로 연결되지 못해 플라크 지수가 개선되지 않는 경우도 있다.
- 환자 손동작의 미숙함을 하나의 이유로 생각하고 칫솔질 지도에 있어서 전동 칫솔 사용을 제안한다.

4 초진에서 14년 후(2013년 10월. 그림 8, 9)

환자는 해외근무를 하게 되어 maintenance 간격이 길어져 버렸다. 치은의 염증이 보이고 특히 1⏌의 염증이 심하며 치주질환이 재발되었다. 후배 DH는 다시 동기부여와 칫솔질 지도가 필요하다고 생각했다 ▶⑧.

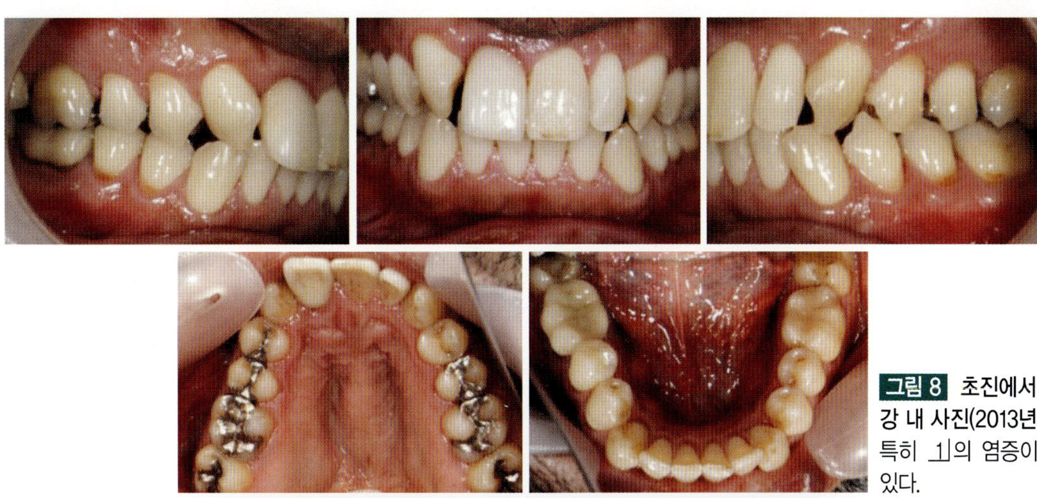

그림 8 초진에서 14년 후의 구강 내 사진(2013년 10월).
특히 1⏌의 염증이 심하게 남아 있다.

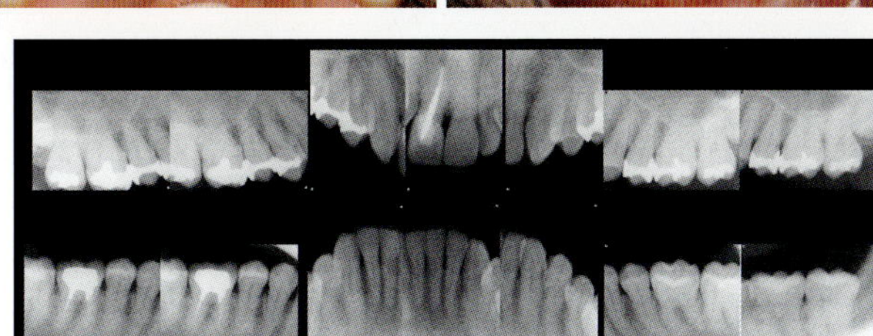

그림 9 초진에서 14년 후의 X-ray 사진.
치조골의 흡수는 보이지 않는다. 상하악 모두 인접면 contact 직하방에 치석이 보이는 곳이 있다.

⑧의 시점에서 후배 DH(신입)의 생각·선배 DH의 조언

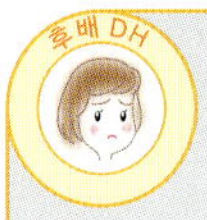

- 다시 동기부여와 칫솔질 지도가 필요하다.

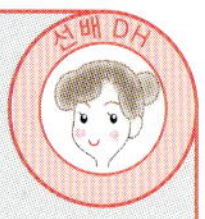

- 환자의 생활양식을 파악하고 환자의 지도에만 너무 집중하지 않는 것도 필요하다.
- 환자 자신이 잘 못닦는 부분을 professional care로 보완하기 위해 내원 간격을 짧게 할 것을 권장한다.

5 초진에서 15년 후(2014년 11월. 그림 10)

이전 maintenance 내원에서 칫솔질 방법을 바꾼 후, 환자는 계속해서 칫솔질을 잘 하고 있으므로 치은 변연에 다소 발적·종창은 보이긴 하지만 치면(특히 우각부)에 광택이 보인다.

더욱이 1개월 후에 재 내원했을 때는 치은 변연의 발적·종창이 개선되어 있었다.

환자가 바쁘지만, 앞으로 내원 간격을 짧게 하고 self care와 professional care의 병행으로 염증을 개선시켜 나가는 것이 중요하다고 2명의 치과위생사는 생각한다.

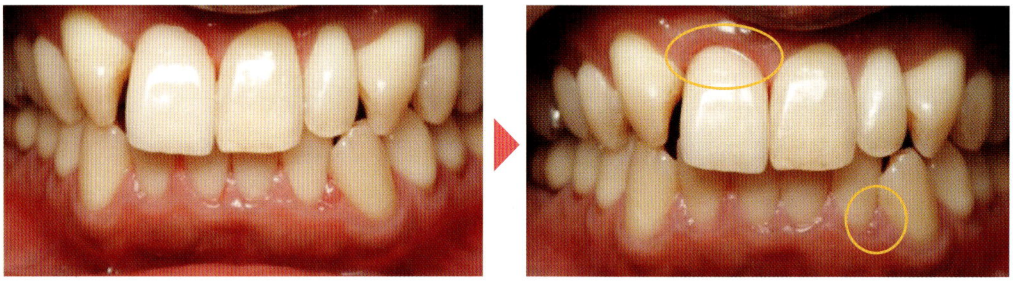

A: 치은 변연에 발적·종창은 보이지만 치면(특히 우각부)에 광택이 보이고 플라크 조절이 잘 되어 있다.

B: 1개월 후. 치은 변연의 발적·종창(○부분)은 개선되었다.

그림 10 초진에서 15년 후의 구강 내 사진(2014년 11월).

■ 이 증례의 정리

Maintenance는 최종 목적지가 아니라 시작이다.

Maintenance로 이행된 후의 과정은 길고, 환자의 의욕을 어떻게 유지하고 내원 중단을 방지할지가 중요한 과제이다. 그러기 위해서는 환자 – 치과의사 – 치과위생사의 신뢰관계를 구축해야 하며, 또한 양호한 구강 내 상태를 유지하기 위해서는 환자 자신의 역할이 아주 중요하다는 것을 이해시킬 필요가 있다.

신입 시절에는 누구나 아무리 열심히 노력해도 좋은 결과로 이어지지 않는 시기가 있다고 생각한다. 그렇게 노력하는 동안 환자에게 교훈을 얻기도 하고 환자의 도움을 받기도 하면서 문제를 해결해 나가면 자신의 성장을 이루게 된다. 또한 선배 치과위생사의 조언을 받으면서 조금씩 스스로 생각하는 힘을 기르는 것도 중요하다.

Appendix

오래 계속되는 maintenance의 힘을 기르기 위해

임상에서 활용하는

Q&A

(질문 상자 안의 ★는 기술과 대응의 난이도)

Q 01 ★
SRP는 어떤 순서로 하면 좋습니까? 그리고 언제 시작하면 좋습니까?

Answer

환자의 병태는 술자의 기술에 따라 변합니다. 예를 들어 배농이 있는 곳이라면 그 부위에서 맨 처음 염증의 조기 소실을 예상할 수 있으므로 그 부분만 SRP를 하는 경우도 있습니다. 또한 provisional restoration을 빨리 장착하고자 하는 경우는 그 주위의 치주 치료를 우선하기도 하는 등 다양합니다.

그러나 위와 같은 이유가 없는 경우는 환자 치주 조직의 반응을 확인하거나 술자의 기술을 고려해 하악 전치부부터 SRP를 실시합니다.

하악 전치부 → 상악 전치부 → 하악 구치부 → 상악 구치부의 순서로 진행합니다(I편 참조).

전치부는 치근이 하나이고, 상악에 비해 SRP를 하는 면적이 좁기 때문에 우선 하악 전치부부터 시행합니다. 하악 구치부와 상악 구치부의 경우는 상악에 비해 치근의 수가 적기 때문에 하악 구치부부터 시행합니다.

또한 치료 기간에 제한이 있는 경우, 구치부에 관해서는 상하악 우측 구치부가 끝난 후 상하악 좌측 구치부로 진행하는 방법, 다시 말해서 한쪽으로 확실히 씹을 수 있도록 배려해야 한다는 점도 강조해 둡니다. 왜냐하면 하악 우측 구치부를 SRP 하고 술후의 문제(지각과민 등)가 해결되지 않은 상태에서 하악 좌측 구치부를 시행하면 환자는 오른쪽과 왼쪽을 모두 씹기 어렵다는 문제가 생기기 때문입니다.

Q 02 ★
치석이 제거되었는지, 제거되지 않았는지를 잘 모르겠습니다.

Answer

중요한 것은 언제나 3A 탐침으로 치근면을 탐색하고 감촉을 느껴 치석의 유무를 확인할 수 있게 되는 것입니다. 3A 탐침으로 치근면을 탐색하는 것은 연습이 필요합니다. 발거 치아를 이용해 연습하는 것도 필요합니다(111 페이지 참조).

또한 확대경을 사용하면 시야가 확대되고 뚜렷하게 보이므로 정확한 SRP를 할 수 있습니다.

치주 외과 처치를 할 때는 치과의사를 옆에서 보조하면서 자신이 SRP 한 치근면을 확인하는 것도 나중에 공부가 됩니다.

Q 03 ★
치근면의 root planing은 몇 차례 시행하면 좋습니까?

Answer

3A 탐침으로 탐색해 치근면이 활택한 상태인 것을 감촉으로 알 수 있으면 끝냅니다. 그렇기 때문에 몇 차례라고 잘라 이야기할 수는 없습니다. 항상 3A 탐침으로 치근면을 탐색해 상태를 확인하는 것이 중요합니다. Over instrumentation으로 인해 상아질을 너무 삭제하거나 치근을 변형시키거나 하는 것은 절대 금기입니다.

Q 04

동요가 있는 치아는 어떻게 SRP 하면 좋습니까?

★

Answer

동요가 있는 치아는 우선 치과의사에게 고정을 의뢰합니다.

고정하지 않고 SRP를 하면 확실한 curette 조작을 할 수 없습니다. 나아가서는 2차성 교합성 외상을 일으키는 것으로도 이어집니다.

Q 05

치근분지부의 치석을 남기고 말았습니다. 어떻게 하면 좋습니까?

★

Answer

치근분지부의 형태에 맞는 scaler를 선택할 필요가 있습니다. 치근분지부의 형태나 상태는 다양하므로 blade가 짧은 scaler나 계속 사용해 blade가 가늘어진 curette을 이용하거나, 치근분지부의 형태에 따라 stroke 방향을 생각하는 것도 중요합니다(135페이지 참조).

Q 06

치과의사에게 항상 치근 원심 우각부에 치석이 남았다는 지적을 받습니다.

★

Answer

SRP를 치근 원심 우각부에서 시작하도록 합시다.

Handle을 살짝 돌려 blade 끝 1/3을 치근면에 적합시킨 상태에서 인접면을 향해 stroke합니다. Stroke의 폭이 클 때도 치석을 남기는 경우가 있으므로 stroke의 폭을 좁게 해 조금씩 실시하는 것도 필요합니다.

Q 07

SRP 할 때는 침윤마취를 하는 편이 좋습니까? 그리고 침윤마취는 어떠한 경우에 하면 좋습니까?

★

Answer

필자의 치과에서는 원칙적으로 4mm 이상의 치주낭이 있는 경우는 침윤마취를 하고 시술을 합니다. 통증을 느끼는 것은 사람마다 개인차가 있지만 치은연상의 gross scaling을 하는 경우라도 통증을 느끼는 환자에게는 마취를 합니다.

중요한 것은 환자가 통증을 느끼지 않아 술자가 정확히 SRP를 할 수 있는 것입니다.

Q 08

치아 사이의 오염물을 제거하기 위해서는 치실과 치간 칫솔 중 어느 것이 제1선택입니까?

Answer

환자의 구강 내 상황에 따라 다릅니다.

예를 들어 골흡수의 정도에 따라 치아 사이에 칫솔이 통과하는 상태라면 제1선택은 치간 칫솔입니다. 환자의 치아 사이의 상태에 따라 크기를 선택하도록 합시다. 이때 크기를 여러 종류 선택하면, 환자는 어느 부위에 어느 크기의 칫솔을 선택하면 좋을지 혼란이 생기기 때문에 2가지 정도를 선택할 필요가 있습니다.

치근이 노출된 환자에게는 치근우식 예방을 위해서도 치간 칫솔을 선택합니다.

치아 사이에 칫솔이 들어가지 않거나 치간유두 치은을 변화시키고 싶지 않은 경우(전치부에 보철물이 장착되어 치간 칫솔을 부적절하게 사용하면 치은퇴축을 야기할 것 같은 경우), 혹은 치근이 근접한 치아, 인접면 우식이 많은 경우 그리고 모두가 자연치인 환자에게는 치실이 제1선택입니다.

Q 09

어떤 sharpening stone을 사용하면 좋습니까?

Answer

Touch up에 적당하고 멸균할 수 있다는 점에서 fine ceramic stone을 사용합니다.

Blade의 형태를 변화시킬 필요가 있는 경우는 arkansas stone이나 india oil stone을 사용하는 경우도 있습니다.

Q 10

치주 외과 처치를 치과의사에게 의뢰하는 timing은 언제입니까?

Answer

필자의 치과에서는 다음과 같은 경우, 치료계획을 세울 때 치주 외과 처치의 필요성을 환자에게 이야기합니다.

① 초진의 치주 조직 검사에서 6mm 이상의 치주낭이 있고 standard X-ray 사진에서 치조골 결손을 볼 수 있는 경우

② 치주 초기 치료가 끝난 후 재평가에서 probing 수치가 4mm 이상이고 치조골 결손이 존재하는 경우

SRP가 끝난 후 재평가를 거쳐 재빨리 치주 외과 처치로 이행합니다.

Q 11 환자가 칫솔질에 능숙하지 않습니다. ★

Answer

환자 스스로가 열심히 칫솔질을 해도 술자가 보면 닦이지 않았다고 판단해버리는 경우도 있습니다. 여러 가지 문제를 생각할 수 있습니다. 환자의 마음에 다가가서 환자의 생활 배경을 고려하는 것도 필요합니다. 혹시 바빠서 칫솔질 할 시간이 없을지도 모릅니다.

매번 잘 닦이지 않는다고 해서 칫솔질 지도만으로 일관하면 환자도 치료가 싫어져 버립니다.

환자의 상황을 잘 알고 있는지 또한 술자가 지도한 것이 정확했는지를 포함해 자신의 지도 상황을 되돌아보는 것도 필요합니다. 플라크 착색 검사를 할 때도 "빨갛게 된 곳을 잘 닦아주세요"라고 환자에게 이야기하는 것만으로는 불충분합니다. 반드시 "빨갛게 염색된 곳은 세균의 온상이므로 제거하면 치주 조직을 건강하게 유지할 수 있습니다"라고 설명해야 합니다.

또한 환자가 많은 것을 한꺼번에 이해하는 것은 불가능합니다. 조금씩 정보를 제공해야 하고, 구강 내 청소 보조기구를 이것저것 많이 지도하는 것이 아니라 한 가지 종류의 보조기구를 지도해서 차츰 단계를 올려 능숙해지도록 하는 것이 좋을 것이라고 생각합니다. 환자가 잘 안 되는 곳은 치과 스태프가 보완하는 이른바 PTC(professional tooth cleaning)를 통해 환자가 건강한 길을 가도록 도와줍시다.

Q 12 SRP 후 환자의 내원이 중단되곤 합니다. ★

Answer

SRP 후에 지각과민이나 통증이 생겼고 그것이 원인이 되지는 않았는지, 술자의 기술을 재확인하는 것이 필요합니다. 술자가 다음 2가지 점을 주의하면 '시리다', '아프다'는 불만은 상당히 회피할 수 있습니다.

① SRP를 할 때 지나치게 백악질을 삭제하지 않았는가?

② Curette을 조작할 때 cutting edge가 치근면에 적합되지 않아 치은에 상처를 내지 않았는가?

물론 SRP 후 고농도의 불소를 도포하거나 불소가 함유된 paste를 이용해 치근면을 되도록 연마하는 것도 필요합니다. 술후 통증이 생기지 않도록 진통제를 처방하는 경우도 있습니다.

술후에 일어날 수 있는 일과 그에 대한 대처법을 모두 환자에게 이야기해 두는 것이 매우 중요하고, 이를 통해 환자의 불안을 상당 부분 해소할 수 있습니다.

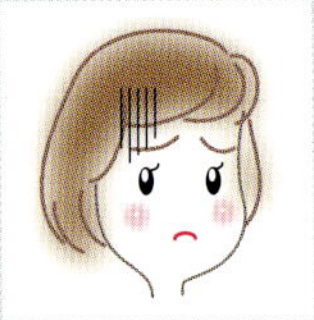

Q 13 Probing 수치가 개선되지 않습니다. ★★★

Answer

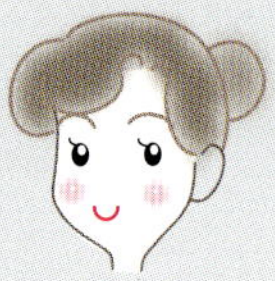

경험이 적은 치과위생사는 환자의 구강 내를 제대로 확인하지 않고 그저 칫솔질 지도만 반복하는 경우가 있습니다. 치주낭이 개선되지 않는 데는 이유가 있으므로 하나씩 원인을 제거해 가도록 합시다.

환자의 플라크 조절이 양호해도 아래의 요인 때문에 개선되지 않는 경우도 있습니다.

1) 술자의 요인: 치석의 잔존

치은연하의 치근을 직접 보지 않은 상태에서 손으로 탐색해 시행하는 처치이므로 curette의 기구 조작에 숙련되지 않으면 정확한 root planing은 할 수 없습니다.

예를 들어 치석을 제거하지 않고 치석 표면을 연마하고 있을 뿐인 경우가 있습니다. 그러한 경우 탐침으로 탐색해도 치석의 존재는 확인하기 어려워 놓칠 수밖에 없습니다. 포인트는 다음과 같습니다.

① 치근면과 curette의 terminal shank가 평행한가?
② 탐침으로 자주 치근면을 탐색해 확인했는가?
③ 처치 전과 처치 후의 치근면을 3A 탐침으로 탐색해 비교·확인했는가?

또한 다음과 같은 환자의 해부학적·생리학적 조건은 치주환경을 악화시키는 요인이므로 시술할 때 주의가 필요합니다.

- 치아 주위의 복잡한 골결손 형태(그림 1~3)
- 특이한 치근 형태
- 소대의 부착 위치(tight한 경우)(그림 4)
- 부적합 수복물의 존재(그림 5, 6)
- 과도한 교합 하중

2) 환자의 플라크 조절이 불량한 경우

재평가까지 환자 치료를 이어가는 방식도 중요합니다. 치주 초기 치료 도중에 환자의 내원이 중단되곤 해서 플라크 조절이 정착되지 않는 경우가 가장 애를 먹습니다.

그림 1. 골결손 형태가 복잡한 증례에 대한 SRP-1. 술전 및 SRP 후의 상태.

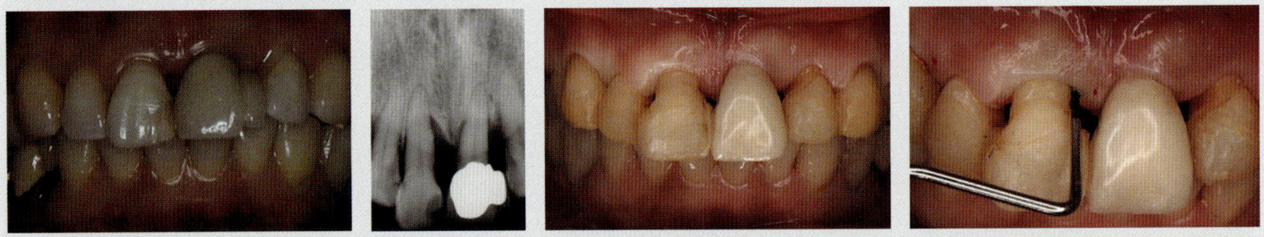

A: 술전의 구강 내.

B: 술전의 standard X-ray 사진.

C: SRP 후의 구강 내. 눈에 띄는 치은의 염증은 사라졌다.

D: 동일 부위의 확대. Probe를 넣으면 치주낭이 깊게 남아있는 것을 알 수 있다.

그림 2. 골결손 형태가 복잡한 증례에 대한 SRP-2. 치주 외과 처치 상태.
치근의 형태이상이 있기 때문에 직접 보지 않고 기구를 도달시키는 것은 어렵다는 것을 알 수 있다. 또한 cutting edge와 치근면이 이루는 각도가 적절하지 않으면 치석이 연마된 상태로 남아버린다.

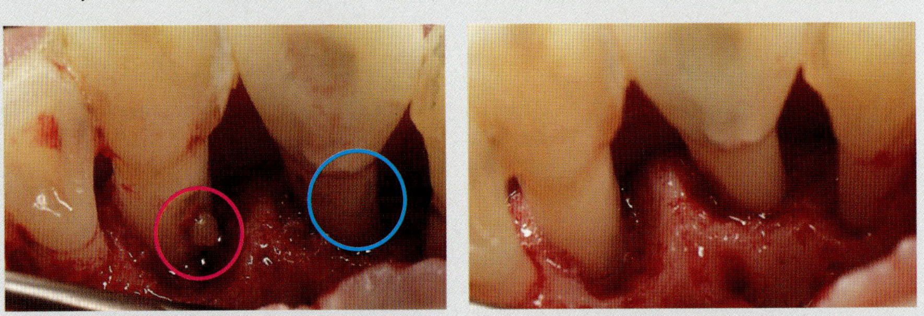

A: 치주 외과 처치를 할 때 설측의 확대 사진.
O: 치근에 백악질의 변형과 잔존 치석이 보인다.
O: 치석의 잔존. 치석은 제거되지 않고 연마되었다.

B: Root planing 후 동일 부위의 확대 사진.

그림 3. 골결손 형태가 복잡한 증례에 대한 SRP-3. 술후의 상태.

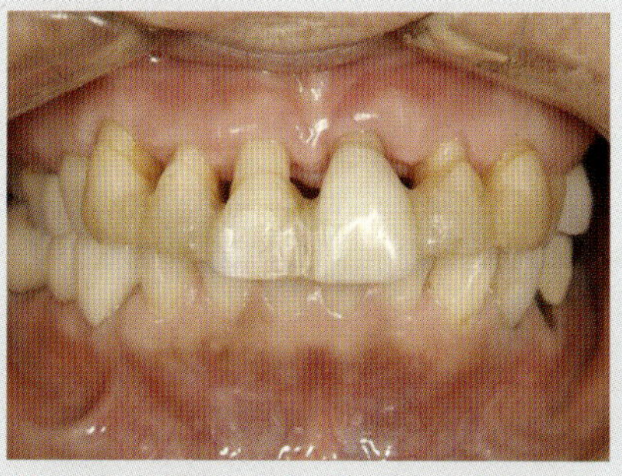

A: 술후 4개월의 구강 내. 치은의 염증이 사라진 것을 알 수 있다.

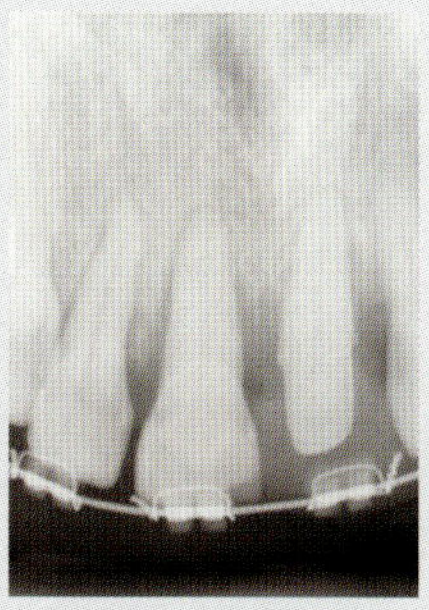

B: 술후 8개월의 standard X-ray 사진(교정 치료 시작).

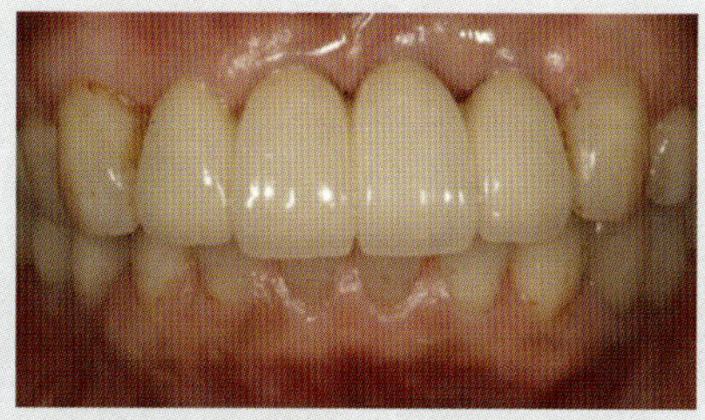

C: Maintenance 중의 구강 내.

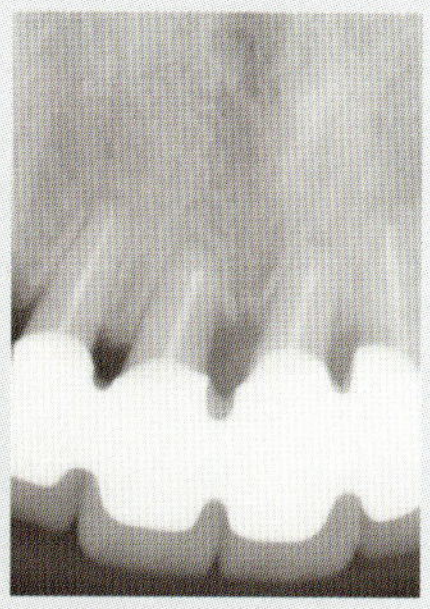

D: 동일 부위의 standard X-ray 사진.

그림 4. 소대의 당김에 의해 치주환경이 악화된 경우.
소대의 당김이 플라크 조절을 방해하므로 항상 플라크가 남아버린다. 또한 probing 수치의 개선도 어렵다.

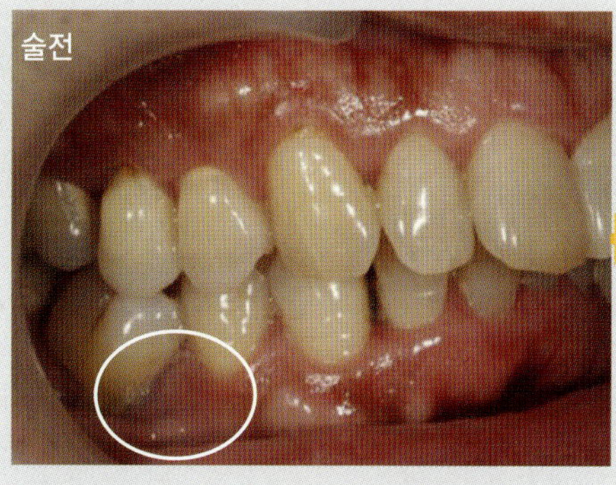

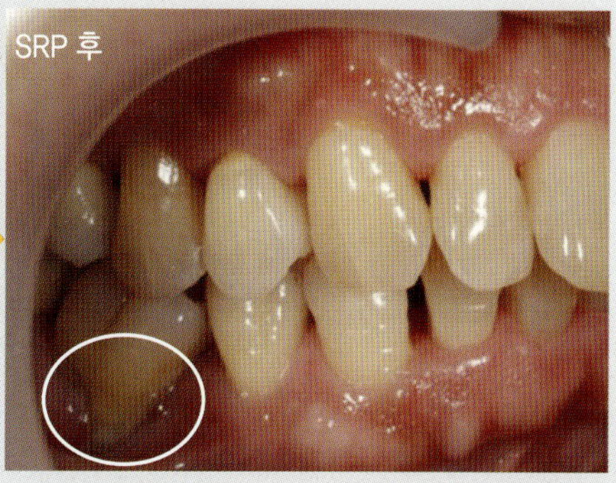

그림 5. 부적합 수복물의 존재로 치은의 염증이 개선되지 않은 증례.

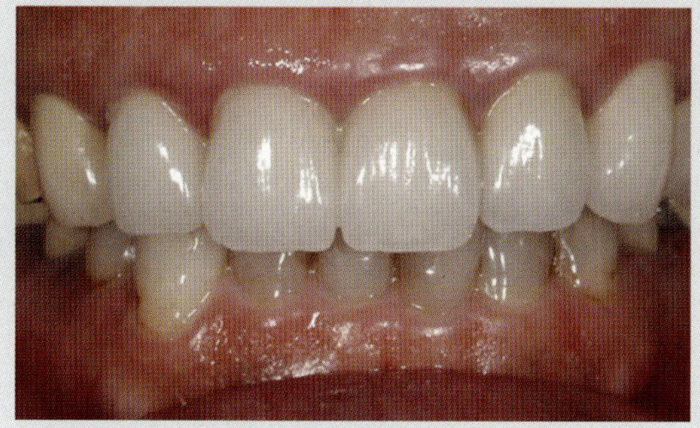

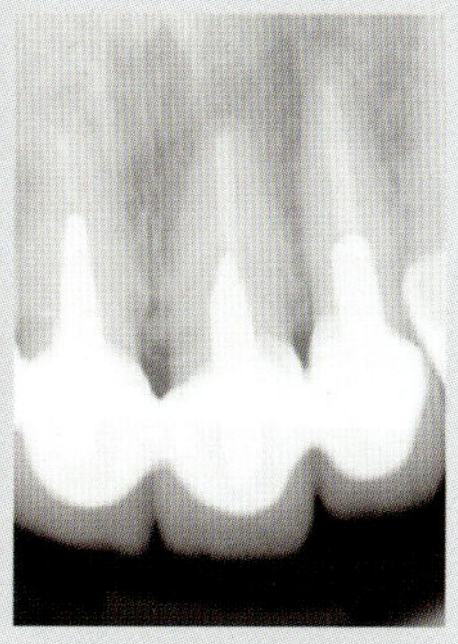

Probing 수치는 2~3mm임에도 불구하고 치은에서 배농이 보인다. 생물학적 폭경을 침습해버린 치관 수복물(특히 순측)이 장착되어 있는 것이 원인이라고 생각할 수 있다. 이러한 경우 치주 치료만으로 염증을 개선할 수는 없다. 곧바로 치관 수복물을 제거하고 치주 성형외과 처치가 필요한 경우가 있다.

그림 6. 생물학적 폭경(Biologic width).

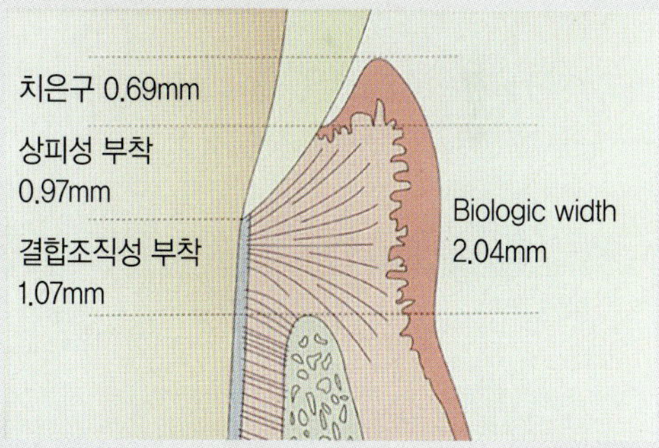

치주 조직의 항상성을 알기 위해 Gargiulo는 1961년 상피성 부착과 결합조직성 부착의 항상성에 관한 기본적 수치(biologic width)를 보고했다.
이는 상처 치유를 통해 치은변연이 자연히 위치하는 level을 추정하기 위한 참고지표가 된다. 치관 수복물과 치주 조직의 관계를 파악하기 위해 필요하므로 확실히 이해할 필요가 있다.

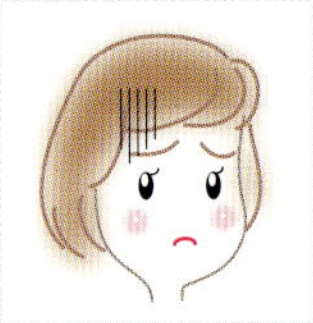

Q 14 ★★★

환자가 SRP 후 치은이 부어 내원했습니다. 어떻게 하면 좋습니까?

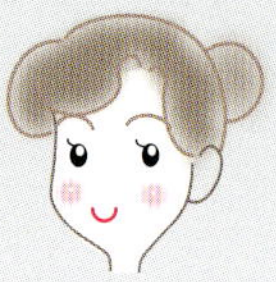

Answer

깊은 치주낭이 존재하는 경우 이러한 결과를 초래할 가능성이 있습니다. 재빨리 open flap curettage(치주 외과 처치)를 하는 것이 필요합니다.

이러한 경우 치료계획을 이야기할 때 이른 시기에 치주 외과 처치가 필요하다는 사실을 사전에 환자에게 설명합니다. 설명하지 않으면 '치료했는데 부었다'고 생각해 환자의 불신감으로 이어질 수 있습니다(그림 7~10).

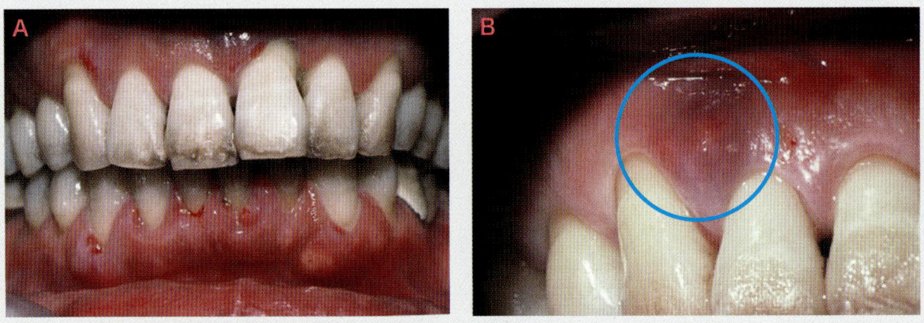

그림 7. SRP 후 생긴 치은의 염증에 대해 응급으로 치주 외과 처치가 필요한 증례-1. SRP 후에 생긴 치주농양.
A: 술전. 전악의 치경부 치은에 발적, 종창, 배농이 보인다. SRP 후 치주 외과 처치의 필요성을 환자에게 이야기하고 치주 치료를 시작했다.
B: SRP 후 환자는 직업 사정으로 내원이 중단되었다가 상악 우측 치은의 종창 때문에 다시 내원했다. 치주농양 증상이 나타났다(○).

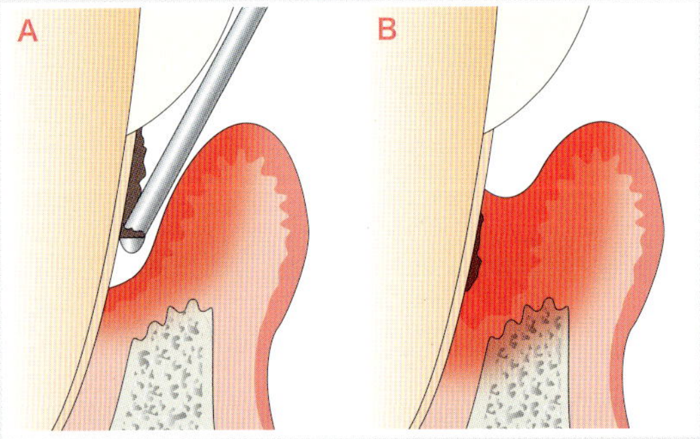

그림 8. SRP 후 생긴 치은의 염증에 대해 응급으로 치주 외과 처치가 필요한 증례-2. 깊은 치주낭과 염증 발생의 관계를 보이는 모식도.
깊은 치주낭이 존재하는 증례에서는 이처럼 종창을 초래할 가능성이 있으므로 이른 시기에 치주 외과 처치가 필요하다는 사실을 사전에 환자에게 설명해 둔다. 이로써 환자와 문제가 생기는 것을 피할 수 있다.
A: 치은연하 깊게 위치하는 치석이나 플라크는 제거가 어려워 손으로 탐색하는 작업에서는 남기기 쉽다.
B: 치은열구 부근의 상피부착으로 상처 치유는 일찍 이뤄지기 때문에 내재된 염증성 병변은 조직의 깊은 부위에서 증식해 치은종창을 초래하고, 배농로가 필요한 종창이 된다. 이러한 상태가 반복될 때마다 치조골은 더 파괴되고 부착 상실이 진행된다.

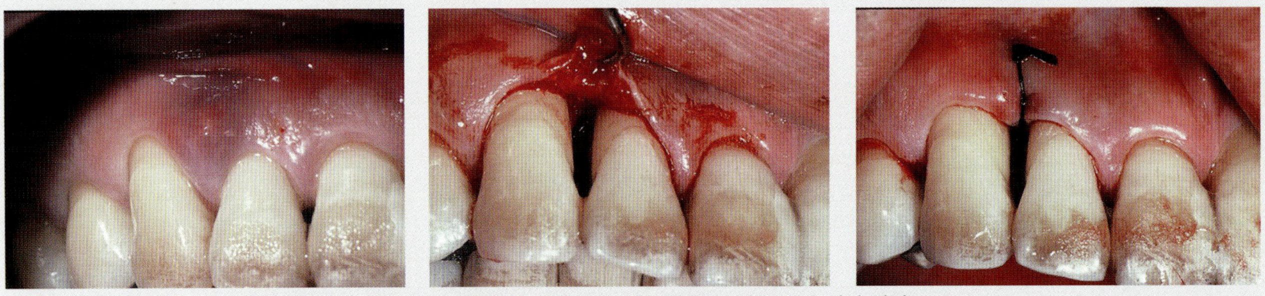

그림 9. SRP 후 생긴 치은의 염증에 대해 응급으로 치주 외과 처치가 필요한 증례-3. 치주 외과 처치 실시.
3|과 2|의 치간부에서 협설의 치은을 전층판막으로 박리하고, 치은판막 내면의 염증조직 제거와 root planing을 시행한다(원칙적으로 치조골은 제거하지 않도록 한다).

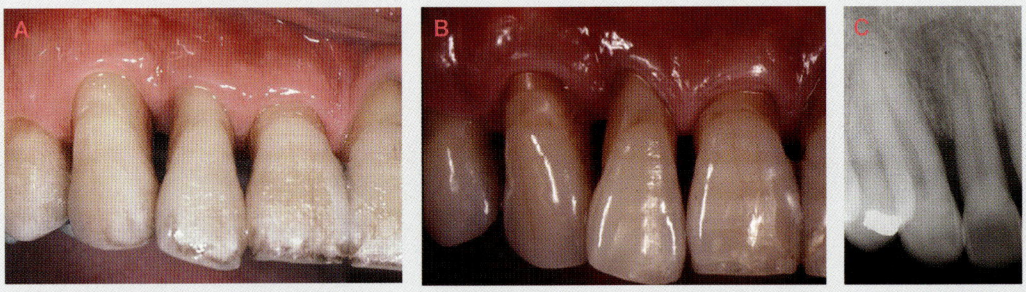

그림 10. SRP 후 생긴 치은의 염증에 대해 응급으로 치주 외과 처치가 필요한 증례-4. 술후의 상태.
A: 동일 부위의 1년 후 모습.
B, C: 동일 부위 11년 후의 구강 내 사진과 standard X-ray 사진.

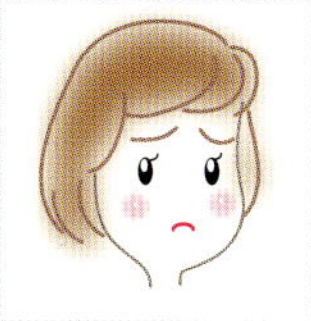

Q 15 ★

Maintenance를 해야 하는데 환자가 계속 내원하지 않습니다. 어떻게 하면 좋습니까?

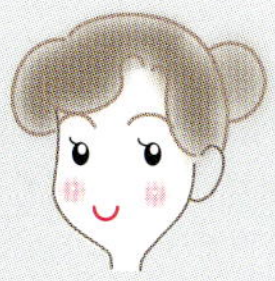

Answer

환자의 동기부여는 확실히 되어 있었습니까?

Maintenance의 중요성은 환자가 의원을 방문했을 때부터 설명하는 것이 매우 중요합니다.

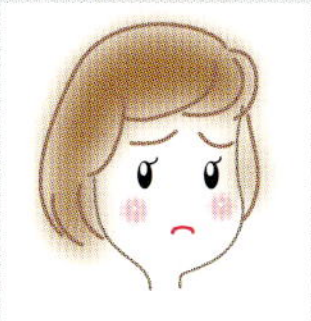

Q 16 ★

나이 드신 환자에게 동기를 부여할 때 어떻게 이야기해야 좋을지 잘 모르겠습니다.

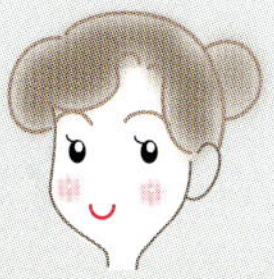

Answer

비록 나이가 든 환자라 해도 치과위생사는 자격을 가진 professional이므로 자신을 가지고 대면하는 것이 매우 중요합니다.

환자를 대면하는 데 필요한 3가지 포인트를 아래에 제시합니다. 기억하시기 바랍니다.

① **건강관이나 가치관은 개인차가 있기** 때문에 환자를 잘 관찰해 이해하도록 노력합시다.
② 비록 환자가 잘못된 인식을 가지고 있는 경우라도 **처음부터 환자의 언동을 부정하지 말고 먼저 이야기를 들어주도록 합시다.** 그리고 시간을 들여 자신의 생각을 전달합니다.
③ 환자에게 이해하기를 바라는 것은 **같은 내용에 대해 표현을 달리하며 여러 번 이야기**하도록 합시다. 그리고 이야기한 내용을 환자가 이해하고 있는지를 확인하면서 환자의 이해가 깊어지도록 배려합니다.

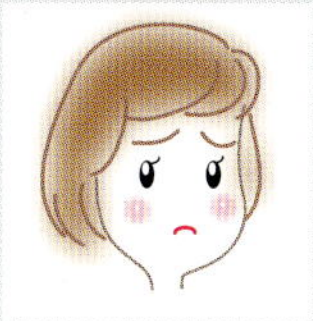

Q 17 ★

치과의사와 연계가 잘 이루어지지 않습니다. 어떻게 하면 좋습니까?

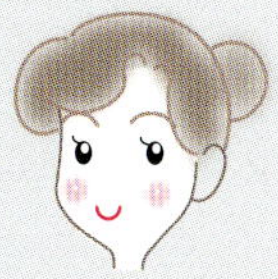

Answer

치주 치료는 물론 치과의료는 팀으로 이루어지는 것이 매우 중요합니다. 일상적으로 원내에서 치과의사, 치과위생사, 치과기공사, 진료 보조 등의 스태프가 서로 의사소통을 하도록 배려하는 것이 필요합니다.

정기적으로 모임을 가져 환자의 치료계획에 대해서뿐만 아니라 환자에게 얻은 일상의 조그만 정보 등을 교환합시다. 이것을 interdisciplinary approach(각각의 입장을 가진 스태프가 연계해 한 사람의 환자에게 좀 더 나은 치료를 해 가는 것)라고 합니다.

References

1) 茂野啓示：新一から学ぶ歯周外科の手技. 医歯薬出版, 東京, 2005.
2) Matsuishi-Pattison, A. and Pattison, G.L. : Periodontal Instrumentation (Second edition). Prentice Hall, Upper Saddle River, New Jersey, 1991.
3) Nield-Gehrig, J.S. : Fundamentals of Periodontal Instrumentation & Advanced Root Instrumentation (Seventh edition). Lippincott Williams & Wilkins, Philadelphia, 2012.
4) Stambaugh, R.V. et al : The limits of subgingival scaling. Int. J.Periodont. Restorat. Dent., 1 (5) : 30, 1981.
5) Stambaugh, R.V. : Personal communication in USC continuing education extension program. 1985.
6) Gargiulo, A.W. et al. : Dimensions and relations of the dentogingival junction in humans. J.Periodontol., 32 : 261~267, 1961.
7) Waerhaug, J. : Healing of the dento-epitherial junction following subgingival plaque control. II : As observed on extracted teeth. J.Periodontol., 49 (3) : 119~134, 1978.
8) Linde, J. et al. : Progression of periodontal disease in adult subjects in the absence of periodontal therapy. J.Clin. Periodontol., 10 : 433, 1983.
9) Selving, K.A. : Structure and metabolism of the normal periodontium. International Conference on Research in the Biology of Periodontal Disease (Klavan, B. et al. eds.). University of Illinois College of Dentistry. Chicago, 1977, 2.
10) Glossary of Periodontic Terms. J.Periodontol., 57 (Suppl.), 1986.
11) Page, R.C. and Schroeder, H.E. : Pathogenesis of inflammatory periodontal disease. A summary of current work. Lab.Invest., 4 : 235, 1976.
12) 藤田恒太郎：歯の解剖学. 金原出版, 東京, 1998.
13) Buchanan, S. and Robertson, P. : Calculus removal by scaling / rootplaning with and without surgical access. J.Periodontol., 58 : 159, 1987.
14) O'Leary, T.J. : The impact of research on scaling and root planing. J.Periodontol,, 57 : 69, 1986.
15) Badersten, A. et al. : Effect of nonsurgical periodontal therapy. Severely advanced periodontitis. J.Clin. Periodontol., 11 : 63, 1984.
16) Hunter, R.K. et al. : The effectiveness of hand versus ultrasonic instrumentation in open flap root planing. J.Periodontol., 55 : 697, 1984.
17) Barrington, E.P. : An overview of periodontal surgical procedures. J.Periodontol., 52 : 518, 1981.
18) Rabbani, G.M. et al. : The effectiveness of subgingival scaling and root planing in calculus removal. J.Periodontol., 52 : 119, 1981.
19) Kaldahl, W.B. et al. : Evalation of four modalities of periodontal therapy : Mean probing depth, probing attachment level and recession changes. J.Periodontol., 59 : 783, 1988.
20) Annals of periodontology : 1996 World Workshop in Periodontics : vol.1, No.1. A publication of the American Academy of Periodontology.

찾아보기